新世纪全国高等中医药院校规划教材

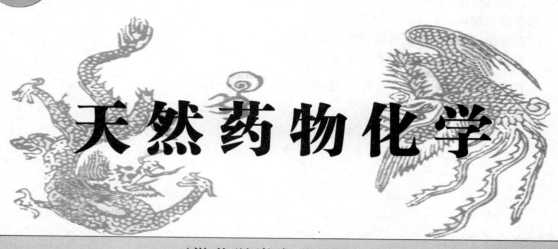

天然药物化学

（供药学类专业用）

主　编　董小萍（成都中医药大学）

副主编　石任兵（北京中医药大学）
　　　　冯卫生（河南中医学院）
　　　　罗永明（江西中医学院）
　　　　李　祥（南京中医药大学）
　　　　窦德强（辽宁中医药大学）

U0335032

中国中医药出版社
·北京·

图书在版编目（CIP）数据

天然药物化学/董小萍主编．—北京：中国中医药
出版社，2010.10（2018.4重印）
新世纪全国高等中医药院校规划教材
ISBN 978-7-5132-0098-1

Ⅰ.①天…　Ⅱ.①董…　Ⅲ.①生物学－药物化学－医学
院校－教材　Ⅳ.①R284

中国版本图书馆 CIP 数据核字（2010）第 166481 号

中 国 中 医 药 出 版 社 出 版
北京市朝阳区北三环东路 28 号易亨大厦 16 层
邮政编码　100013
传真　010 64405750
保定市西城胶印有限公司印刷
各地新华书店经销
*
开本 850×1168　1/16　印张 24.75　字数 582 千字
2010 年 10 月第 1 版　2018 年 4 月第 8 次印刷
书　号　ISBN 978-7-5132-0098-1
*
定价：69.00 元
网址　www.cptcm.com

全国高等中医药教材建设
专家指导委员会

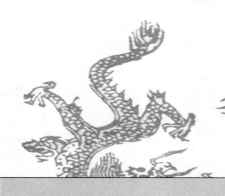

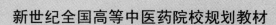
新世纪全国高等中医药院校规划教材

《天然药物化学》编委会

主　审　吴立军（沈阳药科大学）

主　编　董小萍（成都中医药大学）

副主编　石任兵（北京中医药大学）

　　　　冯卫生（河南中医学院）

　　　　罗永明（江西中医学院）

　　　　李　祥（南京中医药大学）

　　　　窦德强（辽宁中医药大学）

编　委　（按姓氏笔画为序）

　　　　王宪友（河南大学）

　　　　邓雁如（天津中医药大学）

　　　　朱　英（浙江中医药大学）

　　　　关　枫（黑龙江中医药大学）

　　　　李医明（上海中医药大学）

　　　　吴锦忠（福建中医药大学）

　　　　何桂霞（湖南中医药大学）

　　　　余　瑜（重庆医科大学）

　　　　汪路明（安徽中医学院）

　　　　宋小妹（陕西中医学院）

　　　　张翠仙（广州中医药大学）

　　　　孟　江（广东药学院）

　　　　郭　力（成都中医药大学）

　　　　郭　玫（甘肃中医学院）

　　　　裴妙荣（山西中医学院）

　　　　谭　睿（西南交通大学）

协　编　陈胡兰（成都中医药大学）

　　　　黄　维（成都中医药大学）

前　言

　　"新世纪全国高等中医药院校规划教材"是依据国家教育部有关普通高等教育教材建设与改革的文件精神,在国家中医药管理局宏观指导下,由全国中医药高等教育学会、全国高等中医药教材建设研究会组织,全国高等中医药院校学科专家联合编写,中国中医药出版社出版的高等中医药院校本科规划教材。

　　自2001年以来,全国高等中医药教材建设研究会组织编写、出版了一批中药学类专业的中医药行业规划教材,这些教材在全国各高等中医药院校教学中广泛使用,产生了良好的影响。随着学科的发展,目前各院校的中药学院大部分都已改为药学院,所设专业大大增加,这些专业除部分课程与中药专业相同外,还有许多具有专业特色的课程,由于这些课程多采用自编教材或综合性院校编写的教材,所以一直没有统一的教学计划,在教学上难以体现高等中医药教育的特色。基于以上现状,全国高等中医药教材建设研究会在进行充分调研的基础上,应各高等中医药院校一线教师以及教学主管部门的呼吁,于2006年开始了编写全国中医药院校药学类专业规划教材的准备工作。

　　按照国家中医药管理局关于行业规划教材建设的精神,本套教材的编写组织工作采用了"政府指导,学会主办,院校联办,出版社协办"的运作机制。全国高等中医药教材建设研究会于2007年5月在北京召开了"全国高等中医药院校药学类专业教材建设研讨会",会前共收到23所院校提供的药学类相关专业教学计划,全国高等中医药教材建设研究会秘书处对这些材料进行了分析汇总,并将专业和课程设置情况汇总表提交会议讨论。会上来自20所院校的专家对药学类专业的教学情况进行了交流,并对需编写教材的专业、课程名称进行了讨论。从研讨会专家讨论情况和分析汇总各院校调研情况来看,目前高等中医药院校所开设的药学类专业和专业方向已达12个以上,其中"制药工程专业"、"中药学专业"、"药物制剂专业"、"药学专业"开设的院校达 75% 以上，其余专业和方向较为分散。上述四个专业除中药学专业已出版规划教材外，制药工程专业、药物制剂专业、药学专业尚无规划教材，故全国高等中医药教材建设研究会决定先期启动这三个专业规划教材的编写工作，并按照各院校申报的专业（除外中药学专业）课程设置情况，汇总后再次征求各院校药学院的意见，根据各院校的反馈意见，除外与中药学专业相同课程、合并上述三个专业的相同课程，初步提出 22 门课程的教材目录。全国高等中医药教材建设研究会于 2007 年 9 月发出"关于申报、推荐全国高等中医药院校药学类专业规划教材主编、副主编、编委的通知"，共有 24 所院校踊跃参加申报推荐工作。之后全国高等中医药教材建设研究会又组织有关专家对申报情况进行全面分析，最终确定首先编写 13 门全国高等中医药院校药学类专业规划教材，具体书目为《分子生物学》《工业药剂学》《生物药剂学与药物动力学》《生药学》《天然药物化学》《物理药剂学》《药剂学》《药物分析学》《药物合成》《药学文献检索》《药学专业英语》《制药工艺学》《中成药学》《药用高分子材料学》。

本套教材在组织编写过程中，严格贯彻国家中医药管理局提出的"精品战略"精神，从教材规划到教材编写、专家论证、编辑加工、出版，都有计划、有步骤地实施，层层把关，步步强化，使"精品意识"、"质量意识"贯彻全过程。每种教材均经历了编写会、审稿会、定稿会的反复论证，不断完善，重在提高内在质量。注意体现素质教育和创新能力、实践能力的培养，为学生知识、能力、素质协调发展创造条件；同时在编写过程中始终强调突出中医药人才的培养目标，在教材中尽量体现中医药特色。

本套教材从开始论证到最后编写工作的完成，始终得到了全国各高等中医药院校各级领导和教学管理部门的高度重视，各校在人力、物力和财力上均给予了大力支持。广大从事药学类专业教学的一线教师在这套教材的编写工作中倾注了大量心血，充分体现了扎实的工作作风和严谨的治学态度。在此一并致以诚挚的谢意！

新世纪全国高等中医药院校规划教材的编写是一项全新的工作，所有参与工作的教师都充分发挥了智慧和能力，通过教材建设工作对教学水平进行总结和提高，并进行了积极的探索。但是，一项创新性的工作难免存在不足之处，希望各位教学人员在使用过程中及时发现问题并提出宝贵意见，以便我们重印或再版时予以修改和提高，使教材质量不断提高，逐步完善，更好地适应新世纪中医药人才培养的需要。

全国中医药高等教育学会
全国高等中医药教材建设研究会
2009 年 7 月

编写说明

　　本书是在国家中医药管理局宏观指导下，由全国高等中医药教材建设研究会组织，全国开设天然药物化学的高等院校联合编写的新世纪全国高等中医药院校规划教材。

　　根据《天然药物化学》课程的培养目标及教学大纲的规定，本书内容主要以各类天然药物的化学成分为对象，着重介绍各重要类型化学成分的结构特征、物理化学性质、提取、分离、纯化精制以及主要类型化学成分的结构鉴定等的基本理论、基本知识和基本技能。结合中医药院校的特点，内容上注意突出中医药特色，体现中药及其理论，提取分离、结构鉴定的研究实例主要列举常用的、重要的中药例子。同时，针对本书主要为药学、制药工程、药物制剂等药学类专业使用，为培养应用型人才的目标，力求体现实用性，注意教材内容与实际工作相结合，因此加强了天然药物化学成分提取、分离技术方面的内容，将提取分离鉴定方法单列一章，较详细地概述了天然药物化学成分提取分离鉴定的基本方法和近年来该领域的一些新技术、新发展，并在多数章节编写了提取分离实例；同时注意适当增加新的内容，介绍本学科的前沿知识和研究成果，以及相关学科新的理论与技术在本学科中的应用。

　　全书共十三章。第一章绪论，介绍天然药物化学的基本知识、研究现状与发展趋势；第二章介绍天然药物化学成分的提取、分离和鉴定方法，增加了现代提取分离的新方法、新技术；第三章至第十二章分别讨论各主要类型化学成分的结构特点、物理化学性质、提取分离方法（多数章节结合实例介绍新技术）；第十三章讨论天然药物研究与开发的一般程序与方法，为开发各类新药打下一定的基础。

　　本教材的编写队伍由长期工作在教学、科研一线的多位教授、副教授组成。具体分工为：第一章由董小萍编写，第二章由罗永明、窦德强编写，第三章由石任兵、吴锦忠、谭睿编写，第四章由余瑜、张翠仙编写，第五章由宋小妹、关枫编写，第六章由汪路明、郭力编写，第七章由冯卫生、何桂霞编写，第八章由冯卫生编写，第九章由孟江、裴妙荣编写，第十章由邓雁如编写，第十一章由郭玫、朱英、李祥编写，第十二章由窦德强、李祥编写，第十三章由石任兵、李医明编写，附录由王宪友编写。

本书可作为全国高等医药院校药学类各专业本科生的教学用书，中药学类各专业本科生的教学辅助用书，还可供广大医药工作者参考。

　　在本书编写过程中，得到了各位编委和相关院校的大力支持；参考了吴立军教授主编、人民卫生出版社出版的《天然药物化学》第五版以及匡海学教授主编、中国中医药出版社出版的《中药化学》，在此一并表示衷心的感谢！

　　限于编者水平和能力，书中定有不当及谬误之处，敬请读者提出宝贵意见，以便再版时修订提高。

《天然药物化学》编委会

2010 年 7 月

目 录

第一章

绪　论

第一节　概　述

　　天然药物是药物的重要组成部分，是指动物、植物和矿物等自然界中存在的具有药理活性的天然产物。运用经典的化学方法和现代的科学技术来研究天然药物是天然药物化学这一学科的精髓。我国的天然药物资源丰富，为天然药物化学研究提供了良好的平台。此外，祖国传统医药学的发展也为天然药物化学研究积累了大量的经验。

一、天然药物化学的研究对象和研究内容

　　人与自然环境的和谐统一，古人称为"天人合一"，这个"统一"也造就了人体内的阴阳统一。这两个"统一"一旦失衡，人就会生病。从古至今，人类从自然界寻找被称为"药"的一类物质来纠正"失衡"，恢复"平衡"或达成新的"平衡"。这种来自天然的"物质"被称之为"天然药物"。天然药物化学就以天然药物为研究对象，运用近代科学技术和方法研究天然药物中化学成分（主要是活性成分）的化学结构特征、理化性质、提取分离方法、结构鉴定、生物合成途径及结构修饰等的一门学科。

　　天然药物来自于植物、动物、矿物、微生物和海洋生物等，并以植物来源为主，是目前我国新药研究和开发的重点。我国的天然药物资源丰富，总数已达 12000 余种，其中植物来源 10000 余种，动物来源 1000 余种，而植物来源的天然药物又以被子植物中的双子叶植物为最多。此外，占地球表面积 2/3 的海洋里生活着约 400000 种生物，在其生长和代谢过程中，产生大量具有特殊化学结构并具有特殊生理活性的物质，是开发新型天然药物的重要资源。

　　天然药物之所以能发挥防治疾病的作用，在于其含有特定生理活性的有效成分，而其他结构、性质不尽相同的化学成分可能没有活性，也不能起到防病治病的作用，则被称为无效成分。例如中药麻黄（*Ephedra sinica*）中含有麻黄碱（L-ephedrine）、伪麻黄碱（D-pseudoephedrine）等多种生物碱，以及挥发油、鞣质、纤维素、叶绿素、草酸钙等其他成分，其中麻黄碱、伪麻黄碱具平喘、解痉的作用，因而被认为是麻黄的有效成分。但鞣质、纤维素、叶绿素等一般则被认为是无效成分。有效部位是指从单味中药材或饮片中提取的经动物及临床试验证明有效的一类化学组分，其至少是由一类或几类化学成分组成，可将其看作一个"天然复方化学药"。如枳实所含化学成分分挥发油、苷类、生物碱三类。选用镇静、

镇痛、血压和离体肠平滑肌收缩 4 项药理指标，研究化学成分和药效相关性，结果发现，挥发油有镇静和镇痛作用，黄酮苷部分对离体肠平滑肌有收缩抑制作用，生物碱部分有明显升血压作用。因此，挥发油、苷类和生物碱分别为枳实的有效部位。

　　天然药物中的有效成分是其发挥防病治病功效的物质基础，对其进行研究是十分重要的。根据有效成分的化学结构和性质，采用合理的提取分离方法得到其有效成分，并进行结构鉴定是天然药物化学的重要研究内容之一。然而天然药物的有效成分受原料的产地、采收季节、加工方法、贮存条件等多种因素的影响。如麻黄中平喘、发汗的有效成分麻黄碱在春季含量较低，八九月含量最高。故需要总结前人经验，对各种因素进行分析调研，保证中药原料质量的安全、有效、稳定、可控，并将中药材中含有的化学成分用于建立明确的质量评价标准。目前，常用的提取分离方法包括传统的技术（如溶剂提取、水蒸气蒸馏、酸碱提取、醇沉淀、重结晶等）和微量、高效的现代提取技术（如液滴逆流分配色谱、高效液相色谱、离心分配色谱和二氧化碳超临界萃取等）。不少天然药物的有效成分含量很低，如云南红豆杉中所含的抗癌活性成分紫杉醇主要存在于树皮中，含量仅为 $0.01\% \sim 0.08\%$，每提取一公斤紫杉醇就要砍伐 1000 至 2000 棵成年树，故对微量成分进行结构鉴定非常重要。目前核磁共振、质谱以及 X-射线单晶衍射等技术，可用于鉴定几十毫克甚至几毫克的微量成分，这就降低了过去的化学降解法或合成衍生物进行鉴别需要至少几百毫克或几克纯物质的要求。另外，从植物中得到的成分或化学部位，须经过生物活性评价，才能确定天然药物发挥药效的有效成分或有效部位，并最终开发成新药。常用的评价天然药物有效成分方法，包括体外细胞测试和动物体内试验的方法。而各种新型的快速、高效的生物化学方法，如酶、受体、PCR、细胞测试等分子水平的测试手段可对某些微量成分的活性进行测试，并提高筛选效率。

　　大部分天然药物成分不能开发成新药的主要原因要么是毒性太大，要么是活性不够高或者生物利用度不高，若以这些天然药物活性成分为先导化合物，通过结构修饰来提高活性、降低毒性并改善生物利用度，就有可能开发成新药。基于天然药物原有的基本化学母核结构，通过对母核及取代基的结构改变，使其在生理环境下根据机体组织在酶、受体、pH 等条件，改善原有天然药物的理化性质、生物活性。如从植物罂粟（*Papaver somniferum*）的浆果中分离得到的生物碱吗啡具有强烈的镇痛作用，但有成瘾性、呼吸抑制等毒副作用，将其基本药效结构保留，进行结构优化，合成得到的哌替啶就大大降低了其毒副作用。此外，由于天然药物的资源受到原料来源的影响，对于活性强、含量低的天然药物，通过研究其生物合成途径，利用生物方法实现难以用一般化学方法完成的某些反应，这为实现中药资源的可持续发展有积极的意义。如通过提取培养红豆杉中内生真菌可获得紫杉醇；而利用植物细胞培养的方法可获得喜树碱等。

二、天然药物化学的任务和意义

　　天然药物化学是一门将现代科学技术与传统中药理论研究相结合的学科，祖国传统的中医药以其独特的理论体系和浩瀚的文献资料为天然药物化学的研究提供了丰富的经验，而日新月异的研究手段及思路又为天然药物研究的发展提供了硬件保障。随着科技的进步，天然药物化学的研究也进入了快速发展的时期，具有重要的历史任务和意义。

阐明天然药物发挥疗效的物质基础，确证其化学成分的结构是天然药物化学的重要任务。天然药物的成分非常复杂，因而完全弄清楚有效成分的品种是很少的，大多都仅仅是通过不同的药效试验或生物活性试验，包括体外和体内试验，来验证其对生物体具有一定的生理活性。随着科学技术的进步，对天然药物化学成分研究的逐步深入，原来被认为是无效成分的化合物，如氨基酸、脂肪、蛋白质、多糖等，有的现已被证明具有生理活性，如西洋参中的多糖具有增强人体免疫功能的作用，麝香的抗炎活性成分不是过去认为的麝香酮而是多肽等。

从天然产物中得到先导化合物是新药研发的一个重要组成部分。天然先导化合物的发现为新药的目标化合物提供了结构模式，从天然结构活性成分出发，经结构修饰、类似物的合成及系统的活性研究，总结结构与活性的相关性，作为设计新药目标化合物的基础，是国际上研究天然活性成分的主要思路和方法。如以抗疟有效成分青蒿素为先导化合物，经结构修饰合成了抗疟新药蒿甲醚，其疗效比青蒿素高五倍，且毒性比青蒿素低。此外，对一些传统药物进行再研究，再评价，可发现过去未知的微量活性成分，如大蒜的水溶性成分具有抗动脉粥样硬化的活性，可作为潜在的新药进行研究。

研究生药基原动物、植物、矿物和近缘物种化学成分，并探讨其生物活性的差异，开发新的药用资源，走可持续性利用之路也是天然药物化学需要解决的问题之一。如早期获得小檗碱的方法是从毛茛科植物黄连中提取分离，在后来的研究中发现，小檗科、防己科、芸香科和罂粟科等植物中也含有小檗碱，因而可作为获得小檗碱的新资源。

很多疾病，特别是中枢神经系统、循环系统疾病的发病机制复杂，仅仅依靠药理病理学研究不足以阐明其发生的原因。若以天然化合物为工具，以定量构效关系和三维构效关系理论为指导，根据细胞生物学特点、受体的结构，研究其发病的机制也是非常有意义的。

另外，根据天然化合物的亲缘性和生物合成途径及模拟生物酶催化机制，可进行仿生合成设计。生物合成和生物转化提供了许多常规化学方法不能或不易进行的化合物合成方法，包括合成和制备许多包括光学纯的医药产品及中间体在内的复杂的功能化合物。如氰腈酶是一类立体选择性酶，只作用于对映体中的一个，它可催化氰化氢加到醛上合成手性腈醇，从而得到 α-羟基酸和醛、乙醇胺、氨基醇、拟除虫菊酯杀虫剂、咪唑等重要的产物。

三、国内外天然药物化学研究进展与发展趋势

从古至今，人类在探索和开发自然界的过程中，就没有停止过对天然药物的研究。远古时代，人们为了生存，从生活经验中得知某些天然物质可以治疗某些疾病与伤痛，这是药物的源始，这些实践经验有不少流传至今，例如饮酒止痛、大黄导泻、楝实祛虫、柳皮退热等。公元前 1600 年，埃及的《纸本草》及其后印度的《寿命吠陀经》中，已有植物药的记载。约成书于秦汉之际的中国现存最早的药学专著《神农本草经》，记载药物 365 种，其中植物类药就有 252 种。北魏贾思勰著的《齐民要术》中，已记述了地黄、红花、吴茱萸等 20 余种药用植物的栽培方法。明代李时珍的《本草纲目》卷 39 中有五倍子的记载，云："看药上长起长霜，则药已成矣。"这里的"长霜"为没食子酸生成之意。没食子酸是世界上

最早制得的有机酸。大约 200 年后，瑞典的化学家舍勒（K. W. schelle）将酒石（主要成分为酒石酸氢钾）转化为钙盐，再用硫酸分解后制得酒石酸。18 世纪后期英国工业革命开始，不仅促进了工业生产也带动了自然科学的发展。其中有机化学的发展为天然药物化学、药理学的研究提供了物质基础，从植物药中不断提纯其活性成分，得到纯度较高的药物，如依米丁、奎宁、士的宁、可卡因等。在 19 世纪初期，法国化学家 Derosne 和德国化学家 Sertuner 从鸦片中分离出吗啡，直到 20 世纪中叶才完成人工全合成，从它分离、纯化，到确证结构、人工合成一共花了约 150 年的时间。

20 世纪 70 年代以来西方掀起了"回归自然"的生活方式的热潮，其中也包括了对"绿色药物"的渴求。欧洲科学协会于 1997 年 6 月出版了《欧洲科学协会植物治疗专集》，共 5 卷，每卷收载 10 个品种，作为欧洲药典的补充。2001 年版的美国药典正式收载银杏、月见草油、卡瓦内酯、金丝桃素、人参、β-七叶皂苷等 20 多种药材及其制剂的质量标准。

科技的发展也使天然化合物的分离手段和结构研究得到快速发展。过去测定化合物的结构常采用经典的化学降解法，或合成适当的衍生物进行对比推断其结构，因而对纯物质的量要求较多。从 20 世纪 30 年代起，各种色谱分离技术和波谱技术的发展，可以满足低含量化合物研究的要求。如中压快速色谱、液滴逆流色谱、高效液相色谱和气相色谱等各种分离方法与技术可以用于分离各类化学成分，甚至可分离超微量的化合物。而紫外光谱、红外光谱、核磁共振、质谱、X-射线单晶衍射及凝胶电泳等技术在结构鉴定和纯度检测中的应用，推动了天然化学研究从使用烧瓶、试管的湿法化学时代逐步向使用微量样本和分子模型的干法化学时代发展。这些技术的发展使药物化学工作者可以更科学地解释构效理论，了解化学结构和生物活性之间的关系。

随着现代药理学、毒理学、分子生物学、组合化学等理论及相关技术的发展，天然药物的新药开发途径也不断现代化。天然活性产物的构效关系研究对新药研发尤为重要，须结合药理学和毒理学，以了解化合物的活性、毒性及作用机制，为活性分子的设计提供依据。在活性分子的设计方面，利用分子图形学及各种软件包、图形工作站系统等寻找分子活性部位、优化结构、优势构象、活性强弱不同的化合物间立体结构的同一性与差异，及活性结构的拓扑特性、药效基团和活性规律；利用计算机辅助设计高活性分子，研究分子的三维结构和活性的关系，并模拟高生物活性的分子结构，使得结构改造、化合物的合成更具有方向性。此外，基于分子水平建立起来的生物活性检测系统，对天然产物进行广泛筛选，许多生理活性物质将会不断被发现。

此外，中药复方化学物质基础研究也是天然药物化学研究的热点。近年来，在中药复方配伍的化学物质基础研究的方法学、化学物质基础、化学成分的药代动力学和化学成分的分离分析手段等方面的研究发展迅速。如引入现代化学、分子生物学、信息学等学科的先进技术来研究天然药物化学；在天然药物研究中建立定量组效关系，通过多变量解析，阐明复方中多个化学成分与中药药效之间的关系；应用高通量筛选技术对复方配伍的化学成分进行多模型、多靶点的筛选等。

我国作为中药发源地，有着极为丰富的天然药物资源，已有可供药用的植物、动物、矿物药 12000 多种，数十万个中医经典药方，4000 多种中药制剂。麻黄素、芦丁、雷公藤内酯、番荔枝内酯等多种天然植物成分已逐渐开发成新药，广泛用于临床。目前我国天然药物化学的研究接近于国际水平，每年都可发现 200～4000 个新化合物。

目前，我国天然药物化学研究可分为三个方面：第一，以阐明天然药物有效成分，获得具有新结构的化合物或具有生物活性的单体为目的，进行提取分离、结构鉴定、一般活性研究。第二，以解决自然资源有限的活性化合物或其前体的来源问题为目的，进行半合成及生物转化研究。第三，以获得高效低毒的创新药为目的，以天然活性化合物为先导物，合成一系列结构类似物进行构效关系研究。其中，创制新药是目前天然药物化学发展的主要方向之一。从天然产物，尤其从药用植物中寻找先导化合物是创新药物的关键，也是我国新药研究的优势和特色。如昆明植物所以发现的天然促智活性成分黄皮酰胺化合物为先导，设计合成了一系列吡咯烷酮类化合物，通过活性筛选成功地发现了比先导化合物活性更强的目标分子。

近年来，我国的天然药物化学研究已取得了较大的进展，并与国外学术交流频繁，再加上丰富的自然资源和几千年利用天然药物治病防病的经验，相信将来我国的天然药物研究一定会再上一个新台阶。

第二节　生物合成途径与生物转化

一、天然药物化学成分简介

生物在生长过程中进行了一系列的新陈代谢生化过程，产生并积累了各种各样的化学成分，因而天然产物中所含成分是非常复杂的，其成分的主要类型分为以下几种：

按物质基本类型可分为：有机物、无机物。

按结构母核可分为：苷类、醌类、苯丙素类、黄酮类、萜类、甾类、生物碱等。

按物质的酸碱性可分为：酸性、碱性、中性。

按物质在溶剂中的溶解性可分为：非极性（亲脂性）、中极性、极性（亲水性）。

按化学成分的活性可分为：有效成分、无效成分。

按生物合成途径可分为：一级代谢产物、二级代谢产物。

下面按照结构母核的分类方式，对重要类型的天然化学成分作一简要介绍。

（一）糖类和苷类

糖类在自然界中分布广泛，常占植物干重的 80%～90%。糖类化合物包括单糖、低聚糖和多聚糖及其衍生物。单糖分子都是带有多个羟基的醛类或酮类，为无色晶体，味甜，有吸湿性，极易溶于水，难溶于乙醇，不溶于乙醚。单糖有旋光性，其溶液有变旋现象。低聚糖又称寡糖，指含有 2～9 个单糖分子脱水缩合而成的化合物，它们易溶于水，难溶于乙醇等有机溶剂。多聚糖是由 10 个以上的单糖基通过苷键连接而成的一类化合物，一般多聚糖常由几百甚至几千个单糖组成。多糖一般不溶于水。

苷类化合物是由糖或糖的衍生物与非糖物质（苷元）通过糖的端基碳原子连接而成的化

合物。多为无色、无臭的晶体，能溶于水，可溶于甲醇、乙醇，难溶于乙醚。苷元大多难溶于水，易溶于有机溶剂。

（二）醌类化合物

醌类化合物是一类具有醌式结构的化学成分，主要分为苯醌、萘醌、菲醌和蒽醌四种类型，在中药中以蒽醌及其衍生物尤为重要。分子中多具有酚羟基，有一定酸性。游离醌类化合物多溶于乙醇、乙醚等有机溶剂，微溶或难溶于水。成苷后，易溶于甲醇、乙醇，可溶于热水。

（三）苯丙素类化合物

苯丙素是一类含有一个或几个 C_6-C_3 单位的天然成分。香豆素和木脂素为此类典型结构的化合物。

1. 香豆素　为邻羟基桂皮酸内酯，具芳香气味。具有苯骈 α-吡喃酮的母核。游离香豆素溶于沸水、甲醇、乙醇和乙醚，香豆素苷类则溶于水、甲醇和乙醇。在碱性溶液中，内酯环水解开环，生成能溶于水的顺邻羟桂皮酸盐，加酸又环合为原来的内酯。

2. 木脂素　由苯丙素氧化聚合而成的一类物质，存在于木质组织中，主要作用是通过形成交织网来硬化细胞壁。难溶于水，能溶于三氯甲烷、乙醚等有机溶剂。木脂素苷类水溶性增大。

（四）黄酮类化合物

黄酮类化合物是以 2-苯基色原酮为母核而衍生的一类化学成分，具有 C_6-C_3-C_6 的基本碳架。天然黄酮类化合物母核上常含有羟基、甲氧基、异戊烯氧基等取代基。由于这些助色团的存在，使该类化合物多显黄色。分子中多具有酚羟基，显酸性。游离黄酮类化合物易溶于甲醇、乙醇、乙酸乙酯等有机溶剂和稀碱溶液中。黄酮苷类化合物一般易溶于水、甲醇、乙醇、吡啶等溶剂中。

（五）鞣质及其他酚类

鞣质又称单宁或鞣酸，是存在于植物体内的一类结构比较复杂的多元酚类化合物，能与蛋白质结合形成不溶于水的沉淀。鞣质广泛存在于植物界，约 70% 以上的生药中含有鞣质类化合物。鞣质大多为无定形粉末，能溶于水、乙醇、丙酮、乙酸乙酯等极性溶剂中，不溶于乙醚、三氯甲烷等有机溶剂，可溶于乙醚和乙醇的混合溶液。

（六）萜类和挥发油

萜类化合物是由甲戊二羟酸衍生、分子式符合 $(C_5H_8)_n$ 通式的衍生物。根据分子结构中异戊二烯单位的数目，分为单萜、倍半萜、二萜等。单萜和倍半萜多为有挥发性、可随水蒸气蒸馏出来的油状液体，或低熔点固体。二萜和二倍半萜多为结晶性固体。游离萜类亲脂性强，易溶于有机溶剂，难溶于水。含内酯结构的萜类化合物能溶于碱水，酸化后又从水中析出。萜苷类亲水性增强，能溶于热水、甲醇、乙醇等极性溶剂。

挥发油又称精油，是存在于植物中的一类具有芳香气味、可随水蒸气蒸馏出来而又与水不相混溶的挥发性油状成分的总称。挥发油为混合物，其组分较为复杂，有脂肪族化合物、芳香族化合物，但更多为萜类衍生物。

（七）三萜类化合物

三萜类化合物是一类基本碳架大多由 30 个碳原子组成的化合物。三萜皂苷元多具有较好结晶，能溶于乙醇、三氯甲烷等亲脂性溶剂，不溶于水。三萜皂苷多为无定形粉末，难溶于有机溶剂，可溶于水，易溶于热水、稀醇、热醇中。其水溶液多具起泡性、溶血性。

（八）甾体类化合物

甾体化合物是一类结构中具有环戊烷骈多氢菲甾核的化合物，包括植物甾醇、胆汁酸、C_{21}甾类、昆虫变态激素、强心苷、甾体皂苷、甾体生物碱、蟾毒配基等。甾体皂苷元多具有较好结晶，能溶于乙醚、三氯甲烷等亲脂性溶剂，不溶于水。甾体皂苷可溶于水，易溶于热水、稀醇，不溶于乙醚等有机溶剂。其水溶液多具起泡性、溶血性。

（九）生物碱

生物碱为一类存在于植物或动物体内的含氮有机化合物，具有碱的性质，大多能与酸结合成盐。大多数生物碱几乎不溶或难溶于水，能溶于三氯甲烷、乙醚、丙酮、乙醇等有机溶剂，也能溶于稀酸的水溶液而成盐。生物碱的盐类大多溶于水。但也有不少例外，如麻黄碱可溶于水，也能溶于有机溶剂。

二、主要的生物合成途径

在植物体内物质代谢过程中发生着不同的生物合成反应，因而产生各种结构的代谢产物。糖、蛋白质、脂质、核酸、叶绿素等这些对植物生命活动必不可少的物质则为一次代谢产物（primary metabolites）。而一些重要的一次代谢产物，如乙酰辅酶 A、丙二酸单酰辅酶 A、莽草酸等，在某些特定的条件下，可作为原料或前体，进一步通过不同的代谢过程，生成黄酮、萜类、生物碱等化合物，这个过程对于维持植物生命活动不起重要作用，称之为二次代谢过程，而相应产生的黄酮类、萜类、生物碱等化合物又被称为二次代谢产物（secondary metabolites），这些二次代谢产物并非存在于每种植物当中，往往反映植物种、属、科的特征，且大多具有特殊、显著的生理活性，因而被作为天然药物研究的主要对象。

生物合成（biosynthesis）研究包括两层含义：第一是指天然产物（这里主要指次生代谢物）生物合成途径的研究。第二是指利用现代细胞学、遗传学和生理学知识，以及各种现代生物技术手段而开展的生产某些具有生理活性的、特别是有潜在医药价值的化合物的研究。

在自然界中得到的化合物种类繁多，化学成分结构复杂，但各类化合物的结构间却存在着一定的联系，即天然化合物均由一定的基本单位按不同方式组合而成。

天然化合物结构的基本单位如表 1-1 所示。

表 1-1 天然化合物结构的基本单位

基本单位	代表天然产物
C_2 单位（乙酸单位）	脂肪酸、酚类、苯醌等聚酮类化合物
C_5 单位（异戊烯单位）	萜类、甾类
C_6 单位	香豆素、木脂体等苯丙素类化合物
氨基酸单位	生物碱类
复合单位	其他单位复合构成

天然产物的主要生物合成途径有乙酸-丙二酸途径、甲戊二羟酸途径、桂皮酸途径及莽草酸途径、氨基酸途径和复合途径。

（一）乙酸-丙二酸途径（acetate-malonate pathway，AA-MA 途径）

脂肪酸类、酚类、蒽酮类等化合物均通过这一途径合成。

天然饱和脂肪酸类 AA-MA 生物合成途径如图 1-1 所示，起始物质为乙酰辅酶 A，而丙二酸单酰辅酶 A 起延长碳链的作用。通过缩合、还原两个反应延长碳链，这样得到碳链为偶数的饱和脂肪酸。而碳链为奇数的脂肪酸，起始物质为丙酰辅酶 A（propyonyl CoA），支链脂肪酸的起始物质则为异丁酰辅酶 A（isobutyryl CoA）、α-甲基丁酰辅酶 A（α-methylbutyryl CoA）、甲基丙二酸单酰辅酶 A（methylmalonyl CoA）等，其他与上述过程类似。

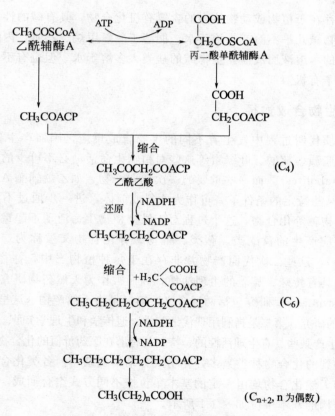

图 1-1　饱和脂肪酸的生物合成途径

（二）甲戊二羟酸途径（mevalonic acid pathway，MVA 途径）

甲戊二羟酸途径是生物合成萜类化合物的主要途径。如图 1-2 所示，MVA 是由乙酰辅酶 A 转化而成，它也是焦磷酸二甲烯丙酯（DAPP）及其异构体焦磷酸异戊烯酯（IPP）的前体，后两者是由生物体内的异戊烯单位组成的，它们一般通过头-尾相接。各种萜类分别经由对应的焦磷酸酯得来，三萜及甾体则由反式角鲨烯（trans-squalene）转化而来。进而再经过氧化、还原、环合等化学反应，生成各种三萜类（triterpenoids）及甾类（steroids）化合物。有些萜类化合物不严格遵循异戊烯法则，这是由于在环化过程中伴随重排反应。

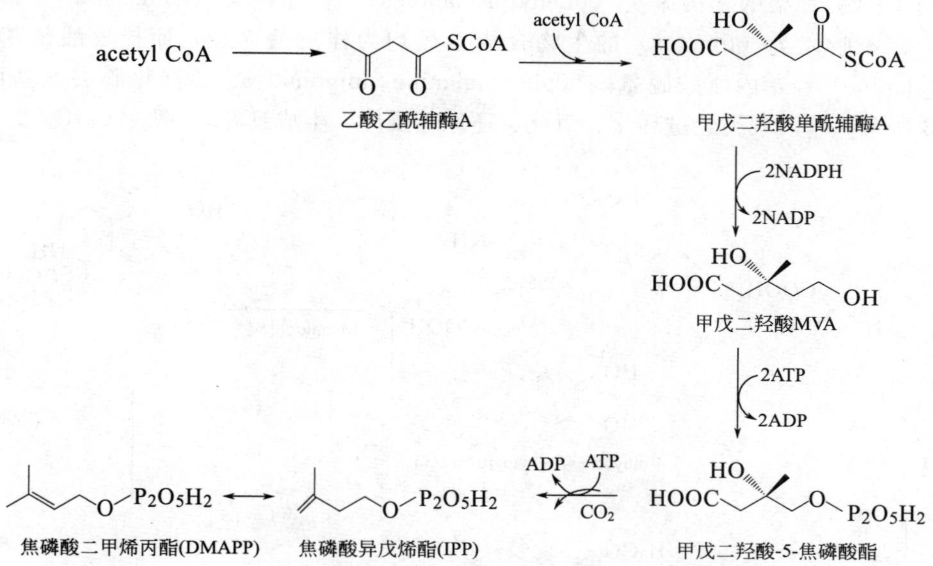

图 1-2　甲戊二羟酸途径

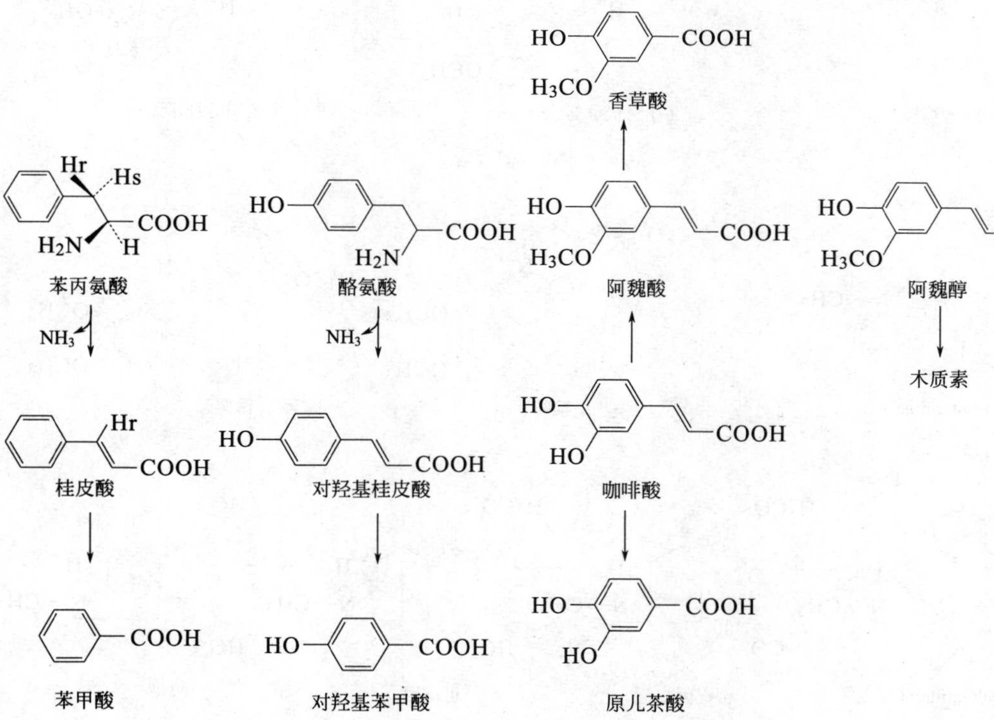

图 1-3　桂皮酸途径

（三）桂皮酸途径（cinnamic acid pathway）及莽草酸途径（shikimic acid pathway）

具有 C_6-C_3 骨架的苯丙素类（phenylpropanoids）、香豆素类（coumarins）、木脂素类（lignins）、木脂体类（lignans）的生物合成途径均为桂皮酸途径，而桂皮酸是苯丙氨酸（phenylalanine）经苯丙氨酸脱氨酶（phenylalanine ammonialyase）催化脱去氨基而得到，如图 1-3 所示。苯丙素类经过环化、氧化、还原等反应，生成具有 C_6-C_2、C_6-C_1 及 C_6 等类

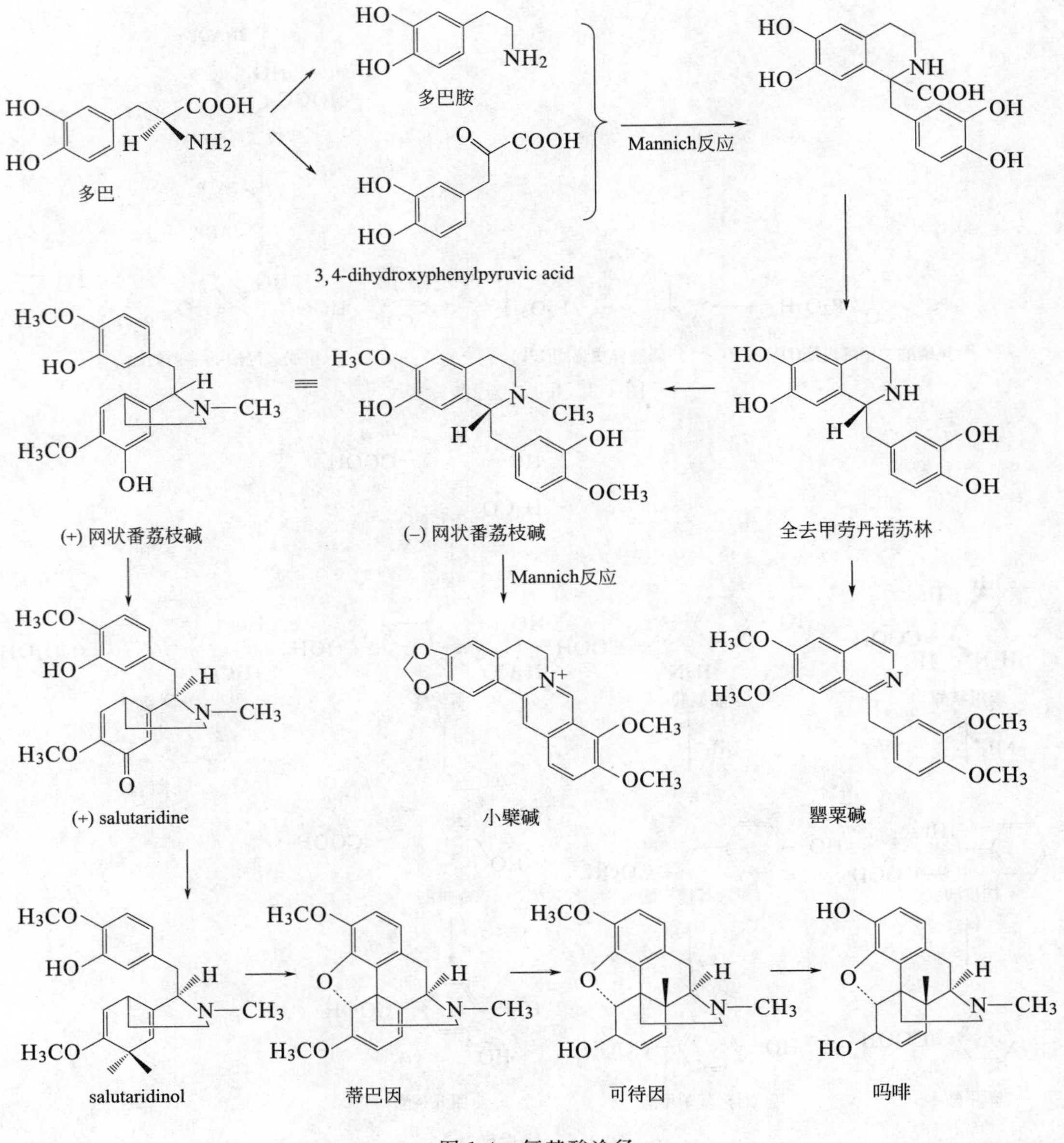

图 1-4　氨基酸途径

的化合物。而与丙二酸单酰辅酶 A 结合，可生成 C_6-C_3-C_6 骨架的二氢黄酮类化合物。两分子的苯丙素类通过 β-位聚合则得到木脂素类化合物。

（四）氨基酸途径（amino acid pathway）

此途径是天然产物中生物碱类的主要生物合成途径。氨基酸脱羧成为胺类，再经过甲基化、氧化、还原、重排等一系列化学反应而转变成生物碱，如图 1-4 所示。作为生物碱前体的主要氨基酸，包括脂肪族氨基酸中的鸟氨酸、芳香族中的苯丙氨酸、酪氨酸及色氨酸等。芳香族氨基酸来自莽草酸途径，脂肪族氨基酸则大多来自三羧酸循环及糖分解途径中形成的 α-酮酸经还原氨化后生成。

（五）复合途径

由两个以上不同的生物合成途径所形成天然化合物的过程，即称为复合生物合成途径。常见的复合生物合成途径有乙酸-丙二酸-莽草酸途径、乙酸-丙二酸-甲戊二羟酸途径、氨基酸-乙酸-丙二酸途径、氨基酸-莽草酸途径等。如图 1-5 所示，查耳酮、二氢黄酮即是通过氨基酸-乙酸-丙二酸复合途径而来。

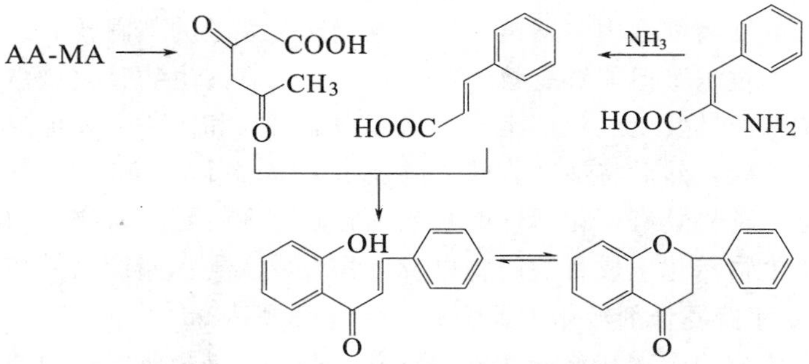

图 1-5 查耳酮、二氢黄酮生成的复合途径

三、生物转化研究的进展

生物转化（biotransformation，bioconversion），也称生物催化（biocatalysis），是指利用植物离体培养细胞或器官、动物、微生物及其细胞器等对外源化合物进行结构修饰而获得有价值产物的生理生化反应，其本质是利用生物体系本身所产生的酶对外源化合物进行酶催化反应。生物转化与生物合成不同，后者是指利用整体细胞、器官和机体中简单的底物合成复杂化合物的过程。

现代生物转化研究始于巴斯德时代，但微生物转化技术的工业化则始于 20 世纪 50 年代人们利用微生物对甾体化合物的结构改造，此后取得了较快的发展。生物转化技术的发展一般分为 4 个重要阶段，即大规模膜分离、酶和细胞的固定化、重组 DNA 技术和双相生物催化系统的应用。

用于转化研究的生物体系主要有真菌、细菌、藻类、植物悬浮细胞、组织或器官，以及动物细胞、组织等，其中应用最多的是植物细胞悬浮培养体系和微生物体系。生物转化反应具有选择性强、催化效率高、反应条件温和、反应种类多，以及环境污染小等特点，并且往往可以用于催化有机合成中难以完成的化学反应。利用生物体对底物作用的多样性，可以丰富天然药物活性化合物的结构，从中找到活性更好的先导化合物，从而进行新药的研究与开发。目前采用生物转化技术已经得到了大量结构新颖的化合物，这其中包括众多的具有较好活性的天然产物的衍生物，为新药的研制提供了极有价值的先导化合物。

酶及酶体系能将许多天然化合物转化为具有较高生物活性的物质。近年来开展的采用细胞培养、微生物和游离酶对天然化合物如人参皂苷、大豆皂苷等进行结构修饰的研究取得进展。人参皂苷以其独特的生理和药理活性，特别是在抗癌、抗氧化及抗衰老方面的疗效使其成为最有开发潜力的化合物之一。由于含有不同糖链的人参皂苷生物活性和毒性不同，因此，希望通过酶的水解作用来对其进行结构改造，以获得高活性的人参皂苷。利用人参皂苷-β-葡萄糖苷酶将人参中含量较高的皂苷—Rb、Rc 和 Rd 等原人参二醇类皂苷转化，得到具有高抗癌活性的人参皂苷 Rh$_2$。此外，利用某些微生物体内的酶体系去除大豆皂苷的部分糖基，不仅可去除豆制品的豆腥味，而且还产生抗氧化、调血脂等特殊功效。

利用基因工程方法，如通过细胞株的选择、诱导、细胞通透性、射线、pH 值和渗透打击等使细胞培养物的生物转化能力达到最大。最好的方法是将编码催化生物合成反应的关键酶基因转入到真菌或细菌细胞中去增殖，然后再把这个克隆的基因转入到植物当中，并在其中表达。植物转基因技术不但能够有效地产生和改造现有的生物转化过程，而且对于研究基因功能和生理性调节及其发展过程都是一个强有力的工具和手段。如重组大肠杆菌能够将天仙子胺转化为东莨菪碱，然后将该基因转入颠茄 *Atropa belladonna* L. 中并且进行表达。

固定化技术是一种将具有催化活性的酶或细胞固定在特定支持物上的技术，已被应用于前体的单步和多步生物转化生成目的产物以及生物合成次生代谢产物，如利用嗜热固定化细胞系统可将糊精-麦芽糖复合剂转化为葡萄糖，转化率高达 98%。

目前，中药全成分的生物转化渐渐成为研究热点，它是指将中药中的多种成分加入到生物转化体系中，利用生物转化体系中的生物催化剂（如酶、微生物、动植物细胞）对所加入的多种成分同时进行生物转化，对中药中的多种成分进行结构修饰，以期提高已有的活性、降低毒副作用、产生新的活性成分，发挥传统中药中多成分的整体协调作用，为中药深加工提供有效的方法，为药物合成提供新途径，为中药复方代谢机制研究提供模型。

主要参考文献

［1］ 杨秀伟. 天然药物化学发展的历史性变迁［J］. 北京大学学报（医学版），2004，36，9-11.

［2］ 王金辉. 天然药物化学的研究现状［J］. 中药研究与信息，2002，4 (8)：5-18.

［3］ 郝福，蒋晔. 复方中药化学成分的研究进展［J］. 中成药，2007，29 (2)：258-262.

［4］ 杨晓春，吴镭. 天然药物化学研究在我国新药创制中的作用［J］. 中国新药杂志，2000，9 (6)：361-363.

［5］ 于荣敏. 天然药物活性成分的生物合成与生物转化［J］. 中草药，2006，37 (9)：1281-1288.

［6］　Stierle A，Strobel G，Stierle D. Taxol and taxane production by Taxomyces andreanae，an endophytic fungus of Pacific yew ［J］. Science，1993，260：214-216.

［7］　Ji Y，Bi JN，Yan B，et al. Taxol-producing fungi：a new approach to industrial production of taxol ［J］. Chin J Biotechnol（生物工程学报），2006，22：1-6.

［8］　Lorence A，Nessler C L. Camptothecin，over four decades of surprising findings ［J］. Phytochemistry，2004，65：2735-2749.

［9］　Liu W Z，Zhang A X，Reinscheid U M. Effect of camptothecin on growth of fungal endophytes from Camptotheca acuminata ［J］. Acta Bot Boreal-Occident Sin（西北植物学报），2003，23（7）：1275-1278.

［10］　Wiedenfeld H，Furmanowa M，Roeder E，et al. Camptothecin and 10-hydroxy-camptothecin in callus and plantlets of Camptotheca acuminata ［J］. Plant Cell Tissue Organ Culture，1997，49：213-218.

［11］　马骁驰，果德安. 中药活性成分生物转化的研究思路与方法 ［J］. 中国天然药物，2007，5（3）：162-168.

第二章
天然药物化学成分的提取、分离和鉴定方法

天然药物大多来源于自然界的动植物，其化学成分十分复杂，往往多种有效成分和大量杂质共存，各成分的含量差别也较大，多则百分之十几，少则千万分之几甚至更少。因此，进行天然药物的化学成分研究时，就必须首先将化学成分从天然药物中提取分离出来，得到单一化合物（单体），才能进一步进行结构鉴定、活性筛选、药效学、毒理学等研究，为研制新药奠定基础。所以，从天然药物中提取分离出有效成分的单体并进行化学结构鉴定，是天然药物化学研究的重要任务之一。天然药物有效成分的提取分离最好在生物活性指标跟踪下进行，以提高对有效成分研究的针对性和有效性。

在进行化学成分提取之前，需要进行原料的采集。由于天然药物化学成分受原料的种类（基原）、产地、药用部位、采集时间和方法等因素的影响，需要对这些因素进行考查和系统文献查阅，以充分了解、利用前人的经验。尤其重要的是使用的原料需要请有经验的专家进行鉴定。另外植物体内由于有水解酶共存，为了研究天然产物，必须采用适当的方法杀酶或抑制酶的活性。如采集新鲜的原料，迅速加热干燥、冷冻保存、用沸水或醇迅速提取等。

天然药物化学成分的提取分离方法，应根据被提取成分的主要理化性质和提取分离技术的原理和特点进行选择。

第一节 天然药物化学成分的提取方法

提取是指用适当的方法将天然药物中的化学成分从药材组织中抽提出来的过程。提取时要将所要的成分尽可能完全地提出，而不需要的成分尽可能少地提出。但用任何方法提取而得到的提取物，仍然是包含多种化学成分和杂质的混合物，称总提取物，尚需进一步分离和精制。提取前，一般将天然药物的药材切细或粉碎，以提高提取效率。有时为了给提取分离工作带来方便，常对药材粉末进行一些预处理，如种子类药材常含有大量油脂，通常要进行脱脂处理，叶、茎类药材因含较多叶绿素，常要先除去叶绿素等。

天然药物化学成分的常用提取方法有溶剂提取法、水蒸气蒸馏法和超临界流体提取法，此外，还有升华法、压榨法和吸收法等提取方法。

一、溶剂提取法

溶剂提取法是利用具有合适溶解性能的溶剂把所需的化学成分从药材组织中溶解出来的方法，其原理是药材中的化学成分与提取溶剂间存在"相似相溶"的规律。溶剂提取法是天

然药物化学成分提取的最常用方法。当溶剂加入到经适当粉碎的药材中时，由于扩散、渗透作用，溶剂逐渐通过细胞壁透入到细胞内，溶解可溶性成分并造成细胞内外的浓度差，于是一方面细胞内的溶液不断向外扩散，另一方面溶剂又不断进入到药材组织细胞中，直至细胞内外溶液浓度达到动态平衡时，将溶液滤出，得到提取液。药渣继续加入新溶剂提取，如此反复多次，就可以把所需的成分近于完全或大部分溶出。合并各次提取液，回收溶剂便得到总提取物。

（一）溶剂的选择

溶剂提取法的关键在于合适溶剂的选择。合适的溶剂应是对有效成分溶解度较大，而对无效成分及其他成分溶解度小的溶剂。根据"相似相溶"的规律，亲脂性的化学成分易溶于亲脂性的溶剂，难溶于亲水性的溶剂；反之，亲水性的化学成分易溶于亲水性的溶剂，难溶于亲脂性的溶剂。

溶剂或化学成分的亲脂性或亲水性可通过其极性的大小来估计。常见溶剂极性由弱到强的顺序如下：

石油醚＜四氯化碳＜苯＜二氯甲烷＜三氯甲烷＜乙醚＜乙酸乙酯＜正丁醇＜丙酮＜乙醇＜甲醇＜水

而对化学成分，一般基本母核相似，其分子中功能基的极性越大、数目越多，则分子的极性也越大，亲水性也越强，而亲脂性就越弱；成分的功能基相似，分子的（碳链）越大，则极性越小，亲脂性越强，而亲水性就越弱。

选择提取溶剂时，按照"相似相溶"规律，根据所需成分及其共存杂质极性大小的差别，选择适当的溶剂，以使所需成分尽量多地提取出来（而杂质尽量少地提取出来）。同时，还要注意选择的溶剂不能与所需成分起化学反应，并考虑价廉、易得、使用方便等。

常见的提取溶剂可分为三类：

1. 水 水是一种强极性溶剂，可用于提取亲水性成分，如苷、生物碱盐、鞣质、氨基酸、有机酸盐等。为了增加某些成分的溶解度，有时也采用酸水、碱水为提取溶剂。用酸水提取时，可使生物碱等碱性成分成盐而溶出；用碱水提取时，可使有机酸、黄酮、蒽醌等酸性成分成盐而溶出。但水提取液中杂质较多，黏度大，滤过困难，且水的沸点高，浓缩费时，遇热不稳定的成分易被破坏，易霉变、水解。但由于水有价廉易得、使用安全等优点，仍是一种常用的提取溶剂。

2. 亲水性有机溶剂 指能与水以任意比例混溶的有机溶剂，如乙醇、甲醇、丙酮等。以乙醇最为常用，乙醇的溶解性能较好，对细胞的穿透能力较强，能使植物中的亲水性成分除蛋白质、黏液质、果胶、淀粉及部分多糖等外，大多能被溶出；大多数难溶于水的亲脂性成分在乙醇中也有较大的溶解度。因此，提取时常采用不同浓度的乙醇。

乙醇提取时所需用量较少，提取时间较短，溶解出的水溶性杂质也较少，而且乙醇不易产生霉变，价格也较便宜，故为一种常用的提取溶剂。

（64% ……

3. **亲脂性有机溶剂**　指不能与水混溶的极性较小的有机…
烷、乙醚、乙酸乙酯等。这些溶剂可提出亲脂性成分，不能或不…
强，且沸点低，浓缩回收方便。但这类溶剂挥发性大，多易燃，有毒…
植物组织，提取时间长，用量大。

（二）影响提取的因素

1. **药材的粉碎度**　药材粉碎越细，比表面积越大，溶剂与化学成分接触越…利于提取。但粉碎过细，药材粉粒表面积过大，吸附作用增强，反而不利于化学成…出。同时，一些杂质如蛋白质、糖类、鞣质等的溶出量也相应增加，不利于后续的分…作。故药材的粉碎度宜适中，一般粉碎粒度以20～60目为宜。

2. **温度**　一般温度越高，溶解度越大，扩散速度越快，提取效率越高。但提取对热不…的化学成分时温度不宜过高。

…**度差**　粉碎后的药材颗粒界面内外，提取溶剂中的有效成分的浓度差越高，提取…大浓度差的方法有搅拌、换溶剂、渗漉等。

…提取时间长，提出效率高，但是当溶液中有效成分达到饱和后，再延长…加热提取1～2小时，乙醇加热每次1小时为宜。

…者，回流提取及连续回流提取等操作方法。

…入适当的溶剂（一般用稀乙醇或水），…滤出提取液，药渣另加新溶剂…

…放冰法…提取时，应…

蒸发，通过上端的冷凝管使溶剂冷凝流入药粉内。当流入的溶剂达到一定高度，通过虹吸管流入下端的烧瓶内，如此反复，使原料中的有效成分不断被提出。该法所需溶剂量较少，提取也较完全，但由于成分受热时间较长，有效成分遇热不稳定的天然药物不宜采用此法。

二、水蒸气蒸馏法

水蒸气蒸馏法只适用于能随水蒸气蒸馏且不被破坏的挥发性成分的提取，主要用于天然药物中的挥发油、某些小分子的生物碱和小分子酚性物质的提取。这些化学成分与水不相混溶或微溶于水，且在 100℃时有一定蒸气压，当与水一起加热时，其蒸气压和水的蒸气压总和为一个大气压时，水蒸气将挥发性成分一并带出。馏出液往往分出油水两层，将油层分出即得挥发性成分。或将馏出液经盐析法并用低沸点溶剂（常用乙醚、环己烷）将挥发性成分萃取出来，回收溶剂即得挥发性成分。

三、超临界流体提取法

超临界流体提取法（supercritical fluid extraction，SFE）是利用超临界流体来提取天然药物化学成分的一种新技术。

超临界流体（SF）是处于临界压力（Pc）和临界温度（Tc）以上，介于液体和气体之间的流体。超临界流体同时具有液体和气体的双重特性，它的扩散系数和黏度接近气体，而分子密度却几乎与液体接近。密度的增加使分子间相互作用力增大，对化合物的溶解能力增强，因此超临界流体的溶解性能类似液体，可以用来提取天然药物化学成分。

进行超临界流体提取最常用的流体物质是二氧化碳，它具有临界条件好、无毒、安全、无污染等优点。二氧化碳的最佳提取温度为 40℃，在这个温度条件下，改变压力即可有效地改变其密度和溶解特性。操作时，二氧化碳在高于临界温度和临界压力的条件下，成为超临界流体，溶出天然药物原料中的化学成分，当将压力和温度恢复至常温和常压时，超临界流体又成为气体，对物质的溶解能力大大下降，溶解在超临界流体二氧化碳中的化学成分立刻与气态二氧化碳分开而析出，达到提取化学成分的目的。

用于进行超临界流体提取的流体物质除常用的二氧化碳以外，氧化二氮、乙烯、三氯甲烷、六氟化硫、氮气、氩气等都可用作超临界流体提取的流体物质，每种流体物质都有其最佳工作条件。此外，还可在超临界流体中加入少量某些溶剂，如甲醇、乙醇、丙酮等有机溶剂。这些溶剂的加入可以改善超临界流体的溶解性能，这些溶剂通常称为夹带剂。夹带剂对提高溶解度，改善选择性和增加收率都起重要作用。

超临界流体用于天然药物化学成分提取时，一般对亲脂性强的成分提取效果较好，可用于生物碱、香豆素、芳香有机酸、酚、内酯类化合物和挥发油的提取。

四、其他提取方法

（一）升华法

固体化学成分受热直接变成气态，遇冷后又凝固为固体的性质称为升华。有些天然药物化学成分具有升华的性质，利用升华的方法可将这些成分直接从药材粉末中提取出来，如茶叶中的咖啡因在178℃以上就可升华而不分解。此法简单易行，但具有升华性的天然药物化学成分较少，仅见于少数单萜类、生物碱、游离蒽醌、香豆素和小分子有机酸类成分。由于在加热升华过程中往往伴有热分解现象，另外还有升华不完全，产率低，升华物不纯时往往难于处理等缺点，使得本法应用范围非常有限。

（二）超声波提取法

超声波是频率大于20kHz的声波。超声波提取的基本原理是利用超声波在振动时能产生大量的能量，使介质产生空化现象。当大量的超声波作用于提取介质，介质被撕裂成许多小空化泡，空化泡在瞬间迅速涨大并破裂，破裂时把吸收的声能在极短的时间和极小的空间内释放出来，形成高温和高压，并形成较强的冲击波和微声流，使药材的细胞壁组织在瞬间破裂，细胞内的有效成分得以从细胞内释放出来，进入提取溶剂中，从而提高提取效率。另外，超声波的许多次级效应如热效应、乳化效应、扩散效应等也能加速天然药物有效成分在溶剂中的溶解和扩散，有利于提取。

超声波提取的溶剂通常选用甲醇、乙醇、乙酸乙酯、水、酸水、碱水等溶剂。超声波提取与常规提取相比，具有时间短、产率高和不需要加热等优点。超声波提取的缺点是对容器壁的厚薄及容器放置位置要求较高，而且目前实验研究处于很小规模，要用于大规模生产，还有待进一步解决有关工程设备的放大问题。

（三）微波提取法

微波是波长介于1mm～1m（频率介于3×10^6 Hz～3×10^5 Hz）的电磁波。微波在提取的过程中，植物细胞内的极性物质，尤其是水分子吸收微波能，产生大量热量，使细胞内温度迅速上升，水气化产生的压力将细胞膜和细胞壁冲破，形成微小的孔洞。进一步的微波加热导致细胞内部和细胞壁水分减少，细胞收缩，表面出现裂纹。小孔洞和裂纹的存在使细胞外溶剂容易进入细胞内，溶解出细胞内化合物并扩散到细胞外。此外，当样品与溶剂混合，并被微波辐射时，由于不同物质的结构不同，吸收微波的能力各异，因此，在某些天然药物细胞内的组分被微波选择性地加热，进入吸收微波能力较差的溶剂中。

常用于微波提取的溶剂有甲醇、乙醇、丙酮、乙酸、二氯甲烷、甲苯、己烷等有机溶剂，以及己烷-丙酮、二氯甲烷-甲醇、水-甲苯等混合溶剂。

（四）酶解提取法

酶解提取法是在溶剂提取前对药材增加酶解处理步骤，使目标成分的提取收率明显提高的方法。其原理是通过选用适当的酶进行温和的酶反应，将药材的植物细胞壁破坏，细胞内的有效成分比较容易从细胞内释放出来，使得天然药物有效成分的提取收率较大幅度提高。由于大部分药材的细胞壁主要由纤维素组成，因此，一般选用纤维素酶来酶解药材，也可用复合酶来进行酶解。酶解提取法提取条件温和、提取效果好、收率高、节约能耗，有较广阔的应用前景。

此外，吸收法、压榨法等常用于挥发油类成分的提取。

第二节　天然药物化学成分的分离方法

天然药物的提取液或浓缩后得到的提取物通常仍是混合物，需要进一步分离才能得到化学成分的单体。天然药物化学成分的分离是根据提取物中各成分之间物理或化学性质的差异，运用一定的方法使各成分彼此分开，获得单一化合物的过程。当获得的化学成分有一定纯度，但仍有一些杂质时，进一步将杂质除去的分离过程习惯上称为纯化或精制。

天然药物化学成分的分离方法很多，分离原理通常是根据天然药物中各化学成分在溶解度、两相溶剂中分配系数、吸附性、解离程度和分子大小等性质上的差异进行分离。下面介绍天然药物化学成分分离的一些常用方法。

一、两相溶剂萃取法

（一）萃取法

将水提取浓缩液或总提取物浸膏加少量水分散后，在分液漏斗中用与水不相混溶的有机溶剂进行萃取。一般需要反复萃取数次，才能使化学成分得到较好的分离。混合物中各成分在两相溶剂中分配系数相差越大，则分离效率越高。

若有效成分是亲脂性的，一般多用石油醚、甲苯、三氯甲烷或乙醚等亲脂性有机溶剂进行萃取，亲脂性成分被有机溶剂萃取出来；若有效成分是偏亲水性的，则需用乙酸乙酯、正丁醇或戊醇等有机溶剂进行萃取。可根据预试验结果选择对有效成分溶解度好的溶剂，如游离生物碱常选用三氯甲烷萃取；黄酮类可用乙酸乙酯萃取；皂苷类成分一般选用正丁醇进行萃取。

当提取物中含有难溶于水的碱性或酸性成分时，可调节其 pH 进行分离。对于难溶于水的生物碱成分，可以加入无机酸与之成盐而溶于水，通过萃取，与难溶于水的其他成分分离；对于具有羧基、酚羟基难溶于水的酸性成分，可以加入碱与之成盐而溶于水，通过萃取，与难溶于水的其他成分分离；对于具有内酯或内酰胺结构的成分，可加入碱并加热皂化，使之成盐溶于水，与难溶于水的其他成分分离。

如果通过以上分离得到的酸性部分或碱性部分中，分别含有强度不同的酸性成分或碱性成分，可用 pH 梯度萃取法进行进一步分离。pH 梯度萃取法是利用不同成分的酸碱性强弱的差异，在某一强度的 pH 条件下，某些成分可成盐溶于水，与其他成分分离。依次改变 pH 条件，则不同酸、碱性的化学成分依次被萃取出来而达到分离的目的。

天然药物中含有的一些成分如蛋白质、皂苷、树脂等都有一定的表面活性，是天然的乳化剂，因此萃取中常遇到乳化的难题。萃取操作时要尽量防止乳化。

（二）逆流分配法

逆流分配法（counter current distribution，CCD）是将混合物在一定量的两相溶剂中，经多次移位萃取分配而达到分离的方法。本法采用逆流分配装置进行，该仪器是由数十乃至数百只的管子组成。操作时，往盛有混合物溶液的管内加入另一种不相混溶的溶剂，振摇后放置，分成上、下两层，将上层转移到盛有下层新溶剂的下一管中，同时加入新的上层溶剂到原管内，振摇放置分层。如此反复操作数次或数十次甚至数百次，混合物几乎完全被分离开。逆流分配法具有很强的分离混合物各组分的能力，适用于分离性质非常近似的化合物。但是逆流分配操作比较麻烦，现很少采用。而多采用分离原理相同的高速逆流色谱等方法。

二、系统溶剂分离法

系统溶剂分离法是采用数种不同极性溶剂，对总提取物的化学成分依极性不同而分离的方法。这是常用的一种初步分离的方法。若配合药理，可确定有效部位，就能为进一步分离有效成分提供方便。选用的溶剂的种类和数量可以根据各成分的溶解情况灵活取舍。该法有三种操作方式：一是用三至四种不同极性的溶剂对总提取物的干燥粉末进行溶解处理，溶剂的极性由低到高，使总提取物中的各种成分依其在不同极性溶剂中溶解度的差异而分别溶解在不同溶剂中，这样便将总提取物中的化学成分按照极性由小到大粗分成若干个部分。常用的溶剂有石油醚、乙醚、三氯甲烷、乙酸乙酯、乙醇、水等。由于总提取物常为胶状物，难于均匀分散在低极性的溶剂中，使分离难以完全，这时可拌入适量的惰性填充剂，如硅藻土或纤维素粉等，低温干燥成粉末状，再用溶剂依次溶解分离。二是采用萃取法，将总提取物混悬在水中，然后用若干种极性不同且与水不相混溶的溶剂，按溶剂的极性由低到高依次进行萃取。常用的溶剂有石油醚、三氯甲烷、乙酸乙酯、正丁醇等，同样将总提取物中的化学成分按照极性由小到大粗分成相应的溶剂提取部分。三是采用柱色谱的方法，将总提取物与吸附剂拌样装柱，然后用若干种极性不同的溶剂按极性由低到高依次分别洗脱，可将总提取物的化学成分分成若干部分。此法还可采用两种溶剂的混合溶剂进行洗脱分离。

三、结晶法

结晶法是分离和精制固体化学成分最常用的方法之一，是利用混合物中各成分在某种溶剂或某种混合溶剂中的溶解度不同来达到分离的方法。天然药物化学成分在常温下多数是固体物质，具有结晶化的通性，可用结晶法来达到分离，一旦获得结晶，就能有效地精制成单体。纯化合物的结晶有一定的熔点和结晶学特征，有利于化合物的鉴定。因此，获得结晶并纯化至单体是鉴定天然药物化学成分、研究其分子结构的重要途径。但值得注意的是，通常天然药物化学成分应先经过提取分离，得到较纯的组分时，才进行结晶操作。能结晶的成分大部分是较纯的化合物，但并不一定是单体，结晶有时也是混合物。另外也有一些物质即使达到了很高的纯度，也不能结晶或不易结晶，只呈无定形粉末状。

（一）结晶法的操作

将需要结晶处理的固体物质或粗晶加热溶解在一定量的溶剂中，制成过饱和溶液，趁热过滤，以除去不溶性杂质，将滤液慢慢冷却放置，析出结晶，滤出结晶，干燥即得。

某些样品由于含少量有色杂质，可使结晶溶液呈色，因此在结晶前可加入适量的活性炭脱色。活性炭的用量视活性炭的活性、所用溶剂极性和所含杂质的量而定，常用量为固体样品量的 $1\% \sim 2\%$。

结晶操作中要注意，为了减少样品留在母液中而造成损失，加入溶剂的量应尽可能少。在这一过程中，一般是溶液浓度高，降温快，析出结晶的速度就快，但此时结晶的颗粒较小，杂质也可能较多。有时自溶液中析出的速度太快，超过了化合物晶核的形成和分子定向排列的速度，往往只能得到无定形粉末。有时溶液浓度过高，相应杂质的浓度或溶液的黏度也较大，反而阻碍结晶的析出。因此，在操作中往往使溶液浓度适当，慢慢降低温度，常常能析出较大和纯度较高的结晶。有时结晶的形成需较长的时间，往往需冷藏，放置数天或更长时间。

（二）结晶溶剂的选择

结晶法的关键是选择适宜的结晶溶剂。一般对结晶溶剂的要求包括对欲纯化的成分热时溶解度大，冷时溶解度小，而对杂质则冷热都不溶或冷热都易溶；溶剂的沸点适中；与欲结晶的成分不发生化学反应；尽可能安全、价廉、易得等。

常用的结晶溶剂有水、甲醇、乙醇、丙酮、乙酸乙酯、三氯甲烷、苯、石油醚等。有时也用二氧六环、二甲亚砜、二甲基甲酰胺、吡啶等。

有时单一溶剂不易得到结晶，可选择混合溶剂。混合溶剂一般由两种互溶的溶剂组成，其中一种对欲结晶的成分溶解度大，而另一种则溶解度小。先将欲结晶的样品加热溶解于尽可能少量的对其溶解度大的溶剂中，然后向热溶液中滴加溶解度小的第二种溶剂直至混浊，这时再滴加第一种易溶的溶剂使其溶解，溶液在该点达到饱和状态，当冷却时则析出结晶。

四、沉淀法

沉淀法是在提取液中加入某种试剂产生沉淀，以获得有效成分或除去杂质的方法。

（一）溶剂沉淀法

溶剂沉淀法是在含有混合成分的溶液中，加入某种溶剂或混合溶剂，使混合物中的某些成分沉淀出来的分离方法。例如在水提取液中，加入一定量的乙醇，使含醇量达到80%以上，则难溶于乙醇的成分如淀粉、树胶、黏液质、蛋白质等杂质从溶液中沉淀出来，经过滤除去沉淀，即可达到有效成分与这些杂质相分离的目的。这便是中药制剂中常用的"水提醇沉法"和"醇提水沉法"的基本原理。又如将粗制总皂苷溶于少量甲醇中，然后滴加乙醚、丙酮或乙醚-丙酮的混合溶剂，边加边摇匀，皂苷即可析出，如此反复处理数次，可得到较纯的总皂苷。如逐渐降低溶剂的极性，皂苷还可能分批析出，得到不同极性的皂苷混合物。

（二）酸碱沉淀法

酸碱沉淀法是利用酸性成分在碱中成盐而溶解，在酸中游离而沉淀；而碱性成分在酸中成盐而溶解，在碱中游离而沉淀的性质，来进行分离的一种分离方法。如游离生物碱一般难溶于水，遇酸生成生物碱盐而溶于水，过滤除去水不溶性杂质，滤液再加碱碱化，则重新生成游离的生物碱，从水溶液中析出而与水溶性杂质相分离。又如不溶于水的内酯类化合物，遇碱时开环（有时须加热），生成羟基羧酸盐类而溶于水，过滤除去水不溶性杂质，滤液再加酸酸化，则内酯环重新环合生成不溶于水的内酯类化合物，从溶液中沉淀析出，这样便与其他成分分离。

（三）专属试剂沉淀法

某些试剂能选择性与某类化学成分反应生成可逆的沉淀，借以与其他化合物分离。如水溶性生物碱可加入雷氏铵盐沉淀而分离；甾体皂苷可被胆甾醇沉淀；鞣质可用明胶沉淀等。但在使用该法时要注意，若用试剂来沉淀分离有效成分，则生成的沉淀应是可逆的，即得到的沉淀可用一定溶剂或试剂将其还原为原化合物。

五、膜分离法

膜分离法（membrane separation）是利用具有一定孔径的多孔滤膜对分子大小不同的化学成分进行筛分而达到相互分离的方法。根据分离的目的不同，可将膜分离法分为微滤、超滤、纳滤三种主要类型。

（一）微滤

采用多孔半透膜，截流 $0.02\sim10\mu m$ 的微粒，使溶液通过，除去悬浮的微粒。一般用作天然药物有效成分溶液的预处理。

（二）超滤

采用非对称膜或复合膜，截流 $0.001\sim0.02\mu m$ 的大分子溶质。一般用作除去溶液中的生物大分子杂质，得到较纯的分子量较小的天然药物有效成分溶液。常用于除去黄酮、生物碱、皂苷等天然药物有效成分提取液中的鞣质、多糖、树胶等大分子杂质。

（三）纳滤

采用复合膜，截流 1nm 以下的分子或高价粒子，一般用作除去溶液中的小分子和低价离子杂质，得到较纯的分子量较大的天然药物有效成分溶液。常用于除去皂苷、蛋白质、多肽、多糖等大分子有效成分溶液中的无机盐、单糖、双糖等小分子杂质。

膜分离法具有常温操作、多数过程无相变、能耗低、分离效率高等特点，在药物研究的许多领域获得广泛应用。

六、色谱法

色谱法（chromatography）是天然药物化学成分分离的最常用方法，是利用混合物中各种成分对固定相和流动相亲和作用的差异而使之相互分离。该法具有分离效能高、快速简便等特点。通过不同分离原理、不同操作方式、不同色谱材料或将各种色谱法组合应用，天然药物中的化学成分一般均可以获得满意的分离效果。随着近年来色谱技术的发展，色谱法也逐步向仪器化、自动化、高速化及与其他仪器的联用方向发展，成为天然药物化学成分最有效、应用范围最广、使用最多的分离手段。另外，色谱法亦是天然药物化学成分定性鉴定和定量分析的重要方法。

（一）常规柱色谱法

常规柱色谱法是天然药物化学成分分离的最常用方法。常规柱色谱法根据固定相的性质和分离原理，通常有如下几种类型。

1. 吸附色谱法 吸附色谱法（absorption chromatography）是以各种固体吸附剂为固定相，利用混合物中各成分对吸附剂的吸附能力差异来进行分离的一种方法。吸附剂的吸附作用主要通过氢键、络合作用、静电引力、范德华力等而产生的。色谱分离时吸附作用的强弱与吸附剂吸附能力、被吸附成分的性质和流动相的性质有关。操作过程中，当流动相流经固定相时，化合物连续不断地发生吸附，解吸附，从而使混合物中各成分相互分离。

（1）吸附剂　常用硅胶、氧化铝、聚酰胺等。此外，氧化镁、硅酸镁、碳酸钙和硅藻土等也可作为吸附剂应用于某些天然药物化学成分的分离。

（2）洗脱剂　在柱色谱中，流动相习惯上称为洗脱剂。洗脱剂对分离效果影响较大，选择时须根据被分离成分和所选用的吸附剂性质综合考虑。通常对极性吸附剂而言，被分离的成分极性越大，吸附作用越强；而对洗脱剂而言，极性越大洗脱能力越强。吸附剂的吸附能力减弱，则洗脱剂的极性也要相应降低。

在柱色谱分离过程中，由于天然药物化学成分结构往往较为近似，仅采用单一溶剂洗脱不易得到满意的分离效果。可采用梯度洗脱的方法，通过逐步改变洗脱剂的极性，以逐步提高其洗脱能力。由一种洗脱剂更换为另一种洗脱能力更强的洗脱剂时，应该辅以二者的不同比例的混合溶剂作为过渡，逐渐增大洗脱能力强的溶剂的比例。

2. 分配色谱法　分配色谱法（partition chromatography）是指以液体作为固定相和流动相的液相色谱法。其原理是利用混合物中各成分在固定相和流动相两种不相混溶的液体之间作连续分配，由于各成分在两相间的分配系数不同，从而达到相互分离的目的。若固定相的极性大于流动相的极性，称为正相分配色谱，若固定相的极性小于流动相的极性，则称反相分配色谱。

在分配色谱中，由于固定相和流动相均为液体，选用的溶剂应该是互不相溶的，但实际上相互间总会有少许的溶解，即使是极少量的互溶，在大量的洗脱剂的洗脱下，会使固定相液膜流失而影响分离，故在操作前，要使两相预先相互饱和。为了避免操作上的麻烦和提高固定相的稳定性，现在一般使用键合固定相材料，如常用的反相硅胶分配色谱填料系将普通硅胶经下列方式化学修饰，键合上长度不同的烃基（R），在载体硅胶上形成一层亲油性表面。

$$—Si—OH + X—Si—R \longrightarrow —Si—O—Si—R + HX \qquad (X=卤原子、烷氧基)$$

键合的烃基通常为乙基（$—C_2H_5$）、辛基（$—C_8H_{17}$）和十八烷基（$—C_{18}H_{37}$），分别命名为 RP(reverse phase)-2、RP-8 和 RP-18，它们的亲脂性强弱顺序为：RP-18＞RP-8＞RP-2。

3. 离子交换色谱法　离子交换色谱法（ion exchange chromatography）是利用各种离子性化学成分与离子交换树脂等进行离子交换反应时，因交换平衡的差异或亲和力差异而达到分离的一种分离方法。

该法以离子交换树脂为固定相，用水或与水混合的溶剂为流动相，在流动相中存在的离子性成分与树脂进行离子交换反应而被吸附。离子交换色谱法主要适合离子性化合物的分离，如生物碱、有机酸、氨基酸、肽类和黄酮类成分。化合物与离子交换树脂进行离子交换反应的能力强弱，主要取决于化合物解离度的大小和带电荷的多少等因素，化合物解离度大（酸性或碱性强），则易交换在树脂上，而较难洗脱。因此，当具不同解离度成分的混合物被交换在树脂上时，解离度小的化合物先于解离度大的化合物被洗脱。

(1) 离子交换树脂的类型 离子交换树脂是一种不溶性的高分子化合物，具有特殊的网状结构，网状结构的骨架是由苯乙烯通过二乙烯苯交联聚合而成，骨架上带有能解离的基团作为交换离子。根据交换离子的不同可将其分为阳离子交换树脂和阴离子交换树脂。

(2) 离子交换树脂的选择 ①被分离的物质为生物碱阳离子时，选用阳离子交换树脂；为有机酸阴离子时，选用阴离子交换树脂。②被分离的离子吸附性强（交换能力强），选用弱酸或弱碱型离子交换树脂，如用强酸或强碱型树脂，则由于吸附力过强而很难洗脱；被分离的离子吸附性弱，应选用强酸或强碱型离子交换树脂，如用弱酸或弱碱型离子交换树脂则不能很好地交换或交换不完全。③被分离物质分子量大，选用低交联度的树脂；分子量小，选用高交联度的树脂。如分离生物碱、大分子有机酸、多肽类，采用 2%～4% 交联度的树脂为宜。分离氨基酸或小分子肽（二肽或三肽），则以 8% 交联度的树脂为宜。制备无离子水或分离无机成分，需用 16% 交链度的树脂。只要不影响分离的完成，一般尽量采用高交联度的树脂。④作分离色谱用的离子交换树脂颗粒要求较细，一般用 200 目左右；作提取离子性成分用的树脂，粒度可较粗，可用 100 目左右；制备无离子水用的树脂可用 16～60 目。但无论作什么用，都应选用交换容量大的树脂。

(3) 洗脱剂的选择 由于水是优良的溶剂并具有电离性，因此，大多数离子交换树脂色谱都选用水为洗脱剂，有时亦采用水-甲醇混合溶剂。为了获得最佳的洗脱效果，经常需用竞争的溶剂离子，并同时保持恒定的溶剂 pH 值。为此，经常采用各种不同离子浓度的含水缓冲溶液。如在阳离子交换树脂中，常用乙酸、枸橼酸、磷酸缓冲液；在阴离子交换树脂中，则应用氨水、吡啶等缓冲液；对复杂的多组分则可采用梯度洗脱方法，即有规律地随时间而改变溶剂的性质，如 pH 值、离子强度等。

除了离子交换树脂外，还可用离子交换纤维和离子交换凝胶来进行分离。离子交换纤维和离子交换凝胶是在纤维素或葡聚糖等大分子的羟基上，通过化学反应引入能释放或吸收离子的基团制得的，如二乙氨乙基纤维素（DEAE-Cellulose）、羧甲基纤维素（CM-Sellulose）、二乙氨乙基葡聚糖凝胶（DEAE-Sephadex）、羧甲基葡聚糖凝胶（CM-Sephadex）等。这些类型的离子交换剂既有离子交换性质，又有分子筛的作用，对水溶性成分的分离十分有效，主要用于分离纯化蛋白质、多糖等水溶性成分。

4. 大孔树脂色谱法 大孔树脂色谱法是利用化合物与其吸附力的不同及化合物分子量大小的不同，在大孔树脂上经溶剂洗脱而达到分离的方法。大孔树脂（macroreticular resin）是一种没有可解离基团，具有大孔结构的固体高分子物质。一般为白色球形颗粒状，粒度多为 20～60 目。大孔树脂色谱是吸附和分子筛原理相结合的色谱方法，其吸附力以分子间范德华力为主，而分子筛作用是由于其多孔性结构所决定。大孔树脂在水中吸附性强，故适用于从水溶液中分离和提纯化合物，因此，在天然药物化学成分的分离中，尤其是水溶性成分的提取分离中应用较为广泛。

大孔树脂根据孔径、比表面积和树脂结构可分为许多型号，如 AB-8、NKA-9、NKA-12、X-5、DA-101 等，以聚苯乙烯为核心的大孔树脂属于非极性大孔树脂，能吸附非极性化合物；以极性物质为核心的大孔树脂属于极性大孔树脂，能吸附极性化合物。在应用中，可根据实际要求和化合物性质选择合适的树脂型号和分离条件。欲取得满意的分离效果，须注意以下几方面因素的影响。

（1）**化合物极性的大小**　极性较大的化合物一般适于在极性大的大孔树脂上分离，而极性小的化合物则适于在极性小的大孔树脂上分离。

（2）**化合物体积的大小**　在一定条件下，化合物体积越大，吸附力越强。通常分子体积较大的化合物选择较大孔径的树脂，在合适的孔径情况下，比表面积越大，分离效果越好。

（3）**溶液的 pH 值**　一般情况下，酸性化合物在适当的酸性溶液中充分被吸附，碱性化合物在适当碱性溶液中较好地被吸附，中性化合物可在近中性的溶液中被较充分地吸附。根据化合物结构特点改变溶液 pH 值，可使分离工作达到理想效果。

大孔树脂用于天然药物化学成分的分离时，通常将混合物的水溶液通过大孔树脂后，依次用水、甲醇、乙醇、丙酮、乙酸乙酯等洗脱剂洗脱，可获若干部位。可根据吸附力的强弱选用不同的洗脱剂。对非极性大孔树脂来说，洗脱剂极性越小，洗脱能力越强；而对于极性大孔树脂来说，则洗脱剂极性越大，洗脱能力越强。也可用不同浓度的含水甲醇（或乙醇、丙酮）进行洗脱。根据实际情况，可采用不同极性梯度的洗脱液分别洗脱不同组分。

大孔树脂的再生处理比较方便，再生时用 1mol/L 盐酸和 1mol/L 氢氧化钠液顺次浸泡洗涤，最后用蒸馏水洗至中性，浸泡于甲醇或乙醇中贮存，临用前用蒸馏水洗尽醇即可使用。

5. 凝胶色谱法　凝胶色谱法（gel filtration chromatography）是一种以凝胶为固定相的液相色谱方法。凝胶色谱法所用的固定相凝胶是具有许多孔隙的立体网状结构的高分子多聚体，而且孔隙大小有一定的范围。它们呈理化惰性，大多具有极性基团，能吸收大量水分或其他极性溶剂。将凝胶颗粒在适宜的溶剂中浸泡，使其充分溶胀，然后装入色谱柱中，加入样品溶液，再用洗脱剂洗脱。由于凝胶颗粒膨胀后形成的骨架中有许多一定大小的孔隙，当混合物溶液通过凝胶柱时，比凝胶孔隙大的分子不能进入凝胶内部，只能在凝胶颗粒的间隙移动，并随洗脱剂从柱底先行流出，而比凝胶孔隙小的分子可以自由进入凝胶内部，移动被滞留，随流动相走在后面。这样经过一段时间洗脱后，混合物中的各成分就能按分子由大到小顺序先后流出并得到分离。

在天然药物化学成分的研究中，凝胶色谱主要用于蛋白质、酶、多肽、氨基酸、多糖、苷类、甾体以及某些黄酮、生物碱的分离。

商品凝胶的种类很多，不同种类凝胶的性质和应用范围有所不同，常用的有葡聚糖凝胶（Sephadex G）和羟丙基葡聚糖凝胶（Sephadex LH-20）。

（1）**葡聚糖凝胶**　葡聚糖凝胶（Sephadex G）是由葡聚糖和甘油基通过醚键（-O-CH$_2$-CHOH-CH$_2$-O-）相交联而成的多孔性网状结构物质。由于其分子内含大量羟基而具亲水性，在水中溶胀。凝胶颗粒网孔大小取决于制备时所用交联剂的数量及反应条件。加入交联剂越多，交联度越高，网状结构越紧密，孔径越小，吸水膨胀也小；交联度越低，则网状结构越稀疏，孔径就大，吸水膨胀也大。商品型号按交联度大小分类，并以吸水量（每克干凝胶吸水量×10）来表示，如 Sephadex G-25，表示该凝胶吸水量为 2.5ml/g，Sephadex G-75 的吸水量为 7.5ml/g。

Sephadex G 系列的凝胶只适于在水中应用，不同规格的凝胶适合分离不同分子量的物质。

（2）羟丙基葡聚糖凝胶　羟丙基葡聚糖凝胶（Sephadex LH-20）是在 Sephadex G-25 分子中的羟基上引入羟丙基而成醚键（-OH→-OCH$_2$CH$_2$CH$_2$OH）结合而成的多孔性网状结构物质。虽然分子中羟基总数未改变，但非极性烃基部分所占比例相对增加了，因此，这种凝胶既有亲水性又有亲脂性，不仅可在水中应用，也可在多种有机溶剂中膨胀后应用。它所用的洗脱剂范围较广，可以是含水的醇类，如甲醇、乙醇等，也可使用单一有机溶剂，如甲醇、二甲基甲酰胺、三氯甲烷等，还可使用混合溶剂，如三氯甲烷与甲醇的混合液，并可在洗脱过程中改变溶剂组成，类似梯度洗脱，以达到较好的分离效果，同时也扩大了使用范围，可适用于某些亲脂性、难溶于水的成分的分离。

在葡聚糖凝胶分子上引入各种离子交换基团，使凝胶具有离子交换剂的性能，同时仍保持凝胶的一些特点。如羧甲基交联葡聚糖凝胶（CM-Sephadex）、二乙氨基乙基交联葡聚糖凝胶（DEAE-Sephadex）、磺丙基交联葡聚糖凝胶（SP-Sephadex）、苯胺乙基交联葡聚糖凝胶（QAE-Sephadex）等。

此外，商品凝胶还有丙烯酰胺凝胶（Sephacrylose，商品名 Bio-Gel P）、琼脂糖凝胶（Sepharose，商品名 Bio-Gel A）等，都适用于分离水溶性大分子化合物。

（二）加压柱色谱

1. 高效液相色谱　高效液相色谱（high performance liquid chromatography，HPLC）是在经典的常规柱色谱的基础上发展起来的一种新型快速分离分析技术，其分离原理与常规柱色谱相同，包括吸附色谱、分配色谱、凝胶色谱、离子交换色谱等多种方法。高效液相色谱采用了微粒型填充剂（颗粒直径 5～20μm）和高压匀浆装柱技术，洗脱剂由高压输液泵压入柱内，并配有高灵敏度的检测器和自动描记及收集装置，从而使它在分离速度和分离效能等方面远远超过常规柱色谱，具有高效化、高速化和自动化的特点。而且高效液相色谱还保持了液相色谱对样品的适用范围广，流动相改变灵活性大的优点，对于难气化、分子量较高的成分或对热不稳定的成分都可应用。制备型的高效液相色谱还能用于较大量分离制备纯度较高的样品，因而在天然药物化学成分的分离、定性检识和定量分析等方面已占有越来越重要的地位。高效液相色谱常使用键合固定相材料。

2. 低压柱色谱和中压柱色谱　低压柱色谱（low pressure liquid chromatography，LPLC）和中压柱色谱（middle pressure liquid chromatography，MPLC）类似高效液相色谱，属于加压液相色谱。它们采用的填充剂的颗粒直径大小介于常规柱色谱和高效液相色谱之间（见表 2-1）。在不同的压力下进行柱色谱，虽然低压、中压柱色谱的分离效果不及高效液相色谱，但比经典的常规柱色谱有显著提高，并具有设备简单，操作方便，分离快速等优点，适合于天然药物化学成分的分离。

表 2-1　　　　　　　　　　　　　几种色谱方法的比较

色谱方法	填充剂颗粒直径	压力
常规柱色谱	100～200μm	常压
低压柱色谱	50～75μm	0.5～5×10^5 Pa
中压柱色谱	50～75μm	5～20×10^5 Pa
高效液相色谱	5～20μm	＞20×10^5 Pa

（三）真空液相色谱法

真空液相色谱法（vacuum liquid chromatography，VLC）又称为减压柱色谱法。它是利用柱后减压，使洗脱剂迅速通过固定相，从而很好地分离样品。通常以吸附剂为固定相，常用的吸附剂为薄层色谱颗粒直径的硅胶或氧化铝，样品量与吸附剂用量比值为 1：30～200 左右。吸附剂和洗脱剂可通过薄层色谱来选择。真空液相色谱法具有快速、简便、高效、价廉等优点，目前已成功地用于萜类、类脂、二萜、生物碱等复杂天然药物化学成分的分离。

（四）薄层色谱法

薄层色谱（thin layer chromatography，TLC）是一种简便、快速的色谱方法，常用薄层色谱按分离原理属吸附色谱，其固定相为吸附剂，而流动相习惯称为展开剂。薄层色谱主要用于化学成分的检识，也常作为柱色谱分离的检识手段，用于色谱条件的摸索、洗脱流分的归并、化学成分纯度的判定等。薄层色谱用于化学成分的分离时，称制备薄层色谱，在天然药物化学成分的分离中广泛应用。制备薄层色谱是将吸附剂均匀地铺在玻璃板上，把要分离的样品点于薄层板上，经合适的展开剂展开后，将分离后的谱带分别刮下，用溶剂洗脱后得到分离的化合物。一般情况下，一块 1mm 厚的 20cm×20cm 的制备薄层色谱板可分离10～100mg 的样品。

薄层色谱中吸附剂和展开剂的选择原则和常规柱色谱相同。主要区别在于薄层色谱要求吸附剂的粒度更细，且粒度均匀。最常用的吸附剂是硅胶或加有石膏作黏合剂的硅胶 G，有时另加其他黏合剂如羧甲基纤维素钠加固薄层板面。对于某些性质特殊的化合物的分离与检出，有时需采用一些特殊薄层色谱方法。

1. 荧光薄层色谱 有些化合物本身无色，在紫外灯下也不显荧光，又无适当的显色剂时，则可在吸附剂中加入荧光物质制成荧光薄层进行色谱。展开后置于紫外光下照射，薄层板本身显荧光，而样品斑点处不显荧光，即可检出样品的色谱位置。常用的荧光物质有两种，一种是能在 254nm 紫外光激发下显出荧光的锰激活的硅酸锌。另一种为在 365nm 紫外光激发下发出荧光的银激活的硫化锌、硫化镉。

2. 络合薄层色谱 常用的有硝酸银薄层色谱，用来分离碳碳双键数目和构型不同的一系列化合物。

3. 酸碱薄层色谱 分离碱性或酸性化学成分时，可改变吸附剂原来的酸碱性，在铺制薄层时采用稀酸或稀碱以代替水调制薄层板，有时能够提高分离效果。

4. 高效薄层色谱 高效薄层色谱（high performance thin layer chromatography，HPTLC）是在薄层色谱的基础上，采用粒度更小和粒度范围更窄的吸附剂，结合特殊的黏合剂发展起来的一种色谱方法。高效薄层色谱的吸附剂粒度为 $5～7\mu m$，理论塔板高度仅为 $12\mu m$，而一般薄层色谱的理论塔板高度约为 $30\mu m$，因此高效薄层色谱的分离能力较薄层色谱提高 3 倍，检出灵敏度提高 1～2 个数量级，使用时展开距离短，斑点集中，分离效果好。且高效薄层板通常采用喷雾法预先制备，涂层均匀，重现性好。高效薄层色谱具有高效、微量、快速等特点，多用于天然药物化学成分的检识和定量分析。

（五）液滴逆流色谱法

液滴逆流色谱法（droplet counter current chromatography，DCCC）是一种在逆流分配

法基础上改进的液-液分配技术。它要求流动相通过固定液相柱时能形成液滴。流动相形成的液滴在细的分配萃取管中与固定相有效地接触、摩擦，不断形成新的表面，促进溶质在两相溶剂中的分配，使混合物中的各化学成分在互不任意混溶的两相液滴中因分配系数不同而达到分离（图 2-1）。该法适用于各种极性较强的天然药物化学成分的分离，其分离效果往往比逆流分配法好。且不会产生乳化现象，用氮气压驱动流动相，被分离物质不会因遇大气中氧气而氧化。但本法必须选用能生成液滴的溶剂系统，且处理样品量小，并需要有专门设备。

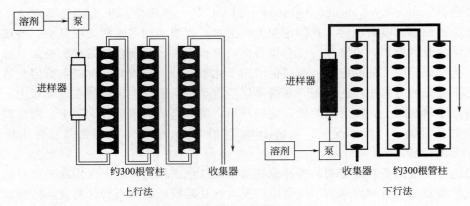

图 2-1　液滴逆流色谱法示意图

（六）高速逆流色谱法

高速逆流色谱法（high speed counter current chromatography，HSCCC）是一种液-液分配色谱方法。该法利用聚氟乙烯螺旋分离柱的方向性和在特定的高速行星式旋转器所产生的离心力作用，使无载体支持的固定相稳定地保留在分离柱中，并使样品和流动相单向、低速通过固定相，使互不相溶的两相不断充分地混合，随流动相进入螺旋分离柱的混合物中的各化学成分在两相之间反复分配，按分配系数的不同而逐渐分离，并被依次洗脱。在流动相中分配系数大的化学成分先被洗脱，反之，在固定相中分配系数大的化学成分后被洗脱。

高速逆流色谱法由于不需要固体载体，克服了其他液相分配色谱中因为采用固体载体所引起的不可逆吸附消耗、样品的变性污染和色谱峰畸形拖尾等缺点，样品可定量回收，还具有重现性好、分离纯度高和速度较快等特点，适用于皂苷、生物碱、酸性化合物、蛋白质和糖类等化合物的分离和精制工作。

（七）亲和色谱法

亲和色谱法（affinity chromatography，AC）是基于分子间高亲和力与高专一性可逆结合原理的一种独特的色谱分离方法，通过模拟生物分子之间的可逆的特异性相互作用，利用偶联了亲和配基的吸附介质为固定相来亲和吸附目标化合物，是吸附色谱的发展。该方法能从复杂的样品中选择性分离和分析特定化学成分。在亲和色谱中，先将能与目标化合物（配体）特异结合的配基固定于填料载体上制备色谱柱，再将含目标化合物的混合物通过色谱柱，只有与色谱柱中配基表现出亲和性的目标化合物才可与配基结合，保留在色谱柱上，最

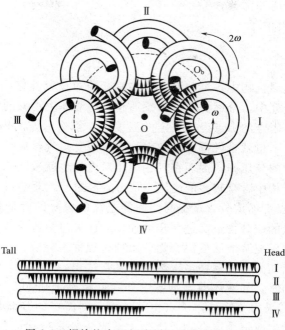

图 2-2　螺旋柱中两相溶剂运动及分配示意图

后被吸附的目标化合物通过改变流动相的组成时被洗脱，从而与其他化学成分分离。

亲和色谱原来主要用于蛋白质尤其是酶、抗原、抗体的分离与纯化。近年来随着技术的不断发展，其应用范围也不断扩大，出现了分子烙印亲和色谱、免疫亲和色谱、细胞膜亲和色谱等多种新型的亲和色谱。

1. 分子烙印亲和色谱　分子烙印亲和色谱（molecular imprinting affinity chromatography，MIC）是利用具有分子识别能力的聚合物材料-分子烙印聚合物（molecular imprinted polymer，MIP）作为亲和色谱固定相，来分离、筛选、纯化目标分子的技术。近年来发展非常迅速，MIP 在有机溶剂中更能表现出其分子识别能力，它不仅对模板分子具有很高的亲和性，而且对与模板分子结构类似的化合物也表现出较高的结合能力，因而得到了越来越广泛应用。如果与质谱联用，可以快速有效地分离鉴定天然药物中的活性成分。

2. 免疫亲和色谱　免疫亲和色谱（immunity affinity chromatography，IAC）是利用抗原和抗体间的可逆结合作用，高效选择性分离和纯化复杂体系中微量成分的方法。将抗体固定到固相载体上，可用于从复杂的样品中分离得到所需的目标化合物。

3. 细胞膜亲和色谱法　细胞膜亲和色谱法（cell membrane chromatography，CMC）是将活性组织细胞膜固定在特定载体表面，制备成细胞膜固定相，用液相色谱的方法，根据化合物与固定相上细胞膜及膜受体的相互作用，分离并筛选天然药物中的有效成分。

亲和色谱具有高选择性、高活性回收率和高纯度等特点，利用它可以从粗提物中经过一些简单的处理便可得到所需的高纯度活性物质。由于亲和配基往往是目标化合物的作用靶点，因此亲和色谱不仅能选择性分离，而且可同时进行活性的初步筛选，因此非常适合天然药物中的有效成分的分离和筛选。

七、其他分离方法

（一）分馏法

分馏法是利用液体混合物中各组分沸点的差别，通过反复蒸馏来分离液体成分的方法。在天然药物化学成分研究中，分馏法用于挥发油和一些液体生物碱的分离。液体混合物中所含的每种成分都有各自固定的沸点，在一定的温度下，都有一定的饱和蒸气压。沸点越低，则该成分的蒸气压越大，也就是说挥发性越大。当溶液受热气化后，并呈气-液两相平衡时，沸点低的成分在蒸气中的分压高，因而在气相中相对含量也就较液相中大，即在气相中含较多低沸点成分，而在液相中含有较多的高沸点成分。经过一次理想的蒸馏后（即气液两相达到平衡），馏出液中沸点低的成分含量提高，而沸点高的成分的含量降低。如果把馏出液再进行一次蒸馏，沸点低的成分含量又进一步增加，如此经过多次反复蒸馏，就可将混和物中各成分分开。这种多次反复蒸馏而使混合物分离的过程称为分馏。实际分馏时是通过分馏柱来进行的，在一支分馏柱中完成这种多次蒸馏的复杂过程。

在分离液体混合物时，如液体混合物各成分沸点相差 100℃ 以上，则可以不用分馏柱，如相差 25℃ 以下，则需采用分馏柱，沸点相差越小，则需要的分馏装置愈精细，分馏柱也越长。若液体混合物能生成恒沸混合物或所含化学成分较复杂，且有些成分沸点相差很小，用分馏法很难得到单体，须配合其他分离方法如色谱法进一步分离才能得到单体。另外，用分馏法分离挥发油时，由于挥发油中各成分沸点较高（常在 150℃ 以上），并且有些成分在受热下易发生化学变化，因而常常需在减压下进行操作。

（二）分子蒸馏法

分子蒸馏（molecular distillation）也称短程蒸馏（short path distillation），是一种在高真空度条件下进行分离操作的连续蒸馏过程。基本原理是在高真空度下进行的非平衡蒸馏，具有特殊的传质传热机理。在高真空度下，蒸发面和冷凝面的间距有可能小于或等于分离物分子运动的平均自由程，当分子从蒸发面上形成的液膜表面蒸发逸出时，分子不相互发生碰撞，毫无阻碍地到达冷凝面上凝集。不同种类的分子逸出液面后的平均自由程不同，依据不同分子的这种性质差异而达到混合物的分离。由于待分离组分在远低于常压沸点的温度下挥发，以及各组分在受热情况下停留时间很短（约 0.1～1 秒），因此该方法是分离天然药物化学成分最温和的蒸馏方法，适合于高沸点、黏度大和热敏性天然药物化学成分的分离。

（三）透析法

透析法是利用小分子物质在溶液中可通过半透膜，而大分子物质不能通过半透膜的性质达到分离的方法。例如分离和纯化皂苷、蛋白质、多肽、多糖等物质时，可用透析法以除去无机盐、单糖、双糖等杂质。反之也可将大分子的杂质留在半透膜内，而将小分子的物质通过半透膜进入膜外溶液中而加以分离精制。透析是否成功与透析膜的规格关系极大，透析膜的膜孔有大有小，要根据欲分离成分的具体情况而选择。透析膜有动物性膜、火棉胶膜、羊皮纸膜（硫酸纸膜）、蛋白质胶膜、玻璃纸膜等。通常多用市售的玻璃纸或动物性半透膜扎成袋状，外面用尼龙网袋加以保护，小心加入欲透析的样品溶液，悬挂在清水容器中。经常更换清水使透析膜内外溶液的浓度差加大，必要时适当加热，并加以搅拌，以利透析速度加快。为了加快透析速度，还可应用电透析法，即在半透膜旁边纯溶剂两端放置二个电极，接通电路，则透析膜中带有正电荷的成分如无机阳离子、生物碱等向阴极移动，而带负电荷的成分如无机阴离子、有机酸等则向阳极移动，中性化合物及高分子化合物则留在透析膜中。透析是否完全，须取透析膜内溶液进行定性反应检查。

第三节　天然药物化学成分结构的研究方法

　　结构研究是天然药物化学的一项重要研究内容。在进行结构鉴定之前，必须对化合物的纯度进行检验，以确定其为单一成分。纯度检查的方法很多，如检查有无均匀一致的晶型，有无明确、敏锐的熔点等。但一般常采用色谱方法，如 TLC、PC、GC 和 HPLC 等。一般样品用三种展开系统进行检查均显示单一斑点和 HPLC 显示单峰，结晶样品的熔距小于 2℃，液体样品的沸程在 5℃ 以内，即认为是较纯的单体化学成分，可用于化合物的鉴定和结构测定。

　　各种波谱学方法，因其灵敏度高、化合物用量少、测定操作简单，已经成为天然药物化学成分结构研究的主要手段。而经典的化学方法，如化学降解、衍生物的合成等，因所用的样品量大、工作量大而复杂，故应用渐少。化合物结构的确定，通常首先测定各种波谱数据，获得尽可能多的结构信息，通过综合解析，同时与文献数据进行比较分析，并配合必要的化学手段来推断其化学结构。

一、结构解析的一般程序

　　天然药物化学成分结构研究的程序和采用的方法大体如下所示：

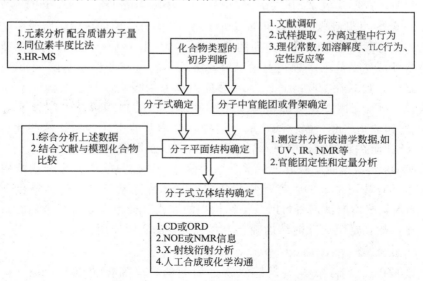

图 2-3　天然药物化学成分结构研究的程序和方法

以上步骤主要是针对未知天然药物化学成分结构研究的大致程序，其中具体采用哪几个步骤以及每一个步骤采用何种方法，应根据具体化合物和各种测试方法的特点而定。另外无论对于未知还是已知化合物的结构鉴定，其文献检索、调研工作很重要，几乎贯穿结构研究工作的全过程。

在进行天然药物化学成分的结构鉴定时，由于分类学上近缘关系植物，如同科、同属植物常含有相同或类似的化合物，应对文献中同种、同属乃至相近属种植物的化学成分进行调研，对于化合物的结构鉴定具有重要的参考价值。通常，在进行提取、分离、精制过程中可获得对该化合物的部分理化性质（如酸碱性、极性、色谱行为及显色反应等）的认识，结合上述文献调研结果，常可为判断该化合物的基本骨架或结构类型提供重要的参考依据。在此基础上，综合运用经典的理化方法和各种波谱法，对单体化学成分进行鉴定或结构测定。

通过一定的依据判断其可能为已知化合物时，在有对照品的情况下，最好用对照品同时进行熔点、混合熔点、色谱和红外光谱对照。如果样品与对照品的熔点相同，混合熔点不降低，不同色谱条件下的 R_f 值相同，红外光谱相同，则可判定样品与对照品为同一化合物。在没有对照品的情况下，则应根据化合物或其衍生物的波谱数据与文献数据核对。如果欲鉴定的化合物未见文献记载时，可参照未知化合物的结构研究方法。

二、结构测定中常用的波谱分析方法

目前波谱分析技术已经成为确定天然药物化学成分结构的主要方法，尤其是近年来发展起来的超导核磁共振技术的普及和质谱新技术的开发应用，使得化合物结构研究更加简便、快速，灵敏度和准确度大大提高，少量样品即可测定结构。由于紫外光谱（UV）、红外光谱（IR）、核磁共振谱（NMR）和质谱（MS）等波谱分析法的基本知识在《分析化学》中已做过介绍，这里仅对这些波谱方法在天然药物化学成分结构鉴定中的应用做简要的介绍。

（一）紫外-可见吸收光谱（ultraviolet-visible spectra，UV-vis）

化合物的紫外-可见吸收光谱（200～800 nm）是由分子中的价电子吸收一定波长的光从基态跃迁到激发态而产生的。对于饱和的碳氢化合物，由于 $\sigma \rightarrow \sigma^*$ 跃迁需要的能量较高，超出了正常的紫外可见光范围，故在上述区域无吸收；若含有杂原子基团（如 N，S 等）时，虽有 $n \rightarrow \pi^*$ 跃迁，也只在 200nm～210nm 附近出现末端吸收，对于结构解析提供的信息较少。一般来说，UV 光谱主要可提供分子中的共轭体系的结构信息，如分子中含有共轭双键、α，β-不饱和羰基（醛、酮、酸、酯）结构化合物及芳香化合物。这些化合物可因 $\pi \rightarrow \pi^*$ 或 $n \rightarrow \pi^*$ 跃迁而在紫外光谱中显示较强的吸收，因而提供的信息较多。

由于 UV-vis 光谱只能反映分子中部分结构信息，所以只能作为化合物结构鉴定的辅助手段。但对于具有共轭系统的天然药物化学成分，如香豆素类、黄酮类等化合物，它们的UV 光谱在加入某些诊断试剂后可因分子结构中的取代基类型、数目及排列方式不同而发生有规律的变化，故在这类成分的结构确定中具有重要的实际应用价值。

（二）红外光谱（infrared spectra，IR）

红外光谱是由分子的振动-转动能级跃迁引起的，范围在 4000～625cm^{-1} 区域。其中 1250cm^{-1} 以上的区域为特征频率区（functional group region），特征官能团如羟基、氨基、羰基、芳环等的吸收均出现在这个区域。1250～625cm^{-1}的区域为指纹区（fingerprint region），出现的峰主要是由 C-X（X＝C，N，O）单键的伸缩振动及各种弯曲振动而引起。峰带特别密集，形状比较复杂。因此如果被测物质与已知对照品的红外光谱完全一致，则可能推测是同一物质。但在少数情况下有例外，如正二十二烷和正二十三烷，它们的官能团及化学环境基本一致。红外光谱主要用于功能基的确认、芳环取代类型的判断等。在某些情况下 IR 也可用于天然药物化学成分构型的确定，如甾体类化合物 C-25 位的构型和喹喏里西啶类生物碱 A/B 环稠合方式等的确定。

（三）质谱（mass spectra，MS）

质谱可提供分子量，确定分子式，同时也提供化合物结构方面的信息。如采用同位素丰度法或高分辨质谱（HR-MS）可求算分子式。根据分子离子峰及裂解碎片推断官能团、辨认化合物类型、推导骨架结构等。由于化合物的裂解在一定的条件下遵循一定的规律，故比较试样与标准品的质谱图，可为鉴定是否为同一化合物提供依据。这种方法已用于 GC-MS 法分析挥发油的化学组成。近年来，随着新的离子源不断出现，质谱在天然药物化学成分的结构研究方面发挥的作用越来越大，而且更加方便快捷。

质谱测定常采用电子轰击质谱（electron impact mass spectrometry，EI-MS）。EI-MS 的图谱重现性好，便于利用数据库实现计算机检索和图谱的对比。在电子轰击的条件下，分子电离后形成较多与结构密切相关的碎片峰，对于推测化合物结构具有重要意义。但测定 EI-MS 时，样品需要先加热气化，进入离子化室，然后经电子轰击电离。当试样分子稳定性差、分子量较大难于气化或对热不稳定时，如醇、糖苷、多糖和肽类等一般得不到分子离子峰。对于热不稳定的试样，如糖类、醇等，需要进行乙酰化或三甲基硅烷化，制成热稳定性较好的挥发性衍生物后，再进行 EI-MS 测定。这增加了测定的复杂程度。近年来开发出了使试样不必加热气化而直接电离的软电离技术。现将主要软电离技术离子源的电离方式及相应的特点简要介绍如下：

1. 化学电离质谱（chemical ionization mass spectrometry，CI-MS） CI-MS 的离子源与 EI-MS 相似，区别是离子源中含有较高浓度的反应气体（常用甲烷）。通过反应气体产生的反应离子与样品分子之间的离子-分子反应，使样品分子实现电离。CI-MS 常产生 M±1 的准分子离子峰，而且丰度较高，从而有利于确定其分子量。但此法的缺点是碎片离子峰较少，可提供的有关结构方面的信息少。

2. 场解吸质谱（field desorption mass spectrometry，FD-MS） 将样品吸附在作为离子发射体的金属丝上送入离子源，只要在细丝上通以微弱电流，提供样品从金属丝上解吸的能量，解吸出来的样品即扩散到高场强的场发射区域进行离子化。FD-MS 特别适用于难气化和热稳定性差的试样测定，如有机酸、糖苷类、生物碱、氨基酸、肽和核苷酸等。此法的特点是常产生明显的准分子离子 [M+1]$^+$、[M+ Na]$^+$ 和 [M+K]$^+$ 峰，并且随着发射丝电流的降低，离子碎片峰越来越少，而准分子离子峰越发突出。由于碎片峰较少，对提供结构信息受到一些局限。

3. 快速原子轰击质谱（fast atom bombardment mass spectrometry，FAB-MS） 样品需先溶于基质（如甘油、聚乙二醇等），涂于靶上，然后以高能量的惰性原子轰击涂在靶表面的试样，一部分溅射入真空系统，再对由此产生的离子进行质谱分析。样品若在基质中的溶解度小，可预先用能与基质互溶的溶剂（如甲醇、乙腈、H_2O、DMSO、DMF 等）溶解，然后再与基质混匀。对于极性较大、难于气化的有机化合物都可以采用此电离方法。FAB-MS 除得到分子离子峰外，还可得到糖和苷元的结构碎片峰，从而弥补了 FD-MS 的不足。由于配备了阴离子捕获器，还可以给出相应的阴离子质谱。另外由于离子寿命较长，可以获得高分辨质谱。

4. 基质辅助激光解吸电离质谱（matrix-assisted laser desorption mass spectrometry，MALDI-MS） 与上述电离技术不同，该方法是将试样溶液与基质溶液相混合，蒸发掉溶剂，形成试样与基质的共晶体。用一定波长激光聚焦于试样表面，使试样由凝集相解吸而投射到气相并电离。特别适合与飞行时间质谱计（time of flight）相配，即通常所用的 MALDI-TOFMS。此种质谱技术除可用于小分子化合物测定外，特别适用于结构较为复杂、不易气化的大分子如多肽、蛋白质等的研究。

5. 电喷雾电离质谱（electrospray ionization mass spectrometry，ESI-MS） 是目前使用较多的质谱测定方法之一，常与 HPLC 联机使用。原理是将含待分析样品的液体泵入通过一个带有高电压的雾化室，形成带电荷的微滴，随着液滴的蒸发，样品的离子被抛射到气相，进入质量分析器。这种方法既可进行大分子也可进行小分子的分子离子的检测，还可选择正离子或负离子形式进行检测。对于分子量在 1000 以下的小分子，常产生 [M＋H]⁺ 、[M＋Na]⁺ 等准分子离子。而分子量高达 20000 的大分子会生成一系列多电荷离子，通过数据处理系统能得到样品的分子量。

随着质谱质量分析器的发展，目前串联质谱（tandem mass spectrometry）在化合物结构鉴定中普遍使用。串联质谱可简单表示为 MS/MS，随着串联级数的增加进而表示为 MS^n，其中 n 表示串联级数。这是一种质谱作质量分离的新技术。它可以研究母离子和子离子的关系，获得裂解过程的信息，用以确定前体离子和产物离子的结构。串联质谱与液相色谱（LC）联用，即构成 $LC-MS^n$，近年来在中药有效部位中的各种成分的化学结构鉴定和化学反应产物分析等方面有较多应用。从一级 MS 中得到有效部位中各成分的分子离子，再通过对各个分子离子进行二级至三级质谱分析，从而实现对有效部位中各种成分在未加分离的情况下分别进行鉴定的目的。图 2-4 是三七参皂苷-R_4 在 50％乙酸水解液的多级串联质谱分析，在未经分离的情况下，从水解液的总质谱（图 2-4A）上以离子 m/z 492 作为母离子，进一步进行二级质谱分析（图 2-4B），产生的主要碎片离子为：m/z 475 [TG＋H]⁺ (100)，457 [TG-H₂O＋H]⁺ （50），295 [Xyl＋Glc＋H]⁺ （15）。进一步对 m/z 475、457 离子进行三级质谱分析（图 2-4C、D），产生的碎片分别为：m/z 457 [TG-H₂O＋H]⁺，325 [Glc＋Glc-H₂O＋ H]⁺，295，457 （25），325，295。在水解液的阴离子质谱上可观察到 783 [Rg₃-H]⁻ 和 621 [Rg₃- Glc- H]⁻ 的离子峰。

（四）核磁共振谱（nuclear magnetic resonance，NMR）

NMR 谱是天然药物化学成分结构测定的最强有力工具之一，它能提供分子中有关氢及碳原子的种类、数目、连接方式及构型和构象的结构信息。以下对氢谱（¹H-NMR）和碳谱（¹³C-NMR）及各种常用的 NMR 技术的特点作一简单介绍。

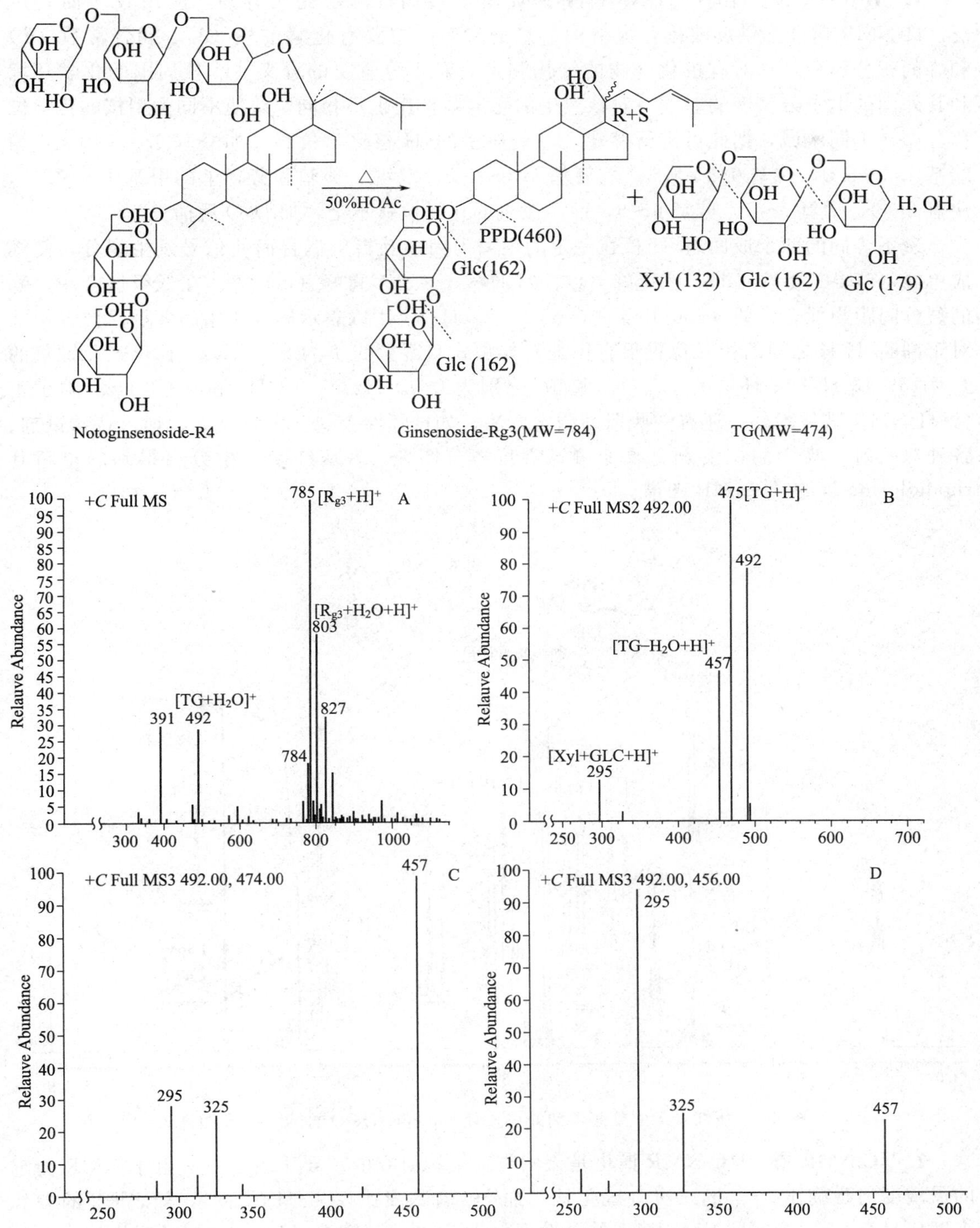

图 2-4　三七参皂苷-R4 的 50％乙酸水解液的质谱分析

1. ^{1}H-NMR 谱   由于[1]H-NMR 谱的灵敏度较高，测定比较容易，应用较多而且广泛。^{1}H-NMR 谱能提供反映化合物结构信息的参数，主要有化学位移（δ）、偶合常数（J）和峰的积分面积，这对有机化合物的结构测定具有十分重要的意义。[1]H 核周围的化学环境和其外围的电子云密度的差别，对核产生的磁屏蔽作用也不相同，致使不同类型核的化学位移分布在不同区域，据此可进行鉴定。一些典型的[1]H 核化学位移，如醛基 9.5～10.5，糖端基 4.5～6.0，烷基 0.8～1.3，烷氧基 3.3～5.5，双键、羰基和芳环上的甲基 1.6～2.5，炔氢 2～3，烯氢 5～7，芳氢 6～9，而活泼氢的化学位移不定，加 D_2O 后消失。

磁不等同的两个或两组[1]H 核在一定的距离内因相互自旋偶合而使信号发生裂分，使峰成单峰（s）、二重峰（d）、三重峰（t）、四重峰（q）、多重峰（m）等。在低级偶合中，峰的裂分间距为偶合常数（coupling constant，J，Hz），用以表示偶合作用的大小。偶合常数对于判断[1]H 核之间的相互位置很有用处，如顺式双键氢的 J 为 8～12Hz，而反式双键氢的 J 为 15～18 Hz；苯环氢的 J_o、J_m 和 J_p 分别为 8～0 Hz，1～3 Hz 和 0～1 Hz。除了正常[1]H-NMR 谱技术外，还有一些辅助测定方法，如选择性去偶、重氢交换、加入特殊试剂、各种双照射、改变测试溶剂、改变测试温度等。图 2-5 为从红景天中分离得到的单萜苷 rhodioloside-D 的[1]H-NMR 图谱。

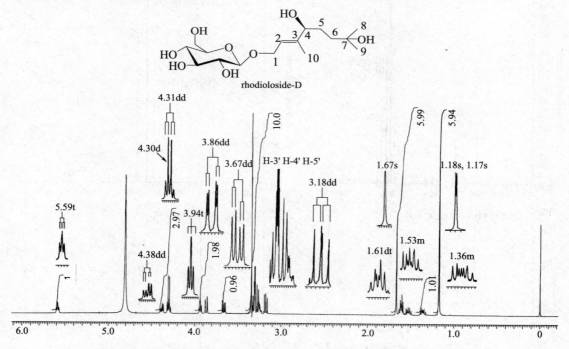

图 2-5   从红景天中分离得到的单萜苷 rhodioloside-D 的[1]H-NMR 图谱

2. ^{13}C-NMR 谱   ^{13}C-NMR 谱也是天然产物结构研究的重要手段之一。由于 NMR 测定的灵敏度与磁旋比（r）的三次方成正比，而[13]C 的磁旋比仅为[1]H 的 1/4，加之[13]C 的自然丰度比只有 1%，故[13]C-NMR 测定的灵敏度仅为[1]H 的 1/5800。但脉冲傅里叶变换技术和计算机的引入，使得[13]C-NMR 测定成为可能。一般的[13]C-NMR 谱也叫噪音去偶谱（proton noise decoupling spectrum）或全氢去偶谱（proton complete decoupling）或宽带去偶谱（broad band decoupling，BBD）。方法是采用宽频的电磁辐射照射所有的[1]H 核使之饱和，此时[1]H 偶合影响全部消除，在没有其他磁性核时，所有的[13]C 核的信号在图谱中均以单峰的形式出现，虽无法区别碳上连接 H 的个数，但对判断 C 信号的化学位移十分有益。另外因照射 H 后产生 NOE 效应，连有 H 的 C 信号强度会增加，而季碳因不连 H，表现为较弱的吸收。

表 2-2 rhodioloside 的[1]H-NMR 和[13]C-NMR 数据

No.	H	C
1	4.38 (dd, 12.3, 6.2), 4.31 (dd, 12.3, 6.0)	66.2
2	5.59 (t, 6.2)	123.0
3		143.2
4	3.94 (t, 6.6)	78.5
5	1.61 (dt, 9.4, 6.6)	30.7
6	1.53 (m), 1.36 (m)	40.1
7		71.2
8	1.18 (s)	29.3
9	1.17 (s)	29.2
10	1.67 (s)	11.9
Glc-1′	4.30 (d, 7.8)	103.0
2′	3.18 (dd, 9.1, 7.8)	75.2
3′	3.35 (t, 9.6)	78.2
4′	3.28 (t, 9.4)	71.8
5′	3.25 (m)	78.1
6′	3.86 (dd, 11.8, 2.0), 3.67 (dd, 11.8, 5.5)	62.9

　　^{13}C-NMR 谱与[1]H-NMR 谱所用的内标物一致，但化学位移的幅度较宽，约 0~200，故信号之间重叠较少，易于识别。一些官能团可根据[13]C-NMR 谱的特征化学位移而判定，如各种羰基碳和甲基碳具有特征的化学位移值（见表 2-3）。另外还可根据官能团对周围核的化学位移影响规律来间接判断官能团。常见的规律有苯的取代基位移、羟基苷化位移（glycosidation shift）、酰化位移（acylation shift）、γ-效应等。图 2-6 为 rhodioloside-D 的[13]C-NMR 谱。

表 2-3 不同类型碳化学位移的大致范围

类型	化学位移(δ)	类型	化学位移(δ)
烃基碳	0~50	酮	190~220
连氮碳	35~60	醛	185~205
连氧碳	60~90	醌酮	180~190
端基碳	90~110	羧酸	165~180
烯碳和芳碳	110~160	酯及内酯	165~180
羰基碳	160~220	酰胺及内酰胺	165~180

　　3. 其他常用的核磁共振技术 除上述通常使用的[1]H-NMR 和[13]C-NMR 谱外，随着核磁共振技术的发展，多种核磁共振新技术在天然产物的结构鉴定中已得到应用，如 OFR、

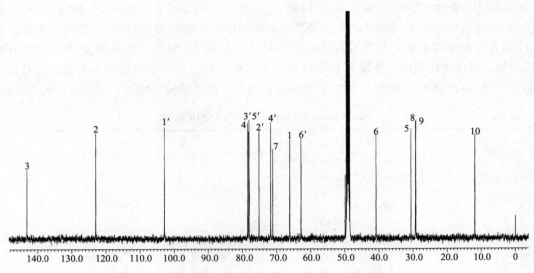

图 2-6　rhodioloside-D 的 ^{13}C-NMR 谱

DEPT、NOE、2D-NMR（HSQC，HMBC、TOCSY 和 INADEQUATE 谱）等。下面就一些常用的核磁共振技术作一简单介绍。

（1）偏共振去偶谱（off resonance decoupling spectrum，OFR）和 DEPT 谱（distortionless enhancement by polarization transfer）　当照射 ^{1}H 核用的电磁辐射偏离所有 ^{1}H 核的共振频率一定距离时，测得的 ^{13}C-NMR（OFR）谱中将不能完全消除直接相连氢的偶合影响，不同类型的碳信号呈现按照氢数＋1 裂分的峰，由此可判断碳所连接的质子数。但此法常因各信号裂分的峰相互重叠，对于结构较复杂的天然产物，有些信号难以识别，目前基本上被 DEPT 谱所取代。DEPT 谱是通过改变照射 ^{1}H 的脉冲宽度（θ），使为 45°、90°和 135°变化，并测定 ^{13}C-NMR 谱，使不同类型的碳呈现正峰或倒峰，灵敏度较高，信号间很少重叠，目前已经成为区分碳类型（伯、仲、叔和季碳）的常规测定方法。如图 2-7 为 β-紫罗兰酮的 DEPT 谱。

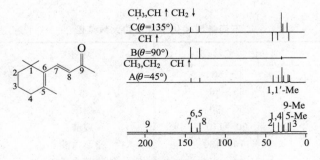

图 2-7　β-紫罗兰酮的 DEPT 谱

（2）NOE 谱（nuclear overhauser effect，NOE）和 NOESY 谱　NOE 是在核磁共振氢谱中选择性地照射一种质子使之饱和，则与该质子在立体空间位置上接近的质子信号强度增高的现象。选择性去偶技术只能给出相互偶合氢核之间的关系，而 NOE 可以反映出空间距离较近核之间的关系，借此可进行空间距离较近氢的信号归属和构型判断。NOESY 是 NOE 的 2D-NMR 形式，同时测定的信息较多，经常使用。由于分子量在 800～2000 范围内的 NOE 信号强度较弱，通常采用 ROESY 谱（rotating frame overhauser enhancement spectroscopy）代替 NOESY 测定 NOE 相关。如人参皂苷-Rh$_9$ C-23 位 H 构型的确定，ROESY 谱中可以观察到 23-H 与 12-H，27-CH$_3$ 的 NOE 相关，故 23-H 为 α-H。

人参皂苷-Rh9

（3）二维核磁共振谱（2D-NMR） 2D-NMR 主要有同核相关谱（homonuclear correlation spectroscopy）和异核相关谱（heteronuclear correlation spectroscopy）。相关谱的二维坐标都表示化学位移。NOESY 属于 2D-NMR。在天然产物结构解析中常用的 2D-NMR 如下：

① ^{1}H-^{1}H COSY 是指氢-氢化学位移相关谱，属同核化学位移相关谱。它关联分子中偶合质子的化学位移，在结构测定中可以代替自旋去偶实验，快速确定分子中质子和质子间通过化学键的偶合关系，包括偕偶（$^2J_{H,H}$）、邻偶（$^3J_{H,H}$）或远程偶合如烯丙偶合和"W"形偶合。故可用于测定质子间的偶合关系和连接顺序。图谱以等高线图表示，同一氢核信号在对角线上相交，交点为对角峰。对角线两侧对称出现的峰为相关峰，相互偶合的两个或两组 ^{1}H 核信号将在相关峰上相交。应用双量子滤波技术（double quantum filter）就成为 DQFCOSY，它的显著特点是比 COSY 谱更清晰、干净，相关峰有精细结构，包含有偶合质子裂分形态信息。由于双量子滤波消除了所有不参与偶合的共振信号，接近对角峰且易被掩盖的相关峰显示更清晰。图 2-8 为 rhodioloside-D 的 DQF ^{1}H-^{1}H COSY，苷元和糖上的氢与氢之间的偶合关系都可以观察到。

② ^{13}C-^{1}H COSY 是指碳-氢化学位移相关谱，属异核化学位移相关谱。此谱能反映^{1}H核和与其直接相连的^{13}C的关联（$^1J_{CH}$）。一般通过^{1}H核检测的异核多量子相关谱（^{1}H detected heteronuclear multiple quantum coherence，简称 HMQC）和^{1}H核检测的异核单量子相关谱（heteronuclear single quantum coherence，简称 HSQC）测定。由于后者的灵敏度较高，目前较为常用。在 HMQC 或 HSQC 谱中，两个坐标轴分别为^{13}C 和^{1}H 的化学位移。直接相连的碳与氢将在对应的^{13}C 和^{1}H 化学位移的交点处给出相关信号。由相关信号分别沿两轴画平行线，就可将相连的^{13}C 与^{1}H 信号予以直接归属。例如图 2-9 为 rhodioloside-D 的 HSQC 谱，可通过相关峰确定各 C、H 的归属。

③ HMBC 谱 是通过^{1}H 检测的异核多键相关谱（^{1}H detected heteronuclear multiple bond connectivity，简称 HMBC）。它反映间隔 2 键或 3 键的 C-H 相关（即^2J 和^3J）。与

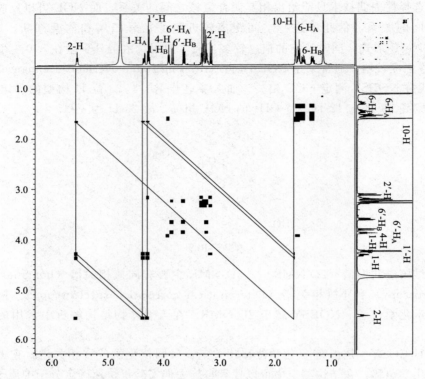

图 2-8　rhodioloside-D 的 DQF ^{1}H-^{1}H COSY

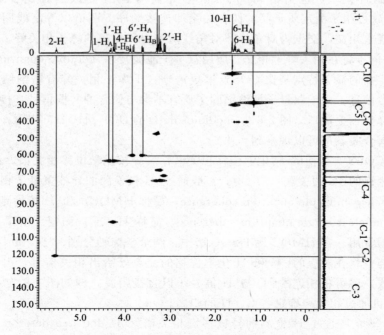

图 2-9　rhodioloside-D 的 HSQC 谱

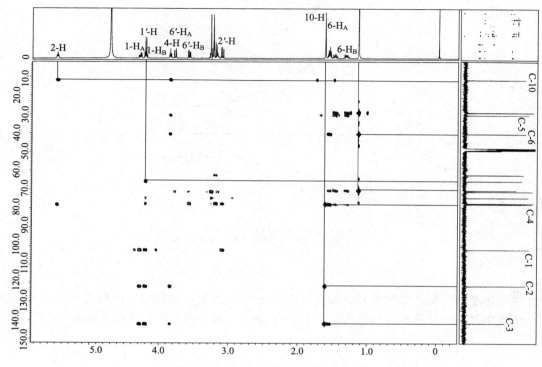

图 2-10　rhodioloside-D 的 HMBC 谱

HMQC 类似，两个坐标轴分别为^{13}C 和^{1}H 的化学位移。需要说明的是，分子中甲基质子的信号特别适合检测 C-H 远程相关，一般相关信号较强。图 2-10 为 rhodioloside-D 的 HMBC谱。另外，近年来随着脉冲梯度场技术的出现，只要简单地通过梯度场的量子选择作用，就能抑制非 NMR 活性原子上的质子信号。这些借助于梯度场的反向检测技术，称为 gHMQC和 gHMBC。

（五）旋光光谱（optical rotary dispersion，ORD）和圆二色光谱（circular dichroism，CD）

平面偏振光通过手性物质时，能使其偏振平面发生旋转，这种现象称之为旋光。其原因是组成平面偏振光的左旋圆偏振光和右旋圆偏振光在手性介质中传播时，它们的折射率不同，在介质中的传播速度不同，从而导致偏振面的旋转。另外手性物质对这两个圆偏振光的吸收程度也不相等，这种性质被称为"圆二色性"。旋光光谱（ORD）和圆二色谱（CD）在测定手性化合物的构型和构象方面具有其他波谱难以代替的重要作用。

1. ORD 谱　用不同波长（200～760 nm）的偏振光照射光学活性化合物，用波长对比旋光度［α］或摩尔旋光度［M］作图所得的曲线即为旋光谱。旋光谱类型如下：

（1）平坦谱线　光学活性分子没有发色团时，其旋光谱是平坦的，没有峰和谷。比旋光度向短波处逐渐升高的谱形是正性谱线（图 2-11 A），向短波处逐渐降低的谱形是负性谱线（图 2-11 B）。谱形的正负性与旋光值的正负无关。

（2）Cotton 效应谱线　光学活性分子中若有发色团时，在发色团吸收波长区域附近，

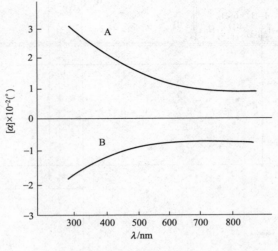

图 2-11 平坦旋光曲线

旋光度发生显著变化，产生峰和谷的现象称为 Cotton 效应，得到的谱图称为 Cotton 效应谱线。谱线中只有一个峰和谷的称为单纯 Cotton 谱线。其中峰至谷间的高为振幅（a 表示），

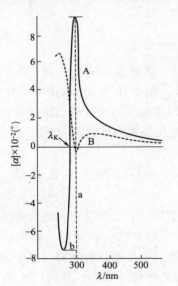

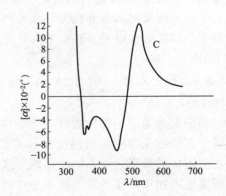

图 2-12　呈现 Cotton 效应的曲线　　　　图 2-13　复合 Cotton 效应曲线

谷与峰间的水平距离为幅宽（b 表示），峰或谷靠短波一侧与旋光 0°的交点处波长，以 λ_k 表示。如图 2-12 所示 5α-胆甾烷-3-酮（A）和 5β-胆甾烷-3-酮（B）。峰在长波部分，谷在短波部分者（图 2-12，实线，A）为正性 Cotton 效应，相反（图 2-12，虚线，B）则为负性 Cotton 效应谱线。有数个峰和谷的称为复合 Cotton 谱线，如图 2-13 所示孕-4-烯-3-酮-20-硫酮（C）的 Cotton 谱线。

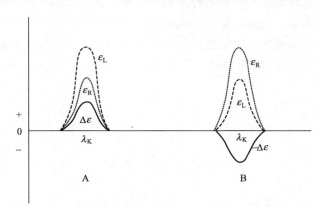

胆甾-4-烯(A)　　　　胆甾-5-烯(B)

5α-胆甾烷-3-酮(A)　　5β-胆甾烷-3-酮(B)　　孕-4-3-酮-20-硫酮(C)

2. CD 谱　手性化合物对组成平面偏振光的左旋圆偏振光和右旋圆偏振光的摩尔吸光系数并不相同,这种性质被称为圆二色性。它们之间的差称为吸收系数之差 $\Delta\varepsilon = \varepsilon_L - \varepsilon_R$,以 $\Delta\varepsilon$ 对波长作图,得到的图谱称为圆二色谱。由于 $\Delta\varepsilon$ 的绝对值很小,常用摩尔椭圆度 $[\theta]$ 代替,它们之间的关系是: $[\theta] = 3300\Delta\varepsilon$。CD 谱也有正性和负性曲线,即呈正峰的为正性曲线,呈负峰的为负性曲线。测定 CD 谱之前一般需要先测定 UV 谱。

图 2-14　A:正性 Cotton 效应曲线　B:负性 Cotton 效应曲线

3. ORD 和 CD 谱的应用　ORD 和 CD 谱是手性分子对光作用的两种表现形式。在进行化合物的立体结构确定时,不论是用 ORD 谱还是 CD 谱,得出的结果是一致的。一般 CD 谱比较简单明了,易于分析。对于一个已知其相对构型化合物的绝对构型只有两种可能性。在应用 ORD 或 CD 进行立体构型分析时,首先需要找出谱图的谱形和 Cotton 效应与构型或构象之间的关系,如含有饱和环酮类化合物或通过简单的化学沟通可转变为饱和环酮的化合物可采用八区律、邻二醇羟基采用 CD 激子手性法进行立体化学分析。而对于结构和谱线之间没有明确可靠规律的化合物,可采用对比法分析。所谓对比法就是用立体结构尽可能相似或相反的已知化合物与未知化合物的谱图进行比较,以确定未知物的立体结构。高效液相色谱可配有 CD 检测器,使得测定更方便。如 3,5,7,4′-四羟基二氢黄酮的 C-2 构型的确定,根据文献，C_2 为 R 构型时，其 CD 谱在 300～400nm 呈现正 Cotton 效应。因此确定其结构为 (2R,3R)-3,5,7,4'-四羟基二氢黄酮。

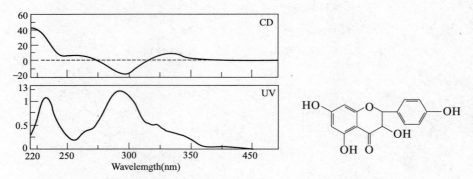

图 2-15　3,5,7,4'-四羟基二氢黄酮的紫外光谱与 CD 谱

（六）X 射线单晶衍射分析（X-ray crystal diffraction analysis）

X 射线单晶衍射法是一种很好的测定化合物分子结构的方法，该法通过测定化合物单晶对 X 射线的衍射谱，再通过计算机用数学方法解析衍射谱，还原为分子中各原子的排列关系，最后获得每个原子在某一坐标系中的分布，从而给出化合物的化学结构。X 射线单晶衍射法测定出的化学结构可靠性大。它不仅能测定出化合物的一般结构，还能测定出化合物结构中的键长、键角、构象、绝对构型等结构细节。有些药物的晶形与疗效有密切关系，所以 X 射线衍射法在药物的结构鉴定和质量控制中有独特的意义。X 射线单晶衍射法已经成为测定天然产物化学成分结构的常规手段。但这种方法需要培养单晶，故使用范围受到一定限制。

主要参考文献

［1］　袁黎明，傅若农，张天佑．高速逆流色谱在植物有效成分分离中的应用［J］．药物分析杂志，1998，18（1）：60

［2］　胡松青，丘泰球，张善梅，等．超声在分离纯化中的应用［J］．声学技术，1999，18（4）：180

［3］　张代佳，昌增益，刘传斌，等．微波技术在植物细胞内有效成分提取中的应用［J］．中草药，2000，31（9）：5

［4］　刘望才，朱家文．亲和色谱技术研究进展［J］．上海化工，2007，32（4）：27

［5］　Gui-Zhi Ma，Wei Li，De-Qiang Dou，et al. Rhodiolosides A-E，Monoterpene Glycosides from Rhodiola rosea［J］. Chem. Pharm. Bull. 2006，54（8）：1229-1233

［6］　Dou DQ，Chen YJ，Liang LH，et al. Six new dammarane-type triterpene saponins from leaves of Panax ginseng［J］. Chem. Pharm. Bull. 2001，49（4）：442-446

［7］　Desmond S，Daneel F，Jannie P. J. M. Circular dichroism，a powerful tool for assessment of absolute configuration　of flavonoids ［J］. Phytochemistry. 2005，66，2177-2215

［8］　方振峰，李占林，王宇，华会明. 中药鬼箭羽的化学成分研究 II ［J］. 中国中药杂志，2008，33（12），1422-1424

第三章 生物碱

第一节 概 述

一、生物碱的含义、分布及存在形式

生物碱（alkaloids）是一类含负氧化态氮原子，存在于生物有机体中的环状化合物。多数氮原子结合在环内，呈碱性，能与酸成盐，具有显著的生物活性。但也有些生物碱除外，如麻黄碱的氮原子在侧链上，秋水仙碱氮原子呈酰胺形式，不具碱性，不能与酸成盐。

生物碱主要分布于植物界。据统计有 100 多个科的植物中含有生物碱，多数分布于双子叶植物中，如毛茛科黄连、乌头；防己科汉防己、北豆根；豆科苦参、苦豆子；茄科颠茄、莨菪；罂粟科罂粟等。单子叶植物中也有少数科属含有生物碱，如百合科、石蒜科等。少数裸子植物如麻黄科、红豆杉科、三尖杉科等也存在生物碱。

生物碱在植物体组织中各部位都存在，但往往集中于某一部位或某一器官。例如黄柏中的生物碱集中于树皮中；麻黄中的生物碱集中于茎的髓部；石蒜中的生物碱集中在鳞茎。此外，植物在生长过程中，不同的自然环境和生长季节，对生物碱的含量都有影响。如产于山西大同附近的麻黄，生物碱含量可高达 1.6％，而其他地区产的麻黄含生物碱的量则较低。

同一生物碱可以分布在同科不同属的植物中，如茄科的颠茄属、曼陀罗属、莨菪属植物均含有莨菪碱。不同科的植物中也可能含有同一生物碱，如小檗科的小檗、毛茛科的黄连、芸香科的黄柏、防己科的古山龙等植物中均含有小檗碱。由于同属植物中的生物碱合成途径相似，因此其化学结构也类似，同科同属的植物往往有同一母核或结构相同的生物碱。

在植物体内，有一定碱性的生物碱多以有机酸盐形式存在，如柠檬酸盐、酒石酸盐等。少数碱性极弱的生物碱以游离态存在，如酰胺类生物碱。少数以无机酸盐形式存在，如盐酸小檗碱、硫酸吗啡等。尚有以 N-氧化物、生物碱苷等形式存在的生物碱。

二、生物碱的生物活性

生物碱具有显著的生物活性，如吗啡、延胡索乙素具有镇痛作用，阿托品具有解痉作用，小檗碱具有抗菌消炎作用，利血平具有降压作用，麻黄碱具有止咳平喘作用，奎宁具有抗疟作用，苦参碱具有抗心律失常作用，喜树碱、秋水仙碱、长春新碱、紫杉醇、三尖杉碱等具有不同程度的抗癌活性等。

三、生物碱的生物合成

绝大多数生物碱类化合物的合成前体是生物体内的各种氨基酸，如鸟氨酸、酪氨酸、色氨酸、苯丙氨酸等，并且在这些化合物的结构中大多能找到其合成的前体氨基酸的结构片段，这一类生物碱通常称为真生物碱。此外，甲戊二羟酸也是一些生物碱的合成前体，以这类非氨基酸作为前体合成的生物碱通常称为伪生物碱。

生物碱的生物合成反应主要有以下几种。

（一）环合反应

1. 希夫碱（Schiff）形成反应 含氨基和羰基的化合物易经加成-脱水形成希夫碱。

$$\underset{O}{\overset{H}{C}}-R_1 \; + \; R-\overset{H}{\underset{H}{N}}: \xrightarrow{\;-H_2O\;} R-N=\overset{H}{C}-R_1$$

吡啶类、莨菪烷类、哌啶类、喹喏里西啶类等类型生物碱的生物合成中都涉及希夫碱的形成反应。

2. 曼尼希（Mannich）氨甲基化反应 醛、胺和负碳离子（含活泼氢的化合物）发生缩合的反应为曼尼希氨甲基化反应，其结果是活泼氢被氨甲基取代，得到曼尼希碱。

$$CHO \; + \; HN{<} \; + \; -\overset{|}{C}: \xrightarrow{\;-OH^-\;} -\overset{|}{\underset{|}{C}}-\overset{H}{\underset{}{C}}-N{<}$$

在生物碱，尤其是苄基异喹啉类和吲哚类生物碱的生物合成中，许多一级环合都是通过曼尼希反应而完成的。

3. 酚的氧化偶联反应 为次级环化反应。反应过程大致为：酚自由基形成→自由基偶联→芳香化。含酚羟基的化合物在植物体内经酶作用形成中介酚盐自由基，自由基彼此间或自身之间发生偶联，形成新的 C-C 键、C-O 键，即为氧化偶联。酚自由基偶联后再经烯醇化、C-C 键迁移和 C-C 键裂解等反应芳香化形成生物碱。如在由苄基四氢异喹啉形成各类异喹啉生物碱中，多是由酚的氧化偶联反应生成的。

（二）碳-氮键的裂解

较重要的裂解为 Hofmann 降解和 von Braun 降解。

1. Hofmann 降解（Hofmann degradation） 又称彻底甲基化，是最重要的 C-N 键裂解反应。霍夫曼降解是指胺（伯、仲、叔）与 CH_3I 等作用形成具有 β-H 的季铵盐后，再与碱加热发生 β-H 消除（或称 1,2-消除），生成水、烯和胺的反应。

2. von Braun 降解（von Braun ternary amine degradation） 三级胺与溴化氢作用，生成溴代烷和二取代氨基氰化物的反应称为 von Braun 三级胺降解。

霍夫曼降解反应中，β-H 消除的难易与 β-C 上羟基取代情况和 β-H 与季氮的相对构型有关。然而，von Braun 降解反应可直接使 C-N 键断裂，不需要 β-H，可用于无 β-H、不能进行霍夫曼降解的含氮化合物。以 S-次罂粟碱→普罗托品→丽春花定为例说明。可见，a 式 C-N 键裂解为霍夫曼降解，b 式裂解为 von Braun 降解。

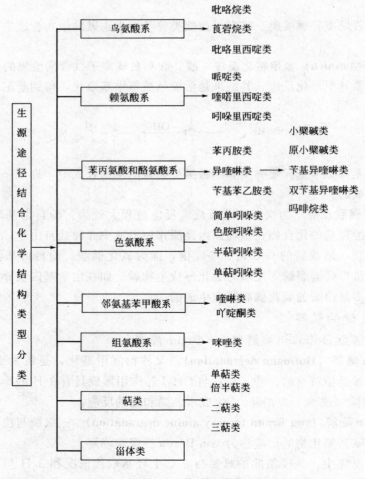

第二节　生物碱的分类及生源关系

生物碱的分类方法主要有三种：①按植物来源分类，如长春花生物碱、麻黄生物碱等；②按化学结构类型分类，如莨菪烷类生物碱、异喹啉类生物碱等；③按生源结合化学结构类

图 3-1　生物碱的分类

型分类，如来源于苯丙氨酸的苯丙胺类生物碱等。本章以生源途径结合化学结构类型进行分类，如图 3-1 所示。本方法能够反映出生物碱的生源途径、化学本质及二者间的相互关系，且有利于化合物的结构推定。

一、鸟氨酸系生物碱

来源于鸟氨酸的生物碱主要有吡咯烷类、莨菪烷类和吡咯里西啶类生物碱。

（一）吡咯烷类

该类生物碱结构比较简单，数量较少。常见的如益母草中的水苏碱（stachtydrine）、山莨菪中的红古豆碱（cuskohygrine）等。N-甲基吡咯亚胺盐及其衍生物是合成该类生物碱的关键中间体。

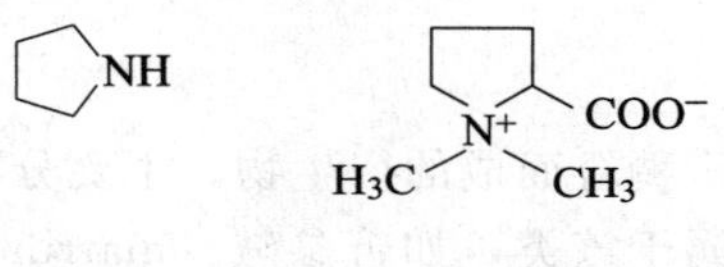

吡咯烷　　水苏碱　　红古豆碱

（二）莨菪烷类

该类生物碱多通过莨菪烷环系的 C-3-醇羟基与不同有机酸缩合成酯而成，又称托品烷类生物碱。主要分布在茄科的莨菪属、曼陀罗属、颠茄属和天仙子属等植物中，代表性的化合物如曼陀罗中的莨菪碱（hyoscyamine）。生成该类生物碱的关键中间体也是 N-甲基吡咯亚胺盐及其衍生物。

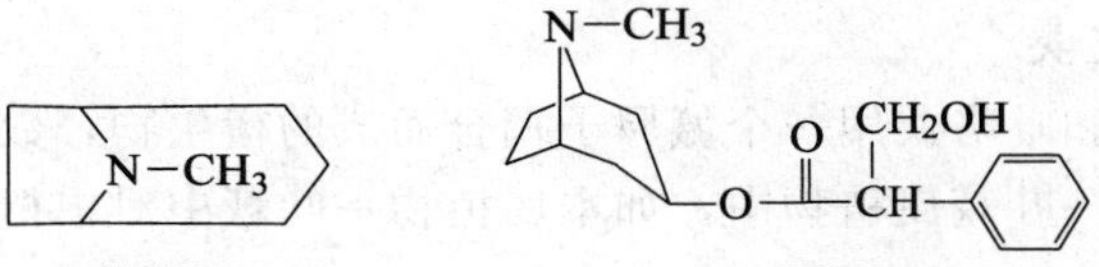

莨菪烷　　莨菪碱

（三）吡咯里西啶类

该类生物碱是两个吡咯烷共用一个氮原子稠合而成的衍生物。大多数是由双稠环吡咯烷上的醇羟基与不同有机酸缩合成酯存在。主要分布在菊科千里光属植物中，如森林千里光中的大叶千里光碱（macrophylline）。这类化合物生物活性较强，但毒性也较大，特别容易导致肝中毒。

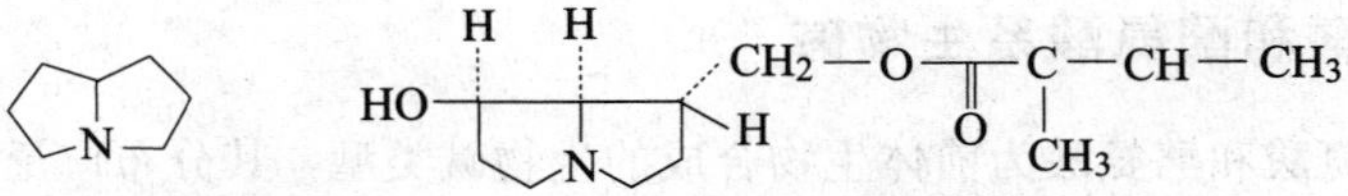

吡咯里西定　　大叶千里光碱

二、赖氨酸系生物碱

来源于赖氨酸的生物碱主要有哌啶类、喹喏里西啶类和吲哚里西啶类生物碱。

（一）哌啶类

该类生物碱分布广泛，结构简单。代表性的化合物有槟榔中的槟榔碱（arecoline）、胡椒中的胡椒碱（piperine）等。生源上的关键前体物是哌啶亚胺盐类。

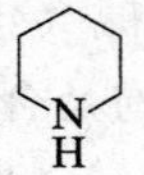

哌啶 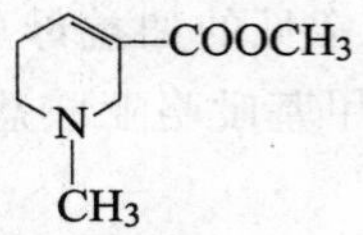　　　　槟榔碱 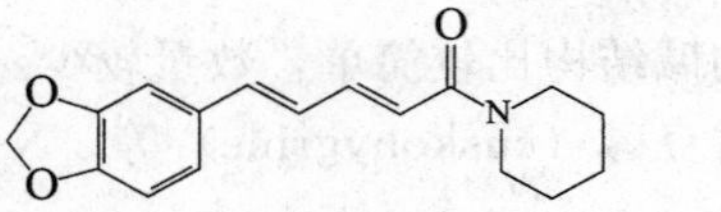　　　　　　　胡椒碱

（二）喹喏里西啶类

该类生物碱是由两个哌啶共用一个氮原子稠合而成的衍生物。主要分布在豆科、千屈菜科和石松科。豆科植物苦参中的生物碱大多属于该类，如苦参碱（matrine）。该类生物碱的关键前体物为戊二胺。

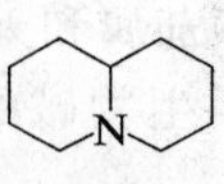

喹喏里西啶 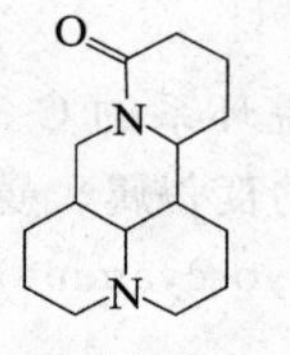　　　　苦参碱

（三）吲哚里西啶类

该类生物碱是哌啶和吡咯共用一个氮原子稠合而成的衍生物，数目不多，但生物活性较强，主要分布于大戟科一叶萩属植物中，如本属植物一叶萩中对中枢神经系统有兴奋作用的一叶萩碱（securinine）。

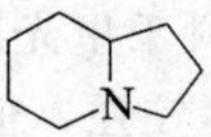

吲哚里西啶 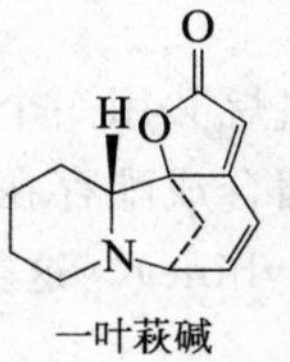　　　　一叶萩碱

三、苯丙氨酸和酪氨酸系生物碱

本类是由苯丙氨酸和酪氨酸为前体生物合成的生物碱类型，其分布广泛、数量多（约1000多种）、类型复杂、药用价值较高。主要包括苯丙胺类、喹啉类和苄基苯乙胺类生物碱。

（一）苯丙胺类

该类生物碱数量较少，比较典型的化合物是麻黄中的麻黄碱（ephedrine）。

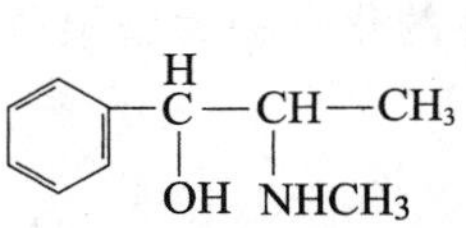

麻黄碱

（二）异喹啉类

该类生物碱在植物中分布广泛，数目较多，生物活性较广。根据化学结构不同主要又分为小檗碱类和原小檗碱类、苄基异喹啉类、双苄基异喹啉类和吗啡烷类生物碱。

1. 小檗碱类和原小檗碱类 该类生物碱具有两个异喹啉环稠合而成的母核，根据母核上 C 环的氢化程度不同，又可以分为小檗碱类和原小檗碱类。小檗碱类生物碱多为季胺型生物碱，如存在于三颗针、黄连和黄柏中的小檗碱（berberine）。原小檗碱类多为叔胺碱，如延胡索中的延胡索乙素（tetrahydropalmatine）。

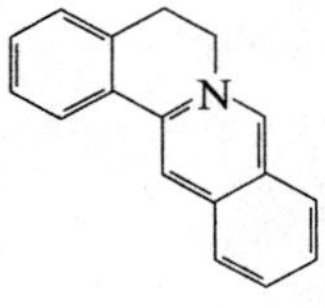

原小檗碱 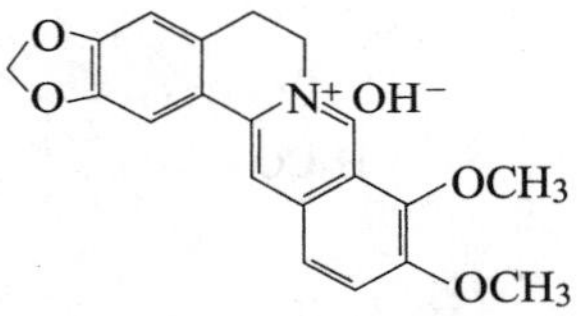   小檗碱 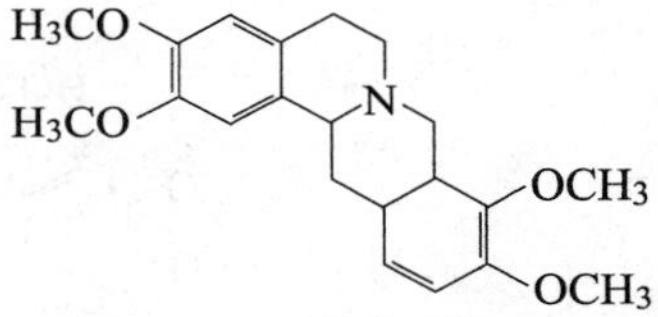   延胡索乙素

2. 苄基异喹啉类 该类生物碱具有异喹啉环 1 位连有苄基的母核，主要分布于木兰科、罂粟科、毛茛科、防己科、芸香科、马兜铃科、小檗科、大戟科和樟科等植物中。代表性化合物如罂粟中的罂粟碱。

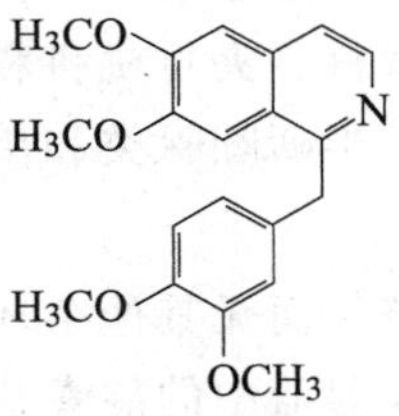

罂粟碱

3. 双苄基异喹啉类 是由两个相同或不同的苄基异喹啉分子通过酚氧化偶联产生的醚氧键连接而成的一类生物碱。因为连接方式较多，此类生物碱类型也较多。如存在于防己科北豆根中的主要酚性生物碱蝙蝠葛碱（dauricine）等。

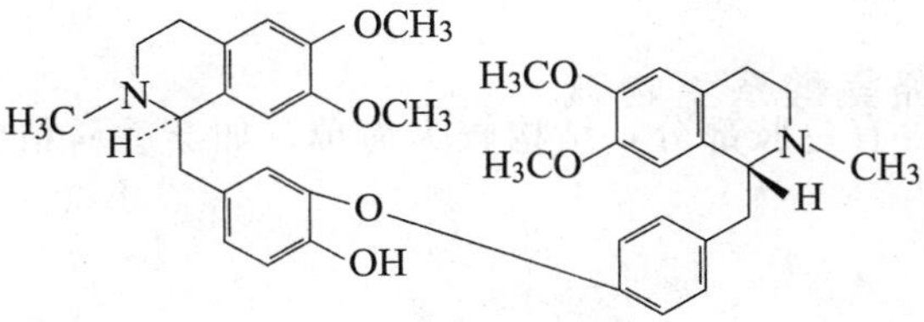

蝙蝠葛碱

4. 吗啡烷类　该类生物碱代表性的化合物为罂粟科植物罂粟中的吗啡（morphine）、可待因（codeine）等。

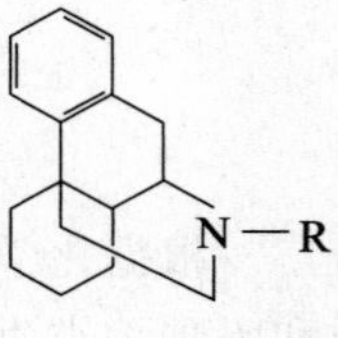

吗啡烷 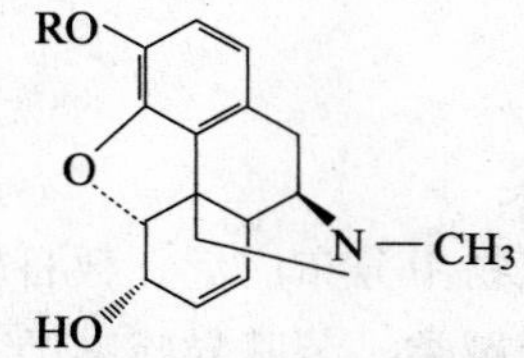　　　　　　R=H 吗啡　　R=CH₃可待因

（三）苄基苯乙胺类

该类生物碱几乎全部分布于石蒜科的水仙属、石蒜属和 Haemanthus 属植物中，重要的化合物有石蒜碱（lycorine）、加兰他敏（galanthamine）等。

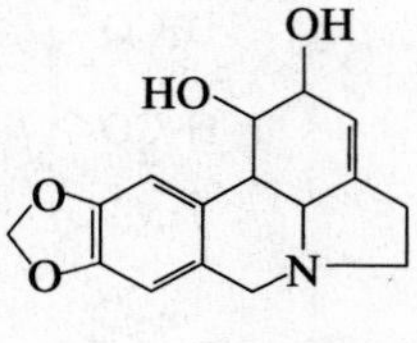

石蒜碱 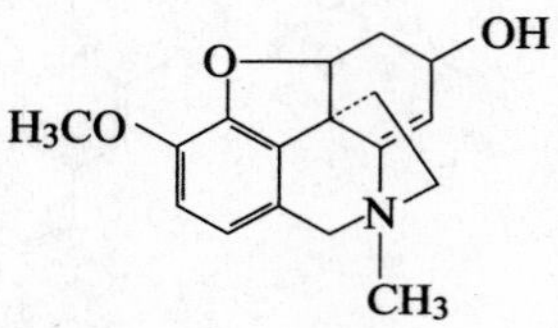　　　　　　　　加兰他敏

四、色氨酸系生物碱

色氨酸系生物碱又称吲哚类生物碱，是生物碱类型中化合物数目最多、结构较复杂的一类，分布于几十个科的植物中，如马钱科、夹竹桃科和茜草科等。根据生源关系的不同，又可以细分为简单吲哚类、色胺吲哚类、半萜吲哚类和单萜吲哚类生物碱。

（一）简单吲哚类

该类生物碱结构中只含有吲哚母核，而无其他杂环存在，分布十分广泛，但主要存在于豆科和禾本科植物中。代表性化合物如蓼蓝中的靛青苷（indican）等。

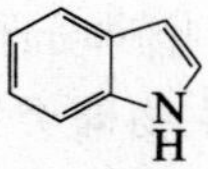

吲哚 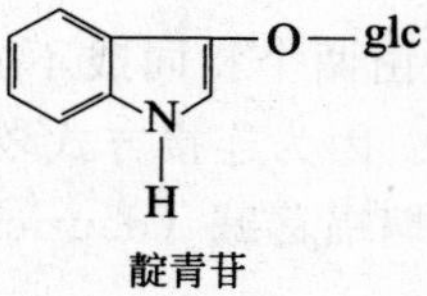　　　　　　　　靛青苷

（二）色胺吲哚类

该类生物碱结构中含有色胺部分，结构较为简单。如芸香科植物吴茱萸中的吴茱萸碱（evodiamine）等。

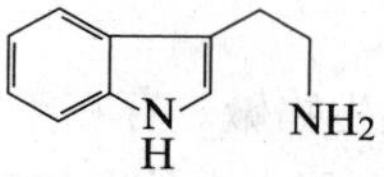

色胺 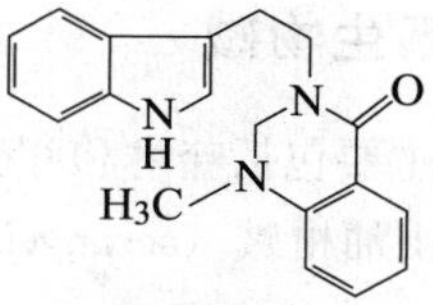　　　　　　　　吴茱萸碱

（三）半萜吲哚类

该类生物碱是在由色胺构成的吲哚衍生物上连一个异戊二烯单位后形成，集中分布于麦角菌类中，又称为麦角碱类生物碱。代表性的化合物如麦角新碱（ergometrine）等。

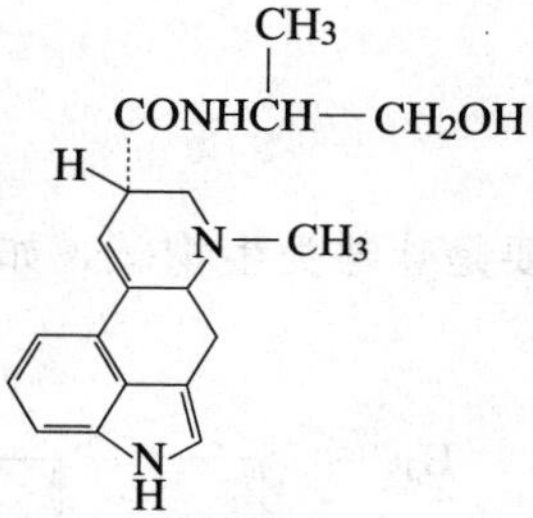

麦角新碱

（四）单萜吲哚类

该类生物碱分子中具有吲哚母核和一个 C_9 或 C_{10} 的裂环番木鳖萜及其衍生物的结构单元，为色氨酸系生物碱中最重要的一类生物碱。如番木鳖中的士的宁（strychnine），萝芙木中的利血平（reserpine）等。

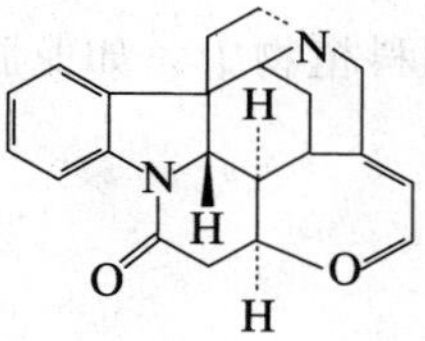

士的宁 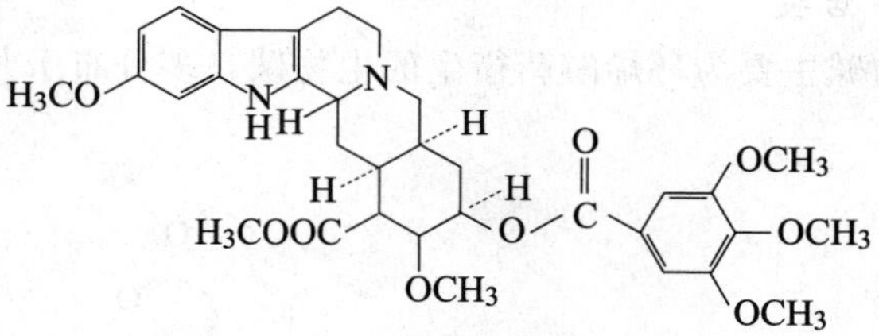　　　　　　　　利血平

此外，还有一些生物碱按化学分类法属喹啉类，但从生源上与单萜吲哚类有关，如喜树中的喜树碱（camptothecine）、金鸡纳属植物中的奎宁（quinine）等。

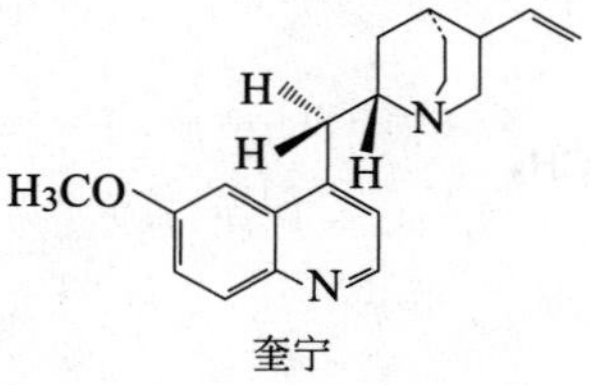

奎宁 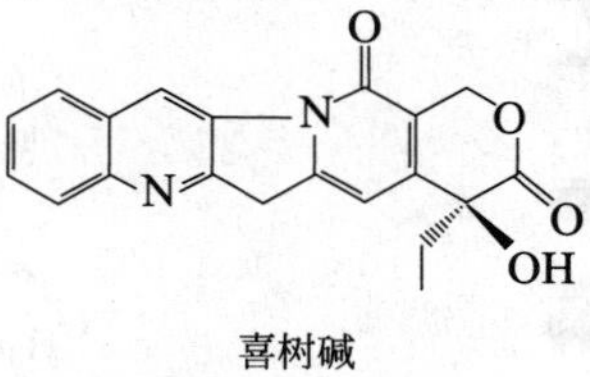　　　　　　　　喜树碱

五、邻氨基苯甲酸系生物碱

邻氨基苯甲酸系生物碱主要包括喹啉和吖啶酮类生物碱。存在于芸香科植物中，如鲍氏山油柑中具有显著抗肿瘤活性的山油柑碱（acronycine）、白鲜皮中的白鲜碱（dictamnine）等。

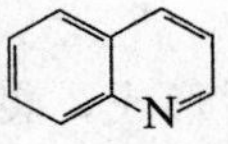

喹啉 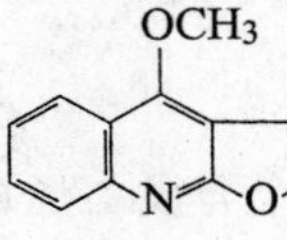　　　　　白鲜碱 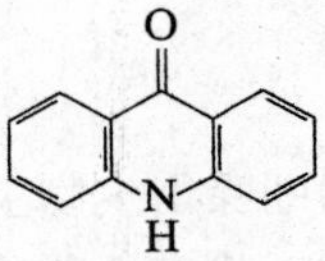　　　　　吖啶酮 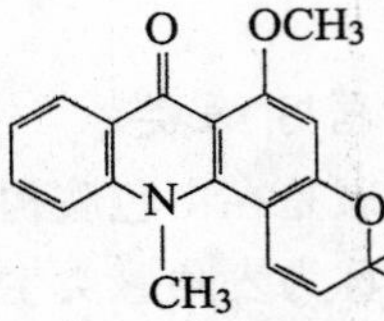　　　　　山油柑碱

六、组氨酸系生物碱

组氨酸系生物碱数目不多，主要是咪唑类生物碱，如芸香科植物毛果芸香中的毛果芸香碱（pilocarpine）。

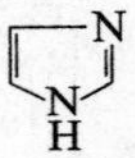

咪唑 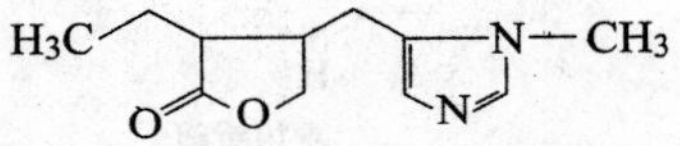　　　　　　　毛果芸香碱

七、萜类生物碱

萜类生物碱主要包括单萜类、倍半萜类、二萜类和三萜类生物碱。

（一）单萜类

该类生物碱主要为环烯醚萜衍生的生物碱，多分布于龙胆科植物中，如龙胆碱（gentianine）。

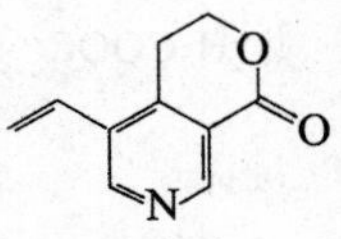

龙胆碱

（二）倍半萜类

该类生物碱主要分布于兰科石斛属植物中，如石斛中的石斛碱（dendrobine）等。

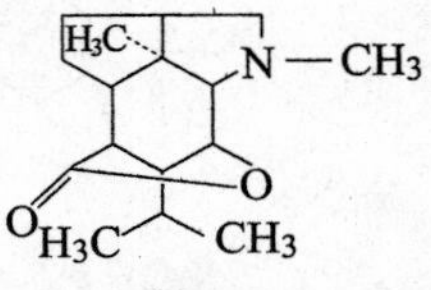

石斛碱

（三）二萜类

该类生物碱具有四环二萜或五环二萜的基本母核，主要分布于毛茛科乌头属、飞燕草属和翠雀属植物中，典型的化合物如乌头中的乌头碱（aconitine）等。

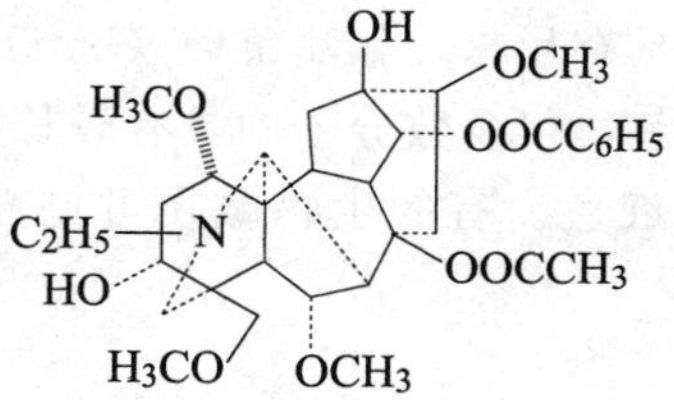

乌头碱

（四）三萜类

该类生物碱数目很少，主要分布于交让木科交让木属植物中，如交让木碱（daphniphylline）等。

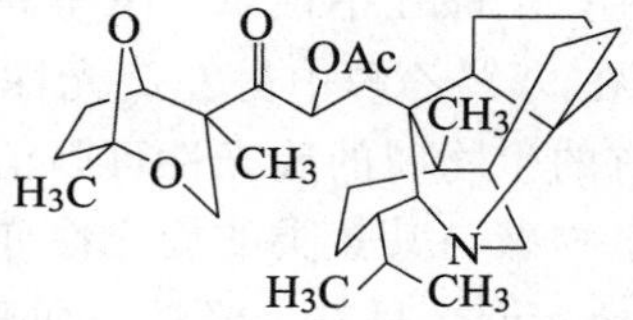

交让木碱

八、甾体类生物碱

甾体类生物碱为天然甾体的含氮衍生物，均具有甾体母核结构，但氮原子均不在甾体母核上。根据甾体母核的不同，又可分为孕甾烷类、环孕甾烷类、胆甾烷类和异胆甾烷类生物碱。如存在于藜芦中的异胆甾烷类生物碱藜芦胺碱（veratramine）；黄杨科黄杨属植物中的环孕甾烷类生物碱环常绿黄杨碱 D（cyclovirobuxine）等。

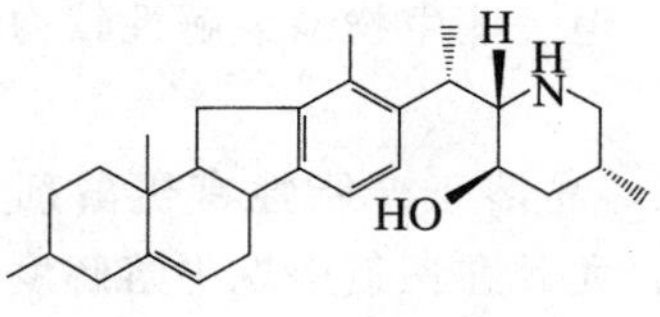

藜芦胺碱 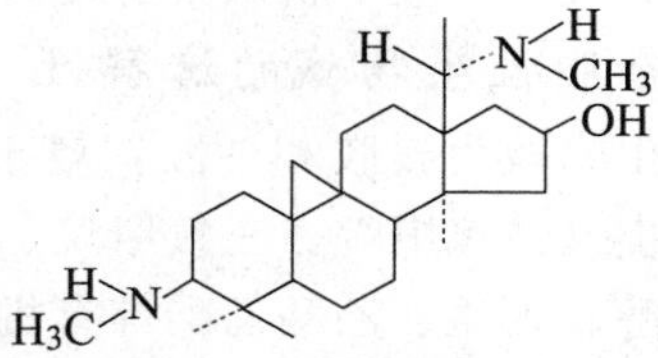   环常绿黄杨碱D

第三节　生物碱的理化性质

一、性状

多数生物碱为结晶状的固体，有些为无定形粉末。少数分子较小，结构中无氧原子或氧原子结合为酯键的生物碱呈液体状态，如烟碱、毒芹碱（coniine）、槟榔碱等。液体状态生物碱和个别小分子固体生物碱具有挥发性，如麻黄碱。极少数生物碱还具有升华性，如咖啡碱、川芎嗪（ligustrazine）等。生物碱一般都有一定的熔点或沸点，可供鉴别，有的具有双熔点，如汉防己乙素。

生物碱多数具有苦味，少数具有甜味，如甜菜碱（betaine）等。

绝大多数生物碱为无色或白色，仅少数分子中具有较长共轭体系及助色团的生物碱有颜色，如小檗碱为黄色、药根碱为红色。有的生物碱在可见光下为无色，而在紫外光下显荧光，如利血平。

二、旋光性

大多数生物碱的分子结构中含有手性碳原子且结构不对称，表现旋光性，且多数呈左旋。

生物碱的旋光性受溶剂及 pH、浓度等的影响。如麻黄碱在水中呈右旋光性，而在乙醇、三氯甲烷及苯中则呈左旋光性；烟碱在中性条件下呈左旋光性，而在酸性条件下呈右旋光性；北美黄连碱（hydrastine）在 95％乙醇中呈左旋光性，而在稀乙醇中呈右旋光性，且随乙醇浓度降低而右旋性增加。有的生物碱的旋光性可因消旋化而消失，如洋金花中莨菪碱的外消旋体为阿托品。有时游离生物碱与其盐类的旋光性亦不同，如长春碱为右旋光性，但其硫酸盐为左旋光性；吐根碱（emetine）呈左旋光性，而其盐酸盐则呈右旋光性。

生物碱的生理活性与其旋光性密切相关，一般左旋体的生理活性显著，右旋体的活性弱或无活性。如 l-莨菪碱的散瞳作用比 d-莨菪碱大 100 倍，去甲乌药碱（higenaenine）仅左旋体具强心作用。但也有少数生物碱右旋体生物活性较左旋体强，如 d-古柯碱的局部麻醉作用强于 l-古柯碱。

三、溶解性

生物碱溶解性与其分子中氮原子的存在状态、分子大小、结构中功能团的种类和数目以及溶剂种类有关。一般生物碱溶解性有一定的规律性，但一些生物碱溶解性较为特殊。

（一）亲脂性生物碱的溶解性

大多数生物碱为叔胺和仲胺，属于亲脂性生物碱，易溶于亲脂性有机溶剂，如苯、乙醚、卤代烷类（二氯甲烷、三氯甲烷、四氯化碳）等，尤其在三氯甲烷中溶解度较大；可溶于甲醇、乙醇、丙酮、乙酸乙酯等有机溶剂；不溶或难溶于水，但易溶于酸水。

（二）亲水性生物碱的溶解性

1. 季铵型生物碱　这类生物碱为离子型化合物，易溶于水和酸水，可溶于甲醇、乙醇、正丁醇等极性较大的有机溶剂，还可溶于稀碱水，难溶于亲脂性有机溶剂，如厚朴碱。

2. 生物碱 N-氧化物　这类生物碱具配位键结构，可溶于水，如氧化苦参碱。

3. 小分子生物碱　少数分子量较小而碱性较强的生物碱，既可溶于水，也可溶于三氯甲烷，如麻黄碱、烟碱等。

4. 酰胺类生物碱　由于酰胺在水中可形成氢键，所以在水中有一定的溶解度，如秋水仙碱、咖啡碱等。

（三）具有特殊官能团生物碱的溶解性

1. 具有酚羟基或羧基的生物碱 这类生物碱称为两性生物碱，既可溶于酸水，也可溶于碱水溶液。具有酚羟基的生物碱，常称为酚性生物碱，可溶于氢氧化钠等强碱性溶液，如吗啡，但具有隐性酚羟基的生物碱（如汉防己乙素）难溶于氢氧化钠等溶液；具有羧基的生物碱可溶于碳酸氢钠溶液，如槟榔次碱（arecaidine）。

2. 具有内酯或内酰胺结构的生物碱 这类生物碱在正常情况下，其溶解性类似一般叔胺碱，但在强碱溶液中加热，其内酯（或内酰胺）结构可以开环，形成羧酸盐而溶于碱水，酸化后环合析出，如喜树碱等。

（四）生物碱盐的溶解性

生物碱盐一般易溶于水，可溶于醇类有机溶剂，难溶或不溶于亲脂性有机溶剂。生物碱在酸水中成盐溶解，调碱性后又游离析出沉淀。但碱性极弱的生物碱和酸不易生成盐，仍以游离碱的形式存在，或生成的盐不稳定，其酸水液无需碱化，即可用三氯甲烷萃取出游离碱。

生物碱盐的溶解性因成盐的种类不同而有差异。一般生物碱无机酸盐的水溶性大于有机酸盐，无机酸盐中，含氧无机酸形成的生物碱盐水溶性大于卤代酸形成的生物碱盐；有机酸盐中，小分子有机酸或多羟基酸（如酒石酸）盐的水溶性大于大分子有机酸盐。

（五）部分常见生物碱的特殊溶解性

有些游离生物碱具有特殊的溶解性，如汉防己乙素（tetrandrine）难溶于冷苯，氧化苦参碱难溶于乙醚，麻黄碱可溶于水等。

有的生物碱盐可溶于亲脂性有机溶剂，如奎宁、奎尼宁、辛可宁、吐根酚碱、罂粟碱、伪麻黄碱等的盐酸盐可溶于三氯甲烷；有的生物碱盐在水中的溶解度较小或难溶于水，如麻黄碱草酸盐、小檗碱盐酸盐、紫堇碱盐酸盐等。

四、碱性

（一）生物碱碱性强弱的表示方法

根据 Lewis 酸碱电子理论，凡是能给出电子的供体为碱，能接受电子的受体为酸。一般地，给出电子能力越强的电子供体，碱性越强，反之碱性越弱。生物碱分子中氮原子上的孤电子对能给出电子，因而显碱性。常以水作溶剂测定生物碱的碱性强弱，此时水为酸，生物碱从水中接受质子，生成其共轭酸。

$$B + H_2O \rightleftharpoons BH^+ + OH^-$$
$$\text{碱} \quad \text{酸} \quad \text{共轭酸} \quad \text{共轭碱}$$

生物碱碱性越强，接受质子的能力越强，生成生物碱的共轭酸浓度相对高；或者说，生物碱的共轭酸越稳定，化学反应向右移动，生物碱碱性强；反之生物碱碱性弱。常用电离常数 K_b 值或碱式电离常数 pK_b 值表示其碱性强弱。

$$K_b = [BH^+][HO^-]/[B]$$

$$pK_b = -\lg K_b$$

若生物碱的碱性强，反应达到平衡时，生成物的浓度高，K_b 值大，pK_b 值小；反之，碱性弱，K_b 值小，pK_b 值大。

目前，生物碱的碱性统一用其酸式电离常数 pK_a 值表示。$pK_a = pK_w - pK_b = 14 - pK_b$，其中 pK_w 为水的电离常数。因此，pK_a 值越大，生物碱的碱性越强；反之，pK_a 值越小，生物碱的碱性越弱。

根据生物碱的 pK_a 值大小，可将生物碱按碱性强弱分为：强碱，$pK_a > 11$，如季铵碱、胍类生物碱；中强碱，$pK_a 8 \sim 11$，如脂胺类、脂杂环类生物碱；弱碱，$pK_a 3 \sim 7$，如苯胺类、六元芳氮杂环类；近中性碱，$pK_a < 3$，如酰胺类、五元芳氮杂环类。

（二）生物碱的碱性强弱与分子结构的关系

生物碱的碱性强弱与氮原子上孤电子对的杂化方式、电性效应、空间效应及分子内氢键形成等因素有关。

1. 氮原子的杂化方式与碱性强弱关系 生物碱分子中的氮原子有 sp^3、sp^2 和 sp 三种杂化方式。在杂化轨道中，p 电子因活动性大而易给出电子，故 p 电子成分比例大，碱性强。因此，生物碱的碱性随杂化程度的升高而增强，即 $sp^3 > sp^2 > sp$。如异喹啉的氮为 sp^2 杂化氮，$pK_a 5.40$，而四氢异喹啉的氮为 sp^3 杂化氮，$pK_a 9.50$，故前者碱性弱于后者；罂粟碱（sp^2 杂化氮，$pK_a 6.13$）的碱性弱于可待因（sp^3 杂化氮，$pK_a 8.15$）。烟碱分子中的两个氮原子碱性不同也是由于它们的氮原子杂化不同所致，吡啶环上的氮（$N_1 sp^2$ 杂化氮，$pK_a 3.27$）碱性弱于四氢吡咯环上的氮（$N_2 sp^3$ 杂化氮，$pK_a 8.02$）。

生物碱分子中氮原子若以它的孤电子对成键时，则生成一价阳离子的季铵型生物碱，此时，氮阳离子和羟基以离子键形式结合，呈强碱性，如小檗碱的 $pK_a 11.50$。

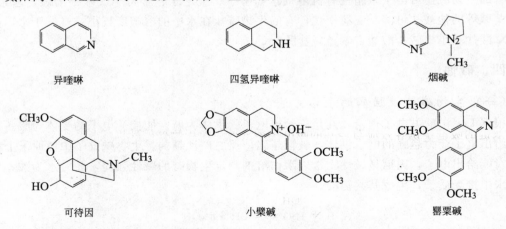

| 异喹啉 | 四氢异喹啉 | 烟碱 |
| 可待因 | 小檗碱 | 罂粟碱 |

2. 电子效应与生物碱碱性强弱关系 凡能影响氮原子上孤电子对电子云密度分布的因素，都能影响生物碱的碱性，如诱导效应、诱导-场效应、共轭效应等。

（1）诱导效应 生物碱的碱性强弱受氮原子附近取代基的影响。供电子基团，使氮原子电子云密度增加，碱性增强；反之，使氮原子电子云密度减少，碱性降低。常见的供电子基团有烷基；吸电子基团有苯基、羰基、酯基、醚基、羟基、双键等。如麻黄碱（$pK_a 9.58$）

的碱性强于去甲麻黄碱的碱性（pK_a9.00），是由于麻黄碱氮原子上的甲基供电子所致；而苯异丙胺（pK_a9.80）的碱性均强于麻黄碱和伪麻黄碱，是由于后两者氨基碳的邻位碳上羟基的吸电子作用所引起。

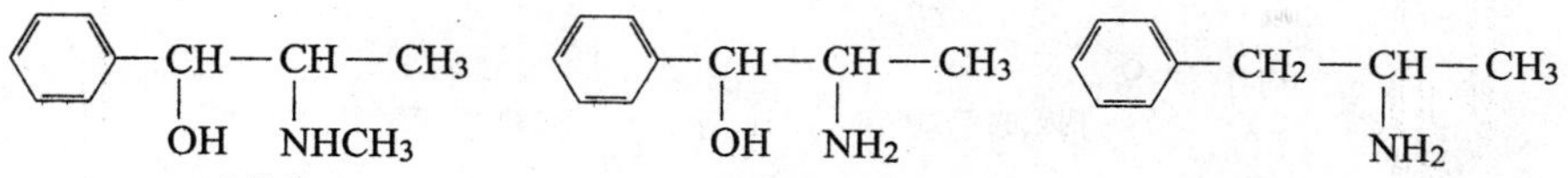

麻黄碱　　　　　去甲麻黄碱　　　　　苯异丙胺

一般来说，羟基和双键起吸电子诱导效应，使生物碱的碱性减弱。但是，具有氮杂缩醛结构的生物碱（叔胺氮），易质子化，而致使氮原子以离子状态存在（季铵氮），则显强碱性。如醇胺型小檗碱属于氮杂缩醛结构，氮原子上的孤电子对与 α-羟基的 C-O 单键的 σ 电子发生转位，形成稳定的季铵型小檗碱而呈强碱性。

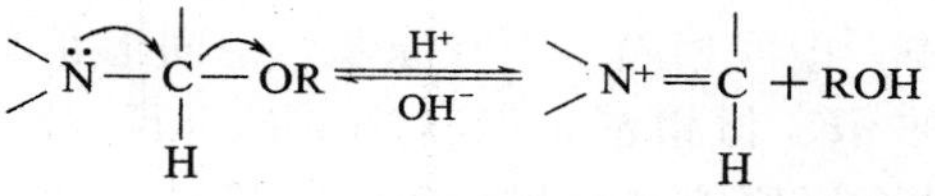

氮杂缩醛

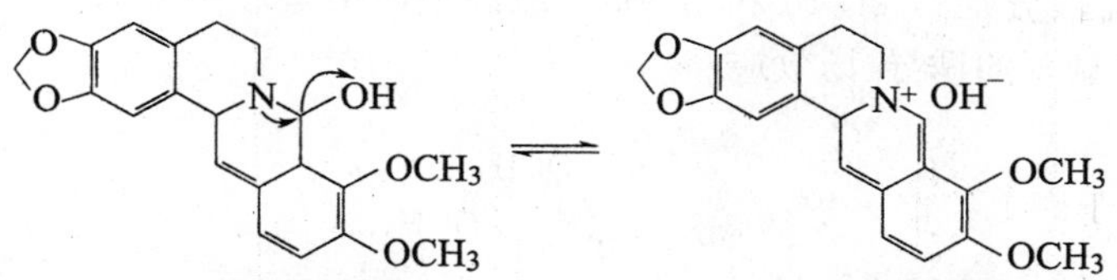

醇胺型小檗碱　　　　　　　　　季铵型小檗碱

但是，若氮杂缩醛体系中的氮原子处在稠环的"桥头"时，虽然有 α-羟基，但由于分子刚性化，而不能发生转位，使叔胺氮不能转变为季铵氮，α-羟基起吸电子诱导效应而使碱性减弱。如阿马林（ajmaline）虽然有 α-羟基胺结构，但因氮原子位于稠环的"桥头"，氮原子上的孤电子对不能发生转位，故碱性为中等强度（pK_a8.15）；伪士的宁（pseudostrychnine）的碱性（pK_a5.60）弱于士的宁（pK_a8.29），也是由于结构中的 α-羟基只能起吸电子作用，而不能转变成季铵氮。

双键的吸电子诱导效应与羟基的吸电子诱导效应对生物碱碱性影响相似，如新士的宁碱性较弱（pK_a3.80）。

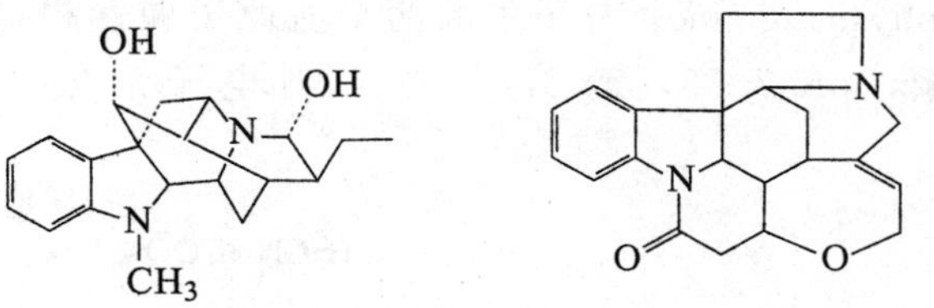

阿马林　　　　　　　　　　　士的宁

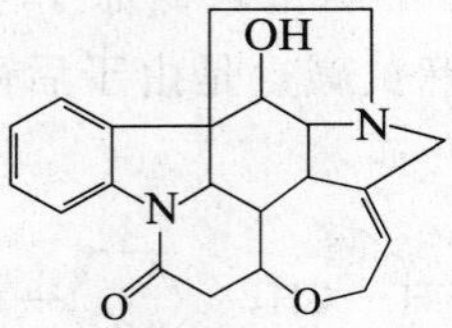

伪士的宁 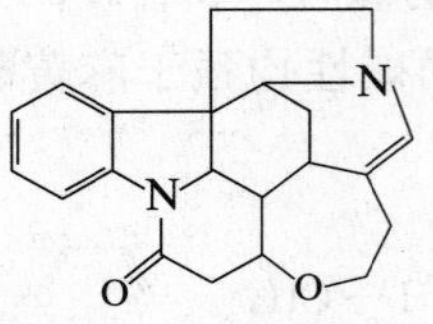　　　　　　　　　　新士的宁

（2）诱导-场效应　当生物碱分子中有一个以上氮原子时，即使是杂化形式、化学环境等完全相同，其各个氮原子的碱性也是不同的。当分子中一个氮原子质子化后，就形成一个强的吸电子基团（$-N^+HR_2$），此时，它对另外的氮原子产生两种降低碱性的效应，即诱导效应和静电场效应。诱导效应是通过碳链传递，且随碳链增长而影响逐渐降低；静电场效应则是通过空间直接作用的，故又称为直接效应。二者统称为诱导-场效应。若此时强的吸电子基和第二个氮原子在空间相接近时，则直接效应对其碱性的影响更显著。如吐根碱分子中两个氮原子都在脂杂环体系中，中间相隔 5 个碳原子，空间上相距较远，彼此受到诱导-场效应的影响较小，故两个氮的 pK_a 值相差 0.87（N_1、N_2 pK_a 分别为 7.56 和 8.43）。而无叶豆碱（sparteine）分子中两个氮原子碱性相差较大，其 pK_a 值相差 8.10（结构中两个喹喏里西啶 N 的 pK_a 值分别为 11.40 和 3.30），原因是两个氮原子相隔仅 3 个碳原子，且空间上很接近，存在着显著的诱导-场效应。

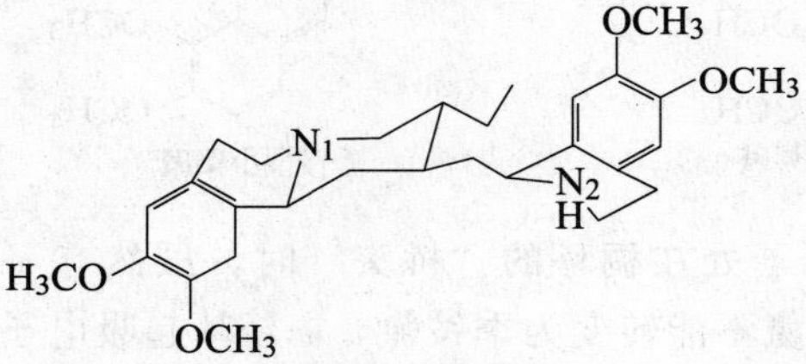

吐根碱 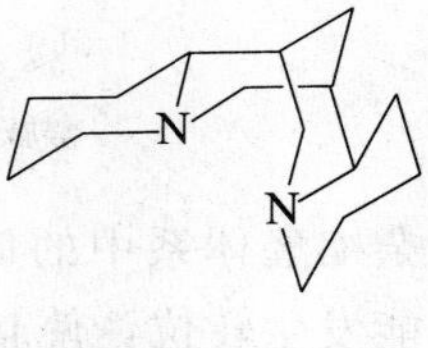　　　　　　　　　　无叶豆碱

（3）共轭效应　在生物碱分子结构中，如氮原子的孤电子对与具有 π-电子的基团相连时，由于形成 p-π 共轭体系，一般使生物碱的碱性减弱。在生物碱分子结构中常见的 p-π 共轭体系有苯胺型和酰胺型。

① 苯胺型　生物碱氮原子上的孤电子对与相连苯环的 π 电子形成 p-π 共轭体系后碱性减弱。如苯胺的碱性（pK_a4.58）较环己胺（pK_a10.14）弱得多，即是由于 p-π 共轭效应所致；毒扁豆碱（physostigmine）分子中的两个氮原子碱性相差较大，N_1 上孤电子对未形成 p-π 共轭体系，pK_a7.88，而 N_2 上的孤对电子形成 p-π 共轭体系，碱性较弱，pK_a1.76。

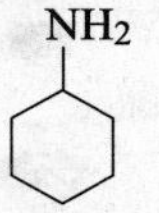

环己胺 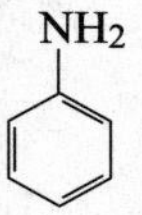　　　　　　　　苯胺 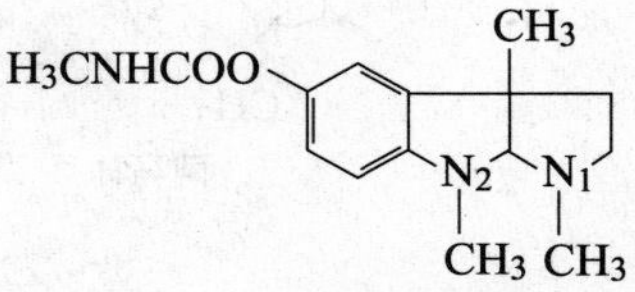　　　　　　　　毒扁豆碱

② **酰胺型** 生物碱氮原子上的孤电子对与相连羰基的 π 电子形成 p-π 共轭体系，使氮原子的碱性极弱。如胡椒碱（pK_a1.42）、咖啡碱（pK_a1.22）、秋水仙碱（pK_a1.84）等。毒扁豆碱分子中有三个氮，其中侧链上的氮原子为酰胺型，碱性极弱。

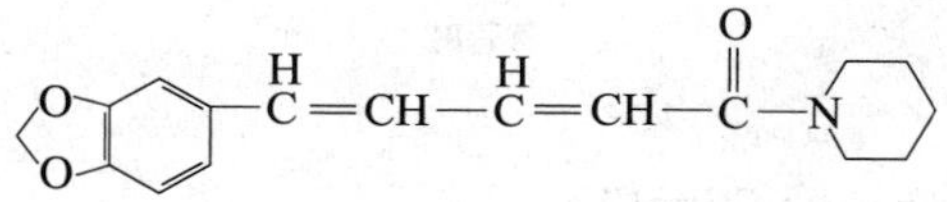

胡椒碱 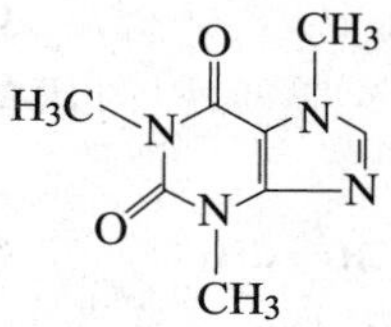   咖啡碱 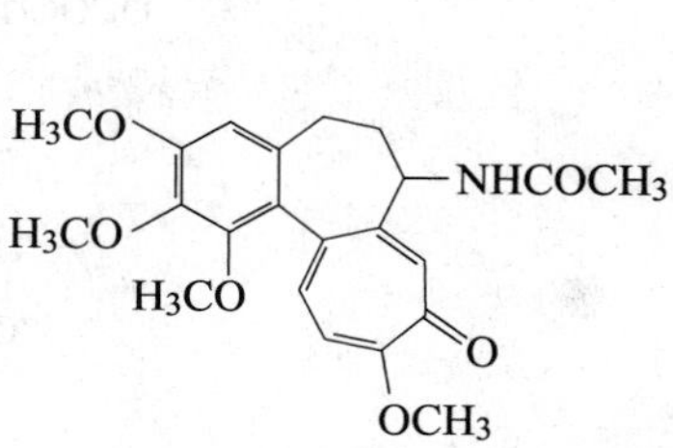   秋水仙碱

此外，吡咯（pK_a0.40）的碱性弱于吡啶（pK_a5.52）。是由于吡咯为多 π-N-芳杂环，氮原子孤电子对参与 p-π 共轭，碱性极弱；相反，吡啶氮原子的孤电子对未处在共轭体系内，即孤电子对与环共平面，不参与共轭，故碱性较强。

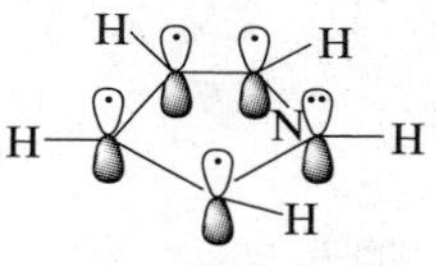

吡咯 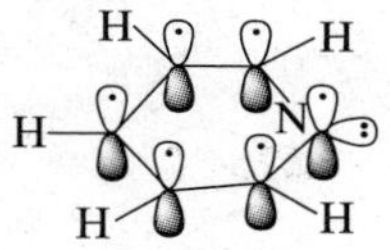   吡啶

然而，并非所有的 p-π 共轭效应都使碱性降低，如胍由于接受质子后形成季铵离子，呈更强的 p-π 共轭，体系稳定性增大，碱性最强（pK_a13.60）。

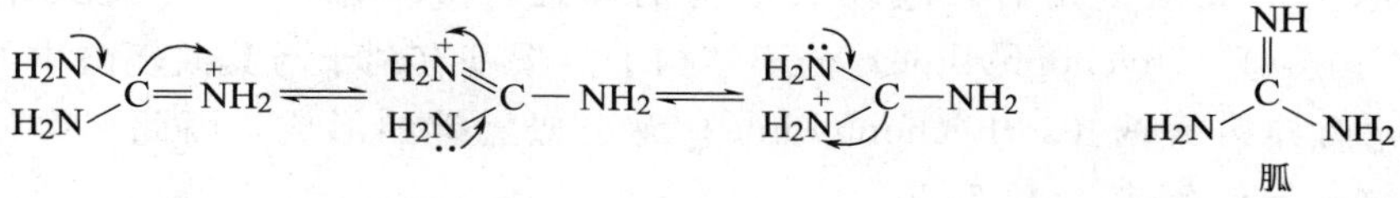

胍

3. 空间效应与生物碱碱性强弱的关系 生物碱分子中氮原子附近由于取代基的空间位阻或分子构象因素，而使氮原子的孤电子对接受质子的能力减弱，碱性减小。如东莨菪碱分子结构中 C-6、7 位具有环氧基团取代，其空间位阻大，碱性低于莨菪碱，而山莨菪碱结构中 C-6 位为羟基取代，空间位阻小于环氧基团取代，其碱性介于东莨菪碱（pK_a7.50）与莨菪碱（pK_a9.65）之间。甲基麻黄碱分子结构中氮原子上比麻黄碱多一个甲基，甲基虽为供电子基团，可使氮原子的孤电子对电子云密度增加（诱导效应），但由于空间位阻占主导作用，因此甲基麻黄碱（pK_a9.30）碱性不及麻黄碱（pK_a9.58）强。利血平分子结构中有两个氮原子，其中吲哚氮（N$_1$）因参与 p-π 共轭，碱性极弱，另一个叔胺氮（N$_2$）因受 C-19、C-20 竖键的空间位阻影响，故利血平碱性较弱（pK_a2.93）。

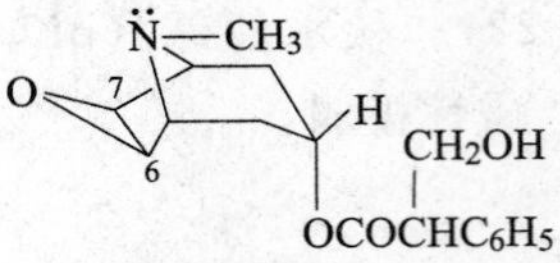

东莨菪碱 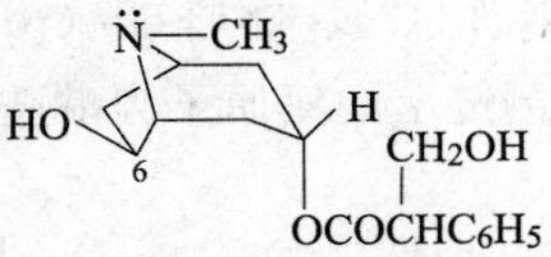　　　　　　　　山莨菪碱 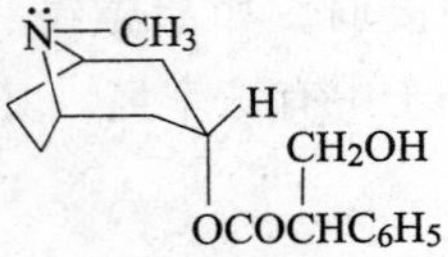　　　　　　　莨菪碱

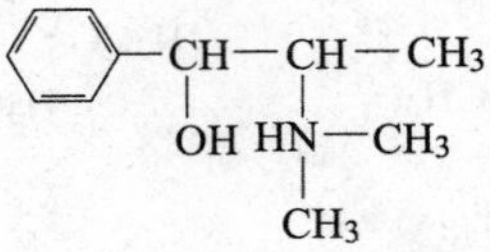

甲基麻黄碱 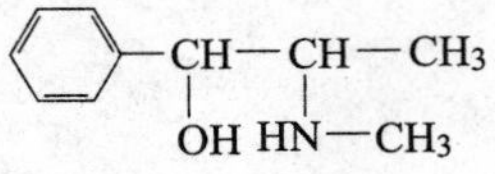　　　　　　　　　麻黄碱

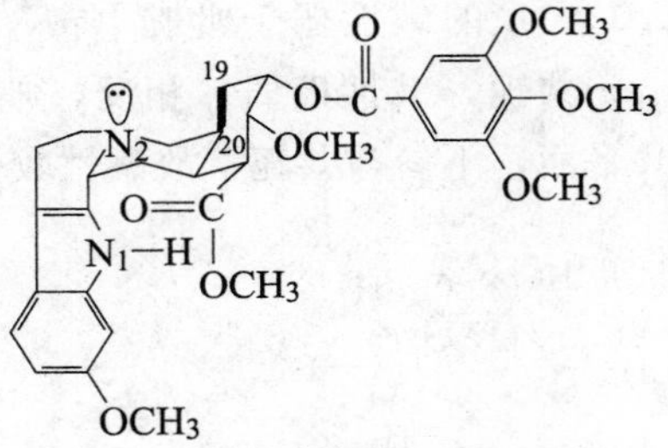

利血平

4. 氢键效应与生物碱碱性强弱关系　　生物碱氮原子的孤电子对接受质子，形成生物碱的共轭酸，若氮原子附近具有羟基或羰基，并处于有利于形成稳定的分子内氢键时，生物碱的碱性强。如 10-羟基二氢去氧可待因，具有顺反两种异构体，其中顺式羟基有利于与其共轭酸中的氢原子形成氢键缔合，故顺式结构的碱性（pK_a9.41）强于反式结构的碱性（pK_a7.71）。钩藤碱（rhychophylline）分子结构上的羰基有利于与其共轭酸中的氢原子形成氢键缔合，而异钩藤碱（sorhychophylline）无类似氢键的形成，因此，钩藤碱的碱性（pK_a6.32）强于异钩藤碱（pK_a5.20）。

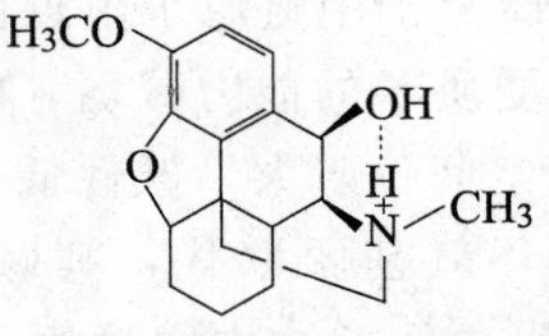

10-羟基二氢去氧可待因(顺式) 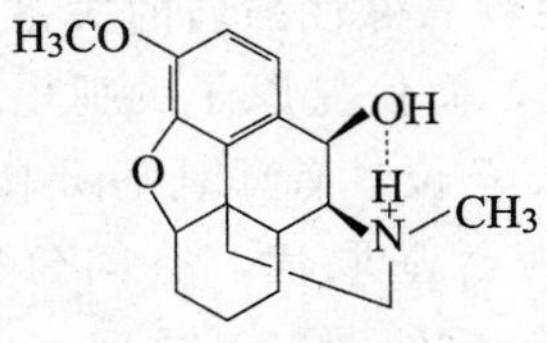　　　　　10-羟基二氢去氧可待因(反式)

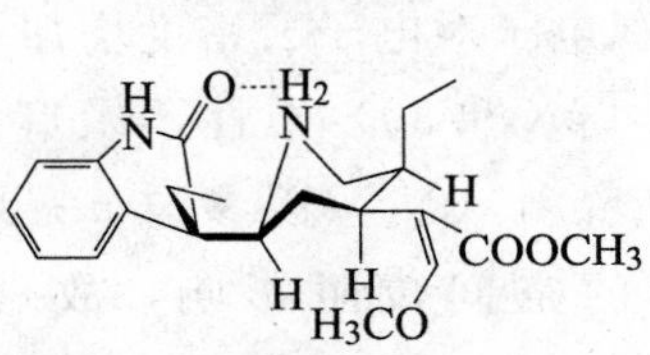

钩藤碱 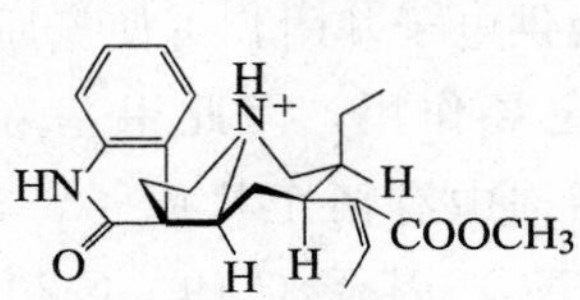　　　　　　　　　　异钩藤碱

由于生物碱分子结构复杂，其碱性强弱受分子结构中多种因素的影响，在分析其碱性强弱时，应综合考虑。一般地，诱导效应与共轭效应共存时，共轭效应对碱性的影响较强；诱导效应与空间效应共存时，空间效应对碱性影响较强。

五、沉淀反应

大多数生物碱在酸水液或酸性醇溶液中与某些试剂生成难溶性的复盐或分子络合物的反应称为生物碱沉淀反应，这些试剂称为生物碱沉淀试剂。

1. 常用的生物碱沉淀试剂　生物碱沉淀试剂的种类很多，常见有碘化物复盐、重金属盐和大分子酸类等。一些常用的生物碱沉淀试剂的名称、组成及反应特征见表 3-1。

表 3-1　　　　　　　　　　　　常用的生物碱沉淀试剂

试剂名称（英文名称）	组　成	反应特征
碘化铋钾试剂（dragendorff reagent）	$KBiI_4$	黄色至橘红色，无定形沉淀
碘化汞钾试剂（mayer reagent）	K_2HgI_4	类白色，沉淀
碘-碘化钾试剂（wagner reagent）	$KI-I_2$	红棕色，无定形沉淀
硅钨酸试剂（bertrand reagent）	$SiO_2 \cdot 12WO_3 \cdot nH_2O$	淡黄色或灰白色，无定形沉淀
磷钼酸试剂（sonnenschein reagent）	$H_3PO_4 \cdot 12MO_3 \cdot 2H_2O$	白色或黄褐色，无定形沉淀
苦味酸试剂（picric acid reagent）	2,4,6-三硝基苯酚	黄色，沉淀或结晶
雷氏铵盐试剂（ammonium reineckate reagent）	$NH_4[Cr(NH_3)_2(SCN)_4]$	红色，沉淀或结晶

2. 生物碱沉淀反应的条件　生物碱沉淀反应一般在稀酸水溶液中进行，但苦味酸试剂亦可在中性条件下进行。一般地，由于生物碱与酸成盐，易溶于水，生物碱沉淀试剂在酸性水溶液中较稳定，而生物碱与沉淀试剂的反应产物难溶于酸水，因而有利于反应的进行和反应结果的观察。

3. 生物碱沉淀反应阳性结果的判断　利用生物碱沉淀反应应注意假阴性和假阳性反应。仲胺一般不易与生物碱沉淀试剂发生反应，如麻黄碱。因此，对生物碱进行定性鉴别时，应用三种以上沉淀试剂分别进行反应，如果均能发生沉淀反应，可判断为阳性结果。

有些非生物碱类物质也能与生物碱沉淀试剂产生沉淀反应，如蛋白质、酶、多肽、氨基酸、鞣质等，同时，大多中药的提取液颜色较深，影响颜色的观察。为了排除假阳性的干扰，可采用"酸化-碱化-再酸化"的纯化处理方法，即将天然药物的酸水提取液碱化，使生物碱由解离型（亲水性强）转为游离型（亲脂性强），进而以三氯甲烷萃取游离生物碱，与水溶性干扰成分（如蛋白质等）分离，三氯甲烷层再酸化，以此酸水溶液进行生物碱沉淀反应。

4. 生物碱沉淀反应的应用　生物碱沉淀反应主要用于生物碱的检查、提取分离和含量测定等。

（1）生物碱的定性鉴别　生物碱沉淀反应可用于检查天然药物及其制剂中生物碱的有无；在生物碱提取分离过程中作为生物碱的追踪方法；用于试管的定性反应（常用碘化铋钾试剂）及薄层色谱或纸色谱的显色剂（常用改良碘化铋钾试剂）。

（2）生物碱的分离纯化　如应用雷氏铵盐试剂沉淀分离季铵碱。

（3）生物碱的含量测定　硅钨酸试剂能与生物碱生成稳定的沉淀，可用于生物碱的含量测定。

六、色谱检识

常用的生物碱色谱检识方法有薄层色谱、纸色谱、高效液相色谱和气相色谱等，主要用于指导生物碱分离以及纯度检查和已知生物碱的鉴定等。

（一）薄层色谱

包括吸附薄层色谱和分配薄层色谱。

1. 吸附薄层色谱　适用于分离和检识亲脂性较强的生物碱。

（1）固定相　常用的固定相为硅胶和氧化铝。硅胶本身显弱酸性，直接用于分离和检识生物碱时，与碱性强的生物碱可形成盐，其极性增强而被硅胶吸附，表现为斑点的 R_f 值很小，斑点拖尾或形成复斑，影响检识效果。为了避免出现这些现象，可在涂铺硅胶薄层板时用稀碱溶液（0.1～0.5mol/L 的氢氧化钠溶液）或碱性缓冲溶液代替水铺制硅胶薄层板；也可使色谱过程在碱性条件下进行，即在展开剂中加入少量碱性试剂，如二乙胺、氨水等，或者在展开槽中放一盛有氨水的小杯，用中性展开剂在氨蒸气中进行展开，或者在展开前，将完成点样的薄层板置氨蒸气中饱和 15 分钟以上，然后用中性展开剂进行展开。氧化铝本身显弱碱性，且吸附性能较硅胶强，不经处理便可用于分离和检识生物碱。

（2）展开剂　展开剂系统多以亲脂性溶剂为主，一般以三氯甲烷为基本溶剂，根据色谱结果调整展开剂的极性。若斑点的 R_f 值太小，可在三氯甲烷中加入适量极性较大的有机溶剂，如甲醇、丙酮等；若斑点的 R_f 值太大，可在三氯甲烷中加入适量极性较小的有机溶剂，如苯、环己烷等。展开剂中各溶剂的比例需通过实验进行摸索，或参考相关文献资料。

（3）显色剂　薄层色谱展开后，一般先直接观察斑点，再在紫外光下观察是否有荧光斑点，最后用显色剂显色。显色后，可以直接观察斑点，再置紫外光下观察是否有荧光斑点，比较显色剂显色前后的现象，进一步检识生物碱成分。绝大多数生物碱的薄层色谱可用改良碘化铋钾试剂显色，显示橘红色斑点，但若薄层板不含 CMC-Na 黏合剂，也可用碘化铋钾试剂显色。

2. 分配薄层色谱　当采用硅胶或氧化铝吸附色谱检识生物碱效果不理想时，可考虑分配色谱法，尤其用于分离结构十分相似的生物碱，可获得满意的效果。

（1）支持剂与固定相　常用硅胶或纤维素粉作支持剂，以水或甲酰胺作固定相。一般薄层板铺制后晾干，直接用于分配色谱，固定相为水；薄层板浸于甲酰胺-丙酮混合溶液中片刻，或将薄层板用此溶液展开一次，取出薄层板，于空气中挥干丙酮后点样，固定相为甲酰胺。

（2）展开剂　分配色谱的展开剂一定要被固定相饱和，因此，若固定相为水，用于分离亲水性生物碱，一般选用 BAW 系统（正丁醇-乙酸-水，4∶1∶5，上层）为展开剂；若固定相为甲酰胺，用于分离亲脂性生物碱，一般选用三氯甲烷-苯（1∶1）等展开剂。

（3）显色剂　分配薄层色谱与吸附薄层色谱的显色方法基本相同，但一般不用含有强酸的显色剂。若固定相为甲酰胺，展开剂展开后置空气中挥干，再将薄层板加热至 110℃，除去甲酰胺后再用显色剂显色。

与吸附薄层色谱比较,分配薄层色谱一般用于分离检识极性较大的生物碱。以甲酰胺为固定相的薄层分配色谱,适于分离弱极性或中等极性的生物碱;以水为固定相的薄层分配色谱,适于分离亲水性生物碱,可获得较好的分离效果。

(二)纸色谱

生物碱的纸色谱类似于薄层分配色谱,可用于亲水性生物碱、生物碱盐和亲脂性生物碱的分离检识。

1. 固定相 纸色谱的固定相有三种。

(1)水 可用滤纸,因其本身含有6%~7%的水分,也可用水浸润滤纸。用水作固定相一般用于分离亲水性生物碱或生物碱盐。

(2)甲酰胺 将甲酰胺溶于丙酮,再将滤纸置于其中浸湿片刻,取出,挥去丙酮,即可用于分离亲脂性生物碱。

(3)酸性缓冲液(也称多缓冲纸色谱) 将不同pH值的酸性缓冲液自起始线由高到低间隔2cm左右的距离涂布若干个缓冲液带,晾干,即可用于不同碱性的生物碱分离。在这种纸色谱中,混合生物碱在展开过程中由于碱性大小不同,碱性强的先成盐,极性变大,斑点不动,后面的同理依碱性由强至弱而依次分离。因此,通过酸性缓冲液为固定相的纸色谱,可指导不同碱性生物碱液-液萃取分离时pH的选择。

2. 展开剂 展开剂在使用前一定要被固定相饱和,不同固定相选择相应的展开剂。以水为固定相的纸色谱,宜用亲水性溶剂系统作展开剂,如BAW系统;以甲酰胺和酸性缓冲液为固定相的纸色谱,多以三氯甲烷、乙酸乙酯等亲脂性有机溶剂为主组成的溶剂系统作展开剂。

3. 显色剂 纸色谱所用的显色剂与分配薄层色谱基本相同,但不宜使用含硫酸的显色剂。

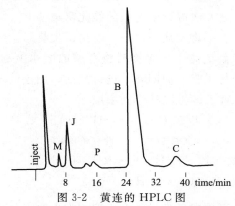

图 3-2 黄连的 HPLC 图

C:黄连碱 B:小檗碱 P:掌叶防己碱 J:药根碱 M:木兰碱

(三)高效液相色谱

高效液相色谱被广泛用于生物碱的分离检识,特别是对结构十分相似的生物碱有很好的分离效果。一般采用分配色谱法、吸附色谱法、离子交换色谱法等,其中以反相分配色谱法应用最多。

由于生物碱具碱性，使用偏碱性的流动相能提高分离效果。但当流动相为碱性时，不宜用硅胶作支持剂，可改用弱碱性键合相硅胶作固定相。应当指出，流动相的 pH 值大小对分离效果是否理想密切相关。如黄连中黄连碱、小檗碱、掌叶防己碱和药根碱四种结构相近的季铵碱的分离，以水-乙腈-乙酸（80∶20∶0.3）为流动相时，彼此不能分离，若在此流动相中加入三乙胺至流动相的 pH 为 8.5 左右，各峰分离效果最好，四种生物碱能够完全分离，如图 3-2。

（四）气相色谱

具有挥发性的生物碱可采用气相色谱进行分离检识，如麻黄碱、烟碱等。一般挥发性生物碱较少，故这种方法在生物碱检识中应用不广。

第四节 生物碱的提取分离

一、总生物碱的提取

（一）溶剂提取法

针对生物碱在植物体内不同的存在形式，可采用水或酸水、醇类溶剂、亲脂性溶剂进行提取。

1. 水或酸水提取法 具有一定碱性的生物碱在植物体内都以盐的形式存在，故可选用水或酸水提取。常用 0.1%～1% 的硫酸、盐酸等无机酸水提取，将生物碱大分子有机酸盐置换成小分子无机酸盐，从而增大生物碱的溶解度。个别以苷形式存在的生物碱，也可以水作为溶剂进行提取。常采用浸渍法或渗漉法提取，个别含淀粉少者可用煎煮法。此提取方法比较简便，但主要缺点是提取液体积较大，浓缩困难，而且水溶性杂质多。因此用酸水或水提取后，一般还需要采用下列方法进行生物碱的纯化富集。

（1）阳离子树脂交换法 生物碱盐在水中可解离出生物碱阳离子，能和阳离子交换树脂发生离子交换反应，被交换到树脂上。操作时将总碱的酸水液通过强酸型阳离子交换树脂柱，使酸水中生物碱阳离子与树脂上的阳离子进行交换，用生物碱沉淀反应检查交换是否完全。交换完全后，用中性水或乙醇洗除柱中的杂质。

$$BH^+ Cl^- \longrightarrow BH^+ + Cl^-$$

生物碱盐酸盐 　　生物碱阳离子

$$R^- H^+ + BH^+ \longrightarrow R^- BH^+ + H^+$$

注：R 代表型阳离子交换树脂，B 代表游离生物碱。

上述除杂过程完成后，可用碱处理过的有机溶剂将生物碱从树脂上洗脱，如用含氨水乙醇洗脱，中和洗脱液，回收乙醇后即得到较纯的生物碱。也可将已交换上生物碱的树脂从色谱柱中倒出，用碱碱化至 pH 值为 10 左右，将生物碱游离出来，再用三氯甲烷或乙醚等有机溶剂回流提取，浓缩提取液也可得到较纯的总碱。有时为了得到总生物碱盐，可用酸水或酸性乙醇进行洗脱，酸中的阳离子将其置换下来，浓缩即得总碱盐。

（2）沉淀法　①生物碱碱化游离沉淀：用碳酸钠、氨水、石灰水等碱碱化酸水提取液可使某些生物碱游离并沉淀出来，可与各种杂质包括水溶性生物碱分离。如中药山豆根的稀硫酸提取液加碳酸钠浓溶液碱化至 pH9 左右，即有大量难溶性总生物碱沉淀析出。②生成难溶性生物碱盐沉淀：在酸水提取液中加入某些酸，可使一些生物碱转化为难溶性盐沉淀下来。例如在三颗针的硫酸提取液中直接加入盐酸，使其中生成的盐酸小檗碱沉淀。③利用盐析生成沉淀：在提取液中加入一定量的无机盐，如氯化钠、硫酸钠等，可促使某些生物碱的溶解度降低而沉淀出来。例如工业上由黄藤中提取掌叶防己碱就是在其 1‰硫酸水溶液中加碱碱化至 pH9，再加氯化钠使溶液达饱和状态，放置后析出粗制掌叶防己碱。

（3）萃取法　将酸水提取液碱化，生物碱游离后，如沉淀，过滤即得；如不沉淀，以适当亲脂性有机溶剂萃取，回收溶剂，即得总生物碱。

2. 醇类溶剂提取法　游离生物碱或其盐均可溶于甲醇、乙醇，可用醇回流或渗漉、浸渍法提取。醇提取的优点是对不同存在形式的生物碱均可选用，另外水溶性杂质如多糖、蛋白质较少提出。但是提取液中脂溶性杂质较多，如树脂、脂溶性色素等。对此可配合酸水溶解-碱化游离-有机溶剂萃取法进行处理去除。具体方法是醇提取液回收醇后加稀酸水搅拌，放置，滤过，溶液调碱性后以适合的亲脂性有机溶剂萃取，回收溶剂即得总生物碱。

3. 亲脂性有机溶剂提取法　大多数游离生物碱都是亲脂性的，故可用三氯甲烷、乙醚以及二氯甲烷等提取游离生物碱。可采用浸渍、回流或连续回流法提取。提取前为了使生物碱游离，同时增加溶剂对植物细胞的穿透力，可用少量碱水将药材湿润后提取。

以亲脂性有机溶剂提取的一般工艺流程如下：

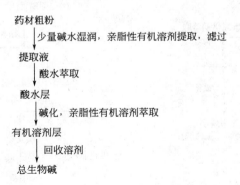

本提取法的主要优点是水溶性杂质少，按上述工艺流程脂溶性杂质又可经酸水萃取除去。但是有机溶剂价格昂贵，安全性差，对设备要求严格，在提取过程中应防止溶剂泄漏。

（二）水蒸气蒸馏法

水蒸气蒸馏法适用于具有挥发性的生物碱的提取。采用此法时应先将药材用碱水进行处理，使盐转变成游离碱后，再用水蒸气蒸馏法进行提取。水蒸气蒸馏液可加入中性无机盐（氯化钠、硫酸钠）进行盐析，并用亲脂性溶剂萃取游离碱，也可用其他方法进一步处理。

（三）其他提取方法

超临界流体萃取（SFE）技术，也开始应用到生物碱的萃取分离中。例如长春花中长春碱和长春新碱的萃取分离，采用超临界 CO_2 做溶剂，在萃取温度 40℃，压力 3.50×10^4 KPa 以上的条件下进行萃取，效果良好。

随着科学技术的发展，一些新型的技术已经应用到生物碱提取工艺中，在传统方法的基础上再结合新技术进行提取，不仅能提高效率，且能降低能耗。如微波萃取法，超声提取法等。

二、生物碱的分离

一种药材往往含有多种性质不同的生物碱，所以提取物是各种生物碱的混合物。欲将其中的生物碱单体逐一分离，往往要先用溶剂法进行初步分离，得到碱度不同或极性不同的几个生物碱部位后，再用色谱法进行分离得到生物碱的单体。

（一）不同类别生物碱的分离

通常将总生物碱按碱性强弱、酚性有无及是否具有水溶性初步分成五类。其分离流程如下。

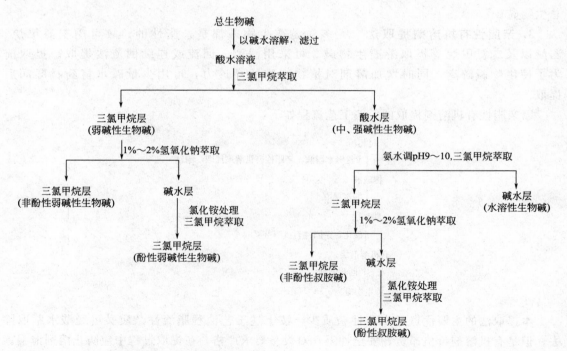

（二）利用生物碱的碱性差异进行分离

总生物碱中各单体生物碱的碱性往往不同，可用 pH 梯度萃取法进行分离。具体方法有两种。一种是将总生物碱溶于三氯甲烷等亲脂性有机溶剂，以不同酸性缓冲液依 pH 值由高至低依次萃取，生物碱可按碱性由强至弱先后成盐依次被萃取出而分离，分别碱化后以有机溶剂萃取即可。另一种是将总生物碱溶于酸水，逐步加碱使 pH 值由低至高，每调节一次pH 值，即用三氯甲烷等有机溶剂萃取，则各单体生物碱依碱性由弱至强先后游离，依次被萃取出而分离。

采用 pH 梯度法分离时，通常采用多缓冲纸色谱法有针对性地选择萃取液的 pH。

生物碱之间的碱度相差越大，用此法分离则越容易。例如，催吐萝芙木总生物碱的分离。碱性最弱的利血平和碱性中等强度的阿马灵及碱性最强的蛇根碱，可分别在 pH2、pH8、pH9 的溶液中被三氯甲烷依次萃取分离。流程如下：

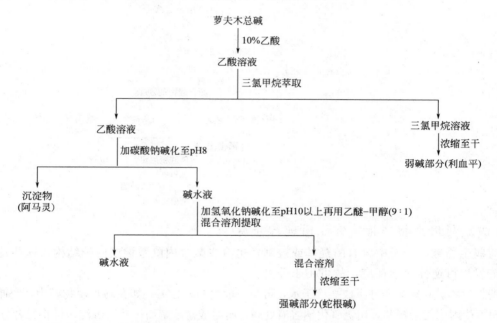

（三）利用生物碱或生物碱盐溶解度的差异进行分离

总生物碱中各单体的极性不同，对有机溶剂的溶解度有差异，可利用这种差异来分离生物碱。如苦参中苦参碱和氧化苦参碱的分离，可利用苦参总碱中氧化苦参碱极性稍大，难溶于乙醚，而苦参碱可溶于乙醚的性质，将苦参总碱溶于三氯甲烷，再加入 10 倍量以上乙醚，氧化苦参碱即可析出沉淀。不同生物碱与同一种酸生成的盐溶解性可能不同，也可以利用这种差异来分离生物碱或其盐。如用溶剂法从麻黄中提取分离麻黄碱与伪麻黄碱，即利用二者草酸盐的水溶性不同，提取后经处理得到的甲苯溶液，经草酸溶液萃取后浓缩，草酸麻黄碱溶解度小而析出结晶，草酸伪麻黄碱溶解度大而留在母液中。

不同的生物碱与不同的酸生成的盐的溶解性也可能不同，可利用这种差异分离生物碱其盐类。如金鸡纳树皮中主要含有 4 种生物碱，奎宁、奎尼丁、辛可宁和辛可尼定，主要利用其与不同酸生成的盐的水溶性不同而进行分离，其中辛可宁的分离则是利用其在乙醚中的溶解度小的性质来分离。具体提取分离工艺流程如下：

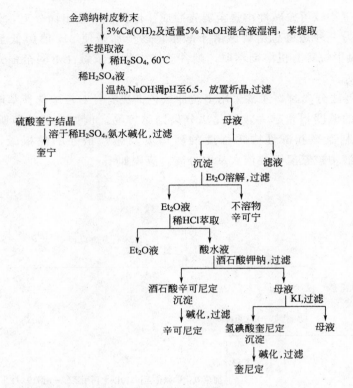

（四）利用生物碱特殊官能团进行分离

有些生物碱的分子中含有酚羟基或羧基，也有少数含内酰胺键或内酯结构，这些基团或结构能发生可逆性化学反应，故可用于分离。

酚性生物碱在碱性条件下成盐溶于水，可与一般生物碱分离。如在阿片生物碱中，吗啡具酚羟基而可待因则无酚羟基，用氢氧化钠溶液处理，吗啡成盐溶解而可待因沉淀，可将二者分离。

内酯或内酰胺结构的生物碱可在碱性水溶液中加热皂化开环生成溶于水的羧酸盐而与其他生物碱分离，在酸性下又环合成原生物碱而沉淀。如喜树中喜树碱具内酯环，在提取分离喜树碱工艺中，即利用了这一性质。

喜树根粉
↓ 95%乙醇50℃提取
乙醇提取液
↓ 回收乙醇，浸膏加水溶解，过滤，不溶物以三氯甲烷提取
三氯甲烷提取液
↓ 回收三氯甲烷，提取物以甲醇回流，室温过滤
沉淀
↓ 以10%氢氧化钠水浴加热，趁热过滤
溶液
↓ 用甲醇及2mol/L盐酸在60℃下处理，析出沉淀，过滤
沉淀
↓ 以三氯甲烷-甲醇重结晶
喜树碱

（五）利用色谱法进行分离

利用上述分离方法分离生物碱总碱时常不能直接获得纯的单体化合物，尤其是总碱成分复杂、结构近似且含量低的成分更不易得到。通常在上述分离基础上，配合反复重结晶方法或色谱法，尤其是色谱法的分离才能获得理想的结果。

生物碱色谱分离方法有吸附色谱、分配色谱、离子交换色谱、大孔树脂吸附色谱、葡聚糖凝胶色谱、高效液相色谱、液滴逆流色谱法等。在实际研究工作中，除常压下进行分离外，更常采用低压或中压柱层析法进行分离，而且常需几种色谱法交替或反复使用才能获得较好的分离效果。现将分离生物碱常用的柱色谱方法介绍如下。

1. 吸附柱色谱法　常用氧化铝或硅胶作为吸附剂，有时也用纤维素、聚酰胺等。以三氯甲烷、乙醚等亲脂性有机溶剂或以其为主的混合溶剂系统作洗脱剂。例如东贝母（*Fritillaria thunbergii*）中 4 个甾体生物碱分离。

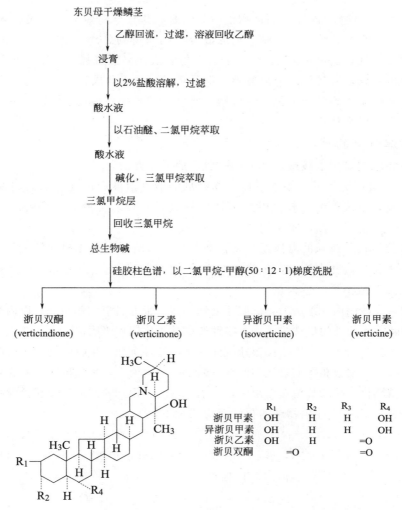

2. 分配柱色谱法　对某些结构特别相近的生物碱，采用分配色谱法可达到较为理想的

分离效果。如三尖杉中的抗癌生物碱三尖杉酯碱（harringtonine）和高三尖杉酯碱（homo-harringtonine）的分离，两者结构仅差一个亚甲基，吸附色谱分离效果不佳，而分配色谱能将其分离。具体方法是以硅胶为支持剂，以 pH5.0 缓冲液为固定相，pH5.0 缓冲液饱和的三氯甲烷溶液洗脱，首先洗脱的是高三尖杉酯碱，中间部分是二者的混合物，最后部分是三尖杉酯碱。

3. 高效液相色谱法　高效液相色谱法（HPLC）具有分离效能好、灵敏度高、分析速度快的优点，能使很多其他色谱法难分离的混合生物碱得到分离。HPLC 法分离生物碱时，可用硅胶吸附色谱柱，也可用 C_{18} 反相色谱柱。色谱法分离能力强，对组分复杂的总生物碱或含量较低的生物碱，有较好的分离效果，但是色谱法技术要求较高。一般的色谱技术操作周期长，消耗溶剂多。高效液相色谱的应用，使生物碱的分离达到了快速、准确、微量高效水平，实际工作中已广泛应用。

（六）水溶性生物碱的分离

水溶性生物碱主要指季铵碱，其分离一般可用下述方法。

1. 沉淀法　可用沉淀试剂将水溶性生物碱从弱酸水溶液中沉淀出来，与留在滤液中的水溶性杂质分离，以获得纯度较高的水溶性生物碱或其盐。实验室中常用雷氏铵盐沉淀试剂，工业生产因其价格较高而不常用。

用雷氏铵盐纯化季铵碱的方法是先将含季铵碱的水溶液用稀无机酸溶液调 pH 值 2～3，加入新配制的雷氏盐饱和水溶液，生物碱的雷氏盐即沉淀析出，沉淀完全后滤过，用少量水洗涤沉淀，至洗涤液不呈红色为止。

生物碱的雷氏盐用丙酮溶解后，滤除不溶物。将滤液通过氧化铝短柱，以丙酮洗脱并收集洗脱液。生物碱雷氏盐被丙酮洗脱，一些极性杂质被氧化铝柱吸附而除去。在上述洗脱液中加入硫酸银饱和水溶液至不再产生雷氏银盐沉淀为止，滤除沉淀，生物碱转化为硫酸盐留在溶液中。加入与硫酸银摩尔数相等的氯化钡溶液（剧毒）于溶液中，生成硫酸钡和氯化银沉淀，滤除沉淀，生物碱转化为盐酸盐留在溶液中，浓缩滤液，可得到较纯的季铵碱盐酸盐结晶。

用雷氏铵盐纯化水溶性生物碱的化学反应式如下：

$$B^+ + NH_4[Cr(NH_3)_2(SCN)_4] \longrightarrow B[Cr(NH_3)_2(SCN)_4] \downarrow$$

$$2B[Cr(NH_3)_2(SCN)_4] + Ag_2SO_4 \longrightarrow B_2SO_4 + 2Ag[Cr(NH_3)_2(SCN)_4] \downarrow$$

$$Ag_2SO_4 + BaCl_2 \longrightarrow 2AgCl \downarrow + BaSO_4 \downarrow$$

$$B_2SO_4 + BaCl_2 \longrightarrow 2BCl + BaSO_4 \downarrow$$

注　B 代表季铵生物碱

2. 溶剂法 利用水溶性生物碱能够溶于极性较大而又能与水分层的有机溶剂（如正丁醇、异戊醇或三氯甲烷-甲醇的混合溶剂等）的性质，用这类溶剂与含水溶性生物碱的碱水液反复萃取，使水溶性生物碱与强亲水性的杂质得以分离。例如：益母草中的水溶性生物碱——益母草碱，就是在其酸水液中用异戊醇萃取得到。

3. "离子对"提取法 在适当的 pH 介质中，生物碱（B）可与氢离子结合成盐（BH⁺），一些酸性染料（如溴甲酚绿、溴酚蓝等）在此条件下解离为阴离子（In⁻），而与上述盐的阳离子结合成有色的配位化合物，即离子对：

$$BH^+ + In^- \rightleftharpoons (BH^+In^-) \rightleftharpoons BH^+ \cdot In^-$$

若：BH⁺ 阳离子以 Q⁺ 代表，In⁻ 阴离子以 X⁻ 代表

$$Q^+_{水相} + X^-_{水相} \rightleftharpoons QX_{有机相}$$

提取常数 $E_{QX} = [QX]_{有机相} / [[Q^+]_{水相} \cdot [X^-]_{水相}]$

注：〔QX〕有机相为达到平衡时有机相中离子对的浓度。

　　〔Q⁺〕水相和〔X⁻〕水相分别为水相中达到平衡时阳离子和阴离子的浓度。

上述离子对可溶于某些有机溶剂，生成有色溶液。利用这一原理进行的提取方法叫"离子对"提取法。此法成败关键在于能否将有机碱以离子对的形式定量地提取到有机溶剂中，因而涉及离子对的提取常数和溶液 pH 等因素。一般来说，离子对提取常数越大，则提取率越高。利用上述原理可使水溶性生物碱或季铵碱在适当的 pH 环境中与酸性染料形成离子对，用适当的有机溶剂提取而与水溶性杂质分离。

第五节　生物碱的结构测定

生物碱的结构鉴定方法包括化学法和波谱法。20 世纪 60 年代以前，以化学法为主，经脱氢、氧化降解、官能团分析、全合成等，测定其结构。之后，波谱法不断发展，迄今已成为测定生物碱结构的重要方法。

一、波谱法在生物碱结构测定中的应用

最常用的波谱法有 NMR（¹H-NMR、¹³C-NMR 和 2D-NMR）和 MS 谱。UV、IR 除一些特例外，其应用较少。

（一）红外光谱

生物碱由于结构类型多而且复杂，在红外光谱上共性特征很少，主要用于分子结构中功能基的判断和与已知生物碱进行对照鉴定。较为典型的例子是利用红外光谱中 Bohlmann 吸收带对反式和顺式喹喏里西啶的确定。在反式喹喏里西啶环中，在 2800～2700cm⁻¹ 区域有两个以上明显的吸收峰，而顺式异构体则在此区域无峰或峰极弱。该峰称为 Bohlmann 吸收峰。如在育亨宾类生物碱中，若为 3α-H，则有 Bohlmann 吸收峰，反之，若为 3β-H（如伪或表育亨宾）则无此种吸收。

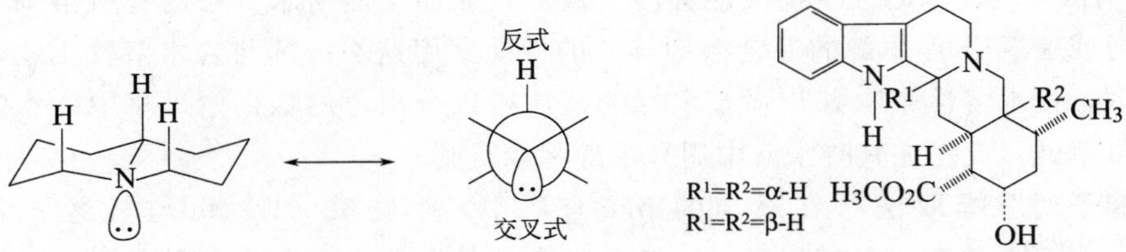

具有 Bohlmann 吸收峰的除喹喏里西啶外，还有吐根碱类、四氢原小檗碱类以及某些吲哚和甾体生物碱类。反式喹喏里西啶的盐、季铵盐、N-氧化合物及内酰胺等，因氮原子上没有孤电子对，故无 Bohlmann 吸收峰。

（二）核磁共振氢谱

^{1}H-NMR 谱是解析生物碱类化合物最有力的波谱之一。对大多数生物碱来说，解析规律同其他类型化合物区别不大。现将受氮原子影响的质子化学位移范围及 ^{1}H-NMR 谱在生物碱结构解析中的某些应用予以介绍。

1. 不同类型 N 上质子的 δ 值范围 脂肪胺 0.3～2.2；芳香胺 2.6～5.0；酰胺 5.2～10。

2. 生物碱不同类型氮原子上甲基的 δ 值范围 见表 3-2。

表 3-2　　　　　　　　　　不同类型 N-CH₃ 的化学位移值（CDCl₃）

N 原子类型	N-CH₃ 一般范围（δ）
叔胺	1.97～2.56
仲胺	2.3～2.5
芳叔胺和芳仲胺	2.6～3.1
杂芳环	2.7～4.0
酰胺	2.6～3.1
季铵	2.7～3.5*

*：测定溶剂为 DMSO-d_6，或 C_5D_5N，或 CD_3OD。

3. 生物碱结构式构象判断 通过氢的偶合常数大小可以区别生物碱的立体异构体。如 l-麻黄碱（简称麻黄碱，下同）和 d-伪麻黄碱（简称伪麻黄碱，下同）分子结构中，C_2 上的四个取代基排列顺序相同，都是 S 构型。C_1 的四个取代基排列顺序不同，麻黄碱为 R 构型，伪麻黄碱为 S 构型，故两者为 C_1 差向异构体。麻黄碱的 C_1-H 与 C_2-H 为邻位交叉，两面夹角约 60°，$J_{H_1-H_2}$ 为 4Hz，而伪麻黄碱的 C_1-H 与 C_2-H 为对位交叉，两面夹角约 180°，$J_{H_1-H_2}$ 为 8Hz。

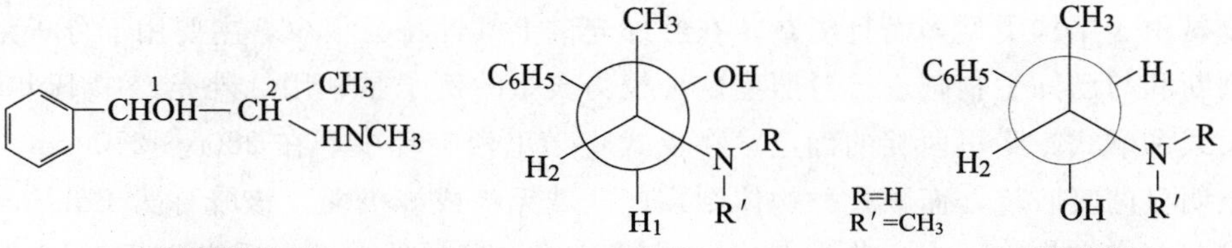

1-麻黄碱(1R,2S)
d-伪麻黄碱(1S,2S)

1-麻黄碱

d-伪麻黄碱

（三）核磁共振碳谱

^{13}C-NMR 谱是目前用于测定生物碱分子结构的重要手段之一。碳谱的基本规律和在确定化合物结构中的应用同样适用于生物碱。下面主要介绍生物碱 ^{13}C-NMR 谱的某些特殊规律。

1. 生物碱结构中氮原子电负性对邻近碳原子化学位移的影响　生物碱结构中氮原子电负性产生的吸电子诱导效应使邻近碳原子向低场位移，其 α-碳＞γ-碳＞β-碳。如吡啶和烟碱。同样，在 N-氧化物和季铵以及 N-甲基季铵盐中的氮原子使 α-碳向低场位移幅度更大。如在海南青牛胆碱中，氮原子周围的三个 α-碳的 δ 值分别是 60.6、60.8 和 64.7，较两个 β-碳（δ 值分别为 22.8 和 27.8）大大向低场位移。

吡啶　　　　烟碱　　　　　　　　海南青牛胆碱　　紫堇碱 R=—CH$_3$　中紫堇碱 R=┄CH$_3$

2. 生物碱结构中氮原子对甲基碳化学位移的影响　与上原理相同，氮原子的电负性使与氮原子相连的甲基的化学位移较普通甲基向低场位移。N-甲基的 δ 值一般在 30～47 之间。如海南青牛胆碱 N-甲基的 δ 值为 38.7。

3. 生物碱结构异构体的研究　如紫堇碱和中紫堇碱是一对 C-13 甲基差向异构体，紫堇碱的 B/C 环为反式喹喏里西啶，中紫堇碱 B/C 环为顺式喹喏里西啶。当 C-14 为 S 构型时（C$_{14}$-α-H），C-13 连 β-CH$_3$ 的 C-5、C-6、C-8、C-13 要比 C-13 连 α-CH$_3$ 的位于低场，而 C-14 稍移向高场。

（四）二维核磁共振谱

二维核磁共振谱（2D NMR）简称二维谱，在解决化学位移归属和确定立体构型等方面更为客观、可靠。

1. 同核位移相关谱（^{1}H-^{1}HCOSY 谱）　生物碱多数环系较多，结构复杂，氢的归属仅凭一般氢谱往往很困难。如士的宁碱中，各脂肪族质子化学位移的一维谱图上有较为严重的重叠，无法分辨。但是在 ^{1}H-^{1}HCOSY 谱中，利用相邻质子间偶合产生的相关峰则很容易找到相互偶合的质子，使氢的归属变得很容易。

2. 异核位移相关谱　^{13}C-^{1}H COSY 谱是目前归属碳信号最重要的方法之一。异核多键相关谱（HMBC）则可以高灵敏度地检测出 ^{13}C-^{1}H 远程偶合（$^2J_{CH}$，$^3J_{CH}$）的相关信号，同时提供有关季碳的信息和与杂原子相连的 ^{1}H 的信息。如二萜生物碱弯翠生，一维碳谱显示，在 δ52～57 区域内无典型 C-19 信号，说明 C-19 还有取代，其 C-1 与 C-19 的化学位移与具有氮杂缩醛结构化合物中的相应碳的化学位移很接近。通过 HMBC 可以看到 19-H 与 1-C，1-H 与 19-C 两组相关信号，进一步确证了弯翠生具有氮杂缩醛结构。另外，异核多量子相关谱（HMQC）可以高灵敏度地检测出直接相连的 ^{13}C-^{1}H（$^2J_{CH}$，$^1J_{CCH}$）的相关信号。

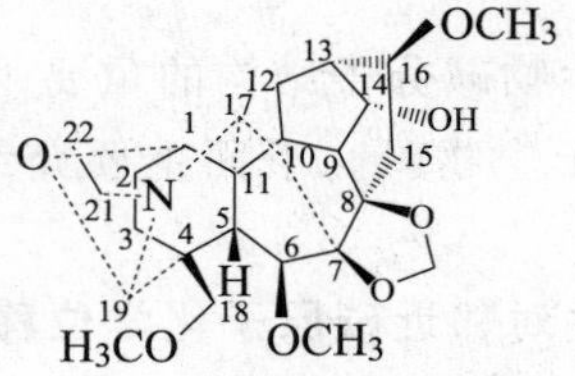

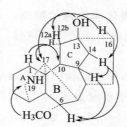

弯翠生

3. 其他二维谱　NOE 相关谱（NOESY）可用来解析生物碱的相对空间构型，不仅可以观测到空间相近质子间的 NOE 效应，同时还能作为相关峰出现在图谱上，大大增加了判断的可靠程度。如图粗茎乌碱 I 的骨架结构，其 C-9、C-10、C-12、C-13 和 C-14 构成了一个 5 元环（C 环）。该环上的 10-H 与 A 环上 1-H 间有 NOE 信号，12a-H 与 17-H 之间存在 NOE 信号，在 14-H 与 B 环上的 6-H 之间存在着明显的间接 NOE 信号，由此可以将 C 环与 A/B 环的相对平面关系确定下来。C 环上的 9-H、10-H、12b-H、14-H 相互间均存在着 NOE 信号，可以确定这些质子基本上是在同一平面上。由于 10-H 与 1-H 在一个平面上，故可以确定 C-10 为 R 构型。依次推导 C-9 为 S 构型、C-13 为 S 构型、C-14 为 R 构型。

（五）质谱

在生物碱结构鉴定中，MS 的作用不仅可确定分子量、分子式，还可利用生物碱碎片裂解规律推定结构。在判断生物碱的分子离子峰时，要注意该离子峰是否符合氮律。以下介绍生物碱 MS 的一般裂解规律。

1. α-裂解　裂解主要发生在与氮原子相连的 α-键上。其特征是基峰或强峰是含氮的基团或部分。另外，当氮原子的 α-碳连接的基团不同时，则所连接的大基团易于发生 α-裂解。具有这种裂解的生物碱及类型很多，如辛可宁（cinchonine）、莨菪烷、甾体生物碱等。

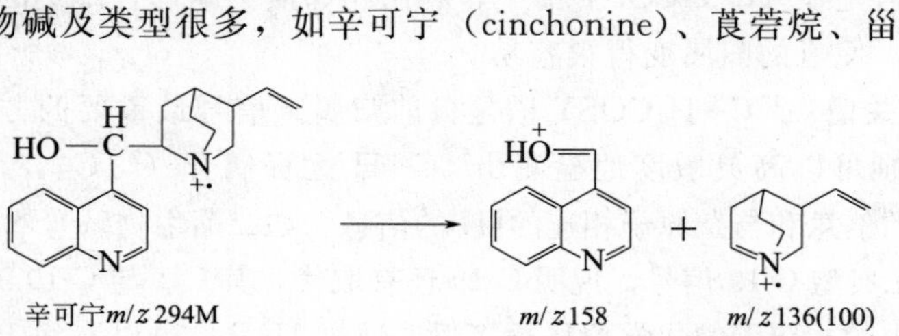

辛可宁 *m/z* 294M　　　　*m/z* 158　　*m/z* 136(100)

2. RDA 裂解　当生物碱中具有环己烯的结构时，常发生此种裂解，产生一对强的互补离子，由此可确定环上取代基的性质和数目。属于这种裂解的生物碱主要有四氢 β-卡波林结构的吲哚类、四氢原小檗碱类、普罗托品类以及无 N-烷基取代的阿朴菲类生物碱等。现以文卡明（vincadifformine）为例说明其裂解过程。

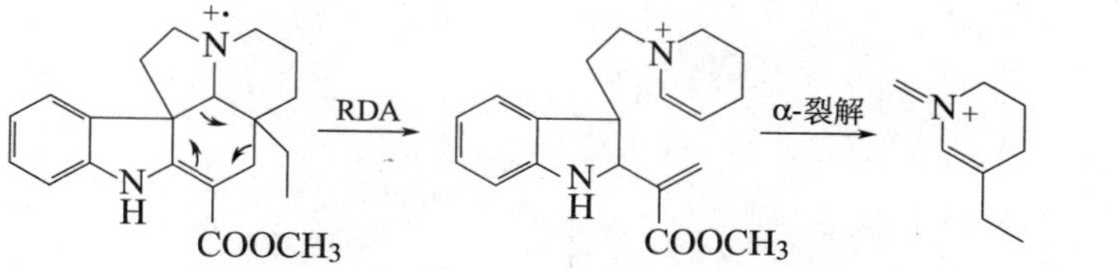

文卡明
(M$^{+\cdot}$ m/z 338)

m/z 124(100)

二氢吲哚类生物碱（如白坚木碱 aspidospermine 等）特征离子则来源于非典型的 RDA 与 α-裂解。

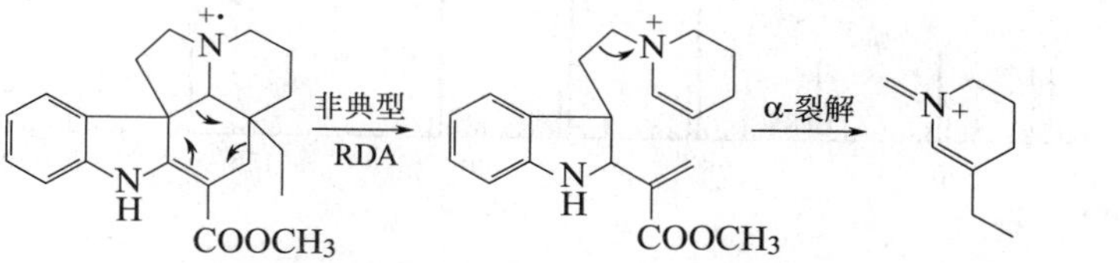

白坚木碱
(M$^{+\cdot}$ m/z 282)

m/z 254(M-28)

m/z 124(100)

3. 其他裂解

（1）难于裂解或由取代基及侧链裂解产生的离子　当生物碱主要为芳香体系组成，或以芳香体系为主，或环系多、分子结构紧密者，环裂解较为困难，一般看不到由骨架裂解产生的特征离子，裂解主要发生在取代基或侧链上。此种裂解的 M$^+$ 或 [M-1]$^+$ 峰多为基峰或强峰。如喹啉类、去氢阿朴菲类、苦参碱类、吗啡碱类、萜类及某些甾体生物碱类等可产生此类裂解。

（2）主要由苄基裂解产生的离子　此种裂解发生在苄基上，是苄基四氢异喹啉和双苄基四氢异喹啉的主要裂解类型。裂解产生的二氢异喹啉离子碎片多数为基峰。

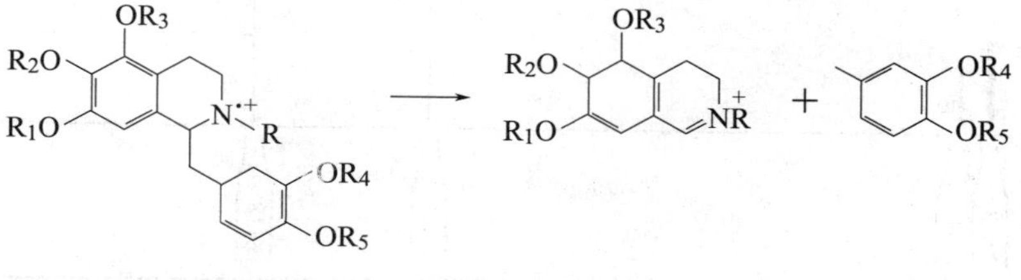

二、生物碱结构研究实例

（一）生物碱 Edaravone

该化合物为黄色片状结晶（乙醇），溶于丙酮，略溶于乙醇、乙醚及三氯甲烷，几乎不溶于水、石油醚。mp. 127℃~131℃，MS 给出 [M]⁺ 174，分子式 $C_{10}H_{10}N_2O$。

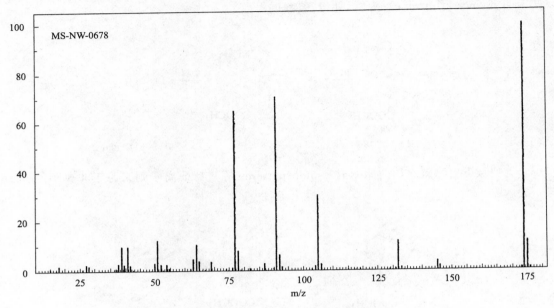

图 3-3 Edaravone 的 MS 图谱

从 ¹H-NMR 谱可见五组峰，从高场到低场质子比例数为 3：2：1：2：2，表明分子中有 10 个质子。高场区有两个单峰，分别为 δ2.18(-CH₃) 和 3.41(-CH₂)；低场区有三组峰，分别为 δ7.17、7.39 和 7.85，为单取代苯环上的 5 个氢。

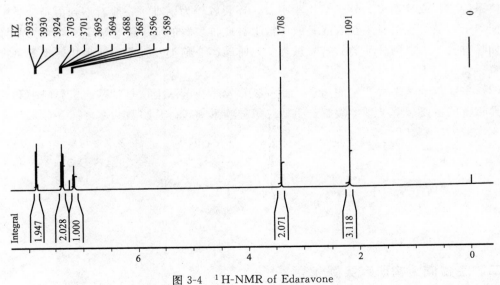

图 3-4 ¹H-NMR of Edaravone

¹³C-NMR 谱显示 1 个羰基 δ171.1，一个碳氮双键 δ157.0，与 DEPT135 谱对比可显示出 1 个亚甲基 δ43.4，1 个甲基 δ17.3，5 个次甲基 δ119.1、125.4、129.2，为芳环上的次甲

基，1个芳环季碳 δ138.5。通过[1]H-^{13}C COSY 谱和 HMBC 谱测定，对氢谱和碳谱各峰进行了归属，见表 3-3。

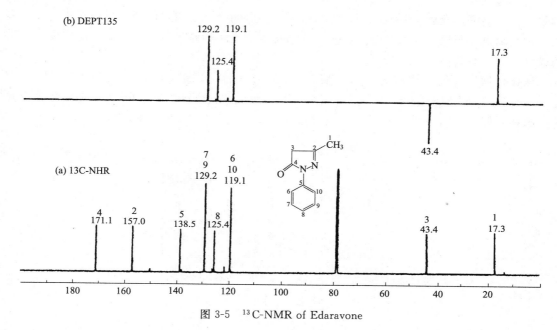

图 3-5 ^{13}C-NMR of Edaravone

表 3-3 Edaravone 的各种 NMR 谱数据

碳位	[1]H(ppm)	[13]C(ppm)	HMBC
1	2.18	17.3	4-H
2	—	157.0	1-H,3-H
3	3.41	43.4	3-H
4	—	171.1	3-H
5	—	138.5	6,7,8,9,10-H
6	7.85	119.1	7,8,9-H
7	7.39	129.2	8-H,9-H
8	7.17	125.4	6,7,9,10-H
9	7.39	129.2	7,9-H
10	7.85	119.1	7,8,9-H

研究确定结构如下：

Edaravone

（二）苦参碱

苦参为豆科植物苦参（*Sophora flavescens*）的干燥根。具有清热燥湿、杀虫、利尿的功效。用于热痢，便血，黄疸尿闭，赤白带下，阴肿阴痒，湿疹，湿疮，皮肤瘙痒，疥癣麻风；外治滴虫性阴道炎。从中分离出多个喹喏里西啶类生物碱，苦参碱是其中的主要生物碱类成分之一。对其结构解析如下：

该化合物为白色针状结晶（石油醚），mp76℃～78℃，碘化铋钾试剂反应阳性。UV λ_{max}(nm)205。EI-MS 给出〔M〕$^+$248、〔M-1〕$^+$247。结合 ^{1}H-NMR 和 ^{13}C-NMR 数据，并与文献相对照，推断该化合物分子式为 $C_{15}H_{24}N_2O$。

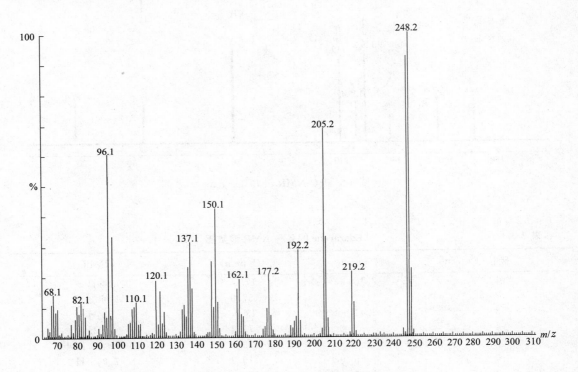

图 3-6　EI-MS spectrum of matrine

^{13}C-NMR（CDCl$_3$）给出 15 个碳信号，其中 δ169.3 信号提示存在 C＝O，而 δ63.8、57.3、57.2、53.1、43.2 为环上与氮原子直接相连的碳原子信号。^{1}H-NMR（CDCl$_3$）δ4.40(1H, dd, J＝12.6Hz, 4.2Hz) 和 3.05(1H, t, J＝12.6Hz) 信号为同碳原子发生偕偶的氢，分别属于 He-17 和 Ha-17。δ3.82(1H, dt, J＝9.6, 6.0Hz) 为环上碳原子上的氢信号，且该碳原子与 N 原子直接相连，为 C-11。δ2.43(1H, dt, J＝17.4Hz, 4.2Hz) 和 2.25(1H, m) 信号分别属于 He-14 和 Ha-14，δ2.80(2H, m) 和 δ2.08(2H, m) 为环上直接与 N 原子相连的碳原子上的氢信号，分别归属于 H-2a、H-10a 和 H-2e、H-10e。1.34～1.94(15H, m) 为环上其他氢信号。对氢谱和碳谱各峰进行了归属，见表 3-4。

表 3-4 苦参碱的 NMR 谱数据

碳位	¹H-NMR	¹³C-NMR	碳位	¹H-NMR	¹³C-NMR
2	2.78,2.08,m	57.3	12		27.7
3		21.1	13		19.0
4		27.1	14	2.43,dt	32.8
5		35.3		$J=17.4Hz,4.2Hz$	
6		63.8		2.25,m	
7		41.4	15		169.3
8		26.4	17	4.40,dd,	43.2
9		20.8		$J=12.6Hz,4.2Hz$	
10	2.78,2.08,m	57.2		3.05,t,	
11	3.82,dt,$J=9.6,6.0Hz$	53.1		$J=12.6Hz$	

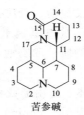

苦参碱

主要参考文献

[1] 刘军红,廖国玲.生物碱提取、分离和纯化的研究进展[J].时珍国医国药,2007,18(5):1230-1231

[2] 乔梁,黄丽茹,高从元,等.苦参生物碱的 NMR 研究[J].北京医科大学学报,1994,26(6):485-486

[3] 于德全,杨峻山.分析化学手册(第七分册) [M].北京:化学工业出版社,1999:690

[4] 郭顺星,陈晓梅.石斛小菇化学成分的研究[J].中国药学杂志,2000,35(6):372-374

[5] 杨光忠,赵松,李援朝.红丝线化学成分的研究[J].药学学报,2002,37(6):437-439

第四章
糖和苷类化合物

在自然界中，糖和苷类物质是构成天然药物的主要组成部分，且具有多样的生物活性。

糖（saccharides）是多羟基醛或多羟基酮及其衍生物的总称。糖的分子中含有碳、氢、氧三种元素，具有 $C_n(H_2O)_m$ 通式，所以糖类物质亦称为碳水化合物（carbohydrate）。但有的糖，如鼠李糖（$C_6H_{12}O_5$）不符合 $C_n(H_2O)_m$ 的通式。糖类是自然界分布广泛的一类有机化合物，如葡萄糖、果糖、蔗糖以及淀粉、纤维素和糖原等，并且多分布于植物的各个部位如根、茎、叶、花、果实、种子等，常占植物干重的 $80\%\sim90\%$。在生物体中，糖是植物细胞与组织的重要营养物质和支持物质；动物通过摄入糖类物质，以提供生理活动及其他运动所需的能量。

苷类（glycosides），亦称苷或配糖体，是由糖或糖的衍生物与非糖物质以各种糖苷键结合而成的一类化合物。其非糖部分称为苷元（genin）或配基（aglycone）。苷类是普遍存在而具有广泛生物活性的天然产物，多数分布于天然药物的根及根茎。由于苷元结构类型不同，其分布和活性情况亦不一样，如强心苷主要分布于玄参科、夹竹桃科等 10 多个科，具有强心作用；黄酮苷在近 200 个科的植物中都有分布，具有抗菌、止咳、平喘、扩张冠状动脉血管等作用。

第一节　糖和苷的分类

糖类化合物根据能否水解和分子量的大小分为单糖（monosaccharides）、低聚糖（oligosaccharides）和多糖（polysaccharides）。

苷类组成复杂，几乎所有的天然产物均可与糖或其衍生物形成苷，一般根据苷键原子的不同将苷分为氧苷、硫苷、氮苷和碳苷。

一、糖的分类

（一）单糖

单糖是指多羟基醛或多羟基酮类化合物，是糖类物质的最小单位，亦是构成糖类及其衍生物的基本单位。迄今为止发现的单糖有 200 多种，但常见的只有 10 多种，以五碳糖和六碳糖最为重要。

1. 五碳醛糖　常见的有 D-核糖（D-ribose，rib）、D-木糖（D-xylose，xyl）、L-阿拉伯糖（L-arabinose，ara）等。

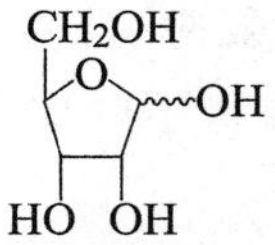

D-核糖 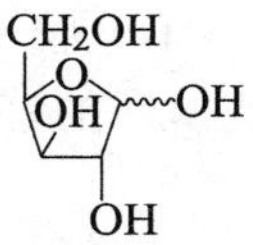　　　D-木糖 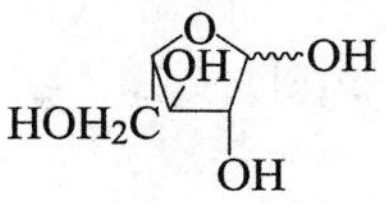　　　L-阿拉伯糖

2. 甲基五碳醛糖　常见的有 L-夫糖（L-fucose，fuc）、D-鸡纳糖（D-quinovose）、L-鼠李糖（L-rhamnose，rha）等。

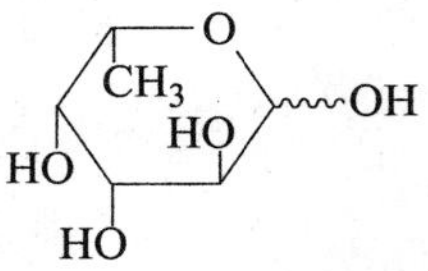

L-夫糖 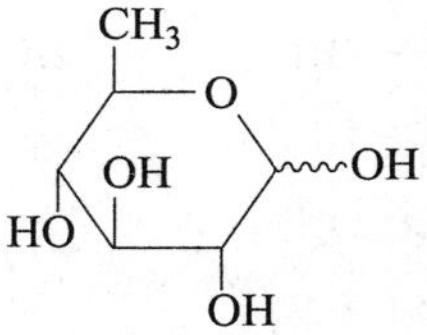　　　D-鸡纳糖 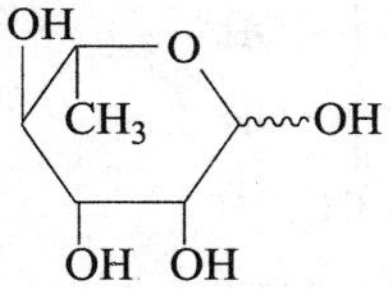　　　L-鼠李糖

3. 六碳醛糖　常见的有 D-葡萄糖（D-glucose，glc）、D-甘露糖（D-mannose，man）、D-半乳糖（D-galactose，gal）等。

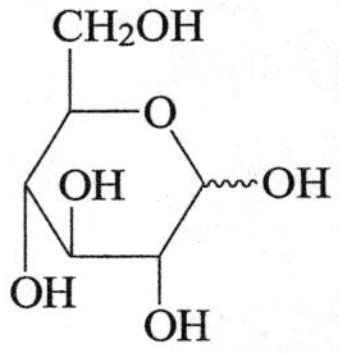

D-葡萄糖 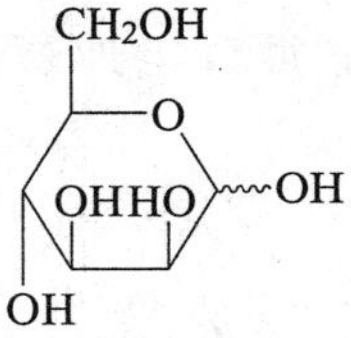　　　D-甘露糖 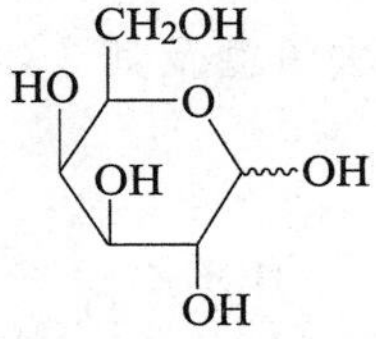　　　D-半乳糖

4. 六碳酮糖　常见的有 D-果糖（D-fructose，fru）、L-山梨糖（L-sorbose，sor）等。

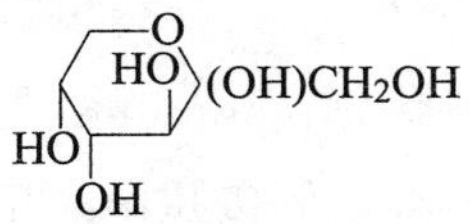

D-果糖 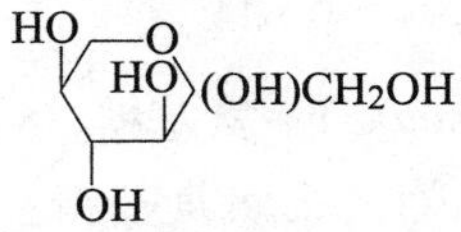　　　L-山梨糖

5. 七碳酮糖　常见的有 D-甘露庚酮糖（D-mannoheptulose）、D-景天庚酮糖（D-sedoheptulose）。

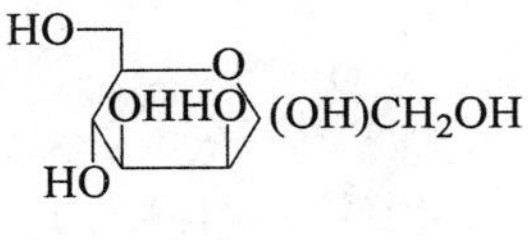

D-甘露庚酮糖 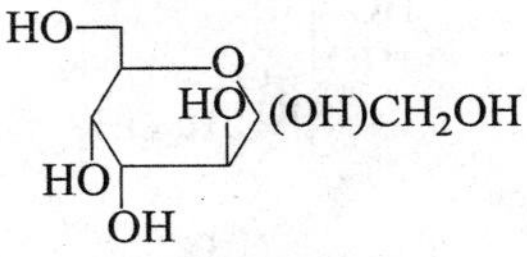　　　D-景天庚酮糖

6. 糖醛酸　常见的有 D-葡萄糖醛酸（D-glucuronic acid）、D-半乳糖醛酸（D-galacturonic acid）等。

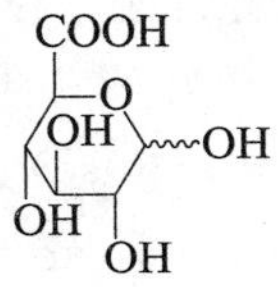

D-葡萄糖醛酸 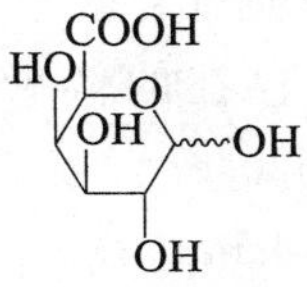　　　D-半乳糖醛酸

7. 糖醇 常见的有 D-甘露醇（D-mannitol）、D-山梨醇（D-sorbitol）、D-卫矛醇（D-dulcitol）、木糖醇（D-xylitol）等。它们是单糖的醛或酮基还原成羟基后所得到的多元醇，且多有甜味。

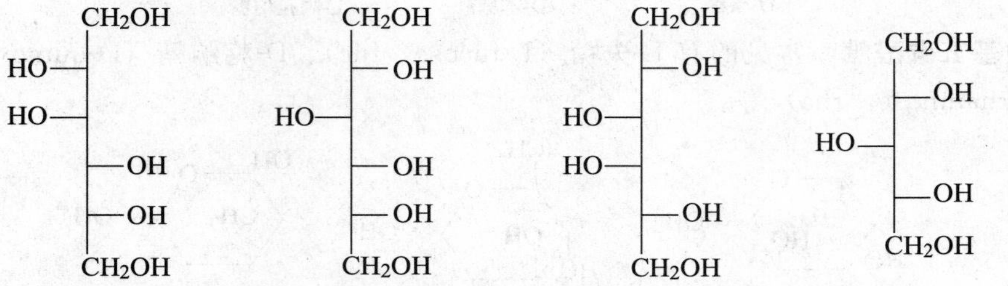

D-甘露醇   D-山梨醇   D-卫矛醇   D-木糖醇

8. 其他糖

（1）去氧糖（deoxysugars） 去氧糖是指单糖分子中的一个或二个羟基被氢原子所取代的糖。去氧糖常存在于强心苷等成分中。常见的有 2-去氧糖，如 2-去氧-D-核糖（2-deoxy-D-ribose），2,6-二去氧糖及其 3-O-甲醚如 D-毛地黄毒糖（D-digitoxose）、L-夹竹桃糖（L-oleandrose）等。

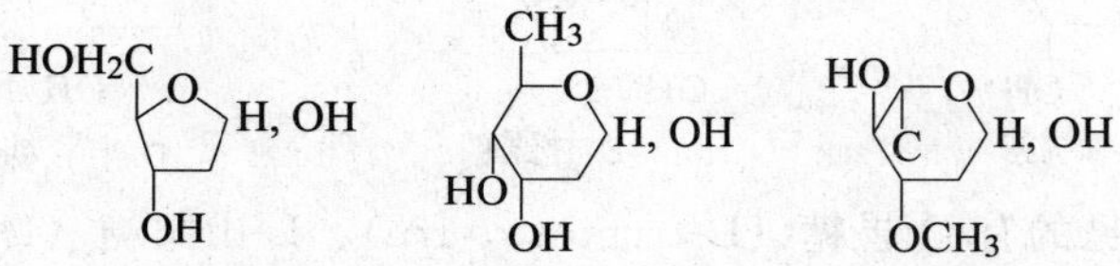

2-去氧-D-核糖   D-毛地黄毒糖   L-夹竹桃糖

（2）氨基糖（aminosugar） 氨基糖（或称糖胺 glycosamine）是指单糖分子中的一个或几个羟基被氨基所取代的糖。天然氨基糖主要存在于动物和菌类中，常见的是 2-氨基-2-去氧六碳醛糖，如构成硫酸软骨素的 2-氨基-2-去氧-D-半乳糖（D-galactosamine），构成甲壳素的 2-氨基-2-去氧-D-葡萄糖（2-amino-2-deoxy-D-glucose）等。

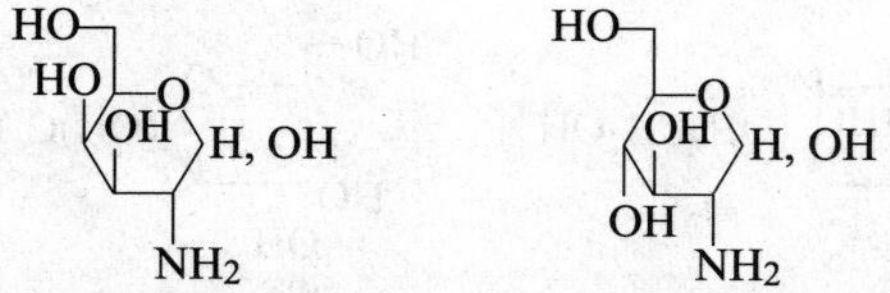

2-氨基-2-去氧-D-半乳糖   2-氨基-2-去氧-D-葡萄糖

（二）低聚糖

低聚糖是指由 2～9 个单糖通过苷键结合而成的糖。按组成低聚糖的单糖基数目可分为二糖、三糖、四糖等。天然存在的低聚糖多数由 2～4 个单糖组成，常见的有蔗糖（sucrose）、龙胆二糖（gentiobiose）、麦芽糖（maltose）、芸香糖（rutinose）、蚕豆糖（vicianose）、昆布二糖（laminarbiose）、新橙皮糖（neohesperidose）、槐糖（sophorose）等。

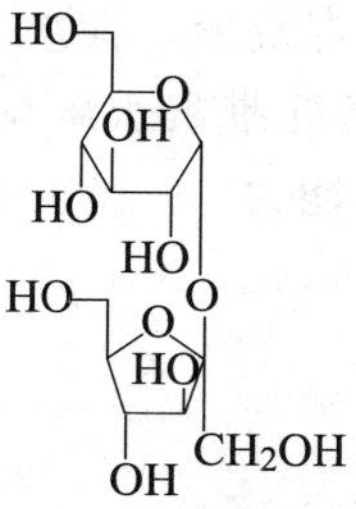

蔗糖 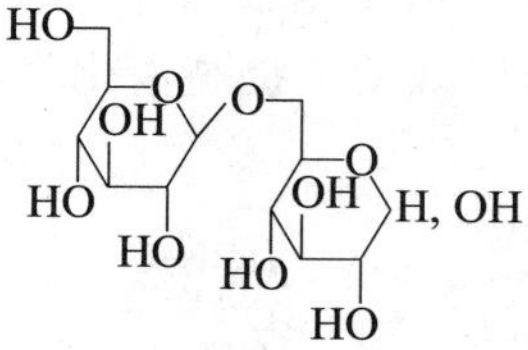　　　　龙胆二糖 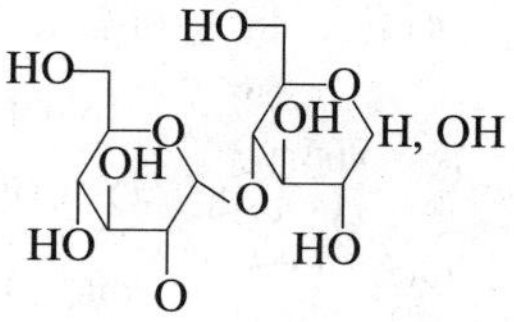　　　　麦芽糖 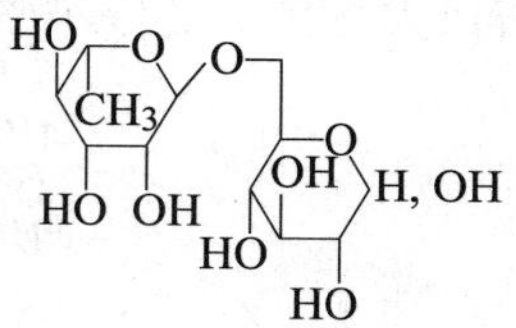　　　　芸香糖

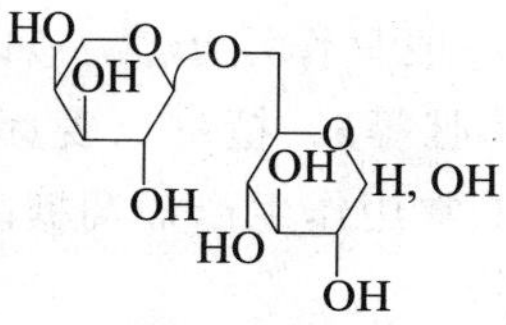

蚕豆糖 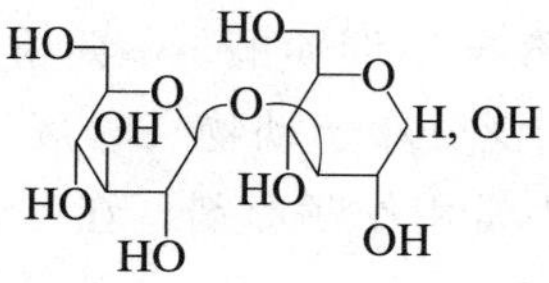　　　　昆布二糖 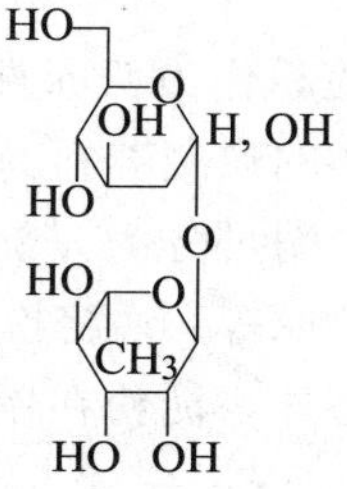　　　　新橙皮糖 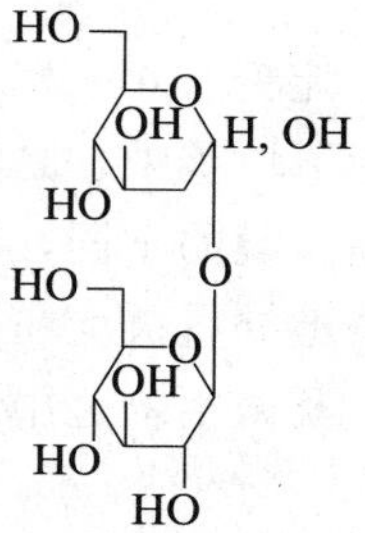　　　　槐糖

上述二糖系由一分子单糖中的端基羟基与另一分子单糖中的羟基脱水而成，根据是否含有游离的醛基或酮基，可分为还原糖和非还原糖。三糖大多是以蔗糖为基本结构单位再接上其他单糖而成，属于非还原糖，如棉子糖（raffinose）；四糖是在三糖结构上延长，也是属于非还原糖，如水苏糖（stachyose）。

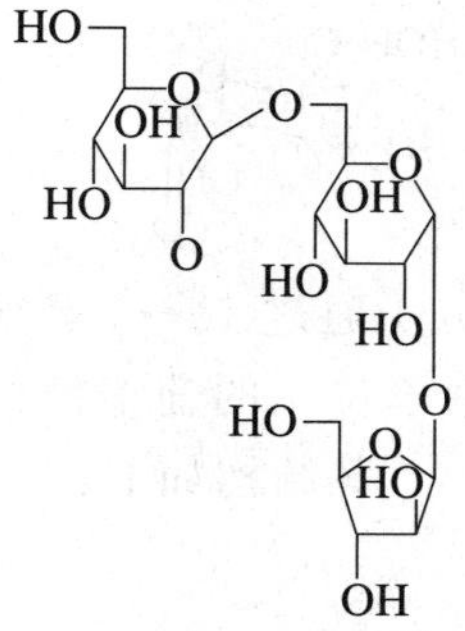

棉子糖 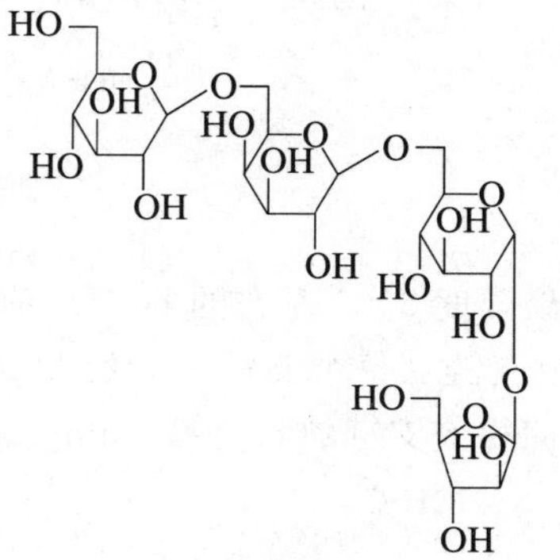　　　　　　水苏糖

（三）多聚糖

多聚糖是指由 10 个以上单糖通过苷键结合而成的糖，一般简称多糖。多数多糖由几百个甚至几万个单糖分子组成，已失去一般单糖的性质，多糖大多难溶于水，无还原性，无变旋光现象，也无甜味。按组成成分不同，多糖可分为均多糖（homosaccharides，即由同一种单糖组成）和杂多糖（heterosaccharides，即由二种以上单糖组成）。按来源不同，多糖可分为植物多糖和动物多糖。按其在生物体内功能不同，多糖可分为支持组织性多糖、营养性多糖和具有其他功能性多糖等。

1. 植物多糖

（1）纤维素（cellulose）　纤维素是构成植物细胞壁及支柱的主要成分。它是由 3000～

5000 分子的 D-葡萄糖通过 1β→4 苷键连接而成的直链葡聚糖，分子结构呈直线形，性质十分稳定，不溶于水，不易被稀酸或碱水解。由于人的消化道没有 1β→4 苷键纤维素水解酶，所以人体摄取的纤维素不能被消化，但它可帮助肠胃蠕动，提高消化与排泄能力。

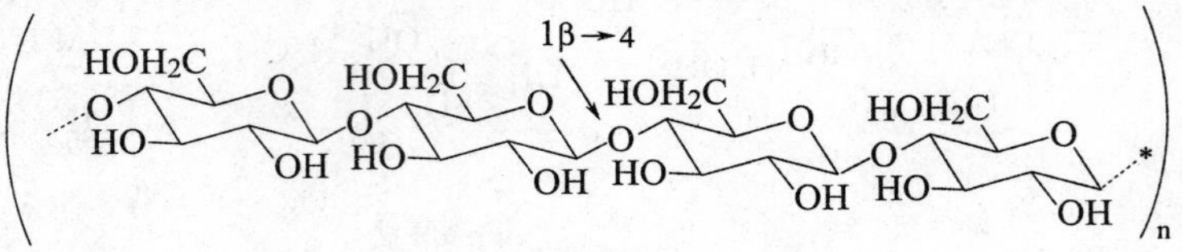

纤维素

(2) 淀粉 (starch)　淀粉作为营养性物质，是人类的三大食物之一，大量存在于植物种子和地下块茎中，是植物的贮藏养料。在淀粉酶 (amylase) 作用下，淀粉水解得麦芽糖。根据作用苷键的不同，淀粉酶可分为 α-淀粉酶与 β-淀粉酶。α-淀粉酶一般只作用于含 α-1,4 苷键葡聚糖的直链淀粉、糖原等。α-淀粉酶广泛分布于动物（唾液、胰脏等）、植物（麦芽、山菾菜）及微生物之中。另外，淀粉在制剂中常用作赋形剂，在工业上常用作生产葡萄糖的原料。

淀粉可分为直链淀粉和支链淀粉。直链淀粉是由 300～500 分子的 D-葡萄糖通过 1α→4 苷键连接而成的螺旋链状葡聚糖，可溶于热水，又称可溶性淀粉或直链的糖淀粉 (amylose)。其结构如下：

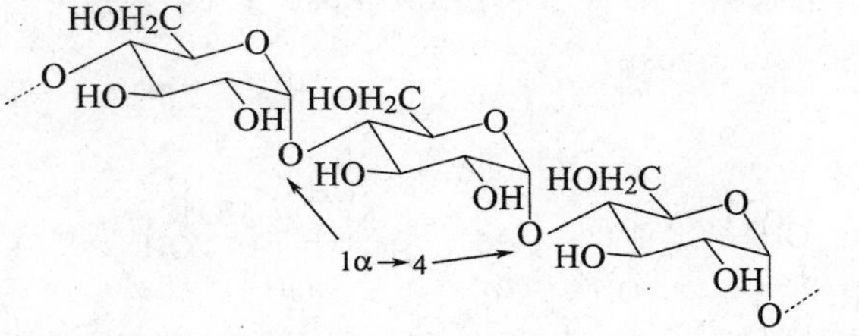

支链淀粉是由聚合度 3000 左右的 D-吡喃葡萄糖分子通过 1α→4 苷键连接而成主链并以 1α→6 苷键连接而成支链（每个支链长大约 20 葡萄糖单位）的葡聚糖，可溶于热水，呈黏胶状，又称不溶性淀粉或支链的胶淀粉 (amylopectin)，其结构如下：

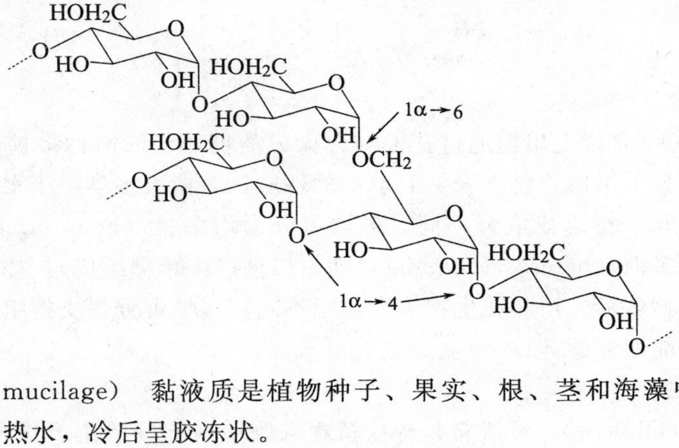

(3) 黏液质 (mucilage)　黏液质是植物种子、果实、根、茎和海藻中存在的一类黏多糖。黏液质可溶于热水，冷后呈胶冻状。

（4）树胶（gum）　树胶是植物在受伤害或毒菌类侵袭后分泌的物质，干后呈半透明块状物。如中药没药内含 64% 树胶，是由 D-半乳糖（4 份）、L-阿拉伯糖（1 份）和 4-甲基-D-葡萄糖醛酸（3 份）组成的酸性杂多糖。

（5）菌类多糖（bacterial polysaccharides）　菌类多糖是组成细菌荚膜的多糖。此多糖是含有支链的杂多糖。某些致病菌如肺炎球菌、结核杆菌等的荚膜多糖具有免疫作用，是非蛋白质的抗原。

猪苓多糖（polyporus polysaccharide）：猪苓多糖是从猪苓中提取出的水溶性多糖，主链是由 $1\beta \rightarrow 3$ 糖苷键连接而成的葡聚糖，在主链上每 3～4 个残基之间出现一个以 $1\beta \rightarrow 6$ 糖苷键连接的 β-D-吡喃葡萄糖基作为支链，其结构如下：

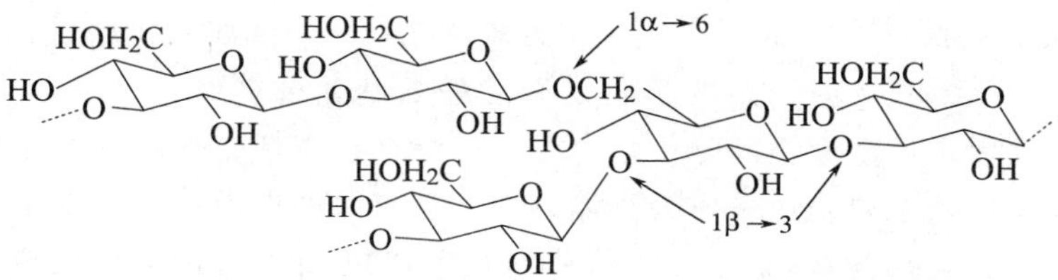

猪苓多糖具有明显的抗肿瘤活性和调节机体细胞免疫功能的作用。临床上主要适用于原发性肺癌、肝癌、子宫颈癌、鼻咽癌、食道癌和白血病等放、化疗的辅助治疗。此外，猪苓多糖对慢性肝炎也有良好的疗效。

β-茯苓多糖（β-pachyman）：β-茯苓多糖是茯苓的主要成分，但无抑制肿瘤等生理活性。它是由 D-吡喃葡萄糖分子通过 $1\beta \rightarrow 3$ 苷键连接而成主链并以 $1\beta \rightarrow 6$ 苷键连接而成支链（9～10 个葡萄糖单位）的葡聚糖。当 β-茯苓多糖经高碘酸钠氧化、硼氢化钠还原和酸部分水解（即 Smith 降解）所得到的不含 $1\beta \rightarrow 6$ 吡喃葡聚糖支链的新多糖，即茯苓异聚糖或茯苓次聚糖（pachymaran），能够溶于水，且具有显著的抗肿瘤作用。

灵芝多糖：灵芝属（Ganoderma）真菌的品种繁多，灵芝（G. lucidum）和紫芝（G. japonicum）是其中两种最著名的品种。灵芝多糖大多存在于灵芝细胞内壁。目前国内外已从灵芝中分离到 200 多个多糖体。灵芝多糖中除含葡萄糖外，大多数还含有阿拉伯糖、木糖、半乳糖、岩藻糖、甘露糖等其他单糖。灵芝的多种药理活性大多和灵芝多糖有关。

从灵芝子实体中提取的水溶性多糖，是由岩藻糖、木糖和甘露糖组成的，其摩尔比为 1:1:1，其主链结构为 1,4-糖苷键连接的 D-甘露聚糖，主链上残基通过 C-3 分支点连接支链 [Fuc (1-4) Xyl (1-]，是一种高度分支的杂多糖。

从紫芝子实体中提取的碱溶性多糖，是由 β-D-吡喃葡萄糖经 $1\beta \rightarrow 3$ 糖苷键连接而成主链的 β-D-吡喃葡聚糖，其中每 30 个残基上连接有一个 $1\beta \rightarrow 6$ 的 D-吡喃葡萄糖基作为侧链。主链和侧链（分支）比为 1:2.5～3.1，这种结合方式易被人体吸收并产生强的免疫活性。具有抗肿瘤，免疫调节，补肾强身，治疗肾衰竭、慢性肾炎、肝炎、肺气肿等作用。

2. 动物多糖

（1）肝素（heparin）　肝素是一种含有硫酸酯的黏多糖，由葡萄糖胺和葡萄糖醛酸交替组成，基中硫酸根约占分子量的 40%，具有强负电荷。肝素广泛分布于哺乳动物的内脏、肌肉和血液里，作为天然抗凝血物质受到高度重视，国外用于预防血栓疾病，并已形成了一种肝素疗法。肝素的分子量是 6000～20000。其为白色或类白色结晶性粉末，有吸湿性，易溶于水，溶于醇、醚、丙酮、三氯甲烷和苯。

（2）糖原（glycogen） 糖原又称肝糖或动物淀粉，主要存在于肌肉和肝脏中，是动物的贮藏养料或动物的糖贮存库，也可看作体内能源库。肌糖原主要供肌肉收缩时能量的需要，肝糖原在体内酶促作用下的合成和分解可维持血糖正常水平，细菌中糖原用于供能和供碳。

糖原的结构与支链淀粉相似，主要是 α-D-吡喃葡萄糖以 1α→4 糖苷键连接成主链且以 1α→6 糖苷键连接成支链的葡聚糖，只是糖原的分支更多，呈无定形无色粉末，无臭，有甜味。部分溶于水，较易溶于热水，形成胶体溶液，不溶于乙醇。与碘显棕红色，在430～490nm 呈现最大光吸收。可用 30％氢氧化钠处理动物肝脏，再加乙醇沉淀制备。

（3）甲壳素（chitin） 甲壳素的学名是聚乙酰氨基葡萄糖胺，又名甲壳质，音译几丁质。它是一种天然无毒性多糖类高分子化合物，广泛存在于虾、蟹以及甲壳类昆虫的外壳以及真菌类的细胞壁中，主要是用来作为身体骨架，具有保护作用。它是由 1000～3000 个 N-乙酰葡萄糖胺（2-乙酰胺基-2-脱氧-β-D-葡萄糖）单体以 1β→4 苷键连接成的直链葡聚糖。其结构类似于纤维素。

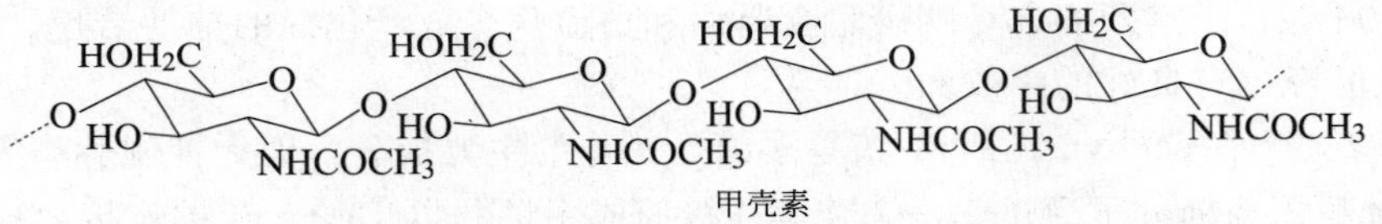

甲壳素

甲壳素为白色无定形半透明物质，溶于浓盐酸、硫酸、冰醋酸和78％～97％磷酸，不溶于水、稀酸、碱、醇及其他有机溶剂。对稀酸和碱稳定。具有生物可分解性。甲壳素经浓碱处理，可得脱乙酰甲壳素（chitosan）。甲壳素及脱乙酰甲壳素应用非常广泛，可制成透析膜、超滤膜，用作药物的载体具有缓释、持效的优点，还可用于人造皮肤、人造血管、手术缝合线等。

（4）透明质酸（haluronic acid，HA） 透明质酸又名玻璃酸，是由 N-乙酰氨基葡萄糖与 D-葡萄糖醛酸的重复结构组成的线形多糖结构，其结构如下：

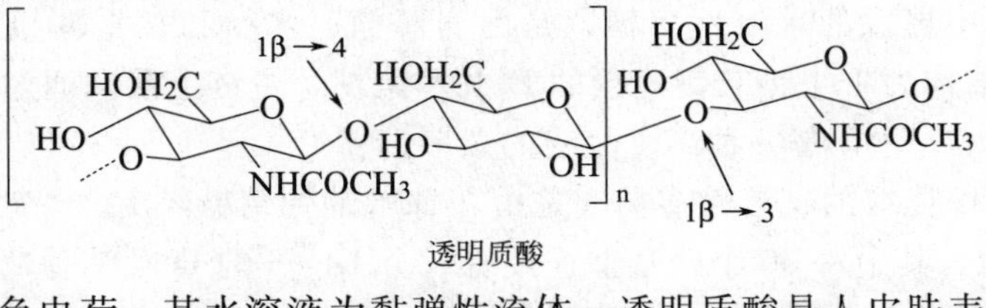

透明质酸

透明质酸带有负电荷，其水溶液为黏弹性流体。透明质酸是人皮肤表皮及真皮的主要基质成分之一，且存在于软结缔组织中。

在机体内，透明质酸是一种多功能基质，具有多种重要的生理功能，如润滑关节，调节血管壁的通透性，调节蛋白质、水电解质扩散及运转，促进创伤愈合等。尤为重要的是，它具有特殊的保水作用，是目前发现的自然界中保湿性最好的物质，被称为理想的天然保湿因子（natural moisturizing factor，NMF）。如 2％的纯透明质酸水溶液能牢固地保持 98％水分。它可以改善皮肤营养代谢，使皮肤柔嫩、无皱、光滑、增加弹性、防止衰老。与蛋白质结合而形成蛋白凝胶，将细胞粘在一起，具有保持细胞水分，保护细胞不受病原菌的侵害，加快恢复皮肤组织，提高创口愈合再生能力，减少疤痕，增强免疫力等作用。在医药方面，透明质酸用于非甾体消炎药治疗关节炎；在治疗烫伤、烧伤、冻伤、人造皮肤等方面，有着独到的作用。

二、苷类的分类

苷类化合物是糖或糖的衍生物如氨基糖、糖醛酸等与另一非糖物质通过糖的端基碳原子连接而成的一类化合物。其中非糖物质部分称为苷元（genin），又称为配基（aglycone）。苷类在稀酸或酶的作用下，苷键可以断裂，水解成苷元和糖。苷中的苷元与糖之间的化学键称为苷键，连接糖的原子称为苷原子。

从不同的角度或在不同的研究领域，可将苷类化合物进行不同的分类，如根据糖有 α 和 β 两种差向异构体，可将苷类分为 α-苷和 β-苷；根据苷中所含单糖的数目，可将苷类分为单糖苷、双糖苷、三糖苷等；根据糖的种类或名称，可将苷类分为葡萄糖苷、木糖苷、去氧糖苷等；根据苷元的化学结构类型，可将苷类分为香豆素苷、蒽醌苷、黄酮苷等。本书根据苷键原子的不同，将苷类分为氧苷、硫苷、氮苷和碳苷。

（一）氧苷（O-苷）

氧苷是指糖和苷元通过氧原子相连接而成的苷类。氧苷是数量最多、最常见的苷。根据形成氧苷的苷元羟基类型不同，又分为醇苷、酚苷、氰苷和酯苷等，其中以醇苷和酚苷居多，酯苷较少见。

1. 醇苷　醇苷是苷元的醇羟基与糖缩合而成的苷。例如，龙胆中具有治疗肝炎作用的龙胆苦苷（gentiopicrin），红景天中具有致适应原作用的红景天苷（rhodioloside），具有解痉作用的獐芽菜苦苷（swertiamarin），具有抗菌杀虫作用的毛茛苷（ranunculin）等均属于醇苷。醇苷的苷元有醇类、萜类、甾醇类等化合物，其中强心苷和皂苷是此类苷中的重要类型。

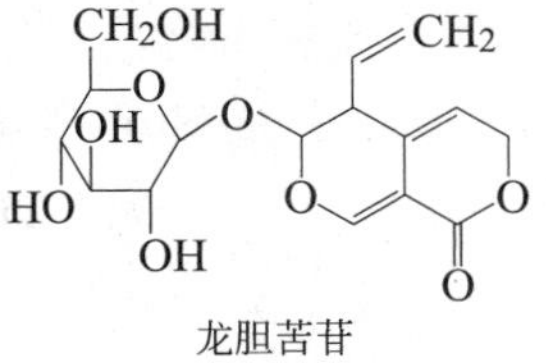

龙胆苦苷 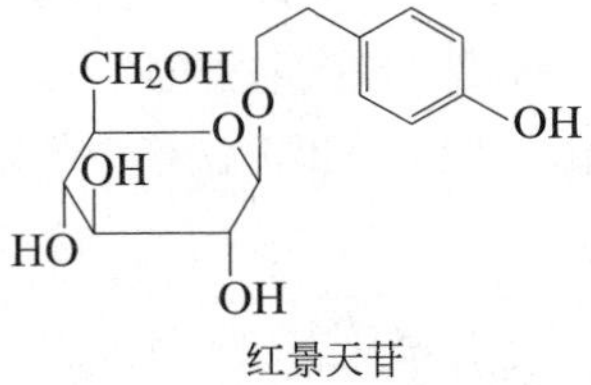　　　　　　　　　红景天苷

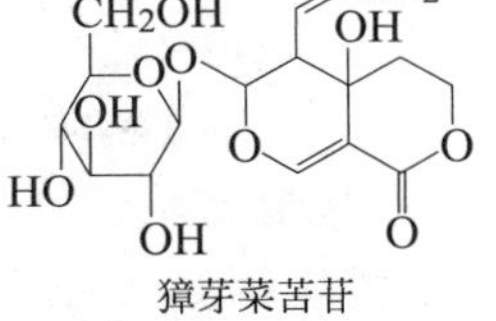

獐芽菜苦苷 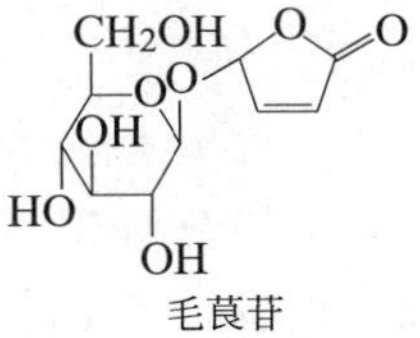　　　　　　　　毛茛苷

2. 酚苷　酚苷是由苷元上的酚羟基与糖缩合而成的苷。常见的酚苷有苯酚苷、萘酚苷、蒽醌苷、黄酮苷、香豆素苷、木脂素苷以及二苯乙烯苷等。例如，属于酚苷的有天麻中具有

镇静作用的天麻苷（gastrodin）；丹皮中的丹皮苷（paeonolide），其苷元丹皮酚具有抗菌、镇痛、镇静作用。胡桃中的氢化胡桃叶醌苷（hydrojuglone）属于蒽醌苷。虎杖中的虎杖苷（piceid）、何首乌中的 2，3，5，4′-四羟基二苯乙烯-2-O-β-D-葡萄糖苷（2，3，5，4′-tetrahydroxy stilbene-2-O-β-D-glucoside）和土大黄苷（rhaponticin）等，都属于二苯乙烯的衍生物。

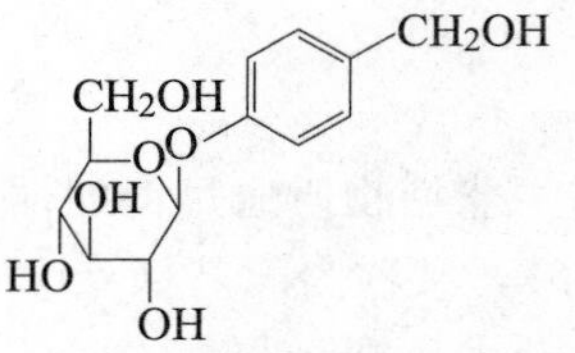

天麻苷 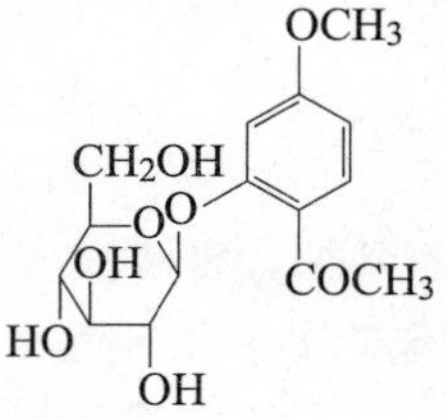   丹皮苷 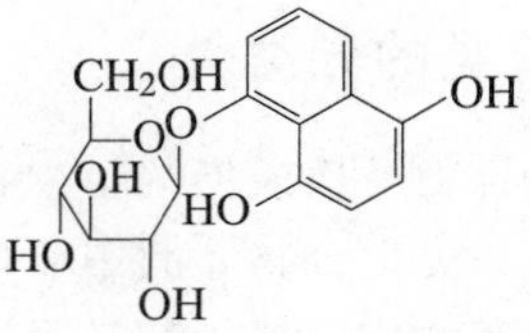   氢化胡桃叶醌苷

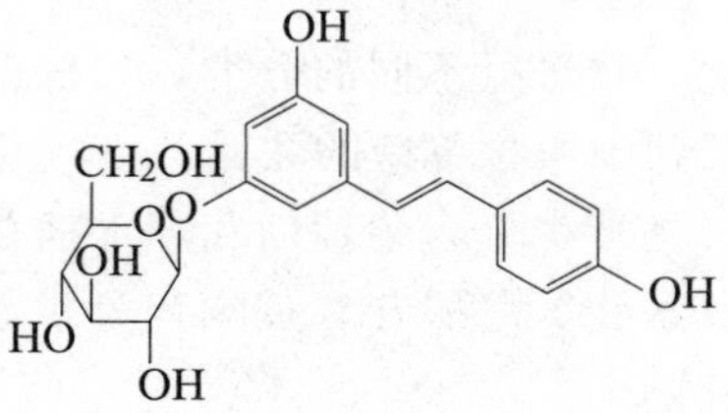

虎杖苷 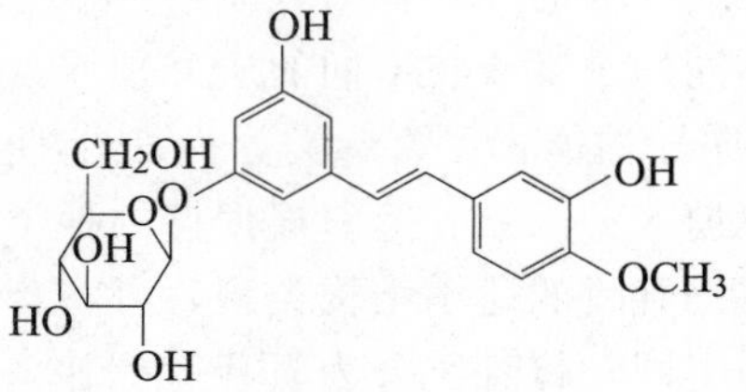   土大黄苷

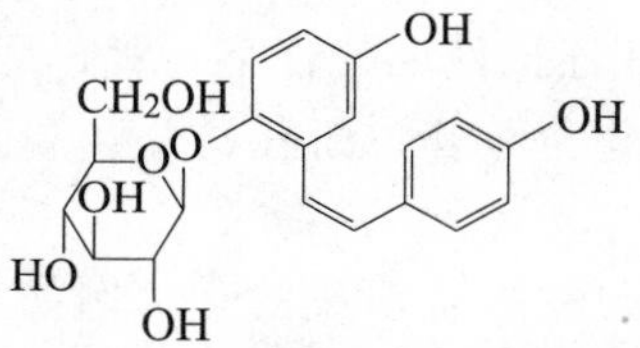

2,3,5,4′-四羟基二苯乙烯-2-O-β-D-葡萄糖苷

3. 氰苷 氰苷是指一类含有 α-羟基腈的苷元与糖缩合而成的苷。虽然氰苷数目不多，迄今为止只发现了 50 多种，但其分布较广泛。氰苷易水解，尤其是在有稀酸和酶催化时水解更快，生成的苷元 α-羟基腈很不稳定，立即分解为醛（酮）和氢氰酸。而在浓酸作用下，苷元中的氰基易氧化成羧基，并产生 NH_4^+。在碱性条件下，苷元容易发生异构化而生成 α-羟基羧酸盐。例如，杏仁中的苦杏仁苷（amygdalin）和垂盆草中的垂盆草苷（sarmentosin）都属于氰苷。

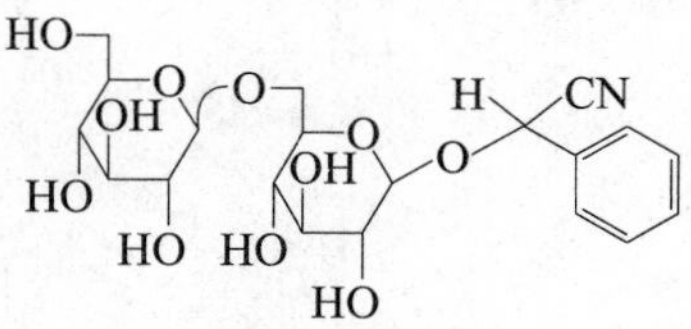

苦杏仁苷 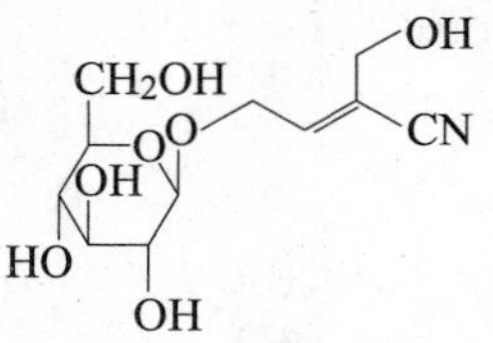   垂盆草苷

苦杏仁苷在人体内会缓慢分解生成不稳定的 α-羟基苯乙腈，进一步分解成为具有苦杏仁味的苯甲醛及氢氰酸。口服小剂量时，由于释放少量氢氰酸，只对呼吸中枢产生抑制作用而镇咳，但口服大剂量时因氢氰酸能使延髓生命中枢先兴奋而后麻痹，并能抑制酶的活性而阻断生物氧化链，从而引起中毒，严重者甚至可导致死亡。其反应如下：

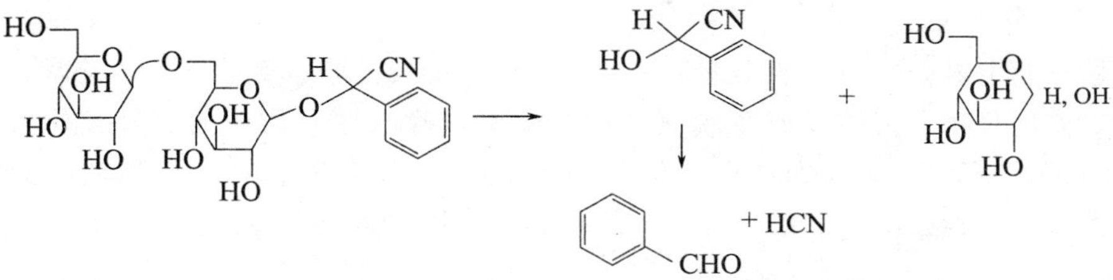

4. 酯苷　酯苷是苷元中的羧基与糖缩合而成的苷。其酯苷键既有缩醛性质又有酯的性质，易被稀酸和稀碱所水解。例如，山慈菇中的山慈菇苷 A 和 B，都具有抗霉菌作用，二者被水解产生的苷元立即环合生成山慈菇内酯 A 和 B。

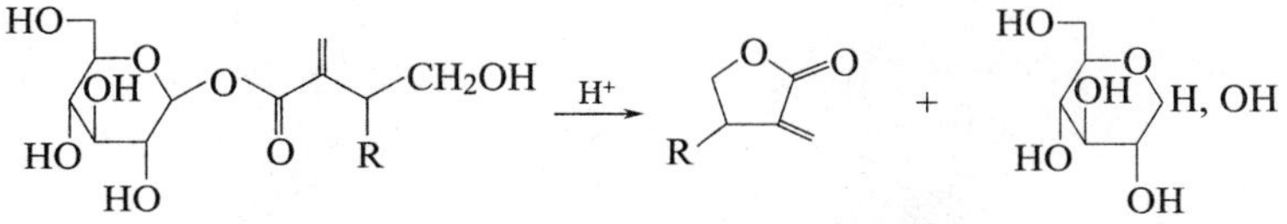

R=H　山慈菇苷 A　　　　　R=H　山慈菇内酯 A
R=OH　山慈菇苷 B　　　　R=OH　山慈菇内酯 B

5. 吲哚苷　吲哚苷是苷元为吲哚醇中的醇羟基与糖缩合而成的苷。蓼蓝（polygonu tinctoriu）中特有的靛苷（indicum）属于吲哚苷。其苷元吲哚醇无色，易氧化成暗蓝色的靛蓝，具有反式结构。中药青黛就是粗制靛蓝，具有抗病毒作用，民间用以外涂治腮腺炎。

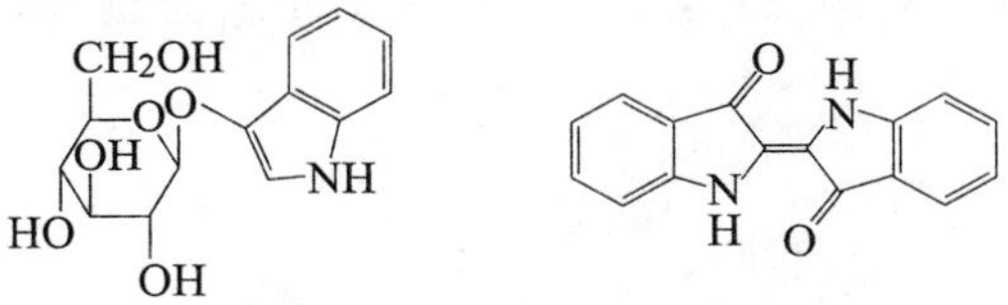

靛苷　　　　　　　　靛蓝

（二）硫苷（S-苷）

硫苷是苷元中的巯基与糖的半缩醛羟基脱水缩合而成的苷。例如，萝卜中的萝卜苷（glucorapherin）、黑芥子中的黑芥子苷（sinigrin）以及白芥子中的白芥子苷（sinalbin）都属于硫苷类。

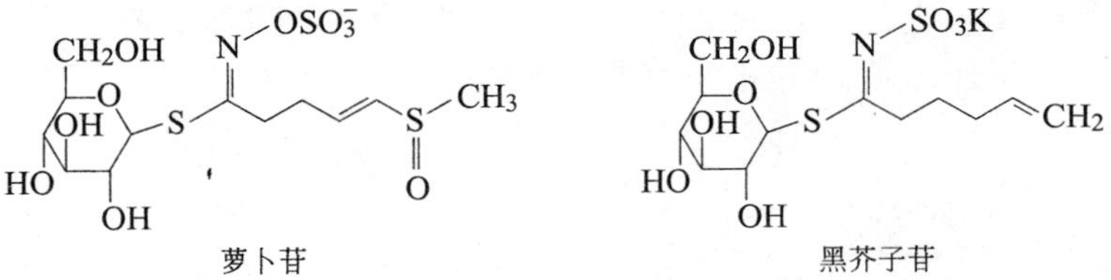

萝卜苷　　　　　　　　　　　　　黑芥子苷

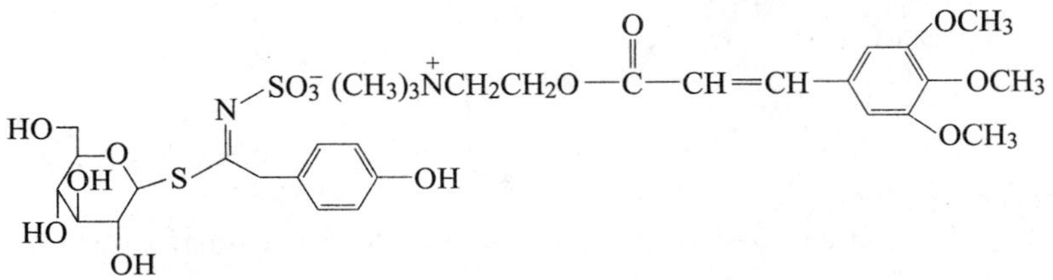

白芥子苷

（三）氮苷（N-苷）

氮苷是苷元中氮原子与糖的半缩醛羟基脱水缩合而成的苷。氮苷在生物化学领域中是十分重要的一类化合物。由核糖或 2-脱氧核糖与嘧啶或嘌呤脱水而成的氮苷类化合物，如腺苷（adenosine）、鸟苷（guanosine）、胞苷（cytidine）、尿苷（uridine）等是核酸的重要组成部分。另外，中药巴豆中的巴豆苷（crotonside），其化学结构与腺苷相似。

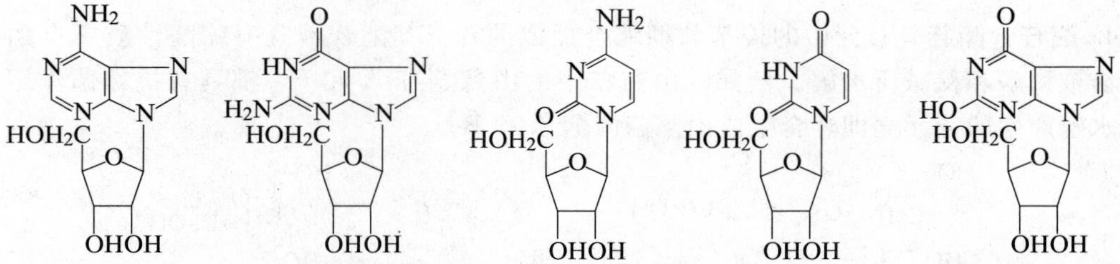

腺苷　　　　　鸟苷　　　　　胞苷　　　　　尿苷　　　　　巴豆苷

（四）碳苷（C-苷）

碳苷是由苷元中的碳原子与糖基的端基碳原子直接相连接而成的苷。常见碳苷的苷元有黄酮、查耳酮、蒽酮、蒽醌、没食子酸类等化合物，其中以黄酮碳苷较多。碳苷具有水溶性小，难于水解的特性。

葛根中具有扩冠作用的葛根素（puerarin）和葛根素木糖苷（puerarin xyloside）属于碳苷。

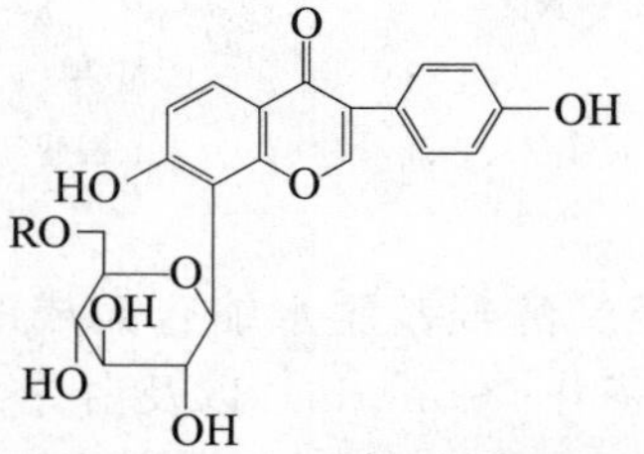

葛根素 R=H　　　　葛根素木糖苷 R=xylose

芦荟中的芦荟苷（aloin，barbaloin）是最早从中药中获得的蒽醌碳苷，具有致泻作用。近年来研究发现它是苷元 C-10 位的一对非对映体。

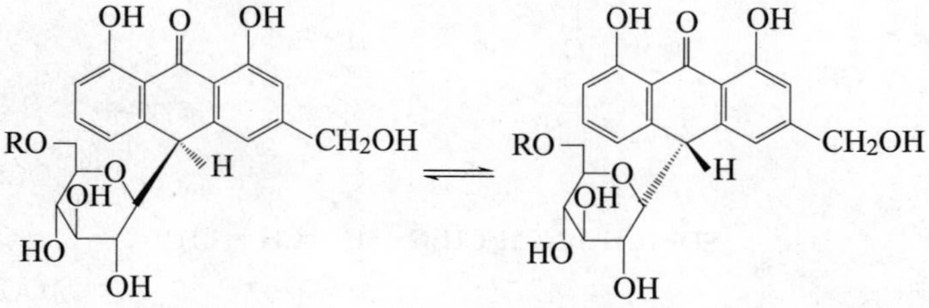

芦荟苷

知母叶中的芒果苷（mengiferin）和石韦中的异芒果苷（isomengiferin）属于酮类碳苷，具有镇咳祛痰作用。

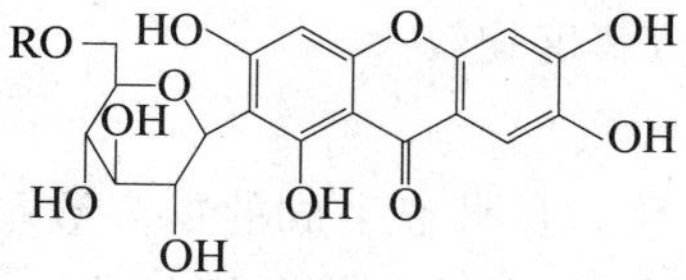

芒果苷

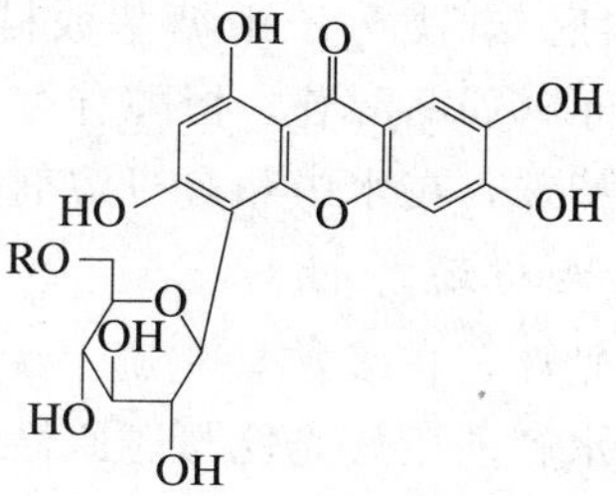

异芒果苷

第二节 糖和苷的性质

一、糖的性质

（一）性状

单糖、低聚糖为具有甜味的结晶状物质。多糖随着聚合度的增加，性质相差较大，一般为非晶形的无定形粉末，无甜味。

（二）溶解度

单糖、低聚糖易溶于水，单糖、双糖、三糖等易溶于冷水和热乙醇，难溶于有机溶剂。在水中易形成过饱和溶液（糖浆）。水-醇混合溶剂常用于糖的重结晶。

多糖难溶于冷水，可溶于热水成胶体溶液，如菊糖、糖原、黏液质等可溶于热水而难溶于冷水，不溶于乙醇。酸性多糖如半乳糖醛酸聚糖（galacturonan）、多聚糖醛酸纤维素（polyuronide hemicellu-lose）、甘露糖醛酸寡糖等难溶于冷水和热水，但可溶于稀碱水。碱性多糖，如含有氨基的多糖可溶于稀酸。

（三）氧化反应

单糖分子中有醛（酮）基、伯醇基、仲醇基和邻二醇基结构，通常醛（酮）基最易被氧化，伯醇次之。在控制反应条件的情况下，不同的氧化剂可选择性氧化某些特定的基团，如Ag^+、Cu^{2+}以及溴水可将糖的醛基氧化成羧基，硝酸可使醛糖氧化成糖二酸，过碘酸和四醋酸铅可氧化糖中的邻二羟基。

二、苷的性质

（一）性状

苷类大多为无定形粉末，含糖基较少的苷可能形成完好的结晶。苷类一般无味，但也有很苦（如穿心莲内酯、龙胆苦苷、新橙皮苷）或很甜（如甜菊苷）的苷。当苷元中含发色团、助色团较多时才具有颜色，如蒽醌苷和黄酮苷多为黄色。

（二）溶解性

苷类分子中含有糖基，大多数具有一定的水溶性，且可溶于极性较大的有机溶剂如甲醇、乙醇、正丁醇中，而难溶于亲脂性有机溶剂如石油醚、苯、三氯甲烷中。苷类分子中苷元一般都呈亲脂性。苷类分子中糖基数目越多，苷元所占比例越少，则水溶性大，反之亦然。大分子的苷元（如萜醇苷、甾醇苷等）的单糖苷，由于糖所占比例少而表现出亲脂性。碳苷的溶解性较特殊，在水中和有机溶剂中的溶解度均较小。

（三）旋光性与还原性

苷类都有旋光性，且多数呈左旋，无还原性。苷水解生成的糖多数呈右旋，并具还原性。因此，比较水解前后旋光性与还原性的变化，可作为初步鉴别苷类的方法。

（四）显色反应

苷的结构中糖链部分能表现出糖的一些性质，常用糠醛形成反应（如 Molish 反应、邻苯二甲酸苯胺反应等）、氧化亚铜反应等进行鉴别。苷元部分则由于苷元化学结构的不同，可用与之相应的显色反应鉴别。

三、糖和苷的共性

（一）Molish 反应

本方法是利用在浓硫酸作用下，糖（或苷被水解产生的糖）形成的糠醛衍生物与 α-萘酚缩合生成有色的化合物，而用于糖类和苷的检测反应。由于各类糖形成糠醛衍生物的难易程度不同或形成的产物不同，如五碳醛糖形成的是糠醛，甲基五碳醛糖形成的是 5-甲基糠醛，六碳醛糖形成的是 5-羟甲基糠醛，六碳糖醛酸形成的 5-羧基糠醛（可脱羧形成糠醛），因而缩合产物的颜色也不同，为此可利用该反应的不同颜色来区别五碳糖、六碳酮糖、六碳醛糖以及糖醛酸等。

（二）羟基反应

糖和苷的羟基反应包括酯化、醚化、缩醛（缩酮）化以及与硼酸的络合反应等。

1. 酰化反应 糖和苷最常用的酰化反应是乙酰化和甲苯磺酰化。其中乙酰化反应所用的溶剂多为醋酐，催化剂多为吡啶、氯化锌、乙酸钠等。在室温下，糖和苷即可获得全乙酰化物。若苷元对碱不稳定，最好不用吡啶做催化剂。反应条件不同，乙酰化反应则不同，如采用乙酐-$ZnCl_2$ 酰化，D-葡萄糖的乙酰化主产物是 α-乙酰化物，采用乙酐-乙酸钠则主产物是 β-乙酰化物。

2. 醚化反应 糖和苷最常用的醚化反应有甲基醚化、三苯甲醚化和三甲基硅醚化等。其中甲基醚化方法有 Haworth 法、Hakomori 法和 Purdic 法等。Haworth 法是以硫酸二甲酯作为甲基醚化试剂，在浓 NaOH 中反应，需多次反应才能获得全甲醚化产物。若试剂与反应物的摩尔比为 1∶1 时，可得糖的甲苷。Hakomori 法是以碘甲烷和 NaH 作为试剂，溶剂是二甲基亚砜（DMSO），其反应机制是 NaH 与二甲基亚砜反应形成的二甲基亚砜负碳离子与糖中醇羟基反应生成氧负离子，该氧负离子与碘甲烷反应生成甲醚化物，该反应一次即可获得全甲醚化物。Purdic 法是以碘甲烷为甲基醚化作试剂，氧化银作为催化剂，其甲醚化能力较 Haworth 法强，但仍然需多次反应才能获得全甲醚化产物，且由于 Ag^+ 的存在不能用于还原糖的甲醚化。

3. 缩酮和缩醛化反应 醛和酮在脱水剂作用下易与糖和苷中具有适当空间的 1,3-二醇羟基或邻二醇羟基生成环状的缩醛（acetal）或缩酮（ketal）。常用的脱水剂是矿酸、无水氯化锌、无水硫酸铜等。通常醛与 1,3-二醇羟基生成六元环状物，酮与顺邻二醇羟基生成五元环状物。缩醛、缩酮衍生物对碱稳定而对酸不稳定。该方法既可作为糖中某些羟基的保护剂，也可用于推测糖结构中有无顺邻二醇羟基或 1,3-二醇羟基。

苯甲醛与糖 1,3-二醇羟基生成的六元环状缩醛称为苯甲叉衍生物。若苯甲醛与 α-D-葡萄糖生成反式 4,6-O-苯甲叉-α-D-葡萄吡喃糖甲苷，虽然导入了一个手性碳原子，但由于苯基处于 e 键上，而且糖的氧环构象也未发生改变，因此没有异构体产生。而当苯甲醛与吡喃构型的半乳糖甲苷生成 4,6-O-苯甲叉-α-D-半乳吡喃糖甲苷时，则有两种顺式形式，即 O-内位和 H-内位两种形式，由于二者均为 C1 式构象，以 O-内位较稳定。

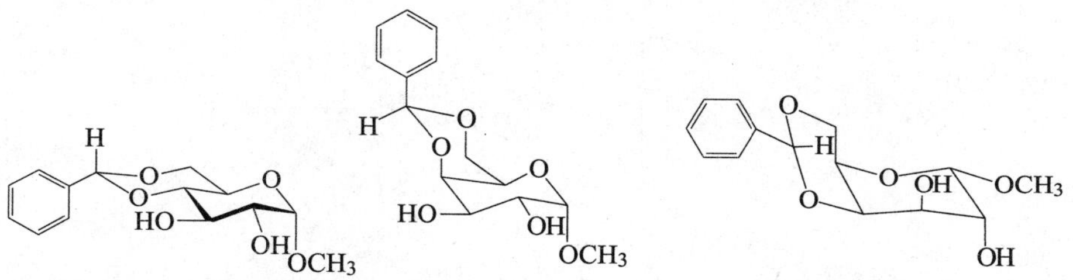

反式4,6-O-苯甲叉-α-D-葡萄吡喃糖甲苷　　　顺式(O-内位)　　　顺式(H-内位)

4,6-O-苯甲叉-α-D-半乳吡喃糖甲苷

丙酮与糖邻二醇羟基生成的五元环状缩酮称为异丙叉衍生物，或称丙酮加成物，如 α-D-半乳糖生成 1,2,3,4-二-O-异丙叉-α-D-半乳吡喃糖。

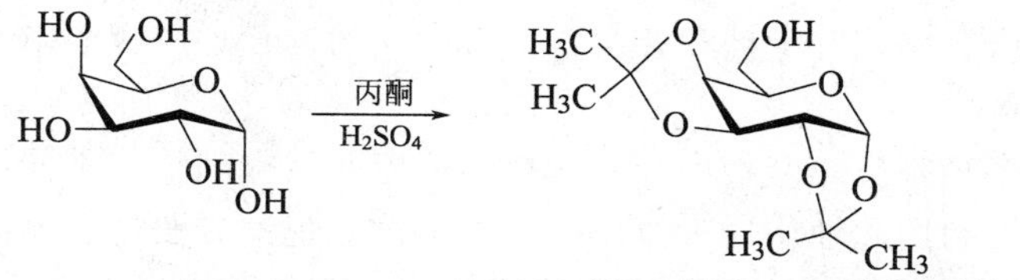

α-D-半乳糖　　　　1,2,3,4-二-O-异丙叉-α-D-半乳吡喃糖

在游离糖生成异丙叉衍生物过程中，根据生成异丙叉生成物的多少和位置，其氧环的大小也随之改变，如 D-葡萄糖生成 1,2,5,6-二-O-异丙叉-α-D-葡萄呋喃糖。

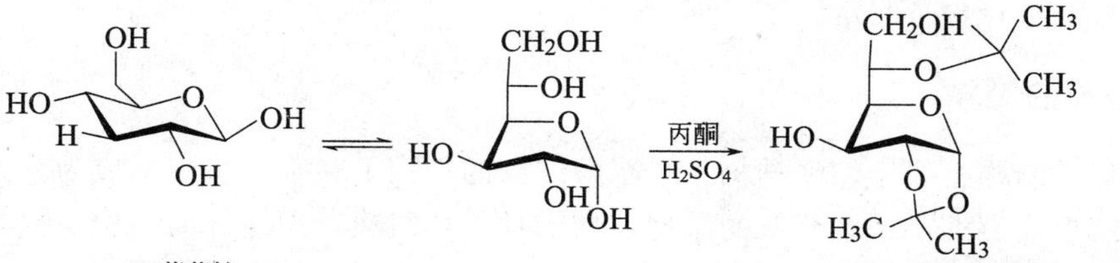

D-葡萄糖　　　　　　　　　　　　1,2,5,6-二-O-异丙叉-α-D-葡萄呋喃糖

4. 硼酸的络合反应　　含有邻二羟基结构的化合物都可与硼酸、钼酸、碱土金属等试剂反应生成络合物，从而使它们的理化性质发生较大的改变，为此可用于糖和苷的分离、鉴定以及构型的确定。

硼酸在水溶液中可与羟基络合，由原来的平面三叉体变为四面体，它能与具有适当空间位阻的邻二羟基或 1,3-二羟基结合形成五元或六元环状络合物，由于络合物的形成，使硼原子变成四面体结构，使其酸性和导电性均增加。该络合反应分两步，第一步是硼酸与邻二羟基化物络合形成络合物Ⅰ，由于络合物Ⅰ不稳定，易脱水形成平面三叉体的中性酯Ⅱ；第二步是络合物Ⅰ再与另一分子邻二羟基化物络合形成螺环状络合物Ⅲ。络合物Ⅲ稳定，酸性和导电性都有很大的增加，在溶液中完全溶解，呈强酸性。实际上，这三种络合物在硼酸溶液中均存在，彼此之间处于平衡状态，其平衡的移动与溶液的 pH、羟基化合物和硼酸的比例以及化合物的稳定性有关，通常当硼酸量大时以Ⅰ式占优势。

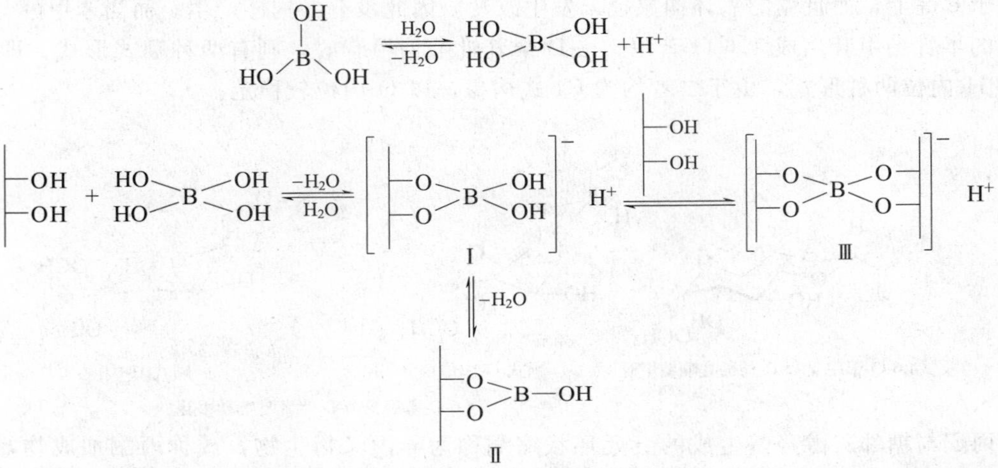

硼酸的络合反应对羟基位置的要求比较严格，只有处于同一平面的二个羟基才能与硼酸形成稳定的呋喃环络合物。对于糖和苷而言，其中呋喃糖苷形成硼酸络合反应能力最强，单糖次之，吡喃糖苷最弱。

由于糖、苷或多羟基类化合物中羟基所处的位置及其空间结构不同，与硼酸形成络合物的能力也不同，可以利用此性质通过离子交换、电泳等色谱方法进行分离和鉴定。糖自动分析仪（sugar analyzer）对糖的检测，就是利用其制成硼酸络合物后进行离子交换色谱分离来分析的。

此外，糖、苷或多羟基类化合物与硼酸络合后，可使原来的中性变为酸性，为此可采用中和滴定的方法进行含量测定。

四、苷键的裂解

苷键在化学结构上属于缩醛结构。在稀酸或酶的作用下，苷键可裂解成为苷元和糖。通过苷键的裂解反应有助于了解苷元的结构、糖的种类和组成，确定苷元与糖、糖与糖之间的连接方式。苷键裂解的方法主要有酸水解、酶水解、碱水解和氧化开裂等。

（一）酸水解

苷键通常可被稀酸水解，反应一般在水或稀醇中进行，常用的酸有盐酸、硫酸、乙酸和甲酸等。酸水解反应的机制是：苷键原子首先发生质子化，然后苷键断裂生成苷元和糖的阳碳离子半椅型中间体，在水中阳碳离子经溶剂化，再脱去氢离子而形成糖分子。下面以氧苷中的葡萄糖苷为例，说明其反应历程。

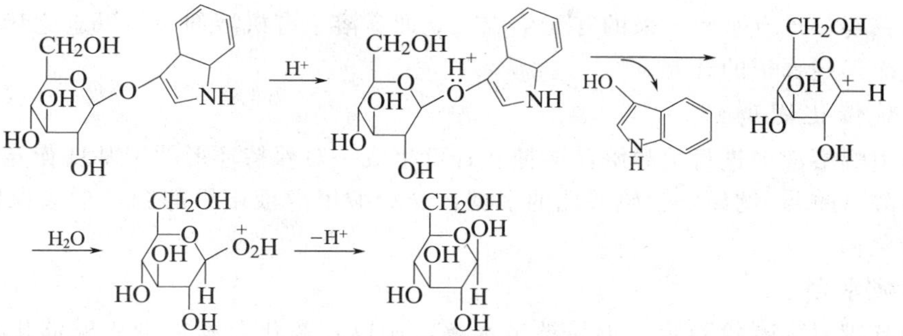

从上述反应可以看出，酸水解的难易与苷原子的碱度、苷键原子上的电子云密度以及其空间环境有密切的关系。有利于苷键原子质子化，则有利于水解的进行。因此，从苷键原子、糖、苷元三方面来看，苷类酸水解难易有以下规律。

1. 按苷键原子的不同 由于在成苷键的 N、O、S、C 四原子中，N 的碱性最强，最易质子化，而 C 上无共用电子时，几乎无碱性，最难质子化。因此，苷类化合物酸水解的易难顺序为：N-苷＞O-苷＞S-苷＞C-苷。但当氮原子在酰胺或嘧啶环上时，由于受到 P-π 共轭效应和诱导效应的影响，此时的 N 几乎无碱性，甚至在酰亚胺中还有一定的酸性，所以这类苷很难水解。

2. 按糖的不同

（1）在苷类化合物中呋喃糖苷较吡喃糖苷易水解，前者较后者水解速率大 50～100 倍。呋喃糖苷中的呋喃糖是五元环，它的平面性使各取代基处于重叠位置，张力较大，水解形成的中间体可使张力减少，故有利于水解。在天然糖苷中，果糖和核糖都是呋喃糖，葡萄糖、半乳糖、甘露糖一般为吡喃糖，阿拉伯糖两种形式都有。当用酸-甲醇解（HCl-MeOH）水解时，由于酸水解生成的呋喃糖甲苷和吡喃糖甲苷的层析行为不同，可用于确定糖是吡喃糖环还是呋喃糖环。

（2）在苷类化合物中酮糖较醛糖易水解。这是因为酮糖大多为呋喃糖结构，而且酮糖的端基上接有一个羟甲基大基团，使反应有利于水解的方向进行。

（3）在吡喃糖苷中，吡喃环的 C-5 上取代基越大，其水解越难。因此，五碳糖最易水解，其水解的顺序为：五碳糖苷＞甲基五碳糖苷＞六碳糖苷＞七碳糖苷＞糖醛酸苷。

3. 按糖环上吸电子基团的不同 根据糖部分的结构，可分为氨基糖、去氧糖、羟基糖等。苷类化合物酸水解的易难顺序为：2,3-二去氧糖苷＞2-去氧糖苷＞3-去氧糖苷＞2-羟基糖苷＞2-氨基糖苷。其中氨基糖苷难水解，是因为糖 C-2 上取代的氨基对质子的竞争性吸引大，使苷键原子质子化比较难，而不利于水解。

4. 按苷元的不同 苷类化合物酸水解的易难顺序为：芳香族苷＞脂肪族苷。这是因为苷中的芳环具有供电子作用，使苷键原子易质子化，有利于芳香族苷水解。例如，某些酚苷如香豆素苷、蒽醌苷等不需酸催化，只需加热就可水解。

苷类化合物中苷元为小基团者，横键的苷比竖键的苷易于水解，因为横键上原子易于质子化；苷元为大基团者，竖键的苷比横键的苷易于水解，因为苷的空间效应引起的不稳定性促使其水解。

在剧烈的水解条件下，苷类化合物水解过程中，苷元往往发生脱水，形成脱水苷元，而不能得到真正的苷元。若采用二相酸水解法，即在反应液中加入与水不相混溶的有机溶剂

（如苯等），只要一旦有水解出来的苷元生成，立即就溶于有机溶剂中，以避免苷元与酸长时间接触，从而得到真正的苷元。

（二）酸催化甲醇解

在酸的甲醇溶液中进行甲醇解，多糖和苷可生成一对保持环形的甲基糖苷异构体或开环的二甲基缩醛（酮）。例如，含硫酸酯的多糖在冷盐酸甲醇液中甲醇解可形成保留硫酸酯键的多糖甲基化物。

（三）碱水解

一般的苷键对稀碱较稳定，不易被碱水解，所以苷类化合物很少用碱催化水解。但酯苷、酚苷、烯醇苷和 β-位吸电子基团的苷类易被碱水解。例如藏红花苦苷（picrocrocin）、靛苷、蜀黍苷等都可被碱水解。藏红花苦苷苷键的邻位碳原子上有受吸电子基活化的质子，水解后还能引起消除反应，而生成双烯醛。其反应式如下：

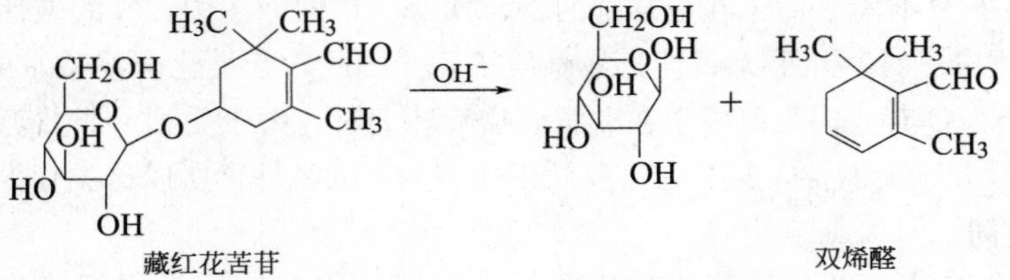

藏红花苦苷　　　　　　　　　　　　　　双烯醛

（四）酶水解

酶一般具有高度专属性，α-苷酶一般只能水解 α-苷键，β-苷酶一般只能水解 β-苷键。常用的酶有转化糖酶（水解 β-果糖苷键）、麦芽糖酶（水解 α-葡萄糖苷键）、纤维素酶（水解 β-葡萄糖苷键）等。而杏仁苷酶（emulsin）虽然是一种 β-葡萄糖苷水解酶，但专属性较低，可水解葡萄糖苷键，也能水解其他六碳糖的 β-苷键。由于酶的专属性，苷类水解时还产生部分水解的次生苷，因此，通过酶水解可以获知有关糖的类型、苷键及糖苷键的构型，以及苷元和糖、糖和糖之间的连接方式等信息。

酸碱水解的不足之处是水解反应选择性较差，比较剧烈，所得产物较复杂，如苷元脱水、异构化等，一般无法区别苷键的构型，得不到真正的苷元。与此相比，酶水解反应的特点是专属性高，水解条件温和（30℃~40℃），一般都不会破坏苷元的结构，可得到真正的苷元结构。例如，穿心莲（*Audngraphis paniculata*）中的穿心莲内酯 19-β-D-葡萄糖苷用纤维素酶水解可得到苷元；若用硫酸水解时将发生去氧和末端双键移位。

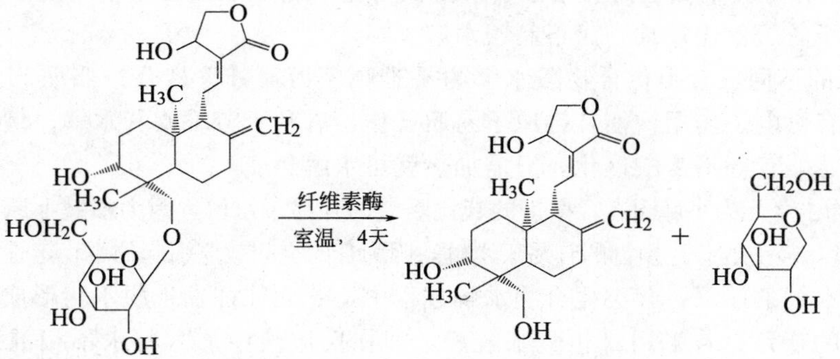

　　酶水解主要与 pH 和温度有关。例如，芥子苷酶（myrosinase）对芥子苷起专属性的水解作用，水解产物随 pH 改变而不同。在 pH3～4 时酶解生成腈和硫黄，在 pH7 时酶解生成异硫氰酸酯。

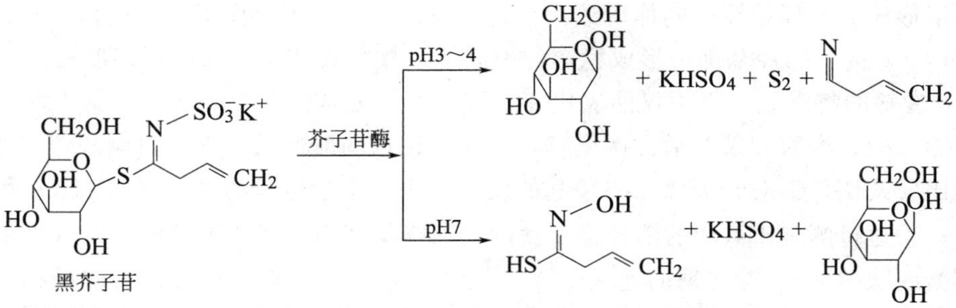

黑芥子苷

　　此外，蜗牛酶、高峰糖化酶、橙皮苷酶、柑橘苷酶等也常用于苷键的水解。

（五）氧化开裂法

　　苷类分子中的糖基具有邻二醇结构，可以被过碘酸氧化开裂。Smith 裂解法是常用的氧化开裂法。

　　Smith 裂解法主要可分为三步：第一步，采用过碘酸氧化开裂法，即在水或稀醇溶液中，用 $NaIO_4$ 在室温条件下将糖氧化裂解为二元醛；第二步，用 $NaBH_4$ 将二元醛还原为相应的醇，以防醛与醇进一步缩合而使水解困难；第三步，调节 pH2 左右，室温放置即可水解成苷元、多元醇和羟基乙醛。由于二元醇具有真正的缩醛结构，比苷的环状缩醛更容易被稀酸所催化水解。

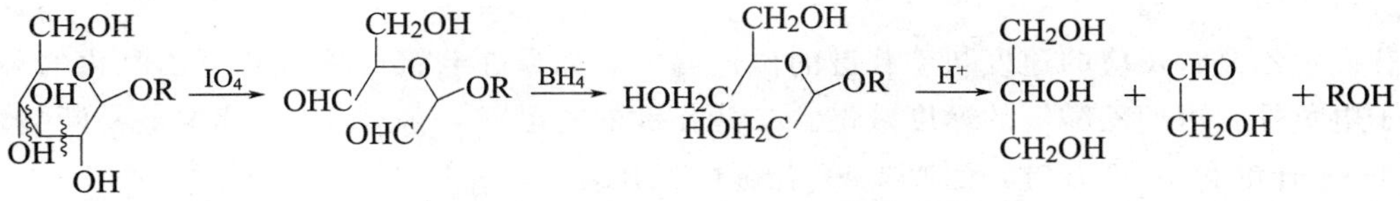

　　Smith 裂解法用于难水解的碳苷，可以避免使用剧烈的酸水解，获得连有一个醛基，而其他结构保持不变的苷元。

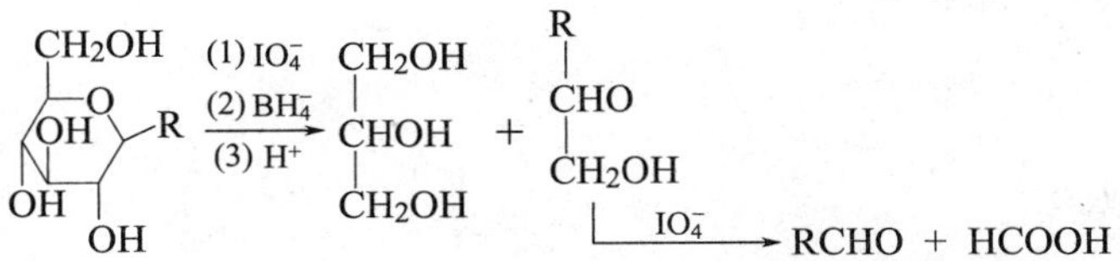

　　从降解所得到的多元醇，还可确定苷中糖的类型。例如，连有葡萄糖、甘露糖、半乳糖或果糖的苷经降解后，其降解产物中有丙三醇；连有阿拉伯糖、木糖或山梨糖的 C-苷，其降解产物中有乙二醇；而连有鼠李糖、夫糖或鸡纳糖的 C-苷，其降解产物中应有 1,2-丙二醇。

　　对一些苷元结构不太稳定的苷类，如某些皂苷，为了避免酸水解使苷元发生脱水或结构上的变化，也常用 Smith 裂解法进行水解，以获取真正的苷元。例如人参、柴胡、远志等的皂苷，用此法水解获得了真正的苷元。

Smith 裂解法的作用机理是过碘酸与邻二醇羟基形成五元环状酯的中间体，再将醇羟基氧化成羰基。在酸性或中性介质中，过碘酸以一价的 $H_2IO_5^-$ 离子作用，其中碘离子呈六面体结构，因而对顺式的氧化比反式快，其原因是糖六元环中 a、e 键上的醇羟基处于同一平面，有利于形成五元环状酯中间体所致。在碱性条件下，由于碘离子是八面体，与糖六元环中 a、e 和 e、e 键上醇羟基都可形成稳定的中间体，故顺式和反式的反应速度相同。

Smith 裂解的特点是：①不仅能氧化邻二醇，而且可氧化 α-氨基醇、α-羟基醛（酮）、α-羟基酸、邻二酮、酮酸和某些活性次甲基；②在中性或弱酸性条件下，对顺式邻二醇羟基的氧化速度比反式快；③对开裂邻二醇羟基的反应几乎是定量进行的，生成的 HIO_3 可以用滴定法定量；④通过测定 HIO_4 的消耗量及糖的最终降解产物，可推测糖的种类、糖的氧环大小（吡喃糖或呋喃糖）、糖与糖的连接位置、分子中邻二醇羟基的数目以及碳的构型等。此外，其反应条件温和，易得到原苷元。因此，是一种常用而重要的研究糖苷结构的方法。

（六）乙酰解反应

在多糖苷的结构研究中，常应用乙酰解开裂一部分苷键，保留另一部分苷键，再用薄层或气相色谱鉴定得到的乙酰化单糖和乙酰化低聚糖，并分析确定糖与糖之间的连接位置。反应用的试剂为乙酸酐与不同酸的混合液，常用的酸有冰乙酸、硫酸、高氯酸或 Lewis 酸（如氯化锌、三氟化硼等）。

乙酰解反应的操作比较简单。一般将苷溶于乙酐与冰乙酸混合液中，加入 3%～5% 硫酸，室温下放置 1～10 天，将反应液倒入冰水中，以碳酸氢钠中和至 pH3～4，用三氯甲烷萃取乙酰化糖。经柱色谱分离，可分得不同的乙酰化单糖或乙酰化低聚糖，再用薄层或气相色谱进行鉴定。

苷发生乙酰解反应的速度与糖苷键的位置有关。如果在苷键的邻位有可乙酰化的羟基，则由于电负性，可使乙酰解的速度减慢。二糖苷键的乙酰解一般以 1→6 苷键最易断裂，其次为 1→4 苷键和 1→3 苷键，而以 1→2 苷键最难开裂。

第三节　糖和苷的提取分离

一、糖的提取

糖类的极性较大，能溶于水和稀醇，不溶于极性小的有机溶剂。从天然产物中提取糖的常用溶剂有冷水、热水、冷或热的 0.1～1mol/L 氢氧化钠或氢氧化钾以及冷或热的 1% HAc 等。由于植物内常有水解聚合糖的酶与糖共存，必须采用适当的方法破坏或抑制酶的作用，以保持糖的原存在形式。如采用新鲜材料、迅速加热干燥、冷冻保存、用沸水或醇提取、先用碳酸钙拌和再用沸水提取等。提取糖的主要方法有水提法、酸提法、碱提法、超声提取法、微波提取法和超滤法等。

从天然产物中提取单糖及低聚糖的一般方法如下：

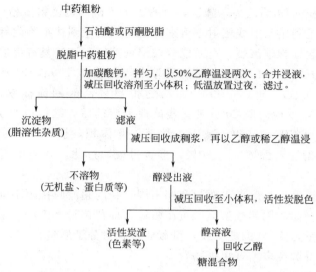

中药粗粉
↓ 石油醚或丙酮脱脂
脱脂中药粗粉
↓ 加碳酸钙，拌匀，以50%乙醇温浸两次；合并浸液，减压回收溶剂至小体积；低温放置过夜，滤过。
├── 沉淀物（脂溶性杂质）
└── 滤液
　　↓ 减压回收成稠浆，再以乙醇或稀乙醇温浸
　　├── 不溶物（无机盐、蛋白质等）
　　└── 醇浸出液
　　　　↓ 减压回收至小体积，活性炭脱色
　　　　├── 活性炭渣（色素等）
　　　　└── 醇溶液
　　　　　　↓ 回收乙醇
　　　　　　糖混合物

多糖以及分子量较大的低聚糖可用水提取。多糖常与其他成分共存于植物中，可利用多糖不溶于乙醇的性质，在提取液中加入乙醇、甲醇等，使多糖从提取液中沉淀出来，达到初步纯化的目的。

一些特定的植物多糖可用酸水提取，但在操作上应严格控制酸度，以防多糖中糖苷键的断裂。常用的酸是 3％的三氯乙酸，或者稀盐酸溶液等。一般操作过程是在多糖水溶液中滴加 3％三氯乙酸，直至溶液不再混浊为止，在 5℃～10℃放置过夜，离心除去沉淀，得无蛋白质的多糖溶液。例如，从茜草中提取茜草多糖 A 的方法如下。

茜草根粗粉(1000g)
↓ 5%盐酸浸泡，离心
上清液
↓ 加入乙醇至浓度为70%，静置，离心
沉淀
↓ 95%乙醇洗涤3次，4%盐酸溶解，加1%活性炭脱色，抽滤
滤液
↓ 过夜，弃沉淀物，滤液置透析袋内，逆水法透析3日，冷冻干燥
白色粉末(约10g, 多糖A)

与酸提取法类似，有些多糖在碱液中有更高的提取率，尤其是提取含有糖醛酸的多糖及酸性多糖。常用的碱是 0.1mol/L 氢氧化钠、氢氧化钾等。为防止多糖的降解，常常通以氮气或加入硼氢化钠或硼氢化钾。一般操作过程是将待提物用热水浸泡提取或将待提物直接用热水提取后离心分离，取黏稠的固状物，加入碱水搅拌提取，用三氯乙酸或盐酸溶液调节pH 至 4 左右，静置沉降，离心，得酸性多糖粗品。例如，黄芪多糖的提取，即取黄芪饮片10g，按料液比为 1：10，加入 pH 12 的 5％碳酸钠乙醇溶液，在 90℃条件下提取 90 分钟，重复 2 次，合并滤液并浓缩，沉淀，过滤，烘干沉淀物得到多糖。

超声提取法、微波提取法及超滤法在多糖的提取中也有应用。例如，黄芪多糖的超声提取，即取黄芪粉末约20g，加入 4～15 倍量的水，采用超声提取 1 小时，提取液适当浓缩，

加入约 5 倍浓缩液体积的 95％乙醇，静置，过滤、干燥得到黄芪粗多糖。

微波提取法主要是利用微射线辐射于溶剂并透过细胞壁到达细胞内部，使细胞内部温度升高和压力增大，引起细胞壁破裂，有效成分被溶剂溶解。该法具有提取时间短和提取效率高等优点。例如，刺五加多糖的微波提取，即取刺五加粉末 100g，置于连续微波反应器中的烧瓶中，依次用石油醚（60℃～90℃）、乙醚和 80％乙醇回流提取，调整功率 560W、500W、400W、350W，反应时间 20 分钟。残渣挥干溶剂后，继续以水提取 20 分钟，调整功率 630W、600W、560W、450W，减压浓缩至一半体积，加入 0.1％活性炭，脱色，过滤，滤液加入 95％乙醇至乙醇浓度达 80％，静置过夜，过滤，残渣用乙醚、无水乙醇反复洗涤，得刺五加多糖。

超滤作为膜分离技术，其原理主要是利用不同孔径的超滤膜排阻不同分子量的多糖，达到分离纯化的目的。例如，用超滤法提取黄芪多糖，即黄芪粉水煮后的上清液用中空纤维超滤，采用相对分子质量为 6000 的超滤膜，可截留下相对分子质量在 6000 以上的大分子，重复 1 次，经醇沉后即得黄芪多糖（粗提物）。

二、糖的分离

糖的种类繁多，结构复杂且多为异构体，要进行分离和纯化都比较困难。根据糖的性质，一般采用的糖分离和纯化技术主要有色谱法、沉淀法、电泳法等。

（一）色谱法

本方法主要是根据被分离多糖组分间的理化性质差异及其在固相载体和流动相之间分配和流动速度的差异而达到分离的目的。其优点在于能够将糖类化合物中的糖逐一分离，且能准确地进行定性定量分析。糖分离和纯化的色谱法主要有凝胶色谱法、离子交换色谱法等。

1. 凝胶色谱法　凝胶色谱法又称分子排阻色谱或凝胶过滤，是利用被分离物质分子量不同而进行分离的一种色谱分离技术，可将多糖按分子大小和形状不同分离开来。

目前，应用较广的凝胶主要有葡聚糖凝胶（商品名为 Sephadex G）、天然琼脂糖凝胶（商品名为 Sapharose）、聚丙烯酰胺凝胶（商品名为 Bio-Gel），以及凝胶的各种衍生物，如羧甲基-交联葡聚糖（CM-Sephadex）、二乙基氨乙基-交联葡聚糖（DEAE-Sephadex）等。常用的洗脱剂是各种浓度的盐溶液及缓冲液，但它们的离子强度最好不低于 0.02。

（1）葡聚糖凝胶色谱　该方法的原理是使待分离分子量不同的多糖通过葡聚糖凝胶色谱柱时，受到不同阻滞的作用，以不同的速度移动。分子量大于允许进入凝胶网孔范围的多糖不能进入凝胶颗粒内部，完全被凝胶排阻，阻滞作用小，随着溶剂在凝胶颗粒之间流动，先流出色谱柱；分子量小的多糖则可完全进入凝胶颗粒的网孔内，阻滞作用大，而后从色谱柱中流出，由此可达到多糖分离的目的。例如，山药多糖的分离，即山药粉末经水提，离心，醇沉，脱蛋白，透析，乙醇沉淀物经 DEAE－52 纤维素及 Sephadex G-100 柱色谱分离纯化，得白色粉末状山药多糖 RDPS-Ⅰ（纯品）。

（2）琼脂糖凝胶色谱　琼脂糖凝胶的商品很多，常见的有 Sepharose、Bio-Gel A 等。琼脂糖凝胶在 40℃以上开始融化，因此不能采用高压消毒，但可采用化学灭菌法处理。例如，灵芝多糖（Ganoderma lucidum polysaccharides，GLP）的提取，即从灵芝（*Ganoderma lucidum*）和加硒深层培养的菌丝中，经水提醇沉，透析，脱色，脱蛋白，DEAE-Cellulose 柱色谱和 SepharoseCL4B 柱色谱纯化后，可得灵芝多糖 SeGLP-2A。经红外光谱分析，确定 SeGLP-2A 是由 α-糖苷键连接的吡喃多糖。

（3）聚丙烯酰胺凝胶色谱　聚丙烯酰胺凝胶（polyacrylamide gel）是一种以丙烯酰胺为单位经甲叉双丙烯酰胺交联成的人工合成凝胶。其商品为生物胶-P(Bio-Gel P)，型号很多，从 P-2 至 P-300 共 10 种，P 后面的数字再乘 1000 就相当于该凝胶的排阻限度。该方法适合于多糖和蛋白的分离与纯化。

2. 离子交换色谱法　该方法是根据糖类在纸色谱上具有较好的分离效果而将纤维素改性，使离子交换和纤维素色谱结合起来制成一系列离子交换纤维素，用于多糖的分离的一种方法。常用的阴离子交换纤维素有 DEAE-纤维素、ECTEOLA-纤维素、PAB-纤维素和 TE-AE-纤维素等，可分为硼砂型和碱型。洗脱剂可用不同浓度的碱溶液、硼砂溶液、盐溶液。其优点是可吸附杂质、纯化多糖，适用于分离各种酸性、中性多糖和黏多糖，例如百合多糖、北沙参多糖、太子参多糖等。阳离子交换纤维素有 CM-纤维素、P-纤维素、SE-纤维素和 SM-纤维素等，特别适用于分离纯化酸性、中性多糖和黏多糖。

该方法的交换剂对多糖的吸附力与多糖的结构有关，随多糖分子中酸性基团增加则吸附增加。对于线状分子，随分子量增大则吸附增强。在 pH 为 6 时酸性多糖可吸附于交换剂上，中性多糖则不能被吸附。当采用硼砂预处理交换剂后，则中性多糖也可以被吸附。分离酸性多糖所用的洗脱剂，通常是 pH 相同离子强度不同的缓冲液，而分离中性多糖的洗脱剂则多是不同浓度的硼砂溶液。

（二）沉淀法

沉淀法主要有盐析法、金属络合物法、季铵盐沉淀法、分级沉淀或分级溶解法等方法。

1. 盐析法　该方法是根据不同多糖在不同盐浓度中溶解度不同而将其分离的一种方法。常用的盐有氯化钠、氯化钾、硫酸铵等，其中以硫酸铵最佳。

2. 金属络合物法　利用多糖能与铜、钡、钙、铅离子等形成络合物而沉淀而进行分离。常用的络合剂有斐林试剂、氯化铜、氢氧化钡和醋酸铅等。

3. 季铵盐沉淀法　利用季铵盐可与酸性多糖形成不溶性沉淀物，通过控制季铵盐的浓度，分离不同酸性的多糖。常用的季铵盐有十六烷基三甲基溴化铵（CTAB）、氯化十六烷基吡啶（Cetylpyridinium chloride monohydrate）等。其中 CTAB 的浓度一般为 1%～10%（W/V），在搅拌下滴加于 0.1%～1%（W/V）的多糖溶液中，酸性多糖可从中性多糖中沉淀出来。值得注意的是，酸性多糖混合物溶液的 pH 要小于 9，而且不能有硼砂存在，否则也会与中性多糖形成不溶性沉淀物。

4. 分级沉淀法　根据不同糖在不同浓度的醇或酮中具有不同溶解度的性质，从小到大按比例加入甲醇或乙醇或丙酮进行分步沉淀的方法。该法适合于分离各种溶解度相差较大的多糖。通常在中性条件下进行分离，而只有酸性多糖可在 pH2～4 的酸性条件下进行。另外也可将多糖制成各种衍生物如乙酰化物、甲醚化物等，再将多糖衍生物溶于醇中，加入乙醚等极性更小的溶剂进行分级沉淀分离。例如，灵芝多糖的分级沉淀，即取灵芝水提液，减压浓缩，得浓缩液，逐步加入 95% 乙醇使含乙醇量为 40%，醇沉，静置过夜，离心，得 40%

乙醇浓度粗多糖；取上清液加入 95％乙醇使含乙醇量为 65％，醇沉，静置过夜，离心，得 65％乙醇浓度粗多糖；取上清液加入 95％乙醇使含乙醇量为 80％，醇沉，静置过夜，离心，得 80％乙醇浓度粗多糖，分步收集各部分灵芝多糖。

（三）电泳法

电泳法是利用分子大小、形状及其所带负电荷不同的多糖在电场的作用下迁移速率不同而分离纯化的方法。电泳法可分为毛细管电泳法、制备性区域电泳法等。前者适用于糖的分离分析，后者用于分离制备。其常用的载体是玻璃粉。具体操作是用水将玻璃粉拌成胶状后装柱，用 0.05mol/L 硼砂水溶液电泳缓冲液（pH9.3）平衡 3 天，将多糖加入柱上端，接通电源，上端为正极（多糖的电泳方向是向负极的），下端为负极，其单位厘米的电压为 1.2～2V，电流 30～35mA，电泳时间为 5～12 小时。电泳完毕后将玻璃粉载体推出柱外，分段收集、洗脱和检测。该方法分离效果较好，适合于小规模制备使用。

三、多糖的提取分离实例

随着分子生物学的发展，人们已认识到多糖物质具有许多生物活性，如抗肿瘤、免疫、降血糖和抗病毒等，而且对机体几乎无毒副作用。多糖是生物体内除核酸和蛋白质以外的又一类重要的生物分子，主要存在于动物细胞膜、植物和微生物细胞壁中，其中植物中多糖的分布更为广泛。

例如从刺五加中提取刺五加多糖，采用热水浸提法。取刺五加粉末 100g，加入水 2L，用胶体磨匀浆，匀浆液置 80℃恒温水浴锅中浸提 8 小时，用 Sevag 法除蛋白，将提取液与等体积三氯甲烷正丁醇混合液（体积比为 4∶1）混合，摇匀，放置过夜，去除上清液及在界面处的变性蛋白，收集下层多糖液，用旋转蒸发仪减压浓缩至 50mL，浓缩液加入等体积的 95％乙醇分级沉淀多糖，离心。同样方法操作 5 次，每次将离心所得上清液加入与浓缩液等体积的 95％乙醇沉淀多糖，离心。合并每次得到的多糖沉淀，依次用无水乙醇、丙酮、乙醚洗涤，真空干燥即得刺五加多糖。

四、苷的提取分离

苷的种类较多，性质差别较大。在苷类分子中含有糖基，因此大多数苷类具有较强的亲水性。而各类苷分子中由于苷元不同，所连接糖的种类和数目不一样，其极性差异较大，很难用统一的方法来提取苷类化合物。一般而言，提取苷类常用水、醇类、醚或乙酸乙酯等溶剂提取。在提取分离苷类化合物时应充分考虑共性并结合个性具体分析。另外，根据所提取苷类是原生苷、次生苷或苷元的不同，尚需考虑植物中酶的影响。

若需提取原生苷，则必须先破坏或抑制酶活性；若需提取次生苷或苷元，则需利用酶活性将其部分水解或全水解，再进行提取。破坏或抑制酶活性的方法有：①硫酸铵法：主要针对新鲜的植物，加硫酸铵水溶液共研磨促进酶变性；②碳酸钙法：提取前加入一定量的碳酸钙拌匀使酶变性；③溶剂法：使用沸水、甲醇、60％以上乙醇水溶液等作为提取溶剂可抑制酶的活性。

提取苷的一般方法如下。

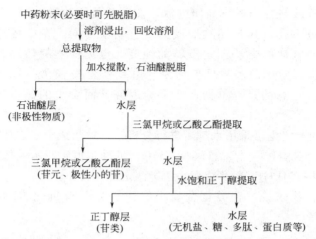

提取苷元要先用适当的水解方法将苷上的糖基部分分解除去。水解时,应尽量使其分解完全,但同时又要注意不破坏苷元的结构,以达到最高的提取效率。苷元多属脂溶性成分,可用极性小的有机溶剂提取。其提取方法如下。

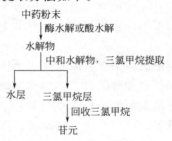

第四节 糖和苷的结构研究

研究多糖及其苷类化合物的结构是一项极其复杂而艰巨的工作。主要是因为组成多糖及其苷类化合物的糖的种类繁多且难以识别;多糖或其苷类化合物极性较大,不易制得较好的结晶;多糖和苷中的糖基部分为多羟基化合物,较难确定糖与糖、糖与苷元之间连接的顺序和位置;以及较难确定完整的苷元结构等。

对于低聚糖或多糖以及苷的结构研究,首先了解单糖的组成情况,其次研究糖与糖连接的顺序和位置,糖苷键的构型,以及苷元的结构。

多糖是生物高分子化合物,不少研究表明,多糖的活性与分子量、溶解度、黏度和糖链结构有关。像蛋白质一样,多糖也存在一、二、三、四级结构的概念,其中二、三级结构也与活性关系很大。对多糖(也适用于低聚糖和苷的糖链)一级结构的测定大致可按下列顺序进行。

一 多糖及苷的纯度测定

多糖纯度常用电泳法测定。由于中性多糖分子量大,导电性弱,在电场中移动速度慢，故常将其制成硼酸络合物进行高压电泳，在硼酸盐缓冲液（pH9～12）中进行。多糖的组成不同、分子量不同，其与硼酸形成的络合物就不同，在电场作用下的相对迁移率也不同，故可用高压电泳的方法测定多糖的纯度。电泳的支持体通常是玻璃纤维、聚丙烯酰胺凝胶等。电泳后常用的多糖显色剂为 p-甲氧基茜胺-硫酸（anisidine-H_2SO_4）、过碘酸希夫试剂等。值得注意的是，单糖、低聚糖因醛基而发生的颜色反应，在多糖上一般并不明显。

另外，其纯度的测定也可采用水解后进行分析，其糖组成恒定，比旋度不再改变，功能团分析（—COOH，—NH_2，—SO_3H，—CHO）的摩尔恒定，示差折射法检测不变等，还可用高效凝胶色谱法（HPGPC）及超离心法等测定。

相对多糖类化合物来说，苷类化合物一般为小分子有机化合物，常采用测定熔点，TLC、HPLC 检测等。

二、多糖的相对分子质量及苷分子量的测定

多糖的相对分子质量可以从几万到几百万，而且虽经提纯，仍可能为分子大小不等的混合物，通常所说的多糖纯品实际上是一定分子量范围的均一成分，所测得的分子量只是一种统计平均值。其分子量的测定可采用许多测定高分子化合物分子量的物理方法，如沉降法、光散射法、黏度法和渗透压法等。

实验室中最常用的是凝胶色谱法，根据在凝胶柱上不同分子量的多糖与洗脱体积成一定关系的特性，以一系列结构相似的已知分子量的多糖作标准曲线，从而测定样品多糖的分子量。多糖的分子量也常用化学方法来测定多糖末端（如甲基化法和过碘酸氧化法），然后再进行推算。例如纤维素为直链分子，全甲基化后再水解，水解物中只有非还原端可得四甲基化的葡萄糖，测定这个产物在水解物中的比例从而求得平均链长。

对于单糖、低聚糖及其苷的分子量测定，目前大多采用快速、灵敏的质谱法。但由于糖和苷的极性大、难挥发、加热温度过高又会分解，故电子轰击法（EI）常不能得到其分子离子峰，而需要采用化学电离（CI）、场解吸（FD）、快原子轰击（FAB）、电喷雾质谱（ESI）等方法获得分子离子峰。

三、苷中组成糖的种类和糖的数目的测定

通常将苷键全部水解，然后采用 PC、TLC 或 GLC 等方法对苷的水解液中的单糖种类进行鉴定，也可以直接通过解析苷的一维或二维 NMR 谱进行鉴定。

糖类 PC 常用的展开剂为正丁醇-乙酸-水（4：1：5，上层），以标准品同时点样作为对照。TLC 常用硅胶薄层，同样以标准品同时对照。GLC 应用于糖的鉴定时，可先将化合物进行甲醇解，使半缩醛甲基化，再将甲醇解溶液用 Ag_2CO_3 中和，滤去无机物后减压蒸去溶剂，残渣溶于少量吡啶，加入硅化烷试剂以制成单糖甲苷的 TMS 衍生物，然后进行 GLC 鉴定。通常以甘露醇或肌醇作内标，以已知的各种单糖作对照品。

目前多采用 NMR 技术直接对苷中的糖进行鉴定。在 ^{1}H-NMR 中，根据苷中组成糖上的不同质子的化学位移及相邻质子间的偶合常数，可以鉴定出糖的种类。在 ^{13}C-NMR 中，根据苷

中不同糖的碳信号也可以对糖的种类进行鉴定。此外，2D-HOHAHA、^{1}H-^{1}HCOSY、^{1}H-^{13}CCOSY 等亦对鉴定苷中组成糖的种类大有帮助。

测定苷中糖的数目可利用各种波谱法，如利用质谱测定苷和苷元的分子量，计算其差值，可求出糖的数目；利用^{1}H-NMR谱，根据糖端基质子的信号数目，可确定苷中糖分子的数目，或将苷制成全乙酰化或全甲基化衍生物，根据^{1}H-NMR谱中出现的乙酰氧基或甲氧基信号的数目，推测出所含糖的数目；利用^{13}C-NMR谱，根据出现的糖端基碳信号的数目，或者根据苷分子总的碳信号数目与苷元碳信号数目的差值，推断出糖的数目。此外，^{1}H-^{1}HCOSY 和 ^{1}H-^{13}CCOSY 也是确定苷中糖的数目的有效方法。

四、苷分子中苷元和糖、糖和糖之间连接位置的确定

（一）苷元和糖之间连接位置的确定

以前常通过分析由化学降解或酶解得到的产物来确定糖和苷元之间的连接位置，而现在多利用NMR谱的解析来确定。

^{13}C-NMR谱是确定苷元和糖之间连接位置的有效方法。在^{13}C-NMR谱中，苷元羟基的成苷碳原子（称为α-碳原子）和与其相邻的碳原子（称为β-碳原子）的信号发生位移，而其他距苷键较远的碳原子的信号几乎不变；同时，苷分子中的糖部分其端基碳原子的信号与游离单糖端基碳信号比较，也发生了位移。这种信号的位移称为苷化位移（glycosylation shift）。对于苷元而言，羟基的苷化，可因羟基的性质不同而使苷化位移的方向有所改变。一般情况下，醇类羟基的苷化，可引起苷元的α-碳向低场移动4～10ppm，β-碳向高场移动−0.9～−4.6ppm；而酚羟基的苷化，可引起苷元α-碳向高场移动，β-碳向低场移动。利用苷化位移规律，将苷和苷元的^{13}C-NMR谱相比较，即可确定苷元的哪个碳原子与糖相连。

苷化位移值与苷元的种类有关，与糖的种类无关。如苷元为链状结构，端基碳的苷化位移值随着苷元为伯、仲、叔基而递减，苷元的α-C和β-C变化不大。

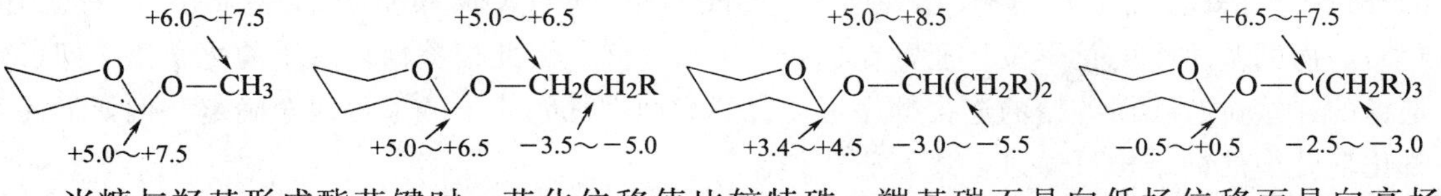

当糖与羟基形成酯苷键时，苷化位移值比较特殊，羰基碳不是向低场位移而是向高场位移。

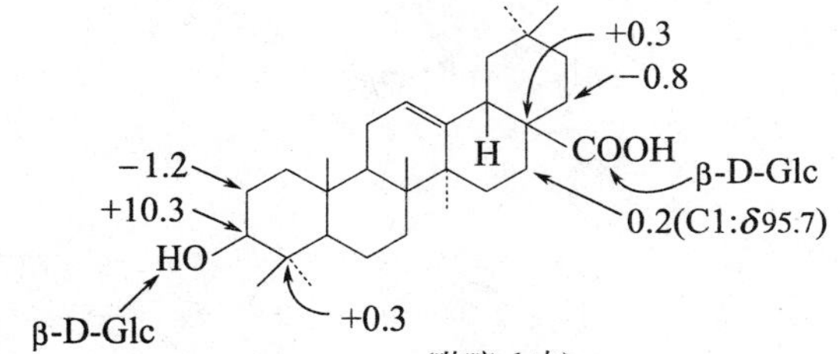

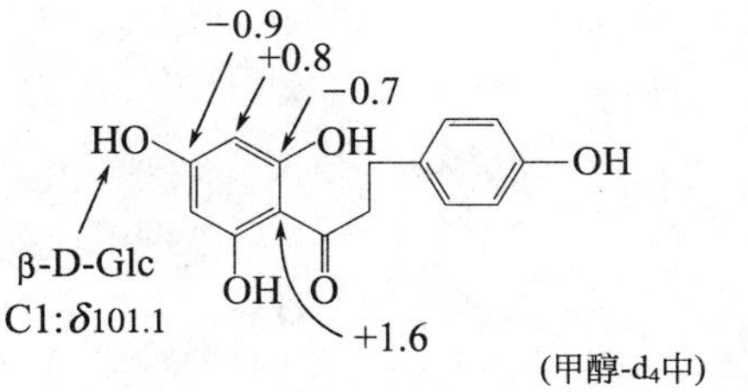

近年来，随着二维NMR技术在天然产物结构鉴定中的广泛应用，HMBC谱也已成为确定苷元连接位置的主要方法而被广泛应用。在HMBC中，可以观察到糖的端基质子与苷

元的 α-碳信号以及苷元 α-碳原子上质子与糖的端基碳信号之间的相关关系，据此确定糖和苷元之间的连接位置。

（二）糖与糖之间连接位置的确定

目前除了采用经典化学方法外，还可以采用波谱（NMR）法进行糖与糖之间连接位置的确定。

化学方法一般是先将糖链全甲基化后水解苷键，鉴定所有获得的甲基化单糖，其中游离羟基的部位就是连接位置，而连接在最末端的一定是全甲基化的单糖。全甲基化的多糖，一般先经 90% 甲酸水解，然后用 0.05mol/L H_2SO_4 或三氟乙酸水解。水解条件要温和，否则可能会发生去甲基化反应和降解反应。从不同类型甲基化单糖的相对比例，可推测出糖链重复单位中各种单糖的数目，末端糖的性质以及分支点的位置。

常用苷的甲基化方法有 Haworth 法、Purdie 法、Kuhn 法和 Kakomori 法等。化学方法的特点是所需样品量大，化学结构受到破坏等。

目前 ^{13}C-NMR 方法是用来确定糖连接位置的常用方法。在归属各碳信号的基础上，以游离苷元和甲基糖苷为参考化合物，确定产生苷化位移的碳，然后利用苷化位移规则，即可简便地获知各单糖的连接位置。同样如前所述，HMBC 谱对于确定糖与糖之间的连接位置，也是十分有效且常用的方法。

五、糖和糖之间连接顺序的确定

糖链连接顺序是决定多糖性质和生物活性的重要因素。2D-NMR 技术是目前常用的有效方法。在归属各碳信号的基础上，利用 HMBC、NOESY、COLOC 等波谱技术，通过观察相连单糖的碳氢或氢氢远程偶合，推断糖的连接顺序、连接位置。Massiot 提出了一套测定糖的连接位置和次序的方法。对于全乙酰化皂苷的糖部分，其质子的化学位移可分为两个部分：CHOAc 型质子区（$\delta 4.75 \sim 5.4$），CH_2OAc、CH_2OR 和 CHOR 型质子区（$\delta 3.0 \sim 4.3$），而端基质子的化学位移通常在这两个区域之间。因此根据糖环质子的化学位移即可确定糖的连接位置。而各糖的连接顺序可通过观察两糖之间质子的远程偶合确定。例如下述乙酰化皂苷中的糖结构可通过上述方法获得。

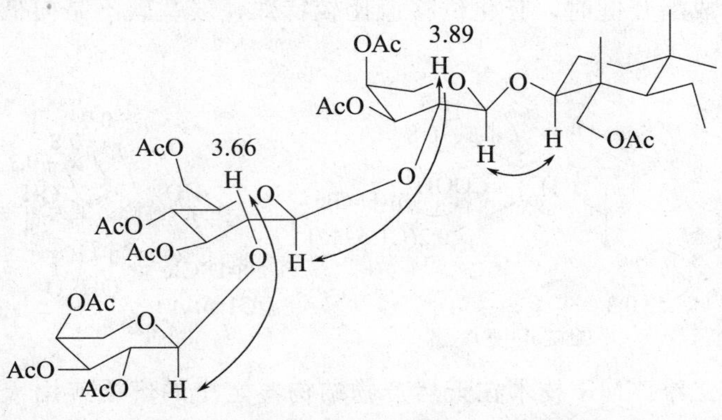

质谱分析，特别是近年来发展迅速的生物质谱技术，串联质谱技术等，也已用于多糖、

低聚糖及苷的糖链结构研究。在了解组成之后，根据质谱的裂片规律就可以推定糖链的连接顺序。但质谱法往往难于准确确定糖的连接位置。

早期决定糖连接顺序的方法主要是缓和水解法。方法是先用稀酸（包括有机酸）水解、酶解、乙酰解、碱水解等方法将糖链水解成较小的片段（各种低聚糖），然后分析这些低聚糖的连接顺序。从低聚糖的结构推测整个糖键的结构。很显然分析碎片的工作是比较繁琐、复杂的。另外 Smith 裂解法也曾广泛用于糖连接顺序的确定。

六、苷键构型的确定

糖与糖之间的苷键和糖与非糖部分之间的苷键，本质上都是缩醛键，故都存在端基碳原子的构型问题。现多用核磁共振技术、酶催化水解、比旋光度法、红外光谱等方法测定苷键构型，其中最常用的为核磁共振技术。

（一）^{1}H-NMR 谱

利用 ^{1}H-NMR 谱中组成苷的糖的端基质子的偶合常数判断苷键的构型，是目前常用而且较为准确的方法。在糖的 ^{1}H-NMR 谱中，糖的端基质子信号在 $\delta 5.0$ 附近，多数呈特征性的双峰（d），而糖环上质子信号在 3.5～4.5 之间。绝大多数吡喃糖，如葡萄糖的优势构象 C_2-H 为竖键（a 键）质子，当 C_1-OH 处在竖键上（β-D-苷），C_1-H 和 C_2-H 的双面角近 180°，J 值在 6Hz～8Hz 间；当 C_1-OH 处在平伏键上（α-D-苷），C_1-H 和 C_2-H 的双面角近 60°，J 值在 3Hz～4Hz 间，由此可以区分 α-异构体和 β-异构体。

（二）^{13}C-NMR 谱

利用 ^{13}C-NMR 谱中糖的端基碳信号的化学位移和糖的端基碳与端基氢之间的偶合常数，可以推测苷键的构型。糖的端基碳信号多数在 $\delta 95$～110 之间，端基碳原子上带有竖键羟基（a-OH）较带有平伏键羟基（e-OH）的信号在较高场，除 D-甘露糖甲苷和 L-鼠李糖甲苷外，绝大多数的单糖甲苷其 α-和 β-构型的端基碳原子的化学位移值都相差约 4ppm，由此，可区别 α-和 β-异构体。如 D-葡萄吡喃糖苷的端基碳信号，α-型为 97～101，β-型为 103～106。

另一端基构型信息的来源是 $^1J_{C1-H1}$，即端基碳和端基质子间的偶合常数。如吡喃糖苷各非端基碳的 $^1J_{C-H}$ 值一般为 142Hz～148Hz，而端基碳上的质子是平伏键（α-苷）时，$^1J_{C1-H1}$ 为 170Hz；若为竖键质子（β-苷）时，则 $^1J_{C1-H1}$ 为 160Hz。

（三）IR 谱

一般情况下，采用红外光谱来识别糖的结构比较难，其原因是由于糖的红外光谱区别较小、各峰较集中、多有重叠。但对于一些含特殊取代基如羧基、酰基、磷酸基等的糖分子，IR 也能提供糖中各种官能团及糖苷键构型方面的信息。多糖在 1500～960cm^{-1} 的范围内有许多峰，其中 960～730cm^{-1} 间的峰对判断端基碳的构型很有帮助。如 840cm^{-1} 为 α-L-吡喃糖苷，890cm^{-1} 则为 β-D-吡喃糖苷。

七、多糖结构研究实例

刺五加多糖的分离和结构测定。刺五加（*Acanthopanax senticosu*）是分布于中国东北的一种药用植物，其中所含的多糖具有免疫活性。从具有增加吞噬作用的刺五加多糖Ⅲ（AsⅢ）的分离和结构测定工作中，可以看出各种实验方法在多糖结构研究中的综合应用情况。

1. 刺五加多糖Ⅲ的提取分离　将刺五加根干粉首先用甲醇回流，除去亲脂性成分。残渣用 0.5mol/L NaOH 水溶液在 4℃提取，然后于提取液中加丙酮，得浅棕色沉淀。将此沉淀溶于水中，用三氯乙酸沉淀和透析处理，除去其中的蛋白质和小分子化合物，得到粗多糖。将此粗多糖用 DEAE-Sepharose OL-6B 柱色谱分离，以 NaCl 水溶液梯度洗脱，用旋光度测定和酚-浓硫酸试剂检出。所得部分再用 Sephacryl S-400 纯化，用 0.1mol/L NaCl 溶液洗脱，从而分得刺五加多糖Ⅱ（AsⅡ）和刺五加多糖Ⅲ（AsⅢ），其中后者为主要成分（200g生药中得 81mg），以高效液相色谱和凝胶过滤检查为一个峰。$[\alpha]_D^{20}-48°$，凝胶色谱测得相对分子质量为 30000，元素分析显示无氮原子。

2. 酸水解　用三氯乙酸水解后由气相色谱分析单糖组成为 L-阿拉伯糖-D-木糖-4-O-甲基-D-葡萄糖醛酸（1∶11∶1）。

3. 甲基化后水解　由于 AsⅢ微溶于二甲基亚砜，先乙酰化再用箱守法甲基化。全甲基化物用 $LiAlH_4$ 还原其葡萄糖醛酸的羧基，然后水解。将水解所得的甲基化单糖用 $NaBH_4$ 还原为糖醇，然后再乙酰化，随后用液相-质谱联用分析，得知部分甲基化糖为 2,3-二-O-甲基木糖、3-O-甲基木糖、2,3,5-三-O-甲基阿拉伯糖和 2,3,4-三-O-甲基葡萄糖，其摩尔比为15∶6∶2∶2，同时还检测到微量的 2,4-二-O-甲基半乳糖。显然其中的 2,3,4-三-O-甲基葡萄糖是从末端 4-O-甲基葡萄糖醛酸基的羧基还原得到的。从其 ^{13}CNMR 数据中也可以看出，$\delta179.1$ 的羧基和 62.68 的甲氧基信号，^{1}HNMR 中也有 $\delta3.4$ 的甲氧基信号，更进一步证明 4-O-甲基葡萄糖醛酸的存在。

4. 过碘酸裂解反应　将 AsⅢ用过碘酸氧化，每一脱水己糖单位消耗 0.40 分子过碘酸。氧化产物进一步用 Smith 降解，产物检出有木糖、半乳糖，以及大量的乙二醇和甘油，说明分子中存在比率很高的 1,4-连接的木糖基。而游离的木糖检出，说明分子中存在抗氧化的木糖基，如 1,2,4-位连接的木吡喃糖。

5. 部分酸水解　AsⅢ用 0.05mol/L 三氯乙酸在 100℃水解 1.5 小时，进行部分水解。水解物用蒸馏水透析。用薄层色谱检查可透析的部分，得阿拉伯糖、木糖和两个未知成分。将此可透析部分用 sephadex G-25 分离，得两个峰。所得未知物分别先甲基化，然后水解。分析水解液，从第一峰部分得 2,3,4-三-O-甲基木糖和 2,3-二-O-甲基木糖，二者的摩尔比为 1∶2，证实 1,4-连接的木二糖（xylotriose）的存在。从第二峰部分也得到 2,3,4-三-O-甲基木糖和 2,3-二-O-甲基木糖，但二者的摩尔比 1∶1，证实 1,4-连接的木二糖（xylotriose）存在。而将不透析部分（AsⅢ-IB）经甲基化，羧基还原，再水解，水解物经气相色谱检测到 2,3-二-O-甲基木糖、3-O-甲基木糖、2,3,4-三-O-甲基葡萄糖、2,3,4-三-O-甲基木糖，它们的摩尔比为 5∶2∶1∶1。

将 AsⅢ-IB 进一步用 0.05mol/L 三氯乙酸在 100℃水解 2 小时，然后透析，可透析部分存在有木糖、1,4-连接的木二糖、1,4-连接的木三糖和一些未成知成分。而不能透析部分用 sephadex G-25 分离得到一糖成分，将该糖甲基化并还原羧基，然后再水解。从水解产物中检出有摩尔比 1 : 3 的 2,3,4-三-O-甲基葡萄糖和 2,3-二-O-甲基木糖。由此推测该糖是木三糖上连接有一个 4-O-甲基葡萄糖醛酸。

由以上分析，推测 AsIII-IB 的结构为：

$$\rightarrow[\rightarrow 4)\rightarrow\beta\text{-D-Xylp-(1)a}\rightarrow 4)\text{-}\beta\text{-D-Xylp-(1-}[\rightarrow 4]\text{-}\beta\text{-d-Xylp-(1-}]b\rightarrow 4)\beta\text{-D-Xylp-(1-}$$

$$\begin{array}{cc} 2 & 2 \\ \uparrow & \uparrow \\ 1 & 1 \\ \beta\text{-D-4-C-Me-GlcA} & \beta\text{-D-Xylp} \end{array}$$

6. 核磁共振波谱分析 ^{13}CNMR 中（如表 4-1 所列），104.58 和 104.21 为木吡喃糖的 C_1 信号，64.91 和 64.24 为 C_5 信号，提示 D-木糖基上为 β-连接。而 100.52 表明 4-O-甲基葡萄糖醛酸为 β-连接。

表 4-1   As Ⅲ 的 ^{13}C NMR 谱数据

环	化学位移						
	C_1	C_2	C_3	C_4	C_5	C_6	OCH$_3$
C	104.58	75.61	76.61	79.31	64.91		
C′	104.21	79.02	75.14	79.72	94.24		
C″	100.52	74.18	74.83	85.17	72.12	179.10	62.63

综合上述信息，可推测刺五加多糖 As Ⅲ 的基本骨架成为 β-(1→4) 连接的木吡喃糖基，并在 2 位有一个支链。而阿拉伯呋喃糖和 4-O-甲基葡萄糖醛酸为非还原末端。其暂定结构如下所示：

$$\rightarrow 4)\rightarrow\beta\text{-D-Xylp-(1}\rightarrow 4)\text{-}\beta\text{-D-Xylp-(1-}]x\rightarrow 4)\text{-}\beta\text{-D-Xylp-(1-}]y\rightarrow 4)\text{-}\beta\text{-D-Xylp-(1-}[\rightarrow 4]\text{--}\beta\text{-D-Xylp}]x$$

$$\begin{array}{ccc} 2 & 2 & 2 \\ \uparrow & \uparrow & \uparrow \\ 1 & 1 & 1 \\ \beta\text{-D-4-O-} & \text{-}\alpha\text{-l-Araf-(1}[\text{-}[\rightarrow 4]\text{-} & \beta\text{-D-Xylp-(1-}[\rightarrow 4]\text{-} \\ \text{Me-GlcA} & \beta\text{-D-Xylp-(1-}]m\text{--} & \beta\text{-D-Xylp-(1-}]m\text{--} \end{array}$$

第五章　醌类化合物

醌类化合物是天然药物中一类具有醌式（不饱和环二酮）结构的化学成分，主要分为苯醌、萘醌、菲醌和蒽醌四种类型。天然药物中蒽醌及其衍生物最为常见，并且多具有显著的生物活性。如番泻叶中的番泻苷类化合物具有较强的致泻作用；大黄中的游离羟基蒽醌类化合物具有抗菌作用，尤其是对金黄色葡萄球菌具有较强的抑制作用；茜草中的茜草素类成分具有止血作用；紫草中的一些萘醌类色素具有抗菌、抗病毒及止血作用；丹参中的丹参醌类具有扩张冠状动脉的作用，用于治疗冠心病、心肌梗死等。还有一些醌类化合物具有驱绦虫、解痉、利尿、利胆、镇咳、平喘等作用。

醌类在植物中的分布非常广泛，多数存在于根、皮、叶及心材中，也存在于茎、种子和果实中，近年来在花的色素中也分离得到了醌类化合物。蓼科的大黄、何首乌、虎杖，茜草科的茜草，豆科的决明子、番泻叶，鼠李科的鼠李，百合科的芦荟，唇形科的丹参以及紫草科的紫草等均含有醌类化合物。醌类在一些低等植物（如地衣类和菌类）的代谢产物中也有存在。

第一节　醌类化合物的结构、分类与生物活性

一、苯醌类

苯醌类（benzoquinones）化合物分为邻苯醌和对苯醌两大类。邻苯醌结构由于两个羰基之间的排斥作用而不稳定，故天然存在的苯醌化合物多数为对苯醌的衍生物。

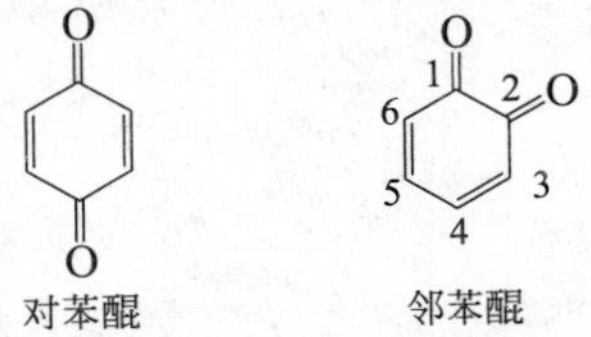

对苯醌　　　邻苯醌

天然苯醌类化合物结构中常有羟基、甲氧基、甲基及其他烃基侧链等取代基，多为黄色或橙色结晶。如中药凤眼草（*Ailanthus altissima*）果实中的 2,6-二甲氧基对苯醌（具有较强的抗菌活性），白花酸藤果（*Embelia ribes*）和木桂花（*Embelia oblongifolia*）果实中的信筒子醌（embelin）等。

具有苯醌类结构的泛醌类（ubiquinones）能参与生物体内氧化还原过程，是生物氧化反应的一类辅酶，称为辅酶 Q 类（coenzymes Q），其中辅酶 Q_{10}（n＝10）已用于治疗心脏

病、高血压及肿瘤。

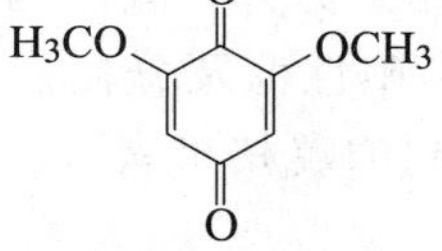

2,6-二甲氧基对苯醌　　　　信筒子醌

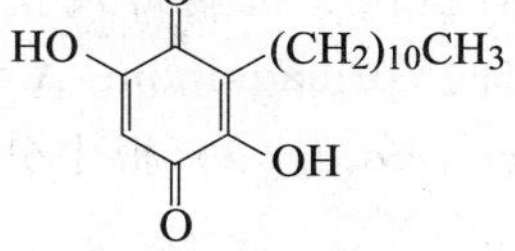

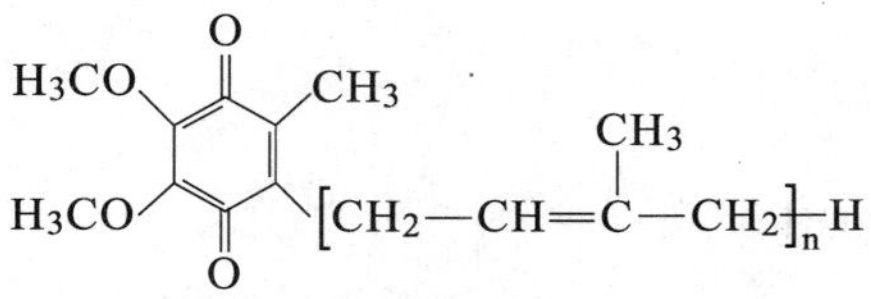

辅酶Q$_{10}$(n=10) 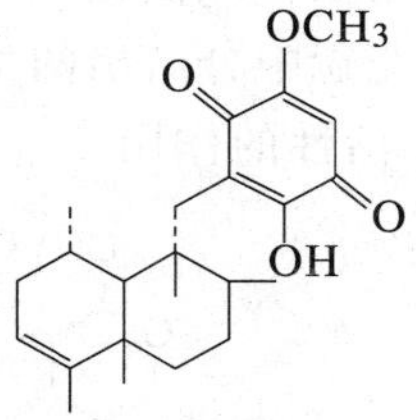　　　　　isospongiaquinone

近年来又先后分离得到一些结构复杂的苯醌类化合物，如从澳大利亚一种海绵 *Spongia hispida* 中分离得到的 isospongiaquinone 等一系列对苯醌和倍半萜聚合而成的化合物。从天然药物软紫草（*Arnebia euchroma*）根中分得的 arnebinone 和 arnebifuranone 也属于对苯醌类化合物，对前列腺素 PGE$_2$ 的生物合成具有抑制作用。

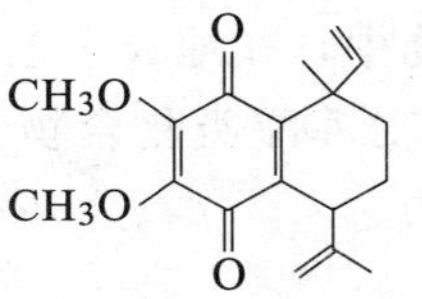

arnebinone 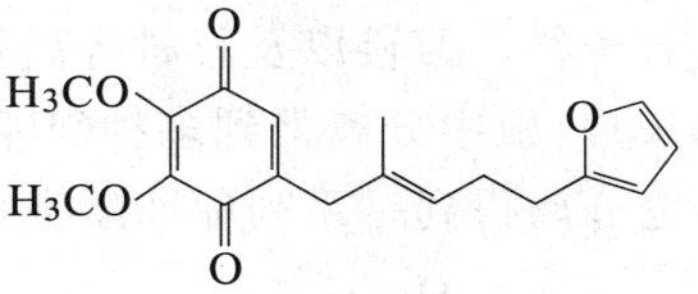　　　　　　arnebifuranone

二、萘醌类

萘醌类（naphthoquinones）化合物有 α-(1,4)、β-(1,2) 及 amphi-(2,6) 三种结构类型，但实际分离得到的大多为 α-萘醌类衍生物。它们多为橙色或橙红色结晶，少数呈紫色。

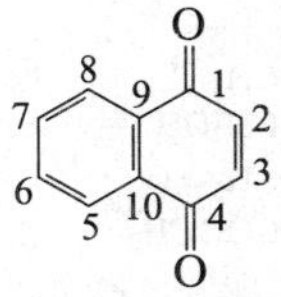

α-(1,4)萘醌 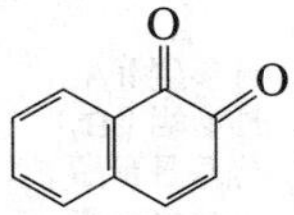　　　β-(1,2)萘醌 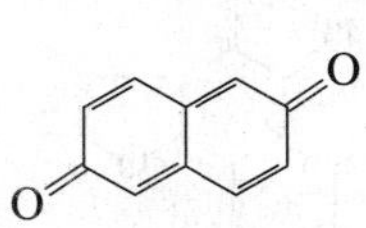　　　amphi-(2,6)萘醌

例如胡桃（*Juglans regia*）叶及其未成熟果实中含有的胡桃醌（juglone）及茅膏菜（*Drosera pelata*）中的蓝雪醌（plumbagin）都为 α-萘醌衍生物，前者具有抗菌、抗癌及中枢神经镇静作用，后者具有抗菌、止咳及祛痰作用。

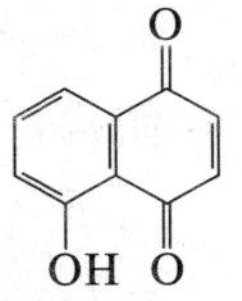

胡桃醌 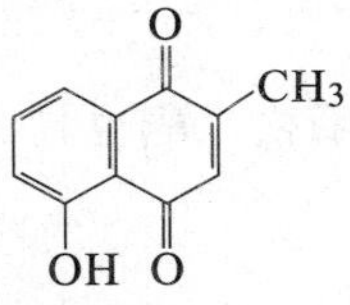　　　　蓝雪醌 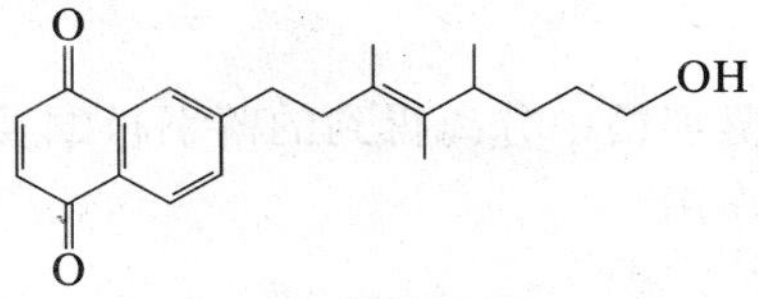　　　　cordiaquinoneA

天然药物紫草（*Lithospermum erythrorhizon*）中也含有多种萘醌色素，且多数是以结合成酯的形式存在，具有抗菌、抗病毒及止血作用。另外，紫草科破布木属植物 *Coradia corymbosa* 的根中分离出的 cordiaquinone A 对革兰阳性菌及分枝杆菌有抑制作用。从鼠李科植物翼核果（*Ventilago leiocarpa*）根中分离得到的翼核果素（ventilagolin）也是一种萘醌类化合物。

凤仙花科药用植物凤仙花（*Impatiens balsamina*）可用于治疗风湿性疾病所致的疼痛及肿胀，从其白色花冠中分离出的 1 个新 1,4-萘醌类化合物 balsaminolate，研究表明具有抑制环氧化酶 COX-2 活性的作用。

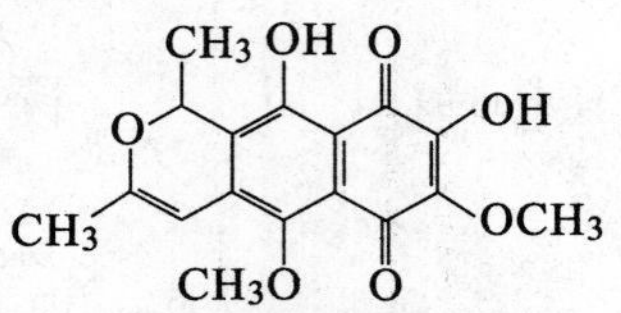

翼核果素 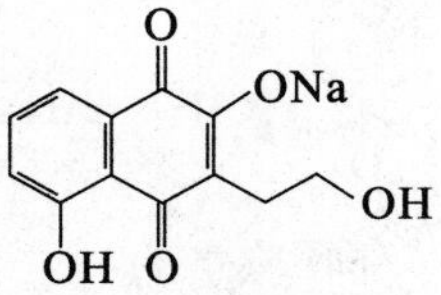   balsaminolate

三、菲醌类

菲醌衍生物（phenanthraquinones）分为邻菲醌及对菲醌两种类型，主要分布在唇形科、兰科、豆科、使君子科、蓼科以及杉科等高等植物中，在地衣中也有分离得到。如从丹参（*Salvia miltiorrhiza*）根中分离得到多种邻菲醌和对菲醌类化合物，其同属植物鼠尾草（*Salvia hians*）根中也分离得到一系列邻菲醌类化合物。

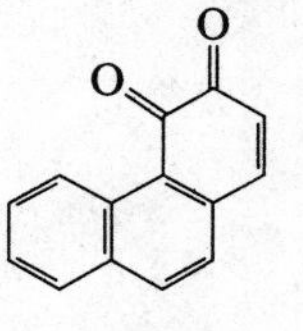

邻菲醌 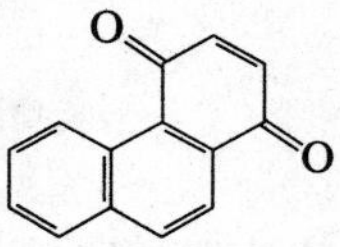   对菲醌

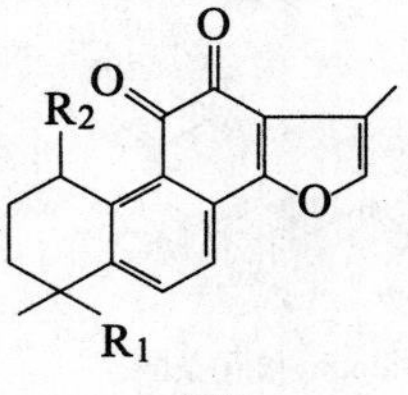

丹参醌ⅡA R_1=CH$_3$ R_2=H
丹参醌ⅡB R_1=CH$_2$OH R_2=H
羟基丹参醌ⅡA R_1=CH$_3$ R_2=OH
丹参酸甲酯 R_1=COOCH$_3$ R_2=H

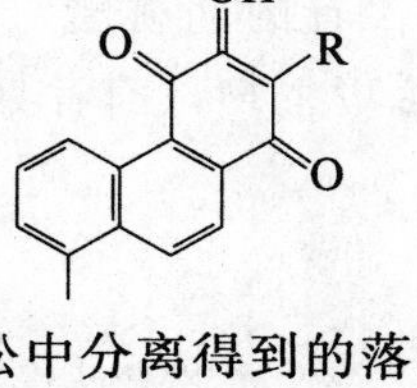

丹参新醌甲   R=CH(CH$_3$)CH$_2$OH
丹参新醌乙   R=CH(CH$_3$)$_2$
丹参新醌丙   R=CH$_3$

天然药物落羽松中分离得到的落羽松酮及落羽松二酮也具有菲醌样结构，二者均具有抑制肿瘤生长的作用。

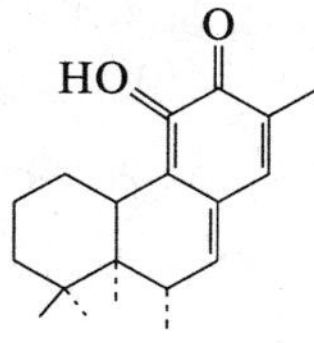

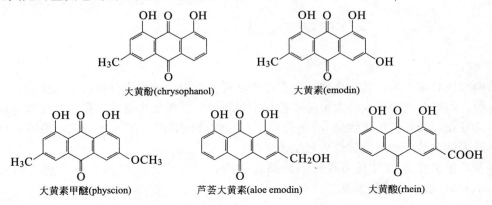

落羽松酮 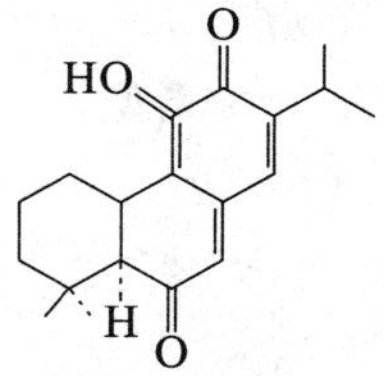　　　　　　落羽松二酮

四、蒽醌类

蒽醌类（anthraquinones）成分包括蒽醌衍生物及其不同程度的还原产物，如氧化蒽酚、蒽酚、蒽酮及二蒽酮等。

绝大多数蒽醌类化合物存在于高等植物、霉菌和地衣中，从动物中仅发现为数不多的蒽醌类成分。高等植物中，茜草科、芸香科、鼠李科、豆科山扁豆属、蓼科大黄属和酸模属、紫葳科、马鞭草科、玄参科毛地黄属及百合科植物中蒽醌类化合物较多。霉菌中以曲霉属及青霉属中蒽醌类化合物较多。

蒽醌类按其母核的结构分为单蒽核及双蒽核两大类。

（一）单蒽核类

1. 蒽醌及其苷类　天然蒽醌以 9,10-蒽醌最为常见，由于整个分子形成一共轭体系，9 位碳与 10 位碳又处于最高氧化水平，故而比较稳定。

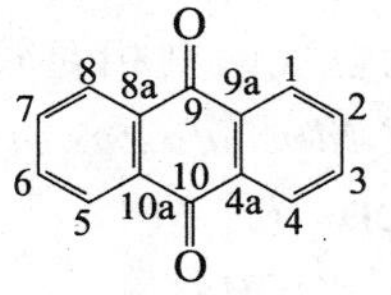

蒽醌基本母核

1,4,5,8 位为 α 位
2,3,6,7 位为 β 位
9,10 位为 meso 位，又叫中位

蒽醌母核上常有羟基、羟甲基、甲氧基以及羧基等取代，以游离或成苷的形式存在于植物体内。根据羟基在蒽醌母核上的分布情况，可将羟基蒽醌衍生物分为两种类型。

（1）大黄素型　此类蒽醌的羟基分布在两侧的苯环上，多数化合物呈棕色至黄色。如常用中药大黄中的主要蒽醌成分多属于这一类型。大黄中游离的羟基蒽醌类化合物具有抗菌作用，尤其是对金黄色葡萄球菌具有较强的抑制作用。

大黄酚(chrysophanol)　　　大黄素(emodin)

大黄素甲醚(physcion)　　芦荟大黄素(aloe emodin)　　大黄酸(rhein)

天然药物巴戟天（*Morinda officinalis*）中分离得到的 1,6-二羟基-2,4-二甲氧基蒽醌和 1,6-二羟基-2-甲氧基蒽醌也属于大黄素型。

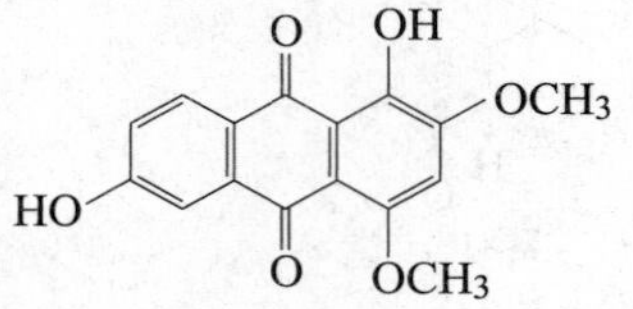

1,6-二羟基-2,4-二甲氧基蒽醌 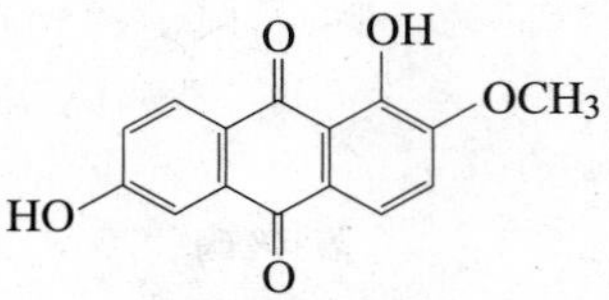   1,6-二羟基-2-甲氧基蒽醌

（2）茜草素型　此类蒽醌的羟基分布在一侧的苯环上，颜色较深，多为橙黄色至橙红色。如茜草中的茜草素（alizarin）、羟基茜草素（purpurin）、伪羟基茜草素（pseudorpurin）等化合物即属于这一类型，茜草素体外抗结核杆菌活性显著。

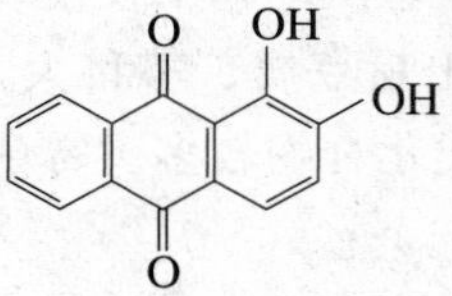

茜草素 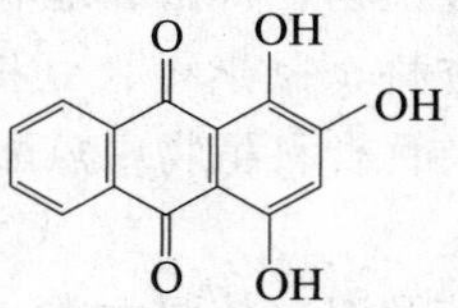   羟基茜草素 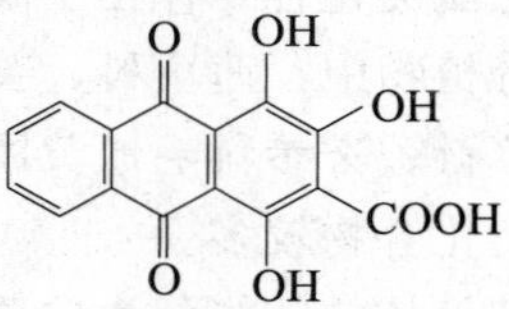   伪羟基茜草素

茜草中除含有游离蒽醌外，还含有木糖和葡萄糖的蒽醌苷类化合物，已分离得到的有单糖苷和双糖苷。

根据取代基数目的多少，也可以将蒽醌类化合物分为一取代、二取代直至七取代。其中三取代、四取代及五取代化合物较多，六取代、七取代的则相对较少。2,5,7-三羟基大黄素可能是自然界中含羟基最多的蒽醌，它存在于地衣 *Mycoblastus sanguinarius* 中。

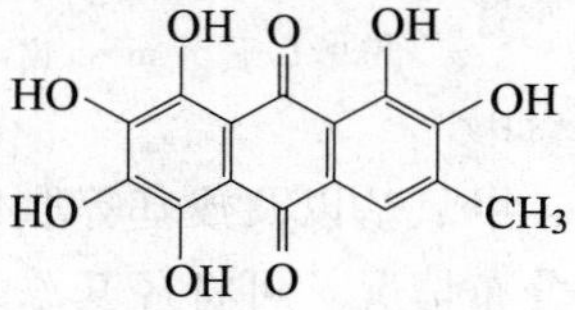

2,5,7-三羟基大黄素

2. 蒽酚或蒽酮衍生物　蒽醌在酸性环境中被还原，可生成蒽酚及其互变异构体蒽酮。

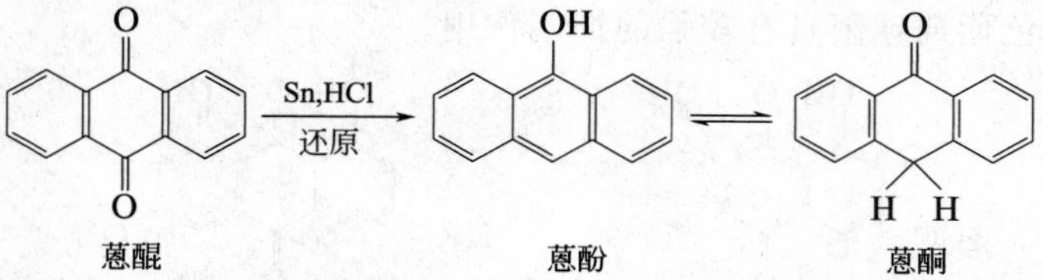

蒽醌   蒽酚   蒽酮

蒽酚（或蒽酮）的羟基衍生物一般存在于新鲜植物中，该类成分可以慢慢被氧化成蒽醌类化合物，如贮存两年以上的大黄基本检识不到蒽酚。蒽酚衍生物也以游离苷元和结合成苷两种形式存在，当蒽酚衍生物的 meso 位羟基与糖缩合成苷时，则其性质比较稳定，只有经过水解除去糖才易于被氧化转变成蒽醌衍生物。

羟基蒽酚类化合物对真菌有较强的杀灭作用，是治疗皮肤病的有效药物，如柯桠素（chrysarobin）治疗疥癣效果良好。

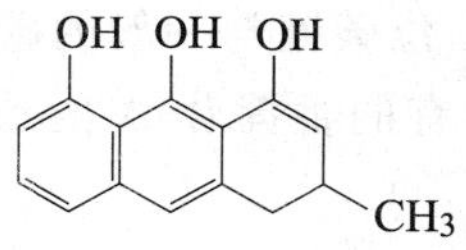

柯桠素

3. C-糖基蒽衍生物 这类蒽衍生物以糖作为侧链通过碳-碳键直接与苷元相结合，如芦荟中具有软化血管、降低血压和血液黏度、促进血液循环、防止动脉硬化等作用的芦荟苷等。

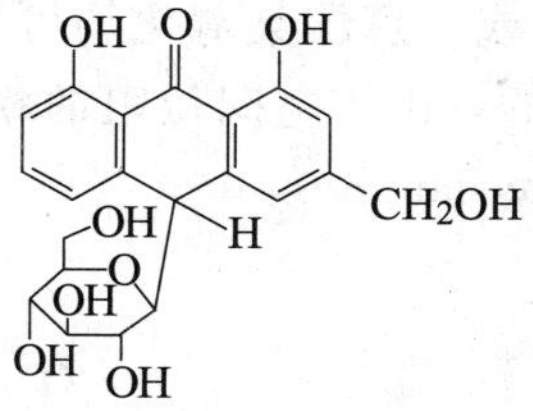

芦荟苷

（二）双蒽核类

1. 二蒽酮类 二蒽酮类成分可以看成是 2 分子蒽酮脱去 1 分子氢通过碳碳键结合而成的化合物。一般其上下两环的结构相同且对称，多以 10 位碳与 $10'$ 位碳连接（称为中位连接），也有其他位置连接。大黄及番泻叶中致泻的主要有效成分番泻苷 A、B、C、D 等皆为二蒽酮衍生物。

番泻苷 A(sennoside A) 是黄色片状结晶，酸水解后生成 2 分子葡萄糖和 1 分子番泻苷元 A(sennidin A)。番泻苷元 A 是 2 分子的大黄酸蒽酮通过 10 位碳与 $10'$ 位碳相互结合而成的二蒽酮类衍生物，其 10 位碳与 $10'$ 位碳为反式连接。番泻苷 A 不溶于水、苯、乙醚或三氯甲烷，难溶于甲醇、乙醇或丙酮，但在与水相混的有机溶剂中的溶解度随含水量的增加而增加（含水量达 30％时溶解度最大），能溶于碳酸氢钠水溶液中。

番泻苷 B(sennoside B) 是番泻苷 A 的异构体，水解后生成 2 分子葡萄糖和番泻苷元 B(sennidin B)，其 10 位碳与 $10'$ 位碳为顺式连接。

番泻苷 C(sennoside C) 是 1 分子大黄酸蒽酮与 1 分子芦荟大黄素蒽酮通过 10 位碳与 $10'$ 位碳反式连接而形成的二蒽酮二葡萄糖苷。

番泻苷 D(sennoside D) 为番泻苷 C 的异构体，其 10 位碳与 $10'$ 位碳为顺式连接。

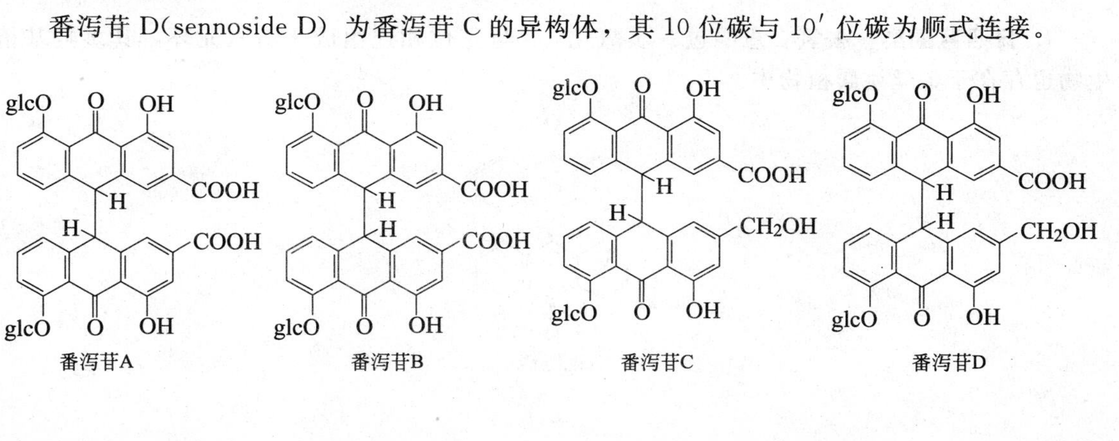

番泻苷A 番泻苷B 番泻苷C 番泻苷D

二蒽酮类化合物的 10 位碳与 10′ 位碳键与一般的碳-碳键不同，易于断裂，生成相应的蒽酮类化合物。如大黄及番泻叶中含有的番泻苷 A 的致泻作用是因其在肠内变为大黄酸蒽酮所致。

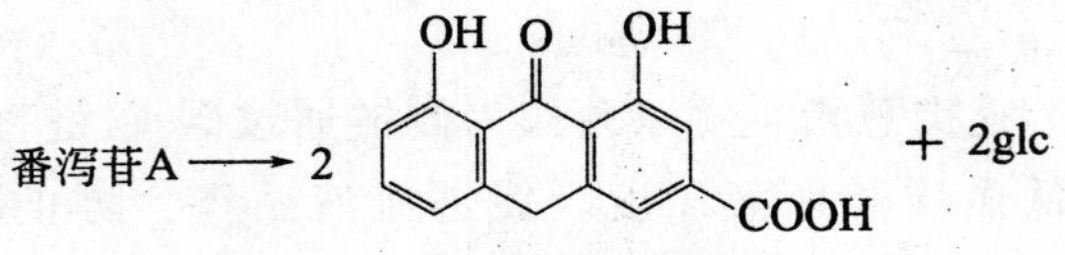

番泻苷A —→ 2 ... + 2glc

大黄酸蒽酮

2. 二蒽醌类 蒽醌类脱氢缩合或二蒽酮类氧化均可形成二蒽醌类。天然二蒽醌类化合物中的两个蒽醌环都是相同而对称的，由于空间位阻的相互排斥，故两个蒽环呈反向排列，如天精（skyrin）和山扁豆双醌（cassiamine）：

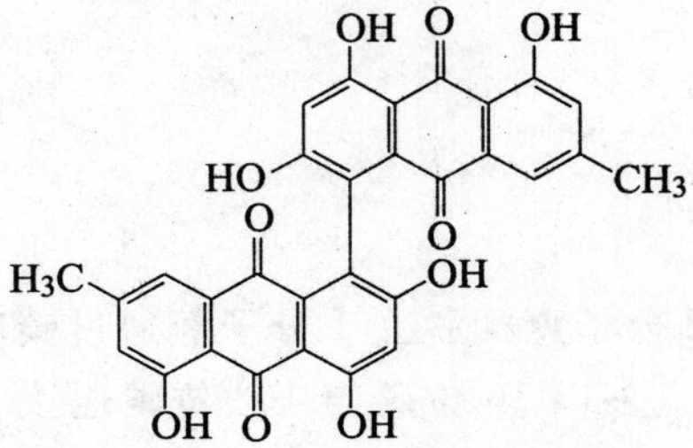

天精 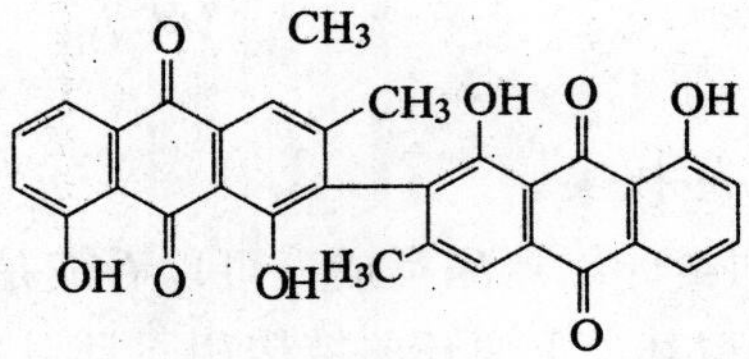   山扁豆双醌

3. 去氢二蒽酮类 中位二蒽酮再脱去 1 分子氢即进一步氧化，两环之间以双键相连者称为去氢二蒽酮。此类化合物颜色多呈暗紫红色。其羟基衍生物存在于自然界中，如金丝桃属植物。

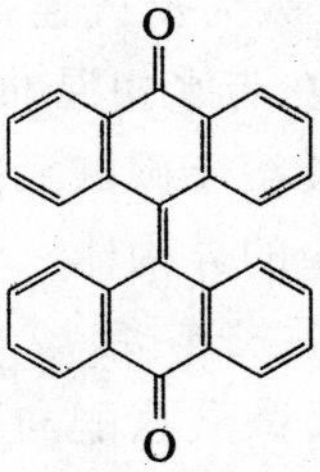

去氢二蒽酮

4. 日照蒽酮类 去氢二蒽酮进一步氧化，α 与 α′ 位相连组成一新六元环，其多羟基衍生物也存在于金丝桃属植物中。

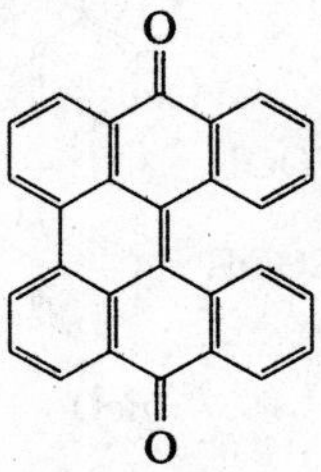

日照蒽醌

5. 中位萘骈二蒽酮类 这一类化合物是天然蒽衍生物中具有最高氧化水平的结构形式，也是天然产物中高度稠合的多元环系统之一（含 8 个环）。如金丝桃素（hypericin）为萘骈二蒽酮衍生物，存在于金丝桃属某些植物中，具有抑制中枢神经及抗病毒的作用。

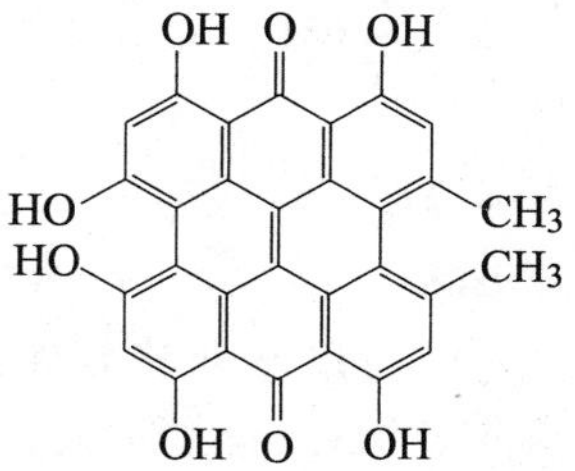

金丝桃素

第二节　醌类化合物的理化性质

一、物理性质

（一）性状

醌类化合物母核上如果没有酚羟基取代则基本无色，随着酚羟基等助色团的引入则呈一定的颜色。取代的助色团越多，颜色越深，有黄、橙、棕红色以至紫红色等。天然存在的醌类成分因分子中多有取代故为有色结晶。苯醌和萘醌多以游离态存在，而蒽醌一般结合成苷存在于植物体中，因极性较大难以得到结晶。

（二）溶解性

游离醌类化合物一般溶于甲醇、乙醇、丙酮、乙酸乙酯、三氯甲烷、乙醚、苯以及吡啶等碱性有机溶剂中，不溶或难溶于水。成苷后极性显著增大，易溶于甲醇、乙醇中，可溶于热水，不溶于亲脂性有机溶剂。蒽醌的碳苷难溶于水及亲脂性有机溶剂，但易溶于吡啶。

（三）升华性及挥发性

游离的醌类化合物一般具有升华性。小分子的苯醌类及萘醌类还具有挥发性，能随水蒸气蒸馏，利用此性质可对其进行分离和纯化。

有些醌类成分不稳定，应注意避光储存。

二、化学性质

（一）酸性

醌类化合物多具有酚羟基而有一定的酸性，其酸性强弱与分子内是否存在羧基以及酚羟基的数目和位置有关。

一般来说，含有羧基的醌类化合物的酸性较强，可溶于碳酸氢钠水溶液。不含羧基的醌类化合物随酚羟基数目增多酸性增强。而当酚羟基数目相同时，β-羟基醌类化合物的酸性强于 α-羟基醌类化合物。由于受羰基吸电子作用的影响，β-羟基上氧原子的电子云密度降低，质子解离度增高，故酸性较强，一般可溶于碳酸钠水溶液。α-位上的羟基因与相邻羰基形成分子内氢键，降低了质子的解离程度，故酸性较弱，只有 α-羟基的蒽醌仅溶于氢氧化钠（钾）水溶液。

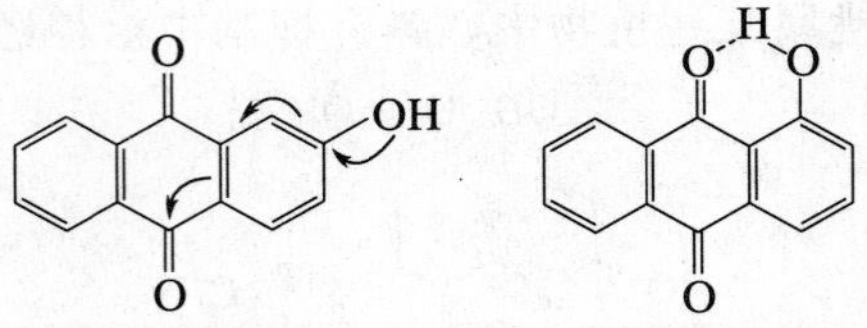

β-羟基蒽醌　　α-羟基蒽醌

　　根据醌类酸性强弱的差别，可用 pH 梯度萃取法分离这类化合物。以游离蒽醌类衍生物为例，酸性强弱按下列顺序排列：含-COOH＞含二个或二个以上 β-OH＞含一个 β-OH＞含二个或二个以上 α-OH＞含一个 α-OH。故可从有机溶剂中依次用 5％碳酸氢钠、5％碳酸钠、1％氢氧化钠及 5％氢氧化钠水溶液进行梯度萃取，从而达到分离的目的。

（二）碱性

　　由于羰基上氧原子的存在，蒽醌类成分也具有微弱的碱性，能溶于浓硫酸中成锌盐再转成阳碳离子，同时伴有颜色的显著改变。如大黄酚为暗黄色，溶于浓硫酸中转为红色，大黄素由橙红色变为红色，其他羟基蒽醌在浓硫酸中一般呈红色至红紫色。

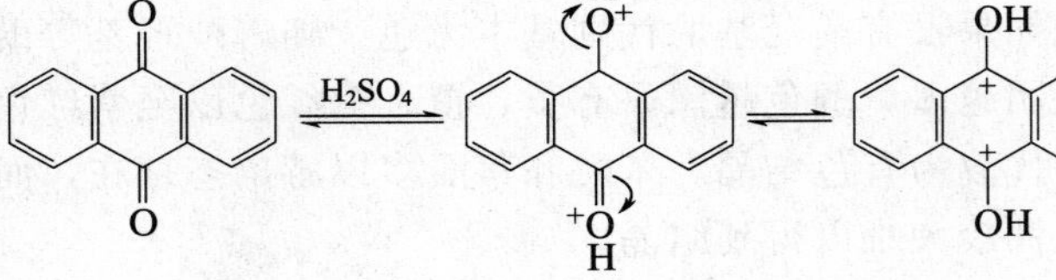

（三）显色反应

醌类的颜色反应主要基于其氧化还原性质以及分子中的酚羟基性质。

1. Feigl 反应　醌类衍生物在碱性条件下经加热能迅速与醛类及邻二硝基苯反应生成紫色化合物。其反应机理如下：

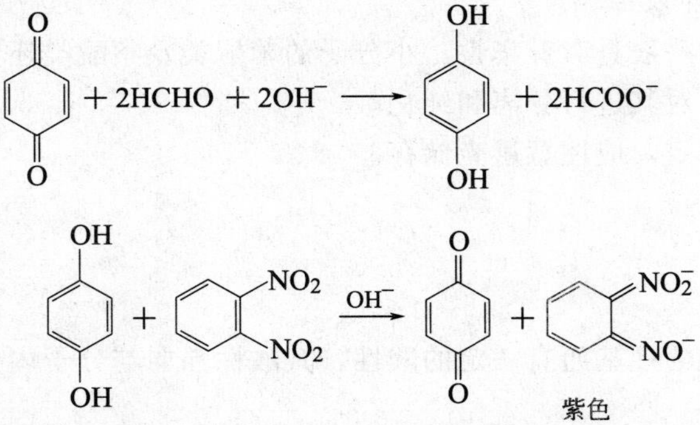

紫色

　　在此反应中，醌类在反应前后无变化，只是起到传递电子的媒介作用。醌类成分含量越高，反应速度也就越快。试验时可取醌类化合物的水或苯溶液 1 滴，加入 25％碳酸钠水溶液、4％甲醛及 5％邻二硝基苯的苯溶液各 1 滴，混合后置水浴上加热，在 1～4 分钟内产生显著的紫色。

2. 无色亚甲蓝反应 无色亚甲蓝（leucomethylene blue）溶液为苯醌类及萘醌类的专用显色剂。此反应可在 PC 或 TLC 上进行，样品呈蓝色斑点，可与蒽醌类化合物相区别。

3. Bornträger 反应 羟基醌类在碱性溶液中会使颜色加深，多呈橙、红、紫红及蓝色，是检识中药中羟基蒽醌成分最常用的方法之一。单羟基者呈色较浅，多为橙-红色，非相邻双羟基者多呈红色（但 1,4 羟基蒽醌呈紫色），相邻双羟基者多为蓝色。多羟基取代在一个环上者在碱液中容易氧化，会逐渐变色。Bornträger 反应机理如下：

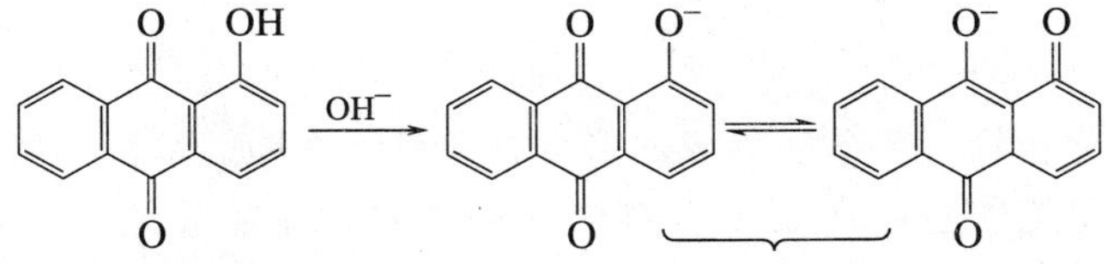

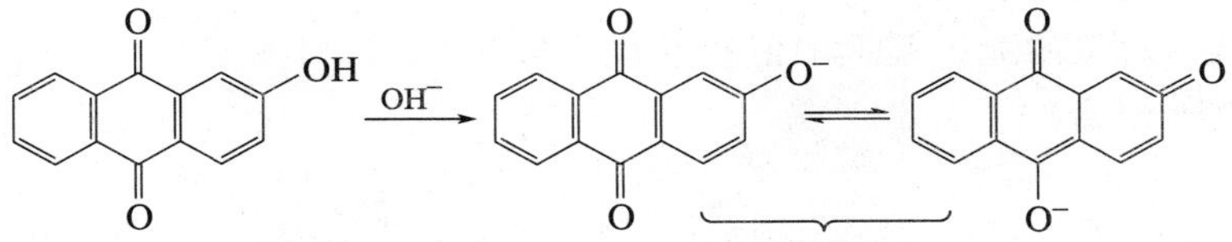

显然，该显色反应与形成共轭体系的酚羟基和羰基有关。因此羟基蒽醌以及具有游离酚羟基的蒽醌苷均可呈色，但蒽酚、蒽酮、二蒽酮类化合物则需氧化形成羟基蒽醌类化合物后才能呈色。

用本反应检查中药中是否含有蒽醌类成分时，可取样品粉末约 0.1g，加 10％硫酸水溶液 5ml，置水浴上加热 2～10 分钟，趁热过滤，滤液冷却后加乙醚 2ml 振摇，静置后分取醚层溶液，加入 5％氢氧化钠水溶液 1ml，振摇。如有羟基蒽醌存在，醚层则由黄色褪为无色，而水层显红色。

4. Kesting-Craven 反应 此反应又称为与活性次甲基试剂的反应。苯醌及萘醌类化合物醌环上有未被取代的位置时，可在碱性条件下与一些含有活性次甲基试剂（如乙酰乙酸酯、丙二酸酯和丙二腈等）的醇溶液反应，生成蓝绿色或蓝紫色。

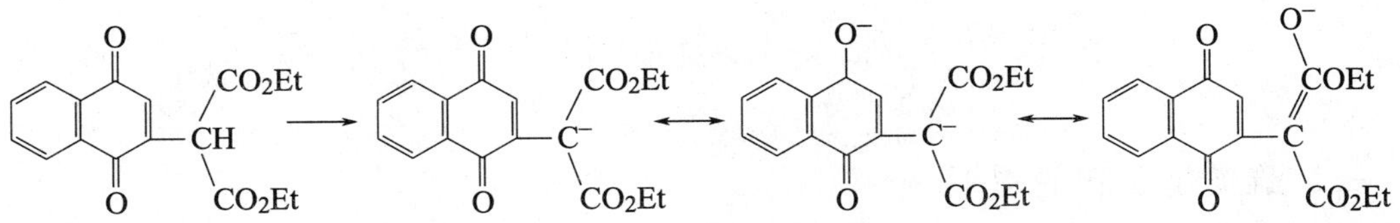

萘醌的苯环上如有羟基取代，此反应即减慢反应速度或不反应。蒽醌类化合物因醌环两侧有苯环，不能发生该反应，故可加以区别。

5. 与金属离子的反应 在蒽醌类化合物中，如果有 α-酚羟基或邻二酚羟基结构时，则可与 Pb^{2+}、Mg^{2+} 等金属离子形成络合物。以乙酸镁为例，生成物可能具有下列结构：

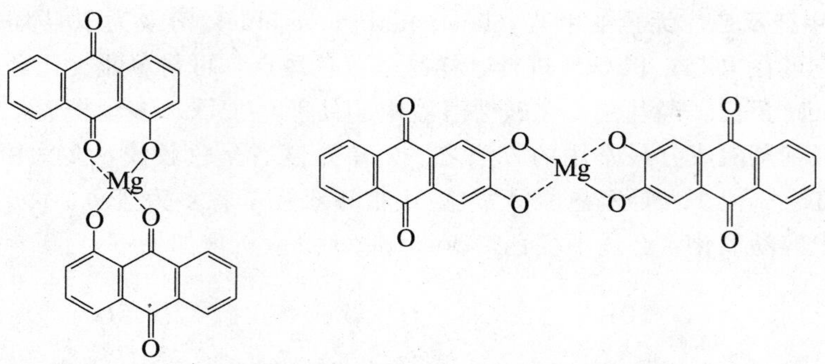

不同取代的蒽醌化合物与乙酸镁形成的络合物会显示不同的颜色,可用于鉴别。一般来说,环上具单羟基者呈橙红色,在 α-羟基对位有羟基的蒽醌显紫色,在 α-羟基的邻位有羟基的蒽醌显蓝色,其他 α-羟基蒽醌显橙色至红色,据此可帮助推断羟基的取代位置。

6. 对亚硝基二甲苯胺反应 9 位或 10 位未取代的羟基蒽酮类化合物,尤其是 1,8-二羟基衍生物,其羰基对位的亚甲基上的氢很活泼,可与 0.1% 对亚硝基-二甲苯胺吡啶溶液反应缩合而产生各种颜色。

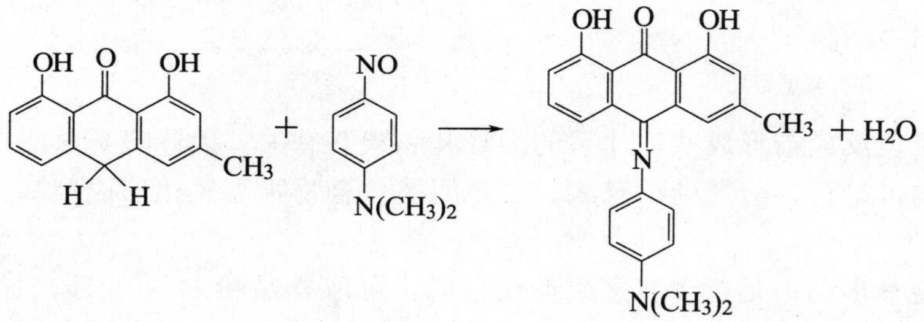

缩合物的颜色可以是紫色、绿色、蓝色及灰色等,随分子结构不同而不同,1,8-二羟基者均呈绿色。此反应可用作蒽酮化合物的定性检查。通常用纸色谱,以吡啶-水-苯(1:3:1)的水层为展开剂,以对亚硝基二甲苯胺的乙醇液作显色剂,在滤纸上发生颜色变化,如大黄酚蒽酮-9 在滤纸上开始呈蓝色立即变绿,芦荟大黄素蒽酮-9 在滤纸上开始呈绿色很快变蓝。本反应可用作蒽酮类化合物的定性鉴别。

第三节　醌类化合物的提取与分离

一、醌类化合物的提取

中药材中的醌类化合物有些以苷的状态存在,有些以游离状态存在,有些以盐的状态存在。提取时应考察其存在形式,以便根据需要选用不同的提取方法。

(一)醇提取法

中药中的醌类化合物一般以苷或游离状态存在,提取时如采用乙醇或甲醇为溶剂,则苷和苷元均可被提取出来。对含脂质较多的药材应先脱脂后提取,对含糖较高的药材应避免加温过高。对于苷的提取应避免酶、酸、碱的作用，防止其被水解。对于游离的多羟基醌类或具有羧基的醌类化合物应先考察它们的存在形式，若它们以盐的形式存在于药材中时应先用酸转化为游离状态，再用醇提取。

（二）有机溶剂提取法

根据相似相溶原理，游离的醌类化合物的极性较小，可选取适宜的有机溶剂（如三氯甲烷等）对药材进行提取。

（三）水或碱水提取法

具有酚羟基或羧基的醌类化合物，若它们以盐的形式存在于药材中时，可直接用水提取；若它们以游离状态存在于药材中时，可用碱水将其转变成盐溶于碱水而提出。之后用酸将其转化为游离状态而沉淀析出。

（四）其他方法

醌类化合物中小分子苯醌类及萘醌类化合物具有挥发性，可用水蒸气蒸馏法将其从中药材中提出。某些游离的醌类化合物（如大黄酸等）具有升华性，常压下加热即能升华而不分解，故可用升华法提取游离的醌类化合物。

二、醌类化合物的分离

（一）蒽醌苷与游离蒽醌的分离

蒽醌苷和游离蒽醌类化合物的极性不同，在有机溶剂和水中的分配系数不同，可用此性质将它们分离。将总提取物在三氯甲烷-水或乙醚-水之间进行分配，此时游离蒽醌类化合物可转入有机溶剂层，而苷则留在水层中。也可将总提取物置回流提取器中，加三氯甲烷或乙醚等有机溶剂提取游离蒽醌类化合物，蒽醌苷则留在残渣中，残渣进一步用乙醇提取，醇提取液经氢氧化钾处理得到蒽醌苷的钾盐，再用冰乙酸使蒽醌苷游离，用乙醇、异丙醇等溶剂重结晶，可得到纯度较高的总蒽醌苷类化合物。其分离流程如下：

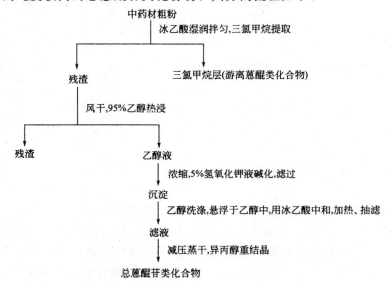

（二）游离羟基蒽醌的分离

游离羟基蒽醌的分离通常采用 pH 梯度萃取法和色谱法。

1. pH 梯度萃取法 该法是分离含羧基、酚羟基的游离蒽醌类化合物的经典方法。将羟基蒽醌类化合物溶于三氯甲烷、乙醚、苯等有机溶剂中，用由低到高 pH 值的碱性水溶液依次萃取，从而使酸性强弱不同的羟基蒽醌类化合物得以分离。其流程如下：

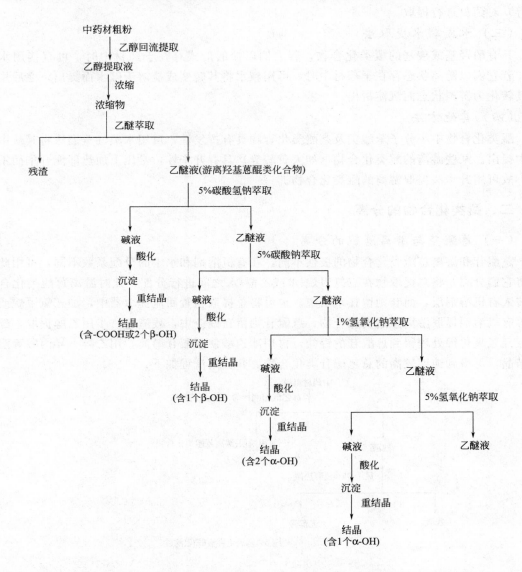

2. 色谱法 pH 梯度萃取法仅适用于酸性强弱差别较大的游离羟基蒽醌的分离，酸性相近的游离羟基蒽醌需用柱色谱或制备性薄层色谱进行分离。常用的吸附剂有硅胶、磷酸氢钙、聚酰胺等。氧化铝易与蒽醌类化合物的羟基作用生成络合物，吸附强而难以洗脱，故一般不用氧化铝。洗脱剂需根据具体情况选用适当的溶剂，如石油醚-乙酸乙酯、三氯甲烷-甲

醇、苯-甲醇等溶剂系统。

　　用色谱法分离结构相近的游离羟基蒽醌化合物效果较好。利用被分离化合物的极性差异或形成氢键能力的差异，可达到分离目的。

　　（三）蒽醌苷的分离

　　蒽醌苷类化合物的水溶性较强，分离及精制较困难，常用色谱法进行分离。但在进行色谱分离之前，需预先处理提取物，初步纯化后再进行分离。处理提取物最常用的方法是溶剂法，即用极性较大的有机溶剂（如正丁醇、乙酸乙酯等）将蒽醌苷从水提取液中提取出来，再用色谱法作进一步分离。

　　蒽醌苷常用聚酰胺、纤维素、硅胶及葡聚糖凝胶等柱色谱进行分离。聚酰胺对分离羟基蒽醌类衍生物效果较好，因为不同的羟基蒽醌类成分，其羟基数目和位置不同，与聚酰胺形成氢键的能力不同，因而吸附强度也不相同。应用葡聚糖凝胶法分离蒽醌苷类成分时，用70％乙醇洗脱，分段收集，可按分子量大小依次得到二蒽酮苷，蒽醌二葡萄糖苷，蒽醌单糖苷以及游离的蒽醌苷元。

三、提取与分离实例

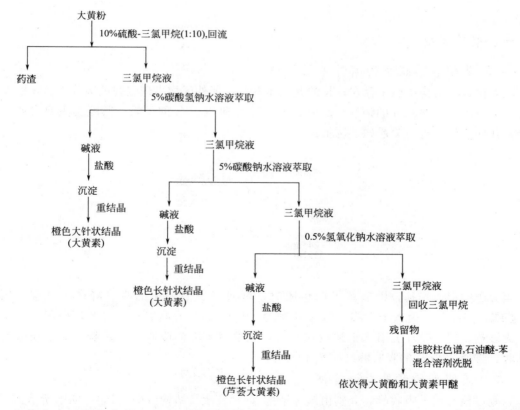

　　大黄为常用天然药物之一。现代药理研究证明，大黄具有泻下作用，产生泻下的有效成分为番泻苷类。游离蒽醌类的泻下作用较弱，具有抗菌作用，其中以芦荟大黄素、大黄素及

大黄酸作用较强，它们对多数革兰阳性细菌均有抑制作用，此外，还具有抗肿瘤、利胆保肝、利尿、止血等作用。

大黄的化学成分从 19 世纪初开始研究，已被阐明结构的化学成分有 136 种以上，但其主要成分为蒽醌类化合物，总含量约 2％～5％，其中游离的羟基蒽醌类化合物仅占 1/10～1/5，主要为大黄酚、大黄素、芦荟大黄素、大黄素甲醚和大黄酸等。从大黄中提取分离游离的羟基蒽醌时，可先用 10％硫酸和三氯甲烷的混合液，在水浴上回流水解并使游离蒽醌转入有机溶剂中，然后采用不同 pH 值的碱液进行分离，提取分离流程见上。

在用硅胶柱色谱分离大黄酚与大黄素甲醚时，也可用石油醚-乙酸乙酯作洗脱剂进行分离，或将大黄酚和大黄素甲醚的混合物上纤维素柱，用水饱和的石油醚作洗脱剂，亦可得到较好的分离效果。

上述 pH 梯度萃取法虽然简便，但常会因萃取次数过多而彼此混杂，例如用 5％碳酸钠水溶液萃取大黄素时，若萃取次数多，则芦荟大黄素亦会混入 5％碳酸钠水溶液中。但若萃取次数过少，则可能提取不完全。

第四节　醌类化合物的结构测定

一、紫外光谱

（一）苯醌和萘醌类的紫外光谱特征

醌类化合物结构中由于存在较长的共轭体系，在紫外区均出现较强的吸收峰。苯醌类主要有三个吸收峰：240nm 的强峰、285nm 的中强峰和 400nm 的弱峰；萘醌类主要有四个吸收峰，其峰位与结构的关系如下所示：

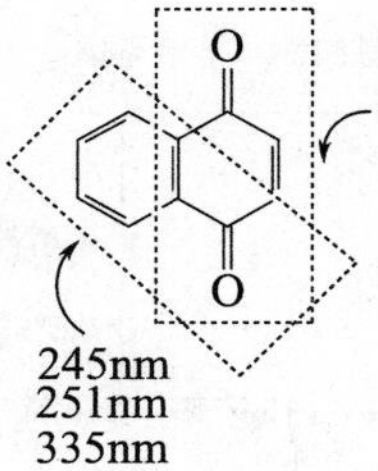

当分子中引入羟基、甲氧基等助色团时，可使分子中相应的吸收峰产生红移。例如 1,4-萘醌，当醌环上引入 +I 或 +M 取代基时，仅使 257nm 峰红移，对苯环引起的三个吸收带无影响；但当苯环上引入上述取代基时，主要对苯环的吸收产生影响。如苯环引入 α-羟基时，将使 335nm 的吸收峰红移至 427nm。

（二）蒽醌类的紫外光谱特征

蒽醌母核有四个吸收峰，分别由苯样结构（a）及醌样结构（b）引起，如下所示：

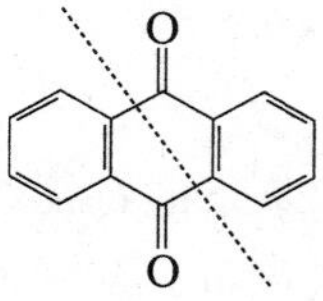

252nm	272nm
325nm	405nm
(a)	(b)

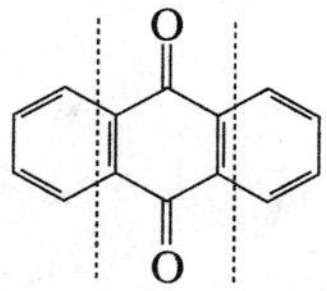

羟基蒽醌衍生物的紫外吸收与蒽醌母核基本相似。此外，在 230nm 附近多有一强峰，故羟基蒽醌类化合物有五个主要吸收带。

第 I 峰：230nm 左右

第 II 峰：240～260nm（由苯样结构引起）

第 III 峰：262～295nm（由醌样结构引起）

第 IV 峰：305～389nm（由苯样结构引起）

第 V 峰：>400nm（由醌样结构中的 C=O 引起）

以上各吸收带的具体峰位及吸收强度与取代基的性质、数目及取代位置有关。其中，带 I 的最大吸收波长（λ_{max}）随酚羟基的数目增多而红移（见表 5-1），但与羟基取代的位置无关。

表 5-1   羟基蒽醌带 I 与酚羟基的关系

OH 数目	OH 位置	λ_{max} nm
1	1-；2-	222.5
2	1,2-；1,4-；1,5-	225
3	1,2,8-；1,4,8-	230±2.5
	1,2,6-；1,2,7-	
4	1,4,5,8-；1,2,5,8-	236

带 III（262nm～295nm）受 β-酚羟基的影响较大，β-酚羟基的存在可使该带红移，且吸收强度增加。

带 V 主要受 α-酚羟基影响，α-酚羟基数目越多，带 V 红移越多（见表 5-2）。

表 5-2   羟基蒽醌带 V 与 α-酚羟基的关系

α-OH 数目		λ_{max} nm(lgε)
无		356～362.5(3.30～3.88)
1		400～420
	1,5-二羟基	418～440
2	1,8-二羟基	430～450
	1,4-二羟基	470～500(靠 500nm 处有一肩峰)
3		485～530(2 至多个峰)
4		540～560(多个重峰)

二、红外光谱

醌类化合物的红外光谱特征主要是羰基、双键和苯环的特征吸收峰。羟基蒽醌类化合物在红外区有 $\nu_{C=O}$(1675~1653cm^{-1})、ν_{OH}(3600~3130cm^{-1}) 及 $\nu_{芳环}$(1600~1480cm^{-1}) 的吸收。其中 $\nu_{C=O}$ 吸收峰位置、数目与 α-酚羟基的数目及位置有关，据此可推测结构中 α-酚羟基的取代情况。

当 9,10-蒽醌母核上无取代基时，因两个 C=O 的化学环境相同，仅出现一个 C=O 吸收峰，吸收峰位在 1675cm^{-1}（石蜡糊中测定）。当芳环引入一个 α-酚羟基，因与一个 C=O 缔合，使其吸收峰的峰位显著降低，另一个未缔合 C=O 的吸收则变化较小。当引入的 α-酚羟基数目及位置不同时，两个 C=O 的缔合情况发生变化，其吸收峰位也随之改变。α-酚羟基的数目及位置对 $\nu_{C=O}$ 吸收的影响见表 5-3。

表 5-3 蒽醌类 $\nu_{C=O}$ 与 α-酚羟基的关系

α-OH	游离 $\nu_{C=O}$(cm^{-1})	缔合 $\nu_{C=O}$(cm^{-1})	频率差 $\Delta\nu_{C=O}$
无	1678~1653	—	—
1-羟	1675~1647	1637~1621	24~38
1,4-or 1,5-二羟	—	1645~1608	—
1,8-二羟	1678~1661	1626~1616	40~57
1,4,5-三羟		1616~1592	
1,4,5,8-四羟		1592~1572	

三、核磁共振氢谱

（一）醌环质子

苯醌、萘醌醌环上有质子，其化学位移：对苯醌为 6.72(s)，1,4-萘醌为 6.95(s)。

醌环上引入供电基，将使醌环上其他质子移向高场。因取代基而引起的醌环质子位移与顺式乙烯的情况基本相似。

（二）芳环质子

萘醌及蒽醌的芳香质子，可分为 α-H 及 β-H 两类。其中 α-H 受 C=O 去屏蔽的影响较大，共振信号出现在低场；而 β-H 所受影响较小，共振信号出现在较高场。如 1,4-萘醌的共振信号分别在 8.06(α-H) 及 7.73(β-H)，9,10-蒽醌的芳氢信号出现在 8.07（α-H）及 7.67（β-H）。当有取代基时，芳环质子的信号都会发生相应改变。

（三）取代基质子的化学位移及对芳环质子的影响

蒽醌衍生物中取代基的性质、数目和位置不同，对芳氢的化学位移、峰的微细结构均产生一定的影响，有利于结构的分析。

1. 甲基 一般在 δ2.1~2.5，均为单峰。若甲基邻位有芳香质子，则因远程偶合而出现宽单峰。甲基作为供电基，可使相邻芳氢向高场位移约 0.15 左右，使间位向高场位移约 0.10。另外，甲基可与相邻芳氢发生丙烯偶合，其偶合常数很小（J=0.6~0.9Hz），可使甲基峰与芳氢峰的宽度加大为宽峰，宽甲基峰的半高宽约为 2.2Hz，而正常甲基峰为 1～1.5Hz；如果甲基两侧均为芳氢，则两个间位芳氢由于互相远程偶合（$J<3Hz$）而使每个芳氢分裂为 2 个小峰，再与甲基偶合，使这 4 个峰（2 个二重峰）变成 2 个宽峰，其半高宽约为 4Hz。

2. 甲氧基　一般在 $\delta3.8\sim4.2$，呈现单峰。甲氧基可向芳环供电子，使邻位及对位芳氢向高场位移约 0.45。

3. 羟甲基　与苯环相连的—CH_2OH，其—CH_2—的化学位移一般在 $\delta4.4\sim4.7$，呈单峰，有时因与羟基质子偶合而呈现双峰；羟基质子一般在 4.0～6.0。羟甲基可使邻位芳氢向高场位移约 0.45。

4. 酚羟基及羧基　α-酚羟基与羰基能形成分子内氢键，其氢键信号出现在较低场。当分子中只有一个 α-酚羟基时，其化学位移大于 $\delta12.25$；当两个羟基位于同一羰基的 α-位时，分子内氢键减弱，其化学位移在 11.6～12.1；α-酚羟基的化学位移在较高场，邻位无取代的 α-羟基化学位移在 11.1～11.4，而邻位有取代的 α-酚羟基，化学位移小于 10.9；—COOH 质子的化学位移也在此范围内。但酚羟基为供电基，可使邻、对位芳氢的共振信号向高场位移约 0.45；而—COOH 的吸电效应则使邻位芳氢向低场位移约 0.8。

四、核磁共振碳谱

^{13}C-NMR 作为一种结构测试的常规技术已广泛用于醌类化合物的结构研究。常见的 ^{13}C-NMR 谱以碳信号的化学位移为主要参数，通过测定大量数据，已经积累了一些较成熟的经验规律。这里主要介绍 1,4-萘醌及 9,10-蒽醌类的 ^{13}C-NMR 特征。

（一）1,4-萘醌类化合物的 ^{13}C-NMR 谱

1,4-萘醌母核的 ^{13}C-NMR 化学位移值如下所示：

当醌环及苯环上有取代基时，则发生取代位移。

1. 醌环上取代基的影响　取代基对醌环碳信号化学位移的影响与简单烯烃的情况相似。例如，C-3 位有—OH 或—OR 取代时，引起 C-3 向低场位移约 20ppm，并使相邻的 C-2 向高场位移约 30ppm。

如果 C-2 位有烃基（R）取代时，可使 C-2 向低场位移约 10ppm，C-3 向高场位移约 8ppm，且 C-2 向低场位移的幅度随烃基 R 的增大而增加，但 C-3 则不受影响。

此外，C-2 及 C-3 的取代对 C-1 及 C-4 的化学位移没有明显影响。

2. 苯环上取代基的影响　在 1,4-萘醌中，当 C-8 位有—OH、—OMe 或—OAc 时，因取代基引起的化学位移变化如表 5-4 所示。但当取代基增多时，对 ^{13}C-NMR 信号的归属比较困难，须借助偏共振去偶实验、DEPT 技术以及 2D-NMR 技术，特别是 ^{13}C-^{1}H 远程相关谱方可得出可靠结论。

表 5-4 　　　　　　　　　　　　　　1,4-萘醌的取代基位移 （Δδ）

取代基	C-1	C-2	C-3	C-4	C-5	C-6	C-7	C-8	C-9	C-10
8-OH	+5.4	−0.1	+0.8	−0.7	−7.3	+2.8	−9.4	+35.0	−16.9	−0.2
8-OMe	−0.6	−2.3	+2.4	+0.4	−7.9	+1.2	−14.3	+33.7	−11.4	+2.7
8-OAc	−0.6	−1.3	+1.2	−1.1	−1.3	+1.1	−4.0	+23.0	−8.4	+1.7

注：＋号示向低场位移；-示向高场位移。

（二）9,10-蒽醌类化合物的 ^{13}C-NMR 谱

蒽醌母核及 α-位有一个 OH 或 OMe 时，其 ^{13}C-NMR 化学位移如下所示：

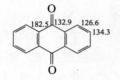 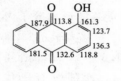 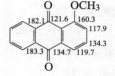

当蒽醌母核每一个苯环上只有一个取代基时，母核各碳信号化学位移值呈现规律性的位移，如表 5-5 所示。

表 5-5 　　　　　　　　蒽醌 ^{13}C-NMR 的取代基位移值 （Δδ）

C	C_1-OH	C_2-OH	C_1-OMe	C_2-OMe	C_1-Me	C_2-Me	C_1-OCOMe	C_2-OCOMe
C-1	+34.73	−14.37	+33.15	−17.13	+14.0	−0.1	+23.59	−6.53
C-2	−10.63	+28.76	−16.12	+30.34	+4.1	+10.1	−4.84	+20.55
C-3	+2.53	−12.84	+0.84	−12.94	−1.0	−1.5	+0.26	−6.92
C-4	−7.80	+3.18	−7.44	+2.47	−0.6	−0.1	−1.11	+1.82
C-5	−0.01	−0.07	−0.71	−0.13	+0.5	−0.3	+0.26	+0.46
C-6	+0.46	+0.02	−0.91	−0.59	−0.3	−1.2	+0.68	−0.32
C-7	−0.06	−0.49	+0.10	−1.10	+0.2	−0.25	−0.48
C-8	−0.26	−0.07	0.00	−0.13	0.0	−0.1	+0.42	+0.61
C-9	+5.36	0.00	−0.68	+0.04	+2.0	−0.7	−0.86	−0.77
C-10	−1.04	−1.50	+0.26	−1.30	0.0	0.0	−0.37	−1.13
C-10a	−0.03	+0.02	−1.07	+0.30	0.0	−0.1	−0.27	−0.25
C-8a	+0.99	+0.16	+2.21	+0.19	0.0	−0.1	+2.03	+0.50
C-9a	−17.09	+2.17	−11.96	+2.14	+2.0	−0.2	−7.89	+5.37
C-4a	−0.33	−7.84	+1.36	−6.24	−2.0	−2.3	+1.63	−1.58

按上表取代基位移值进行推算所得的计算值与实验值很接近，误差一般在 0.5 以内。但当两个取代基在同环时则产生较大偏差，须在上述位移基础上作进一步修正。

当蒽醌母核上仅一侧苯环有取代基时，另一侧无取代基苯环上各碳信号化学位移变化很小，即取代基的跨环影响不大。

五、质谱

对游离醌类化合物，其 MS 特征是分子离子峰通常为基峰，且出现丢失 1～2 个 CO 分

子的碎片离子峰。

苯醌及萘醌容易产生醌环脱去 $CH{\equiv}CH$ 的碎片离子峰；如果在醌环上有羟基，则断裂的同时还伴随有特征的质子重排。

（一）对苯醌的质谱特征

无取代的苯醌通常通过 A、B、C 三种开裂方式，分别得到 $m/z82$、$m/z80$ 及 $m/z54$ 三种碎片离子。

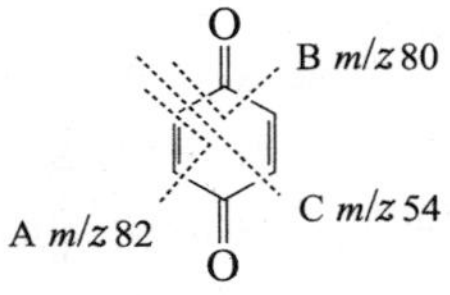

无取代的苯醌也能连续脱去 2 分子的 CO，得到重要的 $m/z52$ 碎片离子（环丁烯离子）。

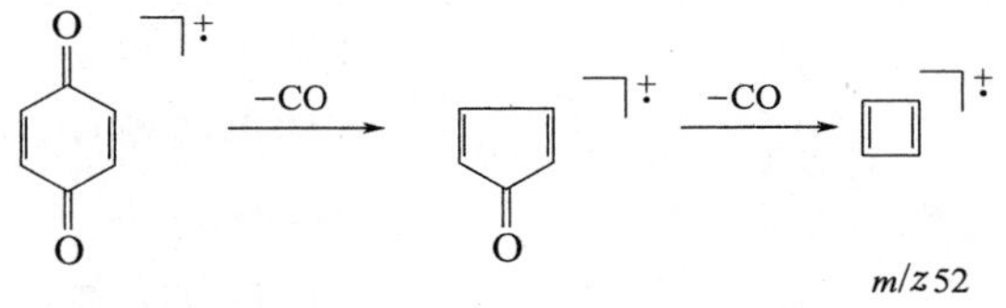

（二）1,4-萘醌类的质谱特征

苯环上无取代时，将出现 $m/z104$ 的特征碎片离子及其分解产物 $m/z76$ 和 $m/z50$ 的离子；但苯环上有取代时，上述各峰将相应移至较高 m/z 处。例如 2,3-二甲基萘醌的开裂方式如下：

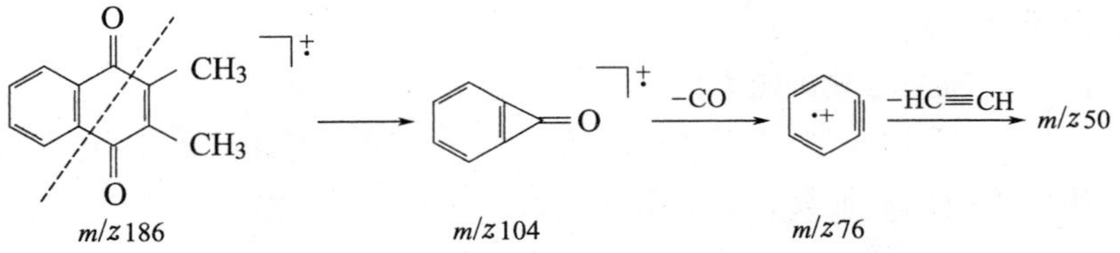

（三）9,10-蒽醌类的质谱特征

蒽醌苷类的电子轰击质谱得不到分子离子峰，其基峰一般为苷元离子。

游离蒽醌依次脱去 2 分子 CO，得到 $m/z180$（M-CO）及 152（M-2CO）的离子，以及它们的双电荷离子峰 $m/z90$ 及 76。

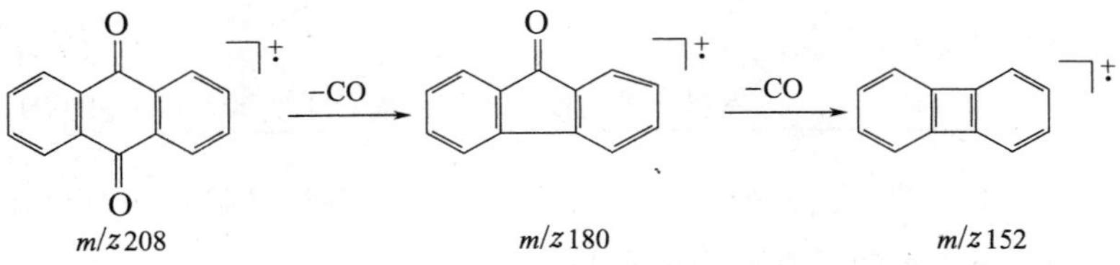

六、醌类衍生物的制备

醌类衍生物的制备作为结构研究的一种辅助手段，对于推测分子中羟基的数目和位置具有一定意义。常用的衍生物制备包括甲基化或乙酰化衍生物制备。

（一）甲基化反应

甲基化反应的难易及作用位置主要取决于醌类化合物苯环上羟基的类型与化学环境以及甲基化试剂的种类及反应条件。

结构类型及化学环境不同的羟基，甲基化反应难易顺序依次为：醇羟基、α-酚羟基、β-酚羟基、羧基等，即羟基的酸性越强，甲基化反应越容易。

常用甲基化试剂的反应能力与官能团之间的关系如表 5-6 所示。

表 5-6   甲基化试剂与反应官能团的关系

甲基化试剂的组成	反应官能团
CH_2N_2/Et_2O	—COOH，β-酚 OH，—CHO
$CH_2N_2/Et_2O+MeOH$	—COOH，β-酚 OH，两个 α-酚 OH 之一，—CHO
$(CH_3)_2SO_4+K_2CO_3+$丙酮	β-酚 OH，α-酚 OH
$CH_3I+Ag_2O+CHCl_3$	—COOH，所有酚 OH，醇 OH，—CHO

表 5-6 表明碘甲烷试剂（$CH_3I+Ag_2O+CHCl_3$）的甲基化能力最强，重氮甲烷试剂（CH_2N_2/Et_2O）的甲基化能力最弱。据此，利用不同甲基化试剂进行选择性甲基化，对其产物进行光谱分析或元素分析，确定各衍生物中甲氧基的数目，进而推断原分子中羟基的数目和位置。

（二）乙酰化反应

常用的乙酰化试剂按乙酰化能力由强到弱顺序为：

$$CH_3COCl>(CH_3CO)_2O>CH_3COOR>CH_3COOH$$

乙酰化作用位置与试剂种类和反应条件有关，如表 5-7 所示。

表 5-7   乙酰化试剂和反应条件及作用位置

试剂组成	反应条件		作用位置
冰醋酸（加少量乙酰氯）	冷置		醇 OH
醋酐	加热	短时间	醇 OH，β-酚 OH
		长时间	醇 OH，β-酚 OH，两个 α-酚 OH 之一
醋酐+硼酸	冷置		醇 OH，β-酚 OH
醋酐+浓硫酸	室温放置过夜		醇 OH，β-酚 OH，α-酚 OH
醋酐+吡啶	室温放置过夜		醇 OH，β-酚 OH，α-酚 OH，烯醇式 OH

从表 5-7 可以看出，羟基的乙酰化，以醇羟基最易，α-酚羟基则相对较难，其顺序依次为：醇羟基>β-酚羟基>α-酚羟基>烯醇式羟基。

乙酰化试剂反应能力则以冰乙酸最弱，乙酐-吡啶最强，乙酐-吡啶可使苯环上所有酚羟基乙酰化。有时为了保护 α-酚羟基不被乙酰化，可采用乙酐-硼酸酰化反应，利用硼酸能和羟基蒽醌中的 α-酚羟基形成硼酸酯的特性，保护 α-酚羟基不被乙酰化，仅使 β-酚羟基乙酰化，反应产物再用冷水处理，使缔合的 α-硼酸酯水解恢复 α-酚羟基，这样就可以得到 α-酚羟基的乙酰化产物。

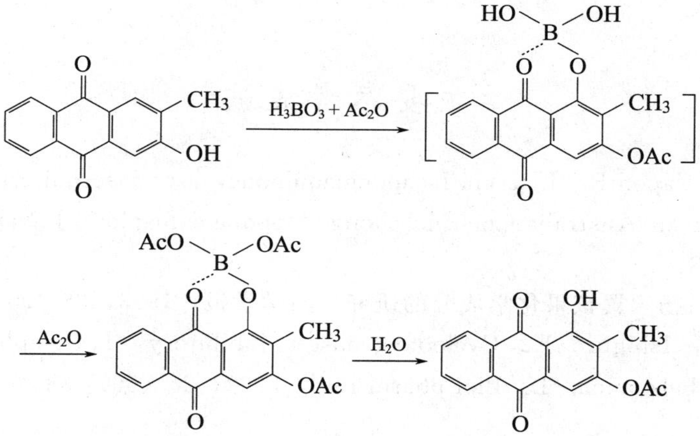

七、结构研究实例

从中药毛脉酸膜 *Rumex gmelini* 的根中分离得到一橙红色针晶，mp278℃～279℃，紫外灯下显橙色荧光，Bornträger 反应呈阳性，Molish 反应为阴性，推测其可能为游离蒽醌类化合物。

该化合物的 EI-MS 谱中给出了分子离子峰 *m/z*286，说明其分子量为 286，结合 ^{1}H-NMR 和 ^{13}C-NMR 可推断分子式为 $C_{15}H_{10}O_6$，计算不饱和度为 11。

在 ^{1}H-NMR(DMSO-d_6，600MHz) 中，低场区出现了 4 个芳氢质子信号，分别为 δ6.50 (1H，d，*J*=2.4Hz)、7.02(1H，d，*J*=2.6Hz)、7.15(1H，d，*J*=2.4Hz) 和 7.53(1H，d，*J*=2.6Hz)，可见存在两组间位偶合的质子。同时，氢谱中还可见 1 个归属于 β-酚羟基和 2 个归属于 α-酚羟基的质子信号，分别为 δ11.31(1H，br.s)、11.96(1H，s) 和 11.95 (1H，s)。此外，氢谱中还可见 δ4.55(2H，s) 信号，应为—CH$_2$OH—中—CH$_2$—的质子信号，表明分子中存在—CH$_2$OH—取代，且直接与苯环相连。

在 ^{13}C-NMR(DMSO-d_6) 谱中给出了 15 个碳信号，高场区可见 δ62.0 的—CH$_2$OH—的碳信号，低场区可见 δ181.2 及 189.6 两个羰基碳信号，同时还可见归属于蒽醌母核上的其余 12 个碳信号，分别为 δ107.8、108.8、108.9、113.9、117.0、120.7、132.8、135.0、152.8、161.4、164.4 以及 165.6。

综上所述，并与已知化合物数据比对，确定该化合物结构为 1,6,8-三羟基-3-羟甲基-9,10-蒽醌，即 6-羟基-芦荟大黄素（citreorosein）。

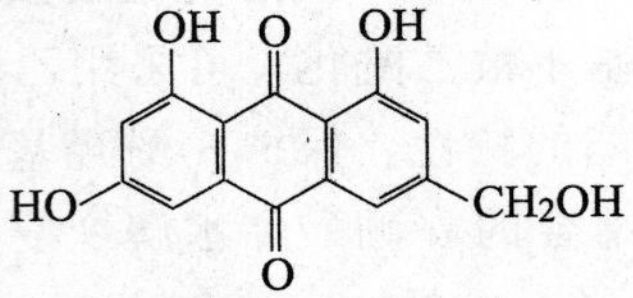

6-羟基-芦荟大黄素

主要参考文献

［1］ Sylvia U，Capon R．J．5-epi-Isospongiaquinone，a new sesquiterpene/quinone antibiotic from an Australian marine sponge，Spongia hispida．J Nat Prod，1992，55 (11)：1638

［2］ 王雪芬，吕扬．翼核果化学成分的研究．药学学报，1993，28 (2)：122

［3］ Oku．H．，Ishiguro K．Cyclooxygenase-2 inhibitory，1，4-Naphthoquinones from Impatiens balsamina．L．Biol pharm Bull，2002，25 (56)：58

第六章

苯丙素类化合物

    苯丙素类（phenylpropanoids）是一类基本母核具有一个或几个 C_6-C_3 单元的天然有机化合物，包括简单苯丙素类、香豆素类和木脂素类等。

    在生物合成中，苯丙素类化合物均由桂皮酸途径（cinnamic acid pathway）合成而来。具体而言，碳水化合物经莽草酸途径（shikimic acid pathway）合成苯丙氨酸（phenylalanine），苯丙氨酸在苯丙氨酸脱氨酶（phenylalanine ammonialyase，PAL）的作用下，脱去氨基生成桂皮酸衍生物，从而形成了 C_6-C_3 基本单元。桂皮酸衍生物前体再经羟化、氧化、还原、环化、缩合等反应，生成简单苯丙素类、香豆素类、木脂素类化合物。

    苯丙素类化合物生物合成的关键前体是对羟基桂皮酸，从结构上看，对羟基桂皮酸可以由苯丙氨酸经脱氨、羟化而来，也可由酪氨酸（tyrosine）脱氨而来。但在高等植物中，苯丙氨酸脱氨酶（PAL）是广布性的酶，而酪氨酸脱氨酶（tyrosine ammonialyase，TAL）仅分布在禾本科植物中，且在高等植物中几乎不存在使苯丙氨酸氧化成为酪氨酸的酶，所以，苯丙素类化合物在生物合成上均来源于苯丙氨酸。苯丙素类化合物的生物合成示意图见图6-1。

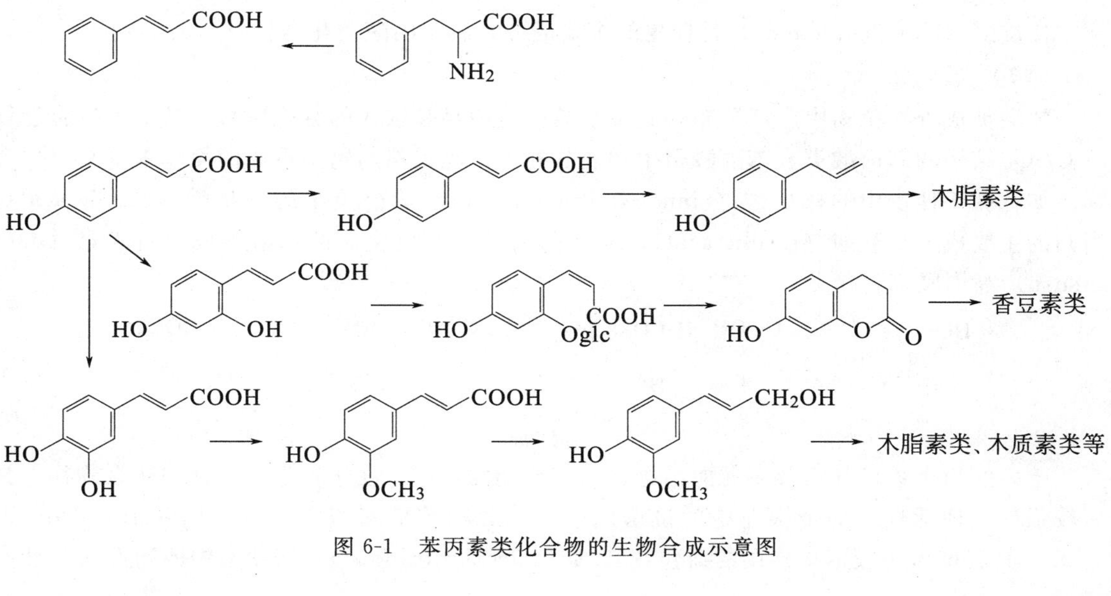

图 6-1　苯丙素类化合物的生物合成示意图

第一节　简单苯丙素类

一、简单苯丙素的结构及分类

简单苯丙素类是天然药物中常见的芳香族化合物，结构上属苯丙烷衍生物，根据 C₃ 侧链的结构变化，可分为苯丙烯、苯丙醇、苯丙醛及苯丙酸等类型。

（一）苯丙烯类

苯丙烯类化合物常见的有丁香挥发油中的主要成分丁香酚（eugenol），八角茴香挥发油中的主要成分茴香脑（anethole），细辛、菖蒲及石菖蒲挥发油中的主要成分 α-细辛醚（α-asarone）、β-细辛醚（β-asarone）等。

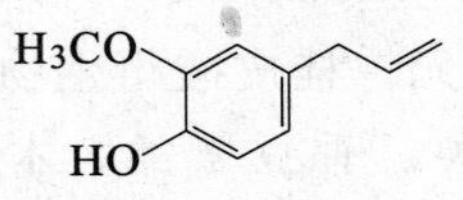

| 丁香酚 | 茴香脑 | α-细辛醚 | β-细辛醚 |

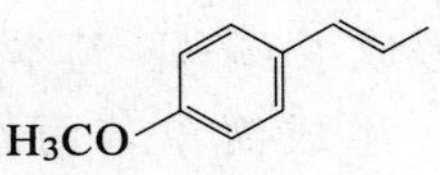

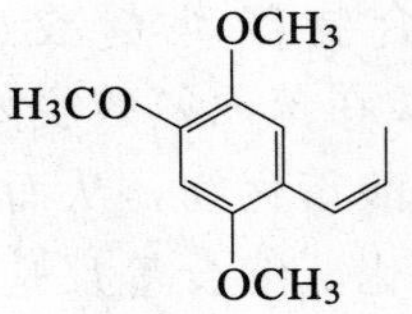

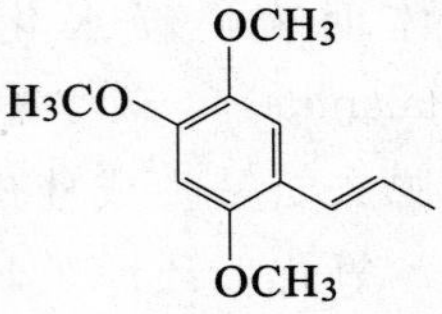

（二）苯丙醇类

松柏醇（coniferol）是常见的苯丙醇类化合物，在植物体中缩合后形成木质素。

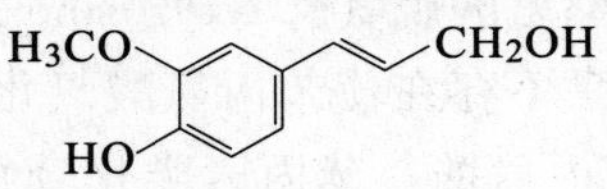

松柏醇 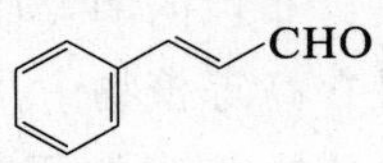　　　　　　桂皮醛

（三）苯丙醛类

桂皮醛（cinnamaldehyde）是桂皮的主要成分，属苯丙醛类化合物。

（四）苯丙酸类

酚酸类成分在植物中广泛分布，其基本结构是酚羟基取代的芳香羧酸，其中不少属于具有 C₆-C₃ 结构的苯丙酸类。苯丙酸衍生物及其酯类，是天然药物中重要的简单苯丙素类化合物。如存在于桂皮中的桂皮酸（cinnamic acid），存在于蒲公英中的咖啡酸（caffeic acid），当归的主要成分阿魏酸（ferulic acid），天然药物丹参活血化瘀的水溶性成分丹参素（danshensu）等均属苯丙酸类。

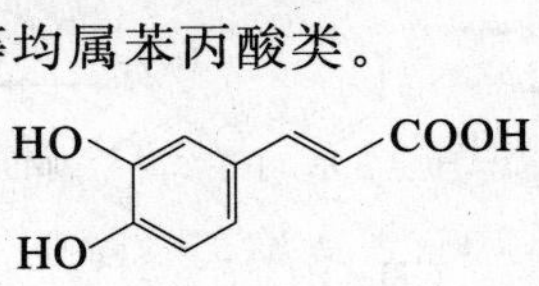

咖啡酸 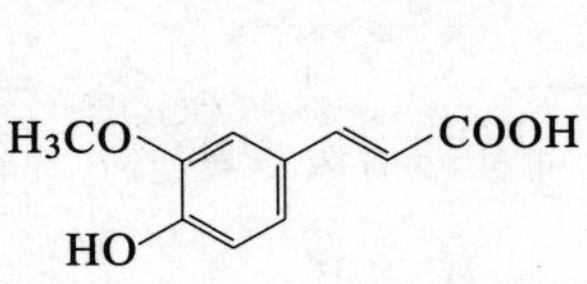　　　　　　阿魏酸 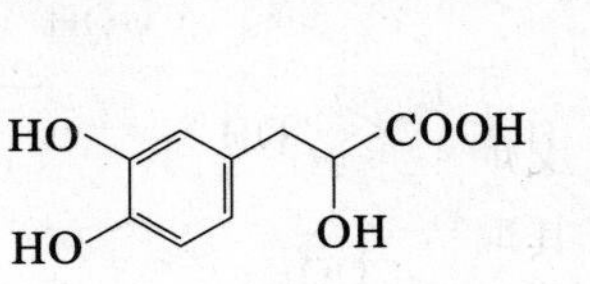　　　　　　丹参素

苯丙酸衍生物可与糖及多元醇结合，以苷或酯的形式存在于植物中，此类化合物往往具有较强的生理活性。如金银花中的抗菌成分 3,4-二咖啡酰基奎宁酸（3,4-dicaffeoyl quinic acid），具有抗血小板聚集作用的荷包花苷 A（calceolarioside A），南沙参中的酚性成分沙参

苷 I（shashenoside I）等。

苯丙酸衍生物还可经过分子间缩合形成多聚体，较重要的是二至四聚体的酚酸类化合物，如丹参中的丹酚酸 B（magnesium lithospermate B）、迷迭香酸（rosmarinic acid）等。

二、简单苯丙素类的提取分离方法

简单苯丙素类成分依其极性大小和溶解性的不同，一般用有机溶剂或水提取，按照天然药物化学成分分离的一般方法进行分离，如硅胶柱色谱，制备色谱等。其中苯丙烯、苯丙醛及苯丙酸的简单酯类衍生物多具有挥发性，可用水蒸气蒸馏等方法提取。苯丙酸衍生物是植物酸性成分的组成部分，可用有机酸的常规方法提取，如碱提酸沉法等。

第二节　香豆素类

香豆素（coumarin）又称香豆精，因最早是从豆科植物香豆中提得并且有香味而得名。广泛分布于高等植物中，尤其是伞形科、芸香科、菊科、豆科、兰科、茄科、瑞香科、虎耳草科和木樨科等植物以及微生物代谢产物中。香豆素在很多领域如医药、食品、化妆品等领域已成为重要的原料，其中许多化合物还具有多种生物活性，因此，在医药、生物等领域有广阔的应用前景，是一类重要的天然药物活性成分。

香豆素从结构上可看成是顺式的邻羟基桂皮酸脱水而成的内酯，基本母核为苯骈 α-吡喃酮。现已从自然界中分离到近 1000 种香豆素类化合物，它们都具有苯骈 α-吡喃酮基本骨架，90％以上的香豆素 7-位有羟基或醚基。

香豆素类成分在植物体内各个部位均有分布，通常以根、果（种子）、皮、幼嫩的枝叶中含量较高，且往往是一族或几族混合物共存，同科属植物中的香豆素常有类似的结构特征。由于香豆素类化合物是由对羟基桂皮酸经桂皮酸途径生物合成而来，因此，在 7 位有含氧官能团取代。在目前得到的天然香豆素成分中，除部分化合物外，均在 7 位连有羟基，因而 7-羟基香豆素，即伞形花内酯（umbelliferone）可以认为是香豆素类化合物的基本母核。

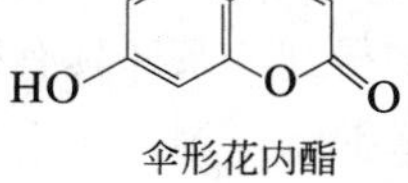

伞形花内酯

一、香豆素的结构与分类

香豆素母核具有苯骈 α-吡喃酮结构。分子中苯环或 α-吡喃酮环上常有羟基、烷氧基、苯基、异戊烯基等取代，其中异戊烯基的活泼双键又可与邻位酚羟基环合成呋喃或吡喃环结构。根据其取代基及连接方式不同，可分为简单香豆素类、呋喃香豆素类、吡喃香豆素类及其他香豆素类。

（一）简单香豆素类

简单香豆素是指仅在苯环上有取代基的香豆素类。苯环上常见的取代基有羟基、甲氧基、亚甲二氧基和异戊烯基等。广泛存在于伞形科植物的伞形花内酯，秦皮中七叶内酯和七叶苷，茵陈中滨蒿内酯（scoparon）等均属简单香豆素类。

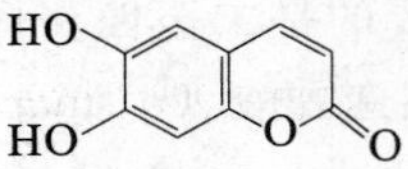

七叶内酯 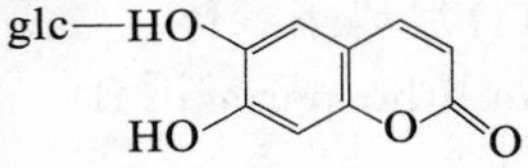　　　　　七叶苷 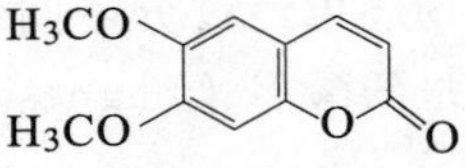　　　　　滨蒿内酯

（二）呋喃香豆素类

香豆素核上的异戊烯基与邻位酚羟基环合成呋喃环者称为呋喃香豆素类。呋喃香豆素类可进一步根据呋喃环的相对位置分为不同的小类型。若香豆素 C-6 位异戊烯基与 C-7 位羟基环合形成呋喃环，则呋喃环与苯环、α-吡喃酮环处在一条直线上，称为线型呋喃香豆素。而 C-8 位异戊烯基与 C-7 位羟基环合形成呋喃环，则呋喃环与苯环、α-吡喃酮环处在一条折线上，称为角型呋喃香豆素。如存在于补骨脂中的补骨脂素（psoralen），牛尾独活中的佛手苷内酯（bergepten）属线型呋喃香豆素类；紫花前胡中紫花前胡苷（nodakenin）及其苷元（nodakenetin）属线型二氢呋喃香豆素类；当归中的当归素（angelin），牛尾独活中的虎耳草素（pimpinellin）属角型呋喃香豆素。

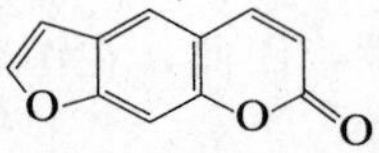

补骨脂素 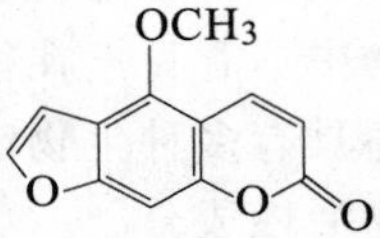　　　　　佛手苷内酯 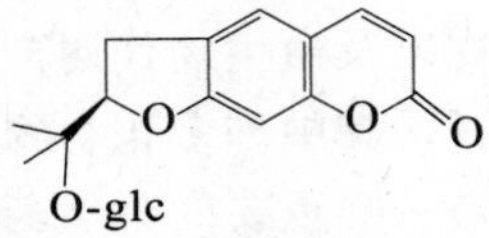　　　　　紫花前胡苷

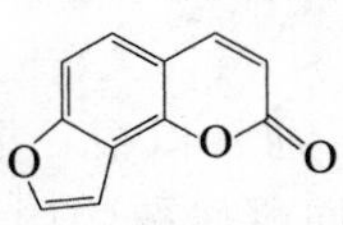

当归素 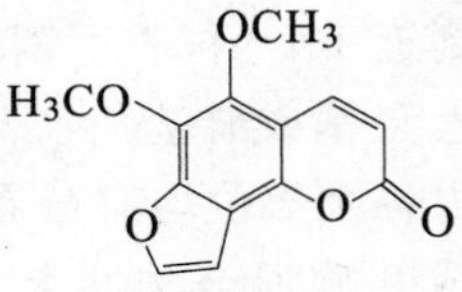　　　　　虎耳草素

（三）吡喃香豆素类

与呋喃香豆素类似，香豆素核上的异戊烯基与邻位酚羟基环合成吡喃环者称为吡喃香豆素类。也分为线型和角型两类。C-6、C-7 位形成吡喃环，称为线型吡喃香豆素；C-7、C-8 形成吡喃环，称为角型吡喃香豆素。从紫花前胡中得到一系列具有抗血小板聚集活性的香豆素，如紫花前胡素（decursidin）、紫花前胡醇（l-decursidinol）等，属于线型吡喃香豆素；从北花前胡中得到的北美芹素（pteryxin）、北花前胡苷Ⅱ（praeroside Ⅱ）等，属于角型吡喃香豆素。

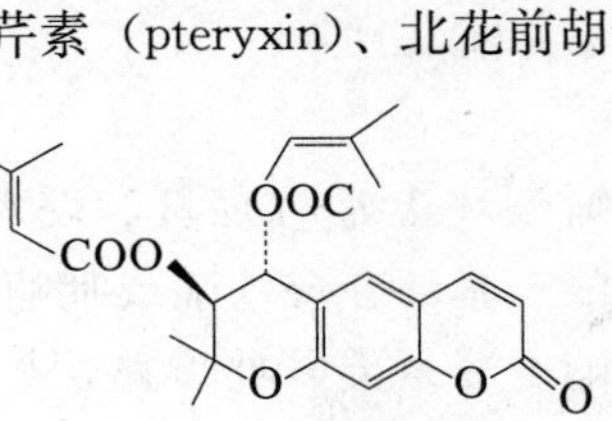

紫花前胡素 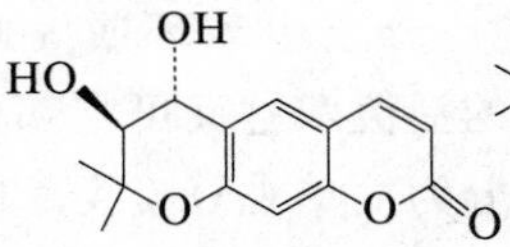　　　　　紫花前胡醇 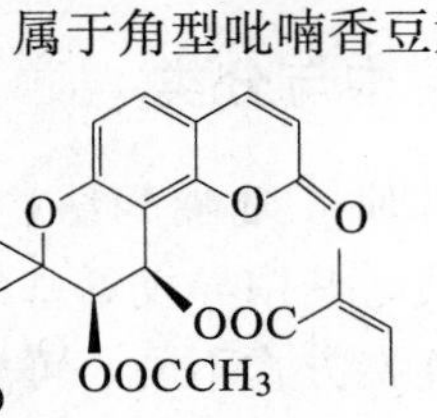　　　　　北美芹素 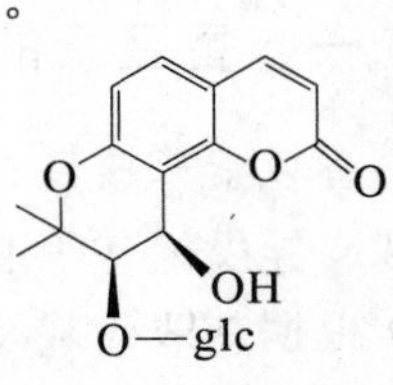　　　　　白花前胡苷Ⅱ

在生物合成中，简单香豆素、呋喃香豆素、吡喃香豆素结构可以转化。简单香豆素类在 C-6、C-8 位烷基化，进一步和 C-7 羟基环合而转化为二氢呋喃香豆素类、二氢吡喃香豆素类，再进一步可以形成呋喃香豆素类、吡喃香豆素类。这种结构的转化与沟通过程，在植物

化学分类上有一定的意义。

(四) 其他香豆素类

自然界发现的香豆素类化合物，有的结构不能归属上述三种类型，主要包括 α-吡喃酮环具有取代基的香豆素类，通常在 C-3，C-4 位上有苯基、羟基、异戊烯基等取代基团，如蟛蜞菊内酯 (armillarsin A)；香豆素二聚体或三聚体类，如双七叶内酯 (bisaesculetin)；异香豆素类，如茵陈内酯 (capillarin)。

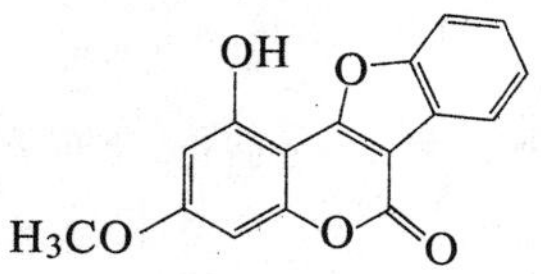

蟛蜞菊内酯 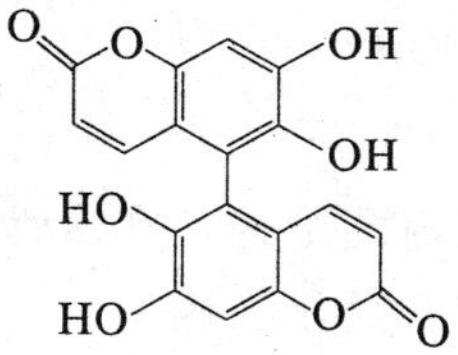　　　　　双七叶内酯 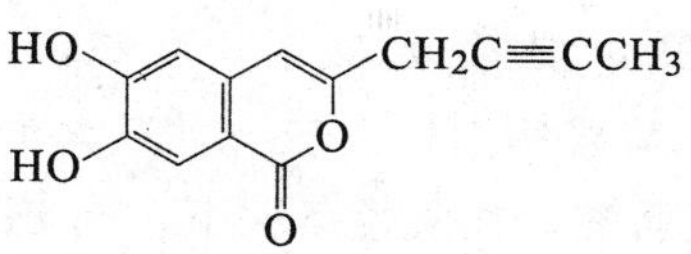　　　　　茵陈内酯

二、香豆素的理化性质

(一) 性状

游离香豆素类成分多为结晶性物质，有比较敏锐的熔点，但也有很多香豆素类成分呈玻璃态或液态。分子量小的游离香豆素类化合物多具有芳香气味和挥发性，能随水蒸气蒸馏出来，且具升华性。香豆素苷类一般呈粉末或结晶状，不具挥发性，也不能升华。在紫外光照射下，香豆素类成分多呈现蓝色或紫色荧光，有的在可见光下也能观察到荧光，可用于色谱检识。

(二) 溶解性

游离香豆素类成分易溶于有机溶剂，如三氯甲烷、乙醚、乙酸乙酯、丙酮、乙醇、甲醇等。也能溶于沸水，但不溶于冷水。香豆素苷类易溶于甲醇、乙醇，可溶于水，难溶于乙醚、三氯甲烷、乙酸乙酯等低极性有机溶剂。

(三) 内酯的性质和碱水解反应

香豆素类化合物分子中有 α, β-不饱和内酯结构，具有内酯化合物的通性。如在稀碱性条件下加热可水解开环，生成易溶于水的顺式邻羟基桂皮酸盐，酸化后又闭环恢复为内酯结构。但若与碱液长时间加热，顺式邻羟基桂皮酸盐则发生双键构型的异构化，转变为稳定的反式邻羟基桂皮酸，此时，再经酸化也不能环合为内酯。

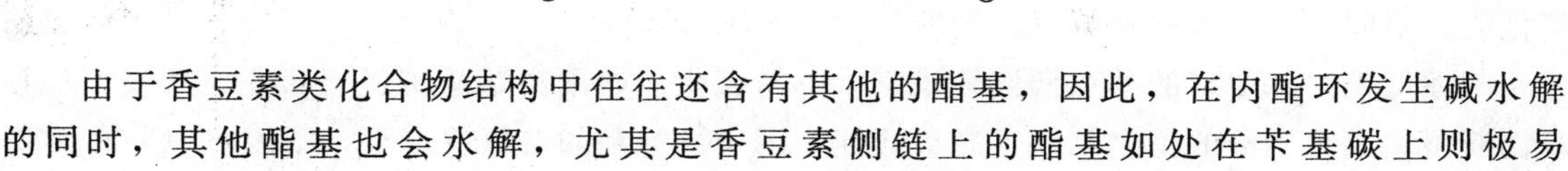

由于香豆素类化合物结构中往往还含有其他的酯基，因此，在内酯环发生碱水解的同时，其他酯基也会水解，尤其是香豆素侧链上的酯基如处在苄基碳上则极易水解。

（四）与酸的反应

香豆素类分子中若在酚羟基的邻位有异戊烯基等不饱和侧链，在酸性条件下能环合形成含氧的呋喃或吡喃环。如分子中存在醚键，酸性条件下能水解，尤其是烯醇醚和烯丙醚。在酸性条件下，具有邻二醇的香豆素类成分还会发生结构重排。

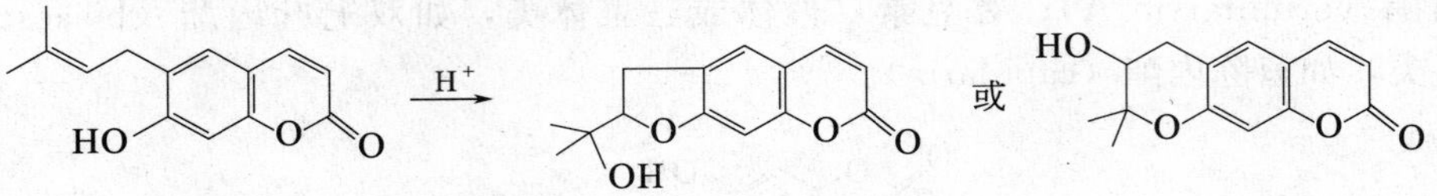

（五）显色反应

1. 异羟肟酸铁反应 香豆素类具有内酯结构，在碱性条件下开环，与盐酸羟胺缩合生成异羟肟酸，在酸性条件下再与 Fe^{3+} 络合而显红色。

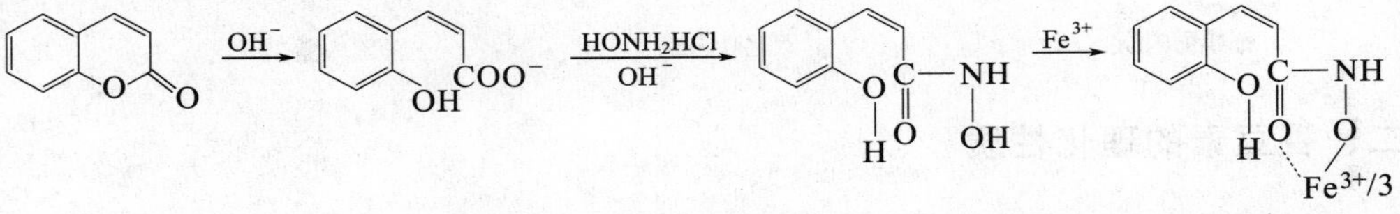

2. 酚羟基反应 香豆素类常具有酚羟基取代，可与三氯化铁溶液反应产生绿色、墨绿色沉淀。若取代酚羟基的邻、对位无取代，可与重氮化试剂反应而显红色、紫红色。

3. Gibb's 反应 香豆素类在碱性条件下内酯环水解生成酚羟基，如果其对位（C-6）无取代，可与 2,6-二氯苯醌氯亚胺（Gibb's 试剂）反应而显蓝色。利用此反应可断判香豆素分子中 C-6 位是否具有取代基。

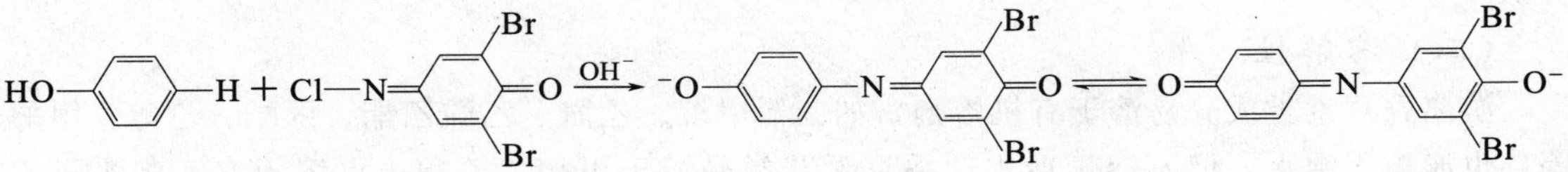

4. Emerson 反应 与 Gibb's 反应类似，如香豆素 C-6 位无取代，与 Emerson 试剂（4-氨基安替比林和铁氰化钾）反应生成红色。同样可用于判断香豆素分子中 C-6 位是否具有取代基。

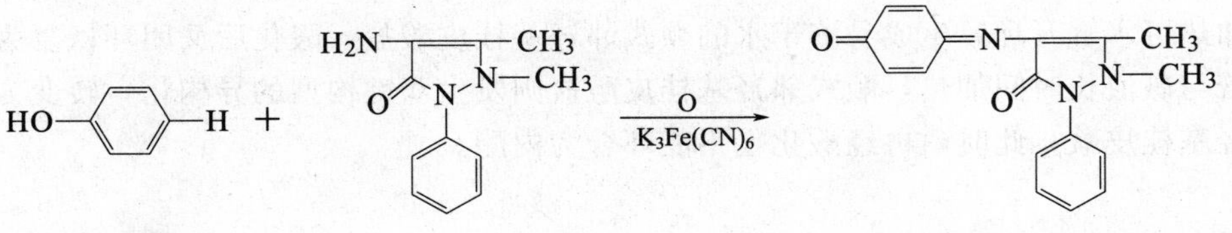

（六）氧化反应

常用的氧化反应的氧化剂有高锰酸钾、铬酸、臭氧、过氧化氢、硝酸、过碘酸等。由于氧化能力不同，香豆素被不同氧化剂所氧化的产物也不同。

苯环上无羟基取代的香豆素比较稳定，不易氧化。如用高锰酸钾进行氧化，可使 C_3-C_4 双键断裂生成水杨酸的衍生物；若高锰酸钾作用于被饱和的二氢香豆素，则因 C_3-C_4 间无双键而不易氧化断裂，结果氧化反应发生在香豆素的苯环上，生成丁二酸。铬酸作为氧化剂较为温和，一般只氧化侧链或氧化苯环转变为醌的衍生物，它并不影响 α-吡喃酮环。臭氧先作用于香豆素的侧链双键，然后是呋喃或吡喃环上的双键，最后在剧烈条件下才能作用在 α-吡喃酮环上的双键。呋喃或吡喃香豆素在控制条件下被臭氧氧化的产物都是甲酰香豆素，其中线型结构的甲酰基在 C-6 位上，角型结构的甲酰基在 C-8 位上。若进一步氧化时，α-吡喃酮环也破裂而生成二元醛衍生物。呋喃香豆素类呋喃环上 C-2′ 和 C-3′ 未被取代时，用碱性过氧化氢氧化，可生成 2,3-呋喃二羧酸。

三、香豆素的提取分离方法

（一）香豆素的提取

游离香豆素大多为低极性和亲脂性化合物，而香豆素苷的极性较大，故常用系统溶剂法提取。此外，也可利用香豆素具内酯环的性质，用碱溶酸沉法提取，或利用小分子游离香豆素的挥发性，采用真空升华法或水蒸气蒸馏法提取。

1. 系统溶剂法 香豆素类成分可用各种溶剂提取，如甲醇、乙醇、丙酮、乙醚、石油醚等。可采用乙醚等溶剂先提取脂溶性成分，再用甲醇（乙醇）或水提取大极性部分。也可先用甲醇（乙醇）或水提取，再用溶剂或吸附树脂法划分为脂溶性部位和水溶性部位。溶剂提取法是香豆素类成分提取的主要方法。

2. 碱溶酸沉法 用溶剂法提取香豆素类成分，常有大量中性杂质存在，可利用香豆素类具有内酯结构，能溶于稀碱液而和其他中性杂质分离，碱溶液酸化后内酯环合，香豆素类成分即可游离析出，或用乙醚等有机溶剂萃取得到。由于香豆素类在碱性溶液中的开环产物顺邻羟基桂皮酸在碱液中长时间加热，会异构为反邻羟基桂皮酸，故碱溶酸沉法应严格控制条件，在比较温和的条件下进行。此外，香豆素类成分分子中往往还有其他酯基、醚键等结构，用酸碱处理可能引起结构的改变，在应用时应注意。

3. 水蒸气蒸馏法 小分子的香豆素类成分因具有挥发性，可采用水蒸气蒸馏法提取。但本法分离效果差，适应面较窄，且受热温度高而且时间长，有可能引起结构的变化，现已少用。

（二）香豆素的分离

植物中的香豆素类成分往往是一族或几族混合物共存，结构类似，极性相近，用常规的溶剂法、结晶法等难以分离，一般用色谱分离的方法进行分离纯化。常用的色谱分离方法有柱色谱、制备薄层色谱、高效液相色谱。

柱色谱分离一般采用硅胶为吸附剂，常用的洗脱系统有环己烷（石油醚）-乙酸乙酯、环己烷（石油醚）-丙酮、三氯甲烷-丙酮等。氧化铝一般不用于香豆素类成分的柱色谱分离。高效液相色谱用于香豆素类成分的分离，可得到满意的效果。对小极性香豆素类，一般用正相色谱（Si-60 等）或反相色谱；对香豆素苷类，一般用反相色谱（Rp-18、Rp-8 等），常用的洗脱系统有水-甲醇、水-乙腈。制备薄层色谱也用于香豆素的分离，极性小的香豆素类可用环己烷（石油醚）-乙酸乙酯系统，极性较大的香豆素类可用三氯甲烷-甲醇系统。此外，葡聚糖凝胶 Sephadex LH-20 柱色谱等也可用于香豆素类化合物的分离。近年来，因超临界技术在天然药方面得到广泛应用，因此对于香豆素这类成分的提取也得到了实践。

（三）提取分离实例

从秦皮（苦枥白蜡树皮）中提取分离七叶内酯和七叶苷的流程如下：

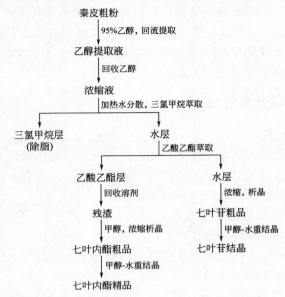

秦皮粗粉
　　│95%乙醇，回流提取
乙醇提取液
　　│回收乙醇
浓缩液
　　│加热水分散，三氯甲烷萃取

三氯甲烷层（除脂）　　　水层
　　　　　　　　　　　　│乙酸乙酯萃取

乙酸乙酯层　　　　　　水层
　│回收溶剂　　　　　　│浓缩，析晶
残渣　　　　　　　　七叶苷粗品
　│甲醇，浓缩析晶　　　│甲醇-水重结晶
七叶内酯粗品　　　　七叶苷结晶
　│甲醇-水重结晶
七叶内酯精品

四、香豆素的结构研究

香豆素类化合物主要利用各种波谱方法进行结构测定。

（一）紫外光谱

香豆素的紫外光谱主要有苯环和 α-吡喃酮结构的吸收。未取代的香豆素在 274nm 和 311nm 有两个吸收峰，分别由苯环和 α-吡喃酮引起。当香豆素母核上引入含氧官能团时会使主要吸收红移。如 7 位引入含氧取代基（7-羟基、7-甲氧基或 7-O-糖基等），则在 217nm 及 315～325nm 处出现强吸收峰。含有酚羟基的香豆素类成分，在碱性溶液中的吸收峰有显著的红移现象，且吸收有所增强。

（二）红外光谱

在红外光谱上，香豆素类化合物的内酯结构在 1750～1700cm^{-1} 显示一个强的吸收，同时，内酯也在 1270～1220cm^{-1}，1100～1000cm^{-1} 出现强的吸收。芳环一般在 1645～1625cm^{-1} 之间出现较强的吸收。呋喃香豆素类，除上述吸收峰带外，其呋喃环双键在 1639～1613cm^{-1} 有强而尖的吸收带。

（三）质谱

香豆素类化合物往往具有强的分子离子峰，对简单香豆素类、呋喃香豆素类，分子离子峰经常是基峰。由于分子中一般具有多个和芳环连接的氧原子、羟基和甲氧基，质谱出现一系列连续失去 CO、OH 或 H_2O、甲基或甲氧基的碎片峰。

此外，香豆素类成分常具有异戊烯基、乙酰氧基及 5 碳不饱和酰氧基等，在裂解过程中会出现一系列特征碎片峰。这些均是香豆素类化合物质谱的主要特征。

（四）核磁共振谱

简单香豆素的 ^{1}H-NMR 谱上可见的特征：因母核环上质子受内酯羰基吸电子共轭效应的影响，C-3，C-6 和 C-8 上的质子信号在较高场；C-4，C-5 和 C-7 上的质子信号在较低场。

表 6-1　　　　　　　常见简单香豆素 ^{1}H-NMR 信号化学位移及 **J**（Hz）

取代类型	7-OH	7,8-二氧代	6,7-二氧代	6,7,8-三氧代
H-3	6.20(d, J＝9)	6.10~6.2(d, J＝9)	6.14~6.26(d, J＝9)	6.19(d, J＝9)
H-4	8.20(d, J＝9)	7.80(d, J＝9)	7.60~7.82(d, J＝9)	7.80(d, J＝9)
H-5	7.70(d, J＝9)	7.25~7.35(d, J＝9)	6.77~6.90(s)	6.78(s)
H-6	6.90(d, J＝9,2.5)	6.95(d, J＝8)		
H-8	7.00(d, J＝2.5)		6.38~7.04(s)	

^{13}C-NMR 在香豆素类成分的结构测定上有重要作用，尤其对香豆素苷类结构研究中糖的连接位置和连接顺序均可提供重要的信息。香豆素类成分骨架 9 个碳原子中，C-2 是羰基，C-7 由于连接羟基和羰基共轭的影响，化学位移向低场移动，一般在 160。C-9 在 149~154，C-10 在 110~113，是香豆素类母核的特征之一。下面列出香豆素母核的 ^{13}C-NMR 数据供参考。

表 6-2　　　　　　　　　香豆素母核的 ^{13}C-NMR 化学位移值

	C2	C3	C4	C4a	C5	C6	C7	C8	C8a
化学位移值	160.4	116.4	143.6	118.8	128.1	124.4	131.8	116.4	153.9

（五）结构研究实例

从五加科五加属植物无梗五加（*Acanthopanax sessiliforus*）中分离得到一化合物，其结构测定如下：

该化合物为淡黄色针晶，mp147℃~148℃（甲醇）。三氯化铁-铁氰化钾反应呈阳性，示存在酚羟基；紫外灯下（365nm）呈蓝色荧光，且遇碱液（20%KOH-EtOH）变黄绿色。FD-MS 出现 m/z 为 244(M＋Na)$^+$ 的准分子离子峰，说明分子量为 221，结合元素分析确定分子式为 $C_{11}H_9O_5$。

^{13}C-NMR(CDCl$_3$) 谱显示 11 个碳信号，其中有两个甲氧基碳信号 δ56.5 和 61.6。低场区有 9 个碳信号，其中 δ160.6 为羰基碳信号。

^{1}H-NMR(CDCl$_3$) 谱显示 δ6.28(1H, d, J＝9.4Hz)、7.60(1H, d, J＝9.4Hz) 两个相互偶合的烯氢信号，表明该化合物为 3、4 位未被取代的香豆素类化合物。δ6.66(1H, s) 为苯环质子信号，6.13(1H, s) 的信号经 D$_2$O 交换消失，示为酚羟基质子信号；δ4.10(3H, s) 及 3.95(3H, s) 均为甲氧基质子信号。因此，可推断该化合物为苯环上含有三个取代基的香豆素，其中一个羟基，二甲氧基。

HMBC(CDCl$_3$) 谱中可观测到 δ160.6 的羰基碳信号与 6.28 的质子有远程相关，可推测 δ6.28 为 3 位质子信号。δ143.8 的碳信号与 6.66 的质子有远程相关，又根据其卫星峰推知与 δ7.60 质子相连，即 δ143.8 为 4 位碳信号，δ6.66 为 5 位质子信号。δ103.3 的碳信号与 7.60 的质子有远程相关，又因其卫星峰的存在，可推知 δ103.3 为 5 位碳信号。δ144.6 的碳信号分别与 δ6.66 质子、6.10 羟基质子及 3.95 甲氧基质子有远程相关，可推知其为 6 位碳信号，且与 δ3.95 的甲氧基相连。δ142.5 的碳信号与 6.10 的羟基质子有远程相关。δ134.6 的碳信号分别与 6.10 的羟基质子、δ4.10 的甲氧基质子有远程相关，可推测 δ142.5

为 7 位碳信号，并与羟基相连。$\delta134.6$ 为 8 位碳信号，与 4.10 甲氧基相连。$\delta143.1$ 的碳信号与 7.60 的质子有远程相关，可推知 $\delta143.1$ 为 9 位碳信号。$\delta111.3$ 的碳信号分别与 7.60 和 6.28 的质子有远程相关，可推测 $\delta111.3$ 为 10 位碳信号。

综上所述，该化合物鉴定为 6,8-二甲氧基-7-羟基香豆素，即异秦皮啶。^{1}H-NMR 数据与文献数据基本一致。

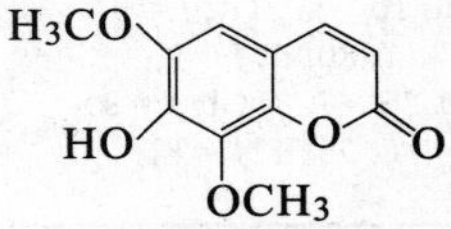

异秦皮啶

表 6-3   The ^{13}C-NMR data，literature data and HMBC signals of isofraxedin

No	δC	HMBC	Literature data
2	160.6	H-3	160.0
3	113.6		111.9
4	143.8	H-5	144.7
5	103.3	H-4	104.4
6	144.6	H-5，C_7-OH，C_6-OCH3	145.5
7	142.5	C_7-OH	143.9
8	134.6	C_7-OH，C_8-OCH3	134.6
9	143.1	H-4	142.9
10	111.3	H-3，H-4	110.1
OCH$_3$	56.5		56.1
OCH$_3$	61.6		60.6

第三节　木脂素

木脂素（lignans）是一类由两个苯丙素（C_6-C_3）衍生物以不同方式聚合而成的天然化合物。多以二聚体的形式存在，少数为三聚体和四聚体。在天然界多数呈游离状态，少数与糖结合成苷。

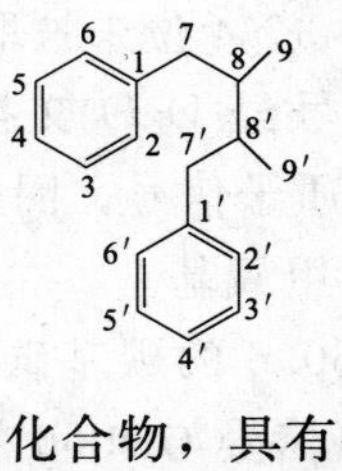

木脂素类是自然界广泛存在的一类化合物，具有抗肿瘤、抗病毒、保肝和抗氧化等多方面的生物活性，如小檗科鬼臼属八角莲所含的鬼臼毒素类木脂素具有很强的抑制癌细胞增殖作用；瑞香狼毒中总木脂素的体外抗肿瘤活性高于长春新碱；从南五味子中得到的戈米辛等木脂素对艾滋病毒（HIV）的增殖有明显抑制作用；鬼臼毒素类木脂素对麻疹和 I 型单纯性疱疹有对抗作用；五味子中的联苯环辛烯型木脂素可降低血清谷丙转氨酶（GPT）水平，促进肝功能恢复，同时还具有显著的抗脂质过氧化和清除氧自由基作用；厚朴中的厚朴酚、

和厚朴酚具有镇静、肌松作用等。

一、木脂素的结构与分类

由于组成木脂素的 C_6-C_3 单体缩合位置不同，以及其侧链碳原子上的含氧基团相互脱水缩合等反应，形成了不同类型的木脂素。常见木脂素可分为木脂素和新木脂素两大类。木脂素是指两个苯丙素衍生物通过 8 位碳连接而成的化合物；而把苯丙素之间非 8 位碳相连的称为新木脂素。除上述两类外，木脂素还有一些新类型：①多聚木脂素，包括三个苯丙素聚合而成的三聚体、四个苯丙素聚合而成四聚体，亦称倍半木脂素、二木脂素；②混杂木脂素，如黄酮木脂素（既具有木脂素结构，又具有黄酮结构）、香豆素木脂素等；③降木脂素，比一般木脂素少 1~2 个碳原子的木脂素及木脂素苷。

（一）常见结构类型

1. 二芳基丁烷类　又称简单木脂素，如从珠子草中分得的叶下珠脂素（phyllanthin），从蒺藜科植物中分得的去甲二氢愈创木脂酸（nordihydroguaiaytic acid）。

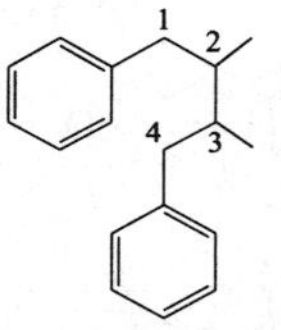

二芳基丁烷 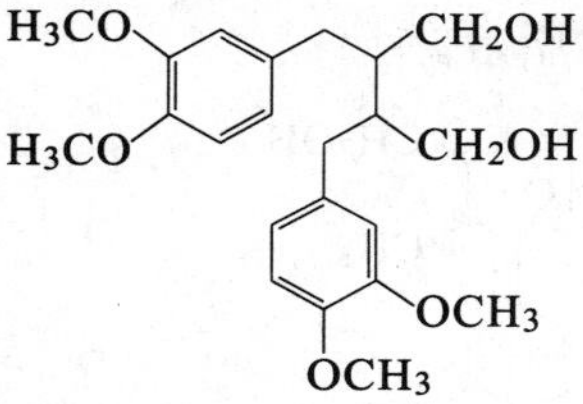　　　　　叶下珠脂素 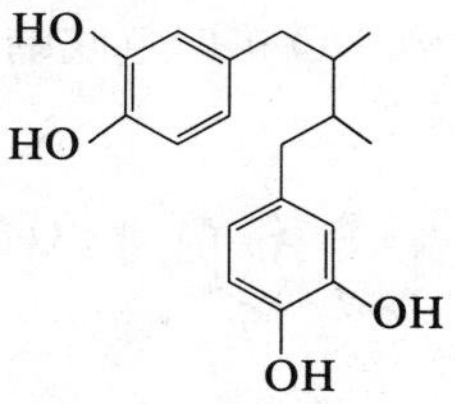　　　　　去甲二氢愈创木脂酸

2. 二芳基丁内酯类　是木脂素侧链形成内酯结构的衍生物，如从桧柏中分得的台湾脂素 A（taiwanin A）和台湾脂素 B（taiwanin B）。

二芳基丁内脂　　　　　台湾脂素A　　　　　台湾脂素B

3. 芳基萘类　有芳基萘、芳基二氢萘和芳基四氢萘三种。索马榆脂酸（thomasic acid）属于芳基二氢萘类，异紫杉脂素（isotaxiresinol）属于芳基四氢萘类。

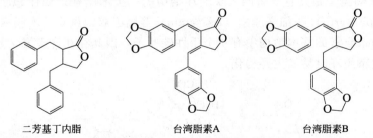

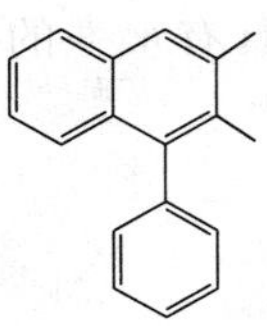

芳基萘 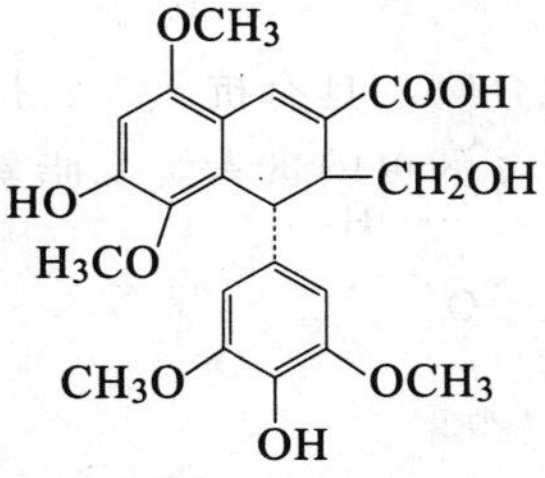　　　　　索马榆脂酸(thomasic acid) 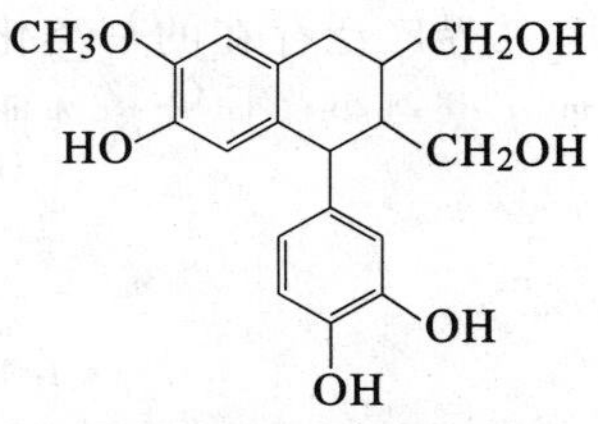　　　　　异紫杉脂素(isotaxiresinol)

4. 芳基萘内酯类 是由芳基萘类以氧化的 γ-碳原子缩合形成内酯环的衍生物，按其内酯环上羰基的取向分为上向和下向两种类型。对于芳基萘内酯，下向的称为 1-苯代-2,3 萘内酯，如 l-鬼臼毒素（l-podophyllotoxin）；上向的称为 4-苯代-2,3 萘内酯，如赛菊芋脂素（helioxanthin）。

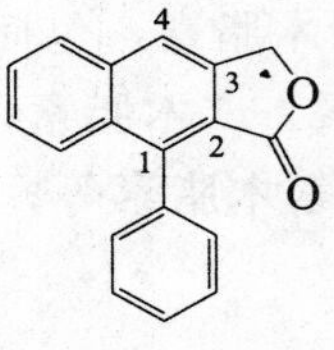

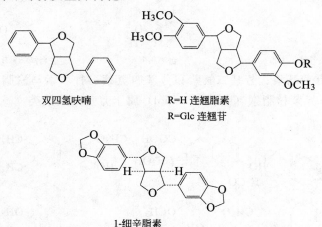

芳基萘内酯　　　　　　　　1-鬼臼毒素 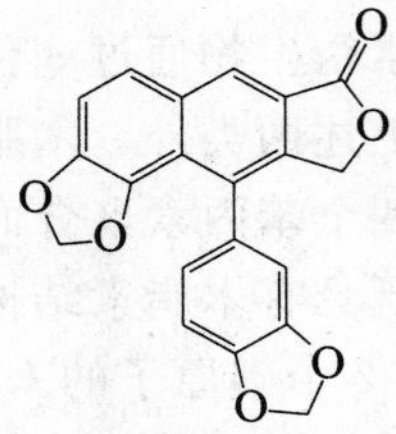　　　　　　　　塞菊芋脂素

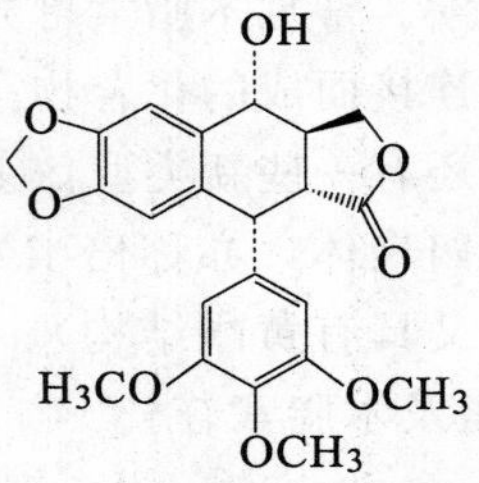

5. 四氢呋喃类 因氧原子连接位置不同，有 7-O-7′、7-O-9′ 和 9-O-9′ 三种类型。如恩施脂素（enshizhisu）为 7-O-7′ 四氢呋喃环；橄榄脂素（olivil）为 7-O-9′ 四氢呋喃环；荜澄茄脂素（cubebin）为 9-O-9′ 四氢呋喃环木脂素。

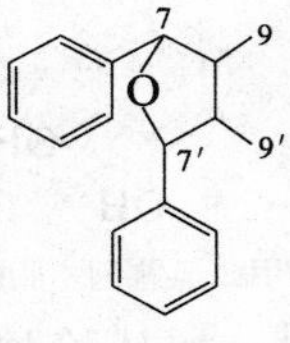

四氢呋喃 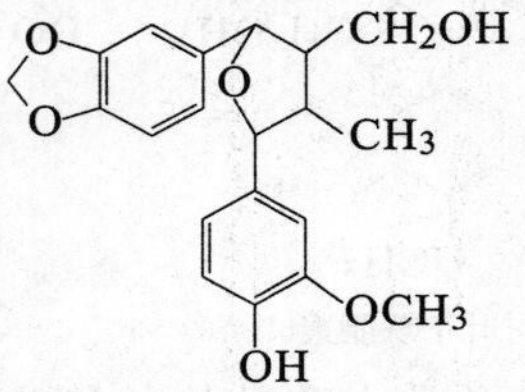　　　　　　　　　恩施脂素 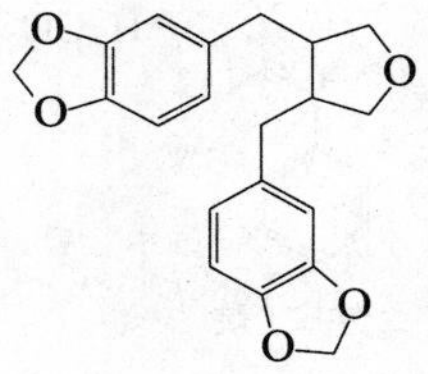　　　　　　　　荜澄茄脂素

6. 双四氢呋喃类 是具有双骈四氢呋喃环结构的一类木脂素。如连翘脂素（phillygen-ol）及连翘苷（phillyrin），l-细辛脂素（l-sesamin）等属于双四氢呋喃木脂素。

双四氢呋喃木脂素的基本结构中有 4 个手性碳原子，因此存在许多光学异构体。由于苄醚易于开裂，重新闭环时易发生异构化。

双四氢呋喃

R=H 连翘脂素
R=Glc 连翘苷

l-细辛脂素

7. 联苯环辛烯类 此类木脂素具有联苯环辛二烯结构，五味子属植物中的木脂素多属于这一类。如五味子酯甲（schisantherins A），戈米辛-J（gomisin J）等。

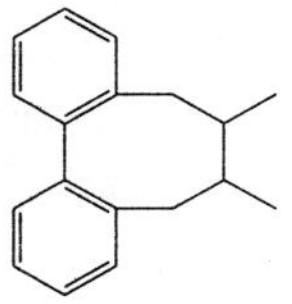

联苯环辛烯 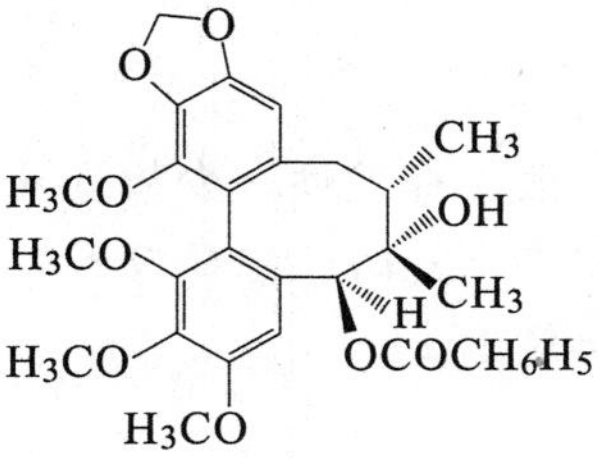　　　　　五味子酯甲 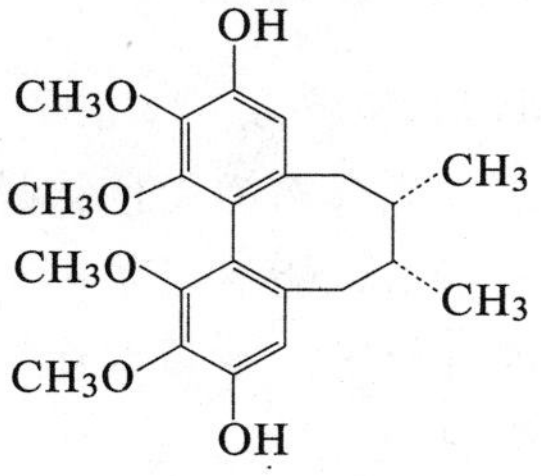　　　　　　　戈米辛-J

8. 联苯类　是两分子苯丙素的两个苯环通过 3-3′直接相连而成的木脂素，如从厚朴中分得的厚朴酚（magnolol）和从日本厚朴中分得的和厚朴酚（honokiol）。

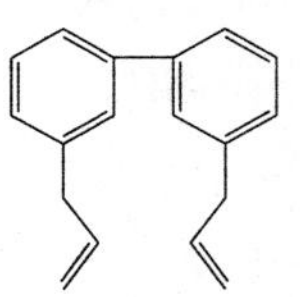

联苯类 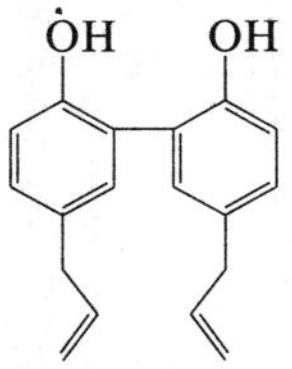　　　　　　厚朴酚 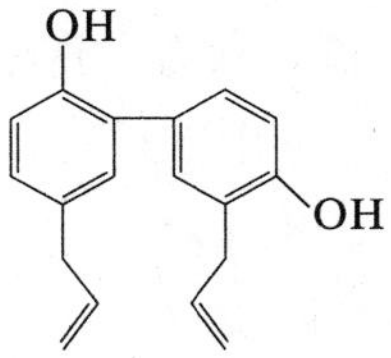　　　　　　和厚朴酚

9. 苯骈呋喃类　是苯环与侧链联接后形成呋喃氧环的一类木脂素，如马尾松苷 C（massonianoside C），珠子草素（phyllnirurin）等。

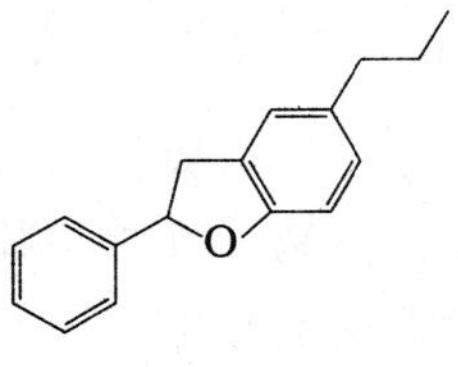

苯骈呋喃 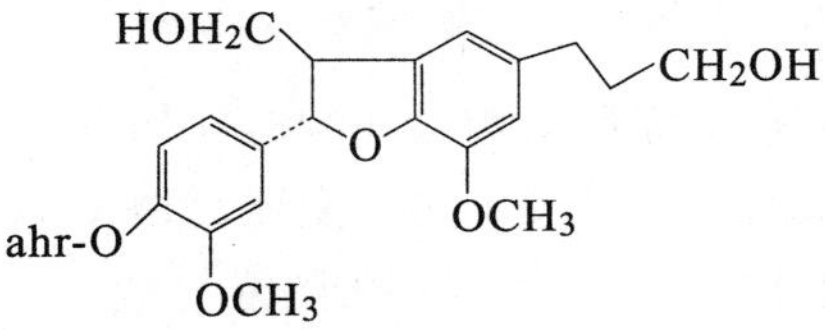　　　　　　马尾松苷 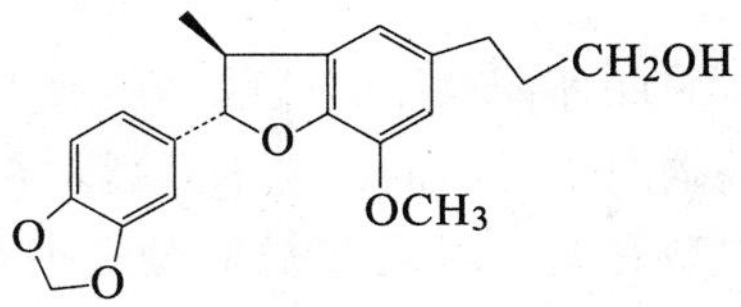　　　　　　　珠子草素

还有一些化学结构不属于以上类型。如具有保肝作用的水飞蓟素（silymarin），既具有木脂素结构，又具有黄酮结构，作为保肝药物，临床上用于治疗急、慢性肝炎和肝硬化。

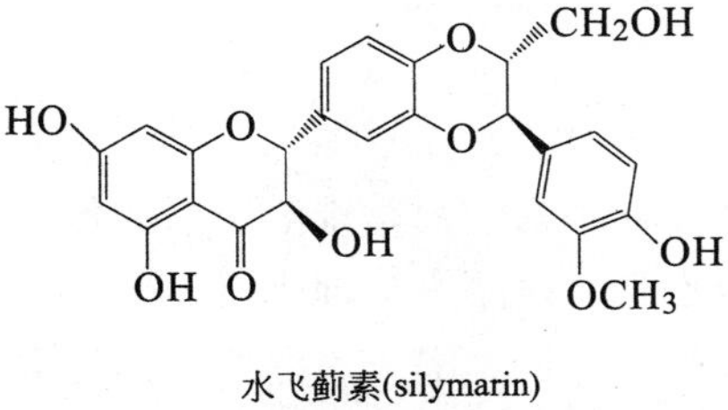

水飞蓟素(silymarin) 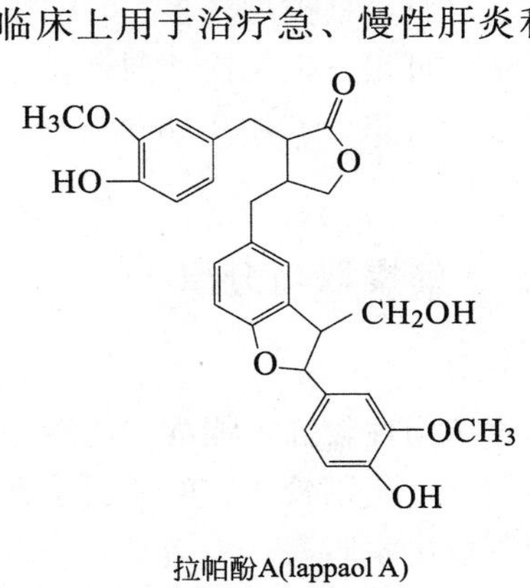　　　　　　　拉帕酚A(lappaol A)

牛蒡根中的拉帕酚 A(lappaol A)、拉帕酚 B(lappaol B)都是由 3 分子 C_6-C_3 单位缩合而成。

二、木脂素的理化性质

（一）性状及溶解度

多数木脂素类化合物为无色结晶，一般无挥发性，少数具升华性。游离木脂素多具有亲脂性，一般难溶于水，能溶于苯、三氯甲烷、乙醚、乙醇等有机溶剂。具有酚羟基的木脂素类可溶于碱性水溶液中。木脂素苷类水溶性增大。

（二）光学活性

木脂素结构中常有多个手性碳原子或手性中心，大部分具有光学活性，遇酸、碱、光等易异构化。如天然鬼臼毒脂素具有苯代四氢萘环和 $2\alpha,3\beta$-反式构型的内酯环结构，具有抗癌的活性，在光学上为左旋性 $[\alpha]_D^{20}-133°$。在碱溶液中其内酯环很容易转变为 $2\beta,3\beta$-顺式结构，称为苦鬼臼脂素（pieropodophyllin），旋光性为右旋性 $[\alpha]_D^{20}+9°$，即失去抗癌活性。

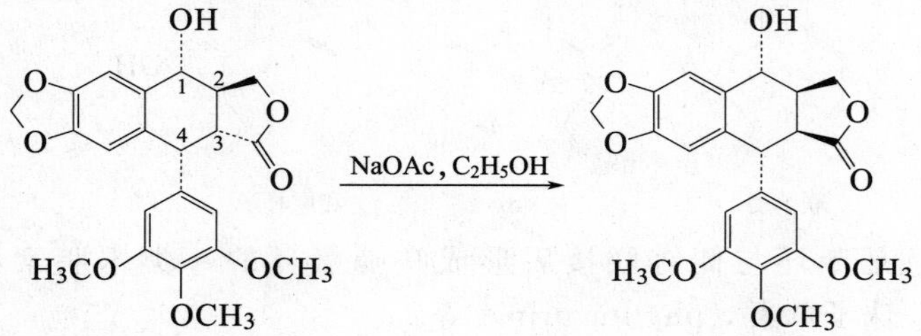

鬼臼毒素 $[\alpha]_D^{20}-133°$ (C=1.00,CHCl₃)   苦鬼臼毒素 $[\alpha]_D^{20}+9°$ (C=1.00,CHCl₃)

此外，双四氢呋喃木脂素类常具有对称性结构，在酸的作用下，呋喃环上的氧原子与苄基碳原子之间的键易于开裂，在重新闭环时易发生构型变化。由于木脂素的生物活性常与其构型有关，因此在提取分离时应注意操作条件，尽量避免与酸、碱接触以防止其构型的改变。

（三）显色反应

木脂素类化合物母核类型较多，它们没有共同的特征反应，常通过一些基团的反应而显色，如含酚羟基，可用三氯化铁试剂；亚甲二氧基，可用 Labat 反应；含内酯环，可用异羟肟酸铁反应等进行检识。其中 Labat 反应，用于检测亚甲二氧基，试剂为浓硫酸 - 没食子酸，可产生蓝绿色。

三、木脂素的提取与分离

（一）溶剂法

游离木脂素亲脂性较强，能溶于乙醚等极性较小的溶剂，难溶于水。但由于乙醚不易透入植物木部组织中，所以较适宜的方法是先用乙醇、丙酮等溶剂进行提取，提取液浓缩成浸膏，再用乙醚萃取出木脂素。木脂素苷极性较大，常用甲醇、乙醇等溶剂提取。

（二）碱溶酸沉法

某些具有酚羟基或内酯环结构的木脂素可用碱水溶解，碱水液加酸酸化后，木脂素游离又沉淀析出，从而达到与其他物质分离的目的。但应避免产生异构化而使木脂素失去生物活性。

（三）色谱法

木脂素类的分离常用硅胶和中性氧化铝进行柱色谱。根据被分离物质的极性，选用石油醚-乙醚、三氯甲烷-甲醇等溶剂洗脱。

随着新技术的发展，已有用超临界 CO_2 萃取法提取分离木脂素类成分。如五味子中的木脂素用 SFE-CO_2 法提取，总木脂素含量和提出率远高于常规的水提和醇提，且具有提取效率高、提取完全等特点。

（四）提取分离实例

厚朴为木兰科植厚朴 *Magnolia officinalis* Rehd. et Wils. 或凹叶厚朴 *M. officinolis* Rehd. et WILS. var. *biloba* Rehd. et Wils. 的干燥根皮及枝皮。厚朴中主要含有木脂素类成分，迄今为止已分离出 26 种木脂素类化合物，多属于联苯型木脂素类。主要为厚朴酚、和厚朴酚，约占原药材的 5%～12%。另外，还含有以 β-桉叶醇为主的挥发油及少量水溶性生物碱。

厚朴酚为无色针状结晶（水），无色片状结晶（环己烷）；熔点 101.5℃～102℃，易溶于乙醇、三氯甲烷、乙酸乙酯等有机溶剂，可溶于苛性碱，不溶于水。

和厚朴酚为厚朴酚的同分异构体。为无色针状结晶（环己烷），熔点 85℃～86℃。易溶于乙醇、三氯甲烷、乙酸乙酯等有机溶剂，可溶于苛性碱，不溶于水。

厚朴酚、和厚朴酚的提取分离方法主要有碱提酸沉法、乙醇提取色谱分离法及超临界 CO_2 萃取法等。常用提取分离工艺如下：

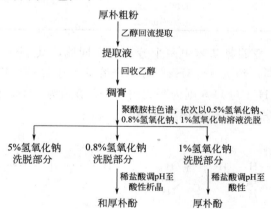

四、木脂素的结构鉴定

（一）紫外光谱

多数木脂素的两个取代芳环是两个孤立的发色团，其 UV 吸收峰位置相似，吸收强度是两者之和。一般在 220～240nm(lgε>4.0) 和 280～290nm(lgε3.5～4.5) 出现两个吸收峰。4-苯基萘类木脂素在 260nm 显示最强吸收（lgε>4.5），并在 225、290、310 和 355nm 显示强吸收，为此类化合物的显著特征。

（二）红外光谱

木脂素结构中有芳环，还常含有羟基、甲氧基、亚甲二氧基、内酯环等基团，在 IR 光谱中均可出现相应的特征吸收峰。

（三）核磁共振谱

木脂素的结构类型较多，其 NMR 波谱特征因结构不同而异，现仅介绍几种常见类型木脂素的 NMR 波谱规律。

1. ¹H-NMR　氢谱是鉴定木脂素结构的主要方法，特别是对于芳基萘类和四氢呋喃类木脂素，其氢谱的信号与结构间的关系，已获知一些规律。

（1）芳基萘类木脂素　用 ¹H-NMR 谱可以区别上向和下向两种类型的芳基萘类木脂素内酯。内酯环向上，H-1 受羰基的去屏蔽作用，化学位移较内酯环向下者处于相对低场，而内酯环上的 CH₂ 则受苯环的屏蔽作用，与内酯环向下的化合物相比处于相对高场。

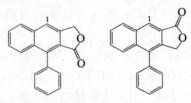

内酯环向下　　　　内酯环向上

表 6-4　　　　　　　　　　　芳基萘类木脂素部分质子信号（δ）

质子	内酯环 CH₂	H-1
内酯羰基向上	5.08～5.23	8.30～8.70
内酯羰基向下	5.32～5.52	7.60～7.70

（2）双四氢呋喃类　双四氢呋喃中两个芳环处于同侧，其 H-1 与 H-2，H-5 与 H-6 均为反式构型，其 J 值相同，约为 4～5Hz。若两个芳环处于异侧，则 H-1 与 H-2 为反式构型，J 值为 4～5Hz，而 H-5 与 H-6 则为顺式构型，J 值约为 7Hz。因此，根据 H-1 和 H-6 的 J 值，可判断两个芳香环位于同侧还是异侧。

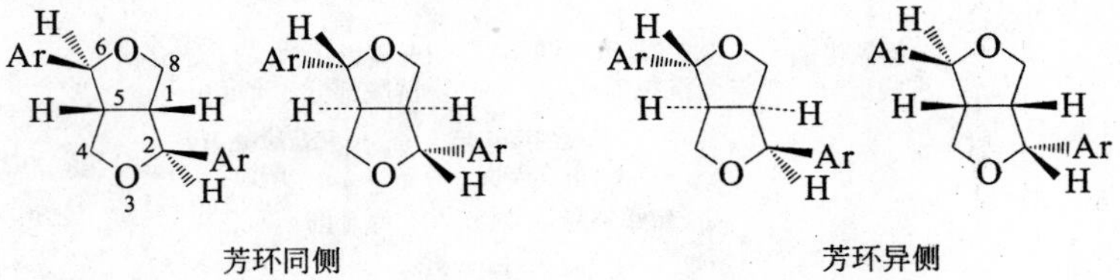

芳环同侧　　　　　　　　　　　芳环异侧

表 6-5　　　　　　　　　　双四氢呋喃类木脂素部分质子信号（J，Hz）

质子	H-1 与 H-2	H-5 与 H-6
芳环同侧	4～5	4～5
芳环异侧	约 7	4～5

2. ¹³C-NMR　木脂素的芳香环碳及侧链碳（C-7～C-9）有其特征的碳信号，如芳环碳化学位移值为 105～157 左右，—OCH₃ 为 55～56，—O-CH₂-O— 为 101 左右，侧链碳多在

100 以内。当两个苯丙素单元相同时，C-1～C-9 与 C-1′～C-9′的化学位移值完全相同。例如松脂醇和丁香脂素（syringaresinol）的 ^{13}CNMR（CDCl$_3$）数据如表 6-6。

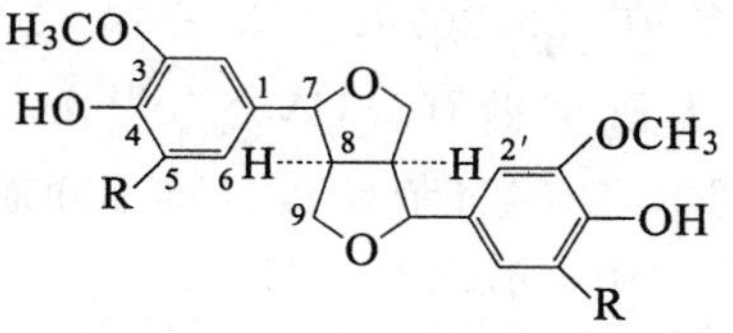

松脂醇 R=H 丁香脂素 R=OCH$_3$

表 6-6 松脂醇和丁香脂素的 ^{13}CNMR（CDCl$_3$）数据（δ）

碳原子	松脂醇	丁香脂素	碳原子	松脂醇	丁香脂素
1,1′	133.0	132.1	7,7′	86.2	86.0
2,2′	108.7	102.7	8,8′	54.1	54.3
3,3′	146.8	147.2	9,9′	71.7	71.8
4,4′	145.3	134.3	2×OCH$_3$	56.0	
5,5′	114.3	147.2	4×OCH$_3$		56.4
6,6′	119.0	102.7			

（四）质谱

多数游离木脂素的 EI-MS 中可得到分子离子峰。二芳基丁烷类及二芳基丁内酯类木脂素常产生苄基断裂及丁烷的 C-2～C-3 断裂，可根据产生的碎片推断芳环上取代基的位置。如牛蒡子苷元（arctigenin）的质谱裂解：

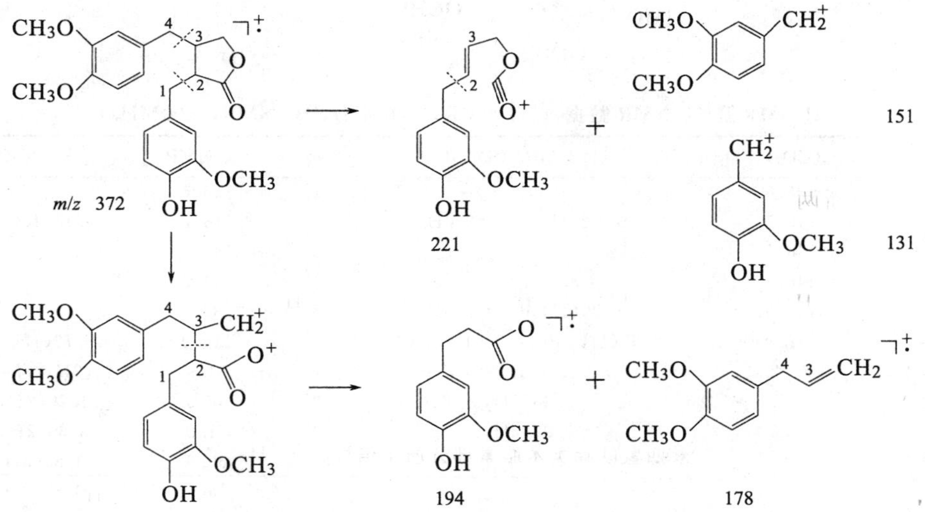

二芳基丁烷类还产生较强特征 [M-C$_4$H$_8$] 碎片，即 m/z56 的质子。

（五）结构研究实例

从马尾松（*Pinus massoniana* Lamb.）松针水煎液的正丁醇部分分离得到一化合物 D，为类白色粉末，mp94℃～95℃，$[\alpha]_D^{25}$-10.3°（CH$_3$OH，c 3.09）。溶于水、甲醇、丙酮。与

三氯化铁反应显蓝色，表明含有酚羟基。Molish 反应阳性。将化合物 D 酸水解，水解液经处理后 Molish 反应仍为阳性，通过纸色谱检识到鼠李糖。HR-FAB-MS 给出分子式为 $C_{26}H_{34}O_{10}$（实测值 505.2082，计算值 505.2079，$[M-1]^+$），并根据碎片离子峰 341$[M-1-163]$，结合 ^{13}C-NMR，确定其为鼠李糖苷。UV$\lambda_{max}^{CH_3OH}$ nm：231、281。IR（KBr）cm^{-1}：3588～3267（羟基），1609，1512，1454（苯环），1157，1033，810（取代芳环）。^{1}H-NMR 及 ^{13}C-NMR 见表 6-8。^{1}H-NMR 谱中，δ7.02（1H，d，$J=2.0$Hz，H-2），6.87（1H，dd，$J=2.0$Hz，8.0Hz，6-H），6.82（1H，d，$J=8.0$Hz，5-H），形成一个 ABX 系统，6.73（2H，brs）为 2′、6′位上的质子。在 5.49 处出现一个单质子双峰（$J=6.8$Hz），为 C-7 上的 H，相应的 C 信号出现在 88.2 处，这是苯骈二氢呋喃新木脂素类化合物的特征峰。3.81 处有 1 个具 6 个质子单峰，相应的 C 信号出现在 55.9 和 55.9 处，表明此化合物上连有 2 个甲氧基。鼠李糖的端基质子峰出现在 4.76 处，根据其 $J=1.6$Hz 和碳谱数据确定为 α-鼠李糖。HMBC 显示糖上 H-1″（4.76）与苷元 C-9 位（69.3）相关，表明鼠李糖与苷元 C-9 位相连。DEPT 谱证明 69.3（C-9），61.2（C-9′），34.9（C-7′），32.0（C-8′）为仲碳。HMQC 进一步确定了各个 C 与 H 之间的关系。根据其 $[\alpha]_D^{25}-10.3°$（CH₃OH，c3.09），并与文献对照，确定其绝对构型为 7S,8R。综上所述，鉴定化合物 D 为（7S，8R）-4,9′-二羟基-3,3′-二甲氧基-7,8 二氢苯骈呋喃-1′-丙醇基新木脂素-9-O-α-L-鼠李糖苷（马尾松苷 D massonianoside），其结构如下：

表 6-7　　　^{1}H NMR 及 ^{13}C NMR 数据（^{1}H NMR，400MHz；^{13}C NMR，100MHz）

No.	^{13}C NMR (CD₃)₂CO+D₂O	^{1}H NMR (CD₃)₂CO	No.	^{13}C NMR	^{1}H NMR
1	136.6		1′	128.5	
2	110.1	7.02(1H,d,$J=2.0$Hz)	2′	113.2	6.73(1H,brs)
3	148.1		3′	146.4	
4	146.6		4′	144.3	
5	115.5	6.82(1H,d,$J=8.0$Hz)	5′	136.2	
6	118.9	6.87(1H,dd,$J=2.0$Hz,8.0Hz)	6′	116.9	6.73(1H,brs)
7	88.2	5.49(1H,d,$J=6.8$Hz)	7′	34.9	2.62(2H,t,$J=7.2$Hz)
8	51.7	3.38(1H,m)	8′	32.0	1.79(2H,m)
9	69.3	3.92(2H,m)	9′	61.2	3.66(2H,m)
			OCH₃	55.9	3.82(3H,s)
				55.9	3.82(3H,s)
1″	100.6	4.76(1H,d,$J=1.6$Hz)			
2″	70.5	3.74(1H,dd,$J=9.6$Hz,1.6Hz)			
3″	71.5	3.52(1H,m)			
4″	72.6	3.81(1H,m)			
5″	70.9	3.60(1H,m)			
6″	17.6	1.12(3H,d,$J=6.4$Hz)			

主要参考文献

［1］　IkeyaY，SugamaK，OkadaM，et al. Two xanthones from Polygalatenuifolia ［J］. Phytochemistry，1991，30（6）：2061-2065

［2］　FujitaT，LiuDY，UedaS，et al. Xanthones from Polygalatenuifolia ［J］. Phytochemistry，1992，31（11）：3997-4000

［3］　KojimaH，SatoN，HatanoA，et al. Sterolglucoside from Prunellavulgaris ［J］. Phytochemistry，1990，29（7）：2351-2354

［4］　MaoS L，Liao SX，Wu JH，et al. Studies on chemical constituents of Polygala arillataBuch-Ham ［J］. Acta. Pharm. Sin（药学学报），1996，31（2）：118-121

［5］　Linde K，Ramirez G，Muirow C D，et al. St John's wort for de-pression an overiew and meta-analysis of randomized clinical＋trials ［J］. British Medical Journal，1996，313（7052）：253-258

［6］　Muller WE. Roli M，Schafer C，et al. Effects of hypericum extract（LI 160）in biochemical models of antidepressant activity ［J］.Pharmacopsychiatry，1997，30（2）：102-107

［7］　Butterweck V. Wall A，Lieflander Wulf U，et al. Effects of the total extract and fractions of Hypericum perforatum in animal as-says for antidepressant activty ［J］. Pharmacopsyc hiatry，1997，30（2）：117-124

［8］　Thiele B，Brink I，Ploch M. Modulation of cytokine expression of serotonin receptors JGeriatr ［J］. Psychiatry Neurol，1993，7（1）：602

［9］　Winterhoff H，Hambrugge M，Vahlensieck U. Pharmacological screening of Hypericicum perforatum L. in animals ［J］. Nerven-heilkunde，1993，12：341-345

［10］　Vlietinck AJ，De Bruyne T，Apers S，et al. Plant-derived leading compounds for chemotherapy of human immune deficiency virus（HIV）infection ［J］. PlantaMed，1998，64（2）：97-109

［11］　Park J，English D S，Wannemuehler Y，et al. The role of oxygenin the antiviral activity of hypericin and hypocrellin ［J］. Photochem，Photobiol，1998，68（4）：593-597

［12］　Thomas C，MacGill RS，MillerGC，et al. Photoactivation of hypericin generates singlet oxygen in mitochondria and inhibits succinoxidase ［J］. Photochem Photobiol，1992，55（1）：47-53

［13］　Vandenbogaerde A L，KR Geboes，JF Cuveele，et al. Antitumoractivity of photosensitizedhypericin on A431 cell xenografts ［J］. Anticancer Res，1996，16：1611-1618

[14] Hui YF，Kolars J，Hu ZZ. Intestinal clearance of H$_2$-antagonists [J]. Biochem Pharmacol，1994，48 (2)：229-231

[15] 冯卫生. 马尾松松针中木脂素类化学成分的研究 [J]. 药学学报，2003，38 (3)：199-202

[16] 郭丽娜，江黎明，郭卫新，朱友兰，等. 无梗五加茎叶化学成分的研究 [J]. 沈阳药科大学学报 2002，(19) 3：180-181

第七章
黄酮类化合物

黄酮类化合物（flavonoids）是自然界中广泛存在的一类化合物。由于这类化合物大多数呈黄色，且分子中多含有酮基故而被称为黄酮。黄酮类化合物在高等植物及蕨类植物中较多，苔藓类中较少，而藻类、微生物（如细菌）及海洋生物中还没有发现。黄酮类化合物在植物中常以游离态或与糖结合成苷的形式存在。它对植物的生长、发育、开花、结果以及抵御异物的侵入起着重要的作用。

由于黄酮类化合物分布广，部分化合物在植物中的含量较高，所以它是较早被人类发现的一类天然产物。黄酮类化合物多呈颜色，曾在工业上用作天然染料；因其生理活性多种多样，使得国内外化学家和药物学家对该类化合物给予了更广泛的重视，研究进展很快。自1814年发现了第一个黄酮类化合物——白杨素以来，至2003年黄酮类化合物总数已超过9000个。黄酮类化合物结构测定和全合成研究开展得也较早，是天然药物化学领域中研究较成熟的一类物质，目前有多部中外专著问世。

黄酮类化合物的种类和数量较多，具有多方面的生物活性，并且毒性小。其主要生理活性表现在对心血管系统的作用、抗肝脏毒作用、止咳平喘祛痰及雌性激素样作用等。如芦丁、槲皮素、槲皮苷（quercitrin）、橙皮苷等成分具有降低血管通透性及抗毛细血管脆性的作用，能维持血管正常渗透压，临床上用作毛细血管性出血的止血药及高血压、动脉硬化的辅助治疗剂。某些黄酮类的扩冠作用较强，已用于临床治疗冠心病，如葛根素、牡荆素（vitexin）、金丝桃苷（hyperin）及人工合成的立可定（recordil）等。近年来研究发现，葛根中的大豆素、葛根素有治疗心肌缺血及缓解高血压患者头痛作用。又从银杏叶中提出了降低血液胆固醇的成分银杏素、异银杏素等。

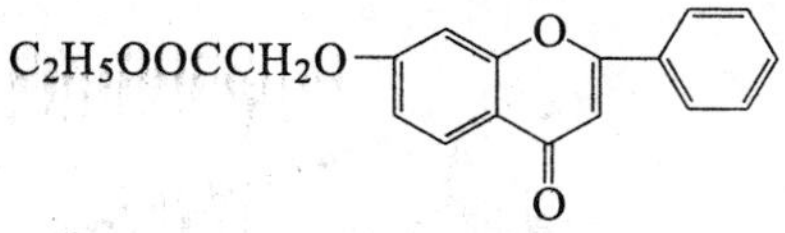

立可定(合成品) 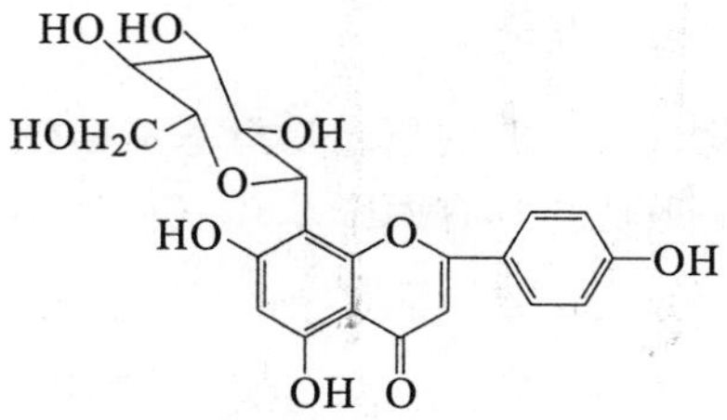　　　　　牡荆素

在抗肝脏毒方面，如从水飞蓟种子中得到的水飞蓟素、异水飞蓟素（silydianin）及次水飞蓟素（silychristin）等黄酮类成分，经动物实验及临床实践均证明有很强的保肝作用，临床上用以治疗急、慢性肝炎，肝硬化及多种中毒性肝损伤等疾病，均取得了较好的效果。

另外（＋）儿茶素（商品名，catergen）近年来在欧洲也用作抗肝脏毒药物，对脂肪肝及因半乳糖胺或 CCl_4 等引起的中毒性肝损伤均有一定效果。

从满山红叶中得到的杜鹃素（farrerol）具有较好的祛痰作用；从紫花杜鹃中分离的紫花杜鹃素具有止咳作用；从知母、石苇叶等中分得的芒果素（mangiferin）、异芒果素具有镇咳、祛痰作用，且有一定的预防哮喘作用。此外，川陈皮素（nobiletin）、淫羊藿素（icaritin）、山奈酚、黄芩苷、芫花素（genkwanin）、羟基芫花素（hydroxygenkwanin）等也有此作用，其中有些已经用于临床。黄酮类化合物的平喘作用与 α,β-不饱和酮结构有关。酮基氧原子的亲核能力越强，即氧原子的电子云密度越大，其解痉平喘作用越强；若酮基与分子内羟基形成强的氢键，则平喘作用减弱甚至消失。

大豆素、染料木素、金雀花异黄素（5,7-二羟基-4′-甲氧基异黄酮）等异黄酮均有雌性激素样作用，这可能是由于它们与己烯雌酚的结构相似的缘故。

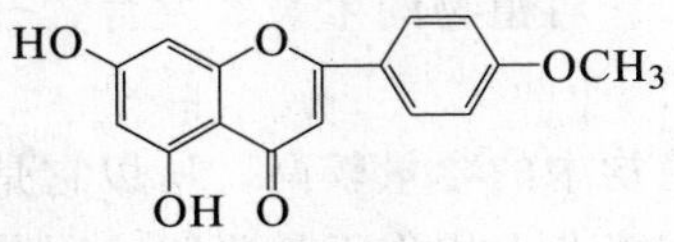

金雀花异黄素 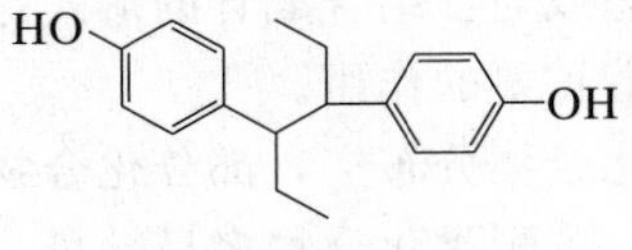　　　　　　　　　　　己烯雌酚

此外，异甘草素（isoliquiritigenin）及大豆素等具有类似罂粟碱（papaverine）解除平滑肌痉挛样作用；木犀草素、黄芩素（baicalein）、黄芩苷等有一定程度的抗菌作用；槲皮素、桑色素、二氢槲皮素及山奈酚等有抗病毒作用；芦丁及其衍生物羟乙基芦丁（hydroxy-ethyl rutin）、二氢槲皮素以及橙皮苷、甲基查耳酮等据报道对角叉菜胶、5-HT 及 PEG 诱发的大鼠足爪水肿、甲醛引发的关节炎及棉球肉芽肿等均有显著的抑制作用；金荞麦中的双聚原矢车菊苷元有抗炎、祛痰、解热、抑制血小板聚集与提高机体免疫功能的作用，临床用于肺脓肿及其他感染性疾病；中药营实中的营实苷 A（multiflorin A）有致泻作用等。

第一节　黄酮类化合物的结构与分类

一、结构与分类

黄酮类化合物经典的概念是指基本母核为 2-苯基色原酮（2-phenylchromone）的一类化合物。现在一般泛指具有两个苯环（A 环和 B 环）通过中间三碳链相互联结而成的一类化学成分。

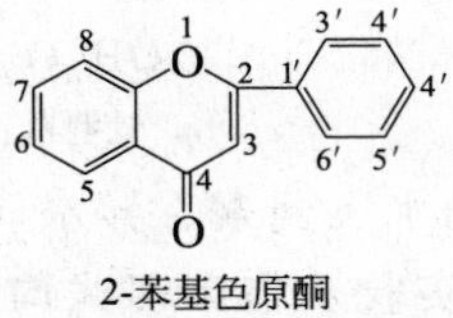

2-苯基色原酮 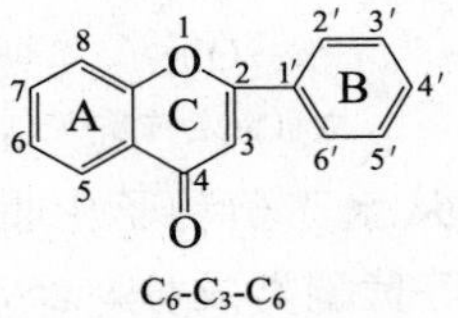　　　　　　　　　　　C_6-C_3-C_6

根据 A 环与 B 环中间三碳链的氧化程度、B 环连接位置（2-或 3-位）以及三碳链是否

成环等特点，可将主要的天然黄酮类化合物进行分类，如表 7-1 所示。

表 7-1　　　　　　　　　　　　　　黄酮类化合物的主要结构类型

类　型	基　本　结　构	类　型	基　本　结　构
黄酮 flavone	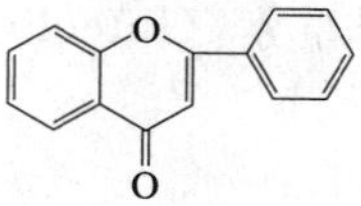	查耳酮 chalcone	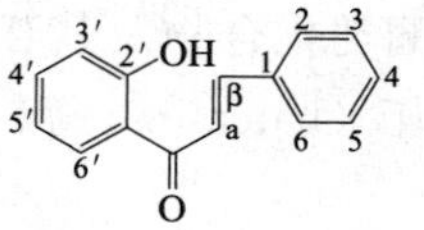
黄酮醇 flavonol	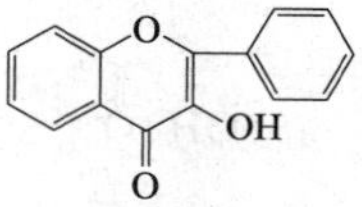	二氢查耳酮 dihydrochalcone	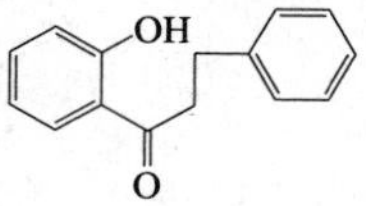
二氢黄酮 flavanone	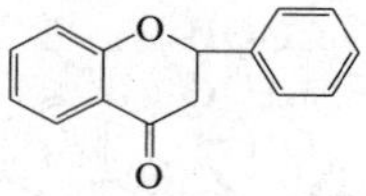	花色素 anthocyanidin	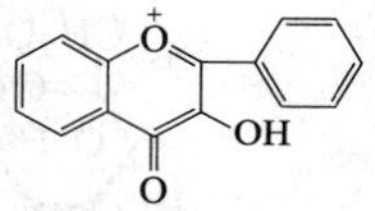
二氢黄酮醇 flavanonol	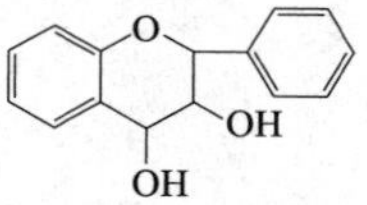	黄烷-3-醇 flavan-3-ol	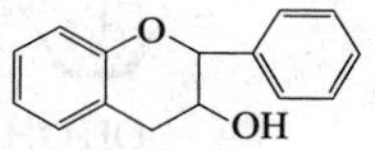
异黄酮 isoflavone	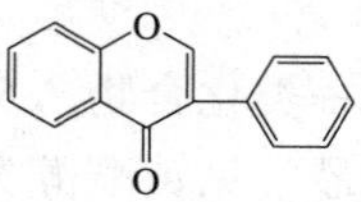	黄烷-3,4-二醇 flavan-3,4-diol	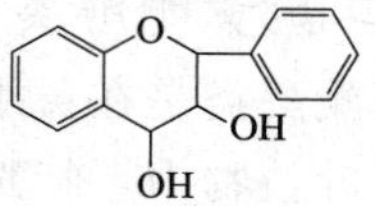
二氢异黄酮 isoflavanone	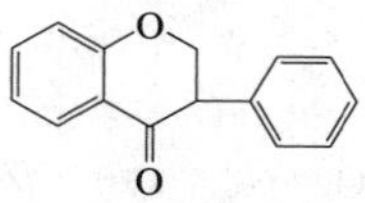	𠮿酮（双苯吡酮） xanthone	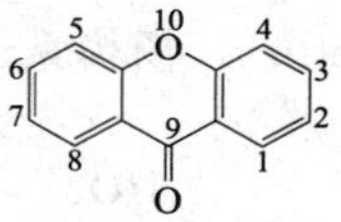
高异黄酮 homoisflavone	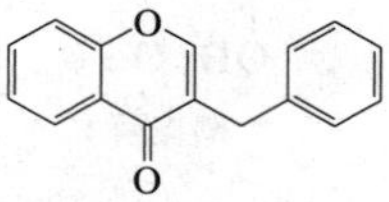	橙酮（噢哢） aurone	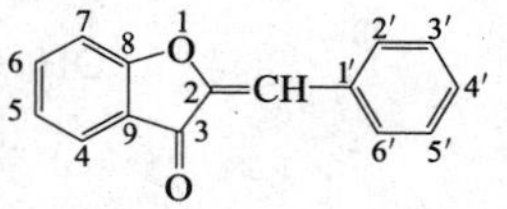

　　黄酮类化合物的 A、B 环上常见的取代基有羟基、甲氧基、异戊烯基等。该类化合物多以苷类形式存在，并且由于糖的种类、数量、连接位置和连接方式不同，可以形成各种各样的黄酮苷类。组成苷类的糖常为 D-葡萄糖、D-半乳糖、L-鼠李糖、L-阿拉伯糖、D-葡萄糖醛酸、D-木糖等，或由这些单糖组成的双糖或三糖。糖连接的位置与苷元的结构类型有关。在 O-苷中，黄酮醇类常形成 3-、7-、3′-、4′-单糖链苷；或 3,7-，3′,4′-及 7,4′-二糖链苷。花色苷类，多在 3-OH 上连有一个糖，或形成 3,5-二葡萄糖苷。在 C-苷中，糖多连接在 C-6 或（和）C-8 上。

（一）黄酮类

黄酮类即以 2-苯基色原酮为基本母核，且 3 位上无含氧基团取代的一类化合物。一般 A 环的 5 位和 7 位几乎同时带有羟基，而 B 环常在 4′位有羟基或甲氧基，3′位有时也有羟基或甲氧基。黄酮类化合物广泛存在于被子植物中，以唇形科、玄参科、菊科等存在较多。常见的黄酮类化合物及其苷类有芹菜素（apigenin）、木犀草素（luteolin）、忍冬苷（lonicerin）、黄芩苷（baicalin）等。

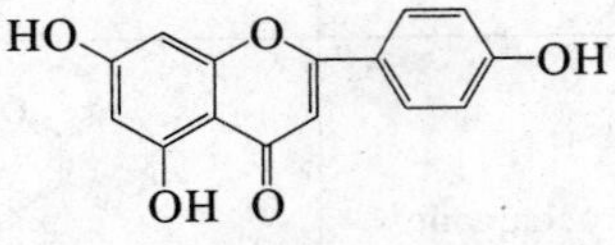

芹菜素 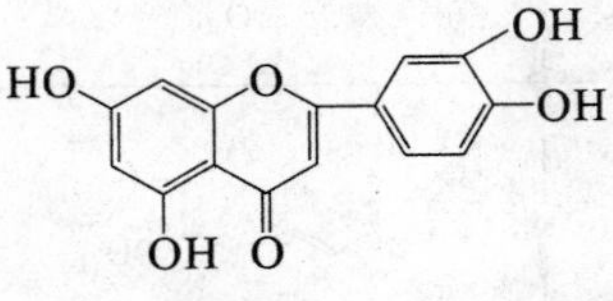　　木犀草素

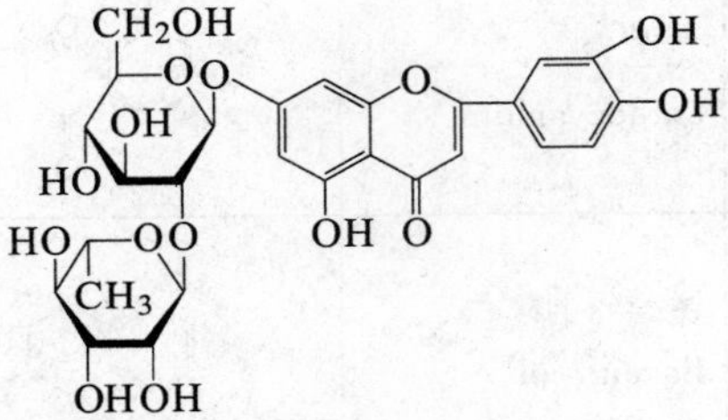

忍冬苷 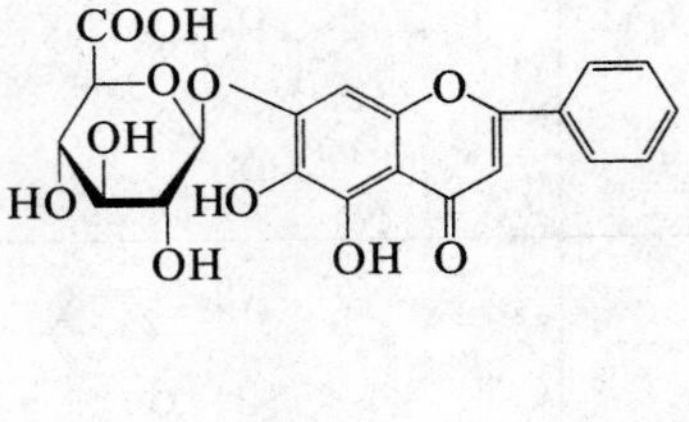　　黄芩苷

（二）黄酮醇类

黄酮醇类是在黄酮基本母核的 3 位上连有羟基的一类化合物。黄酮醇类化合物广泛存在于双子叶植物中，特别是一些木本植物的花和叶中，最常见黄酮醇类化合物，约占黄酮类化合物总数的三分之一。常见的黄酮醇类化合物及其苷类有山奈酚（kaempferol）、槲皮素（quercetin）、杨梅素（myricetin）、芦丁（rutin）等。

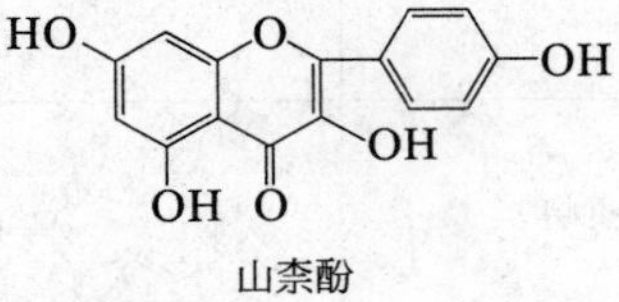

山奈酚 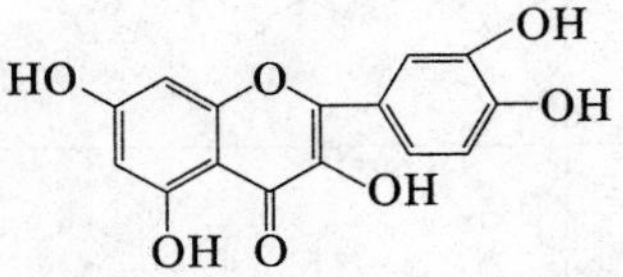　　槲皮素

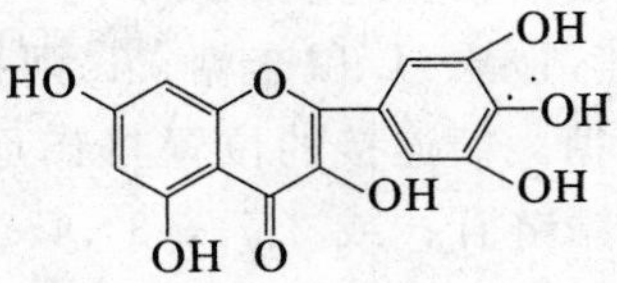

杨梅素 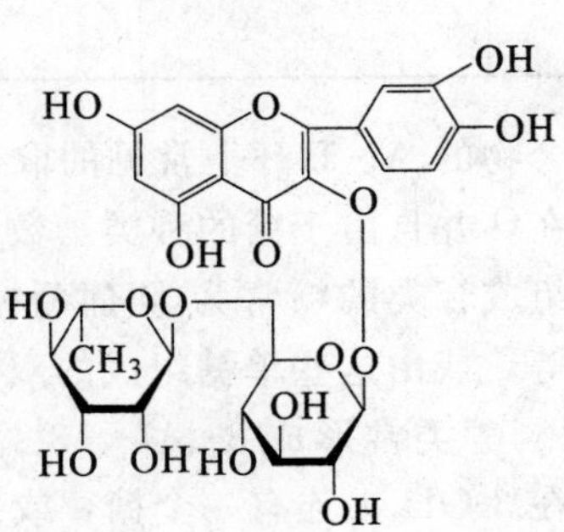　　芦丁

（三）二氢黄酮类

二氢黄酮类结构可视为黄酮基本母核的2、3位双键被氢化而成。二氢黄酮类在植物中存在较为普遍，特别是在蔷薇科、芸香科、豆科、杜鹃花科、菊科、姜科等被子植物中存在较多。如存在于紫花杜鹃中的紫花杜鹃素（metteucinol），陈皮中的橙皮苷（hesperidin）和新陈皮苷（neohesperidin），甘草中的甘草苷（liquiritin）等。

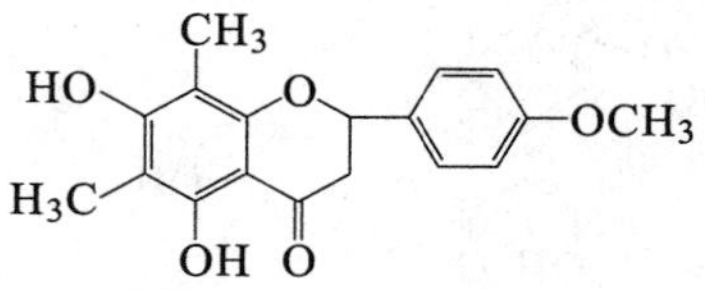

紫花杜鹃素 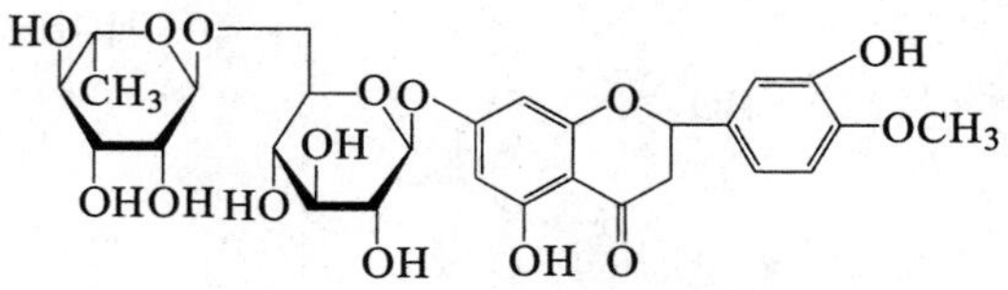 　　橙皮苷

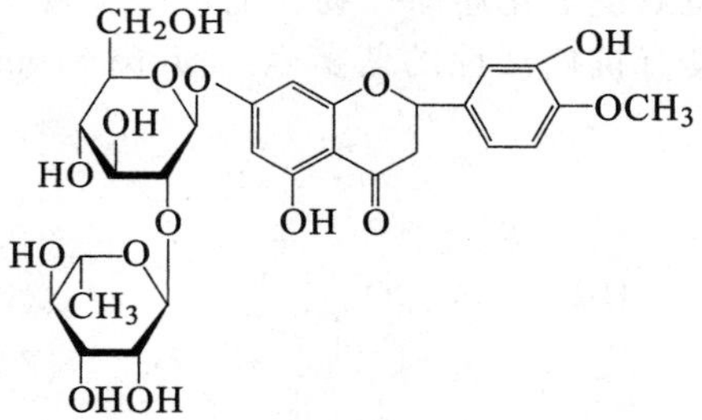

新橙皮苷 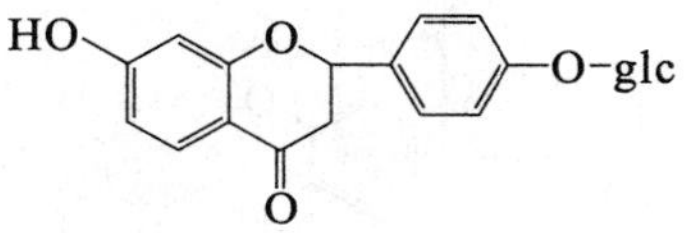 　　甘草苷

（四）二氢黄酮醇类

二氢黄酮醇类的结构可视为黄酮醇基本母核的2、3位双键被氢化还原的产物，常与相应的黄酮醇共存于同一植物中。如满山红叶中的二氢槲皮素（dihydroquercetin）与槲皮素共存，桑枝中的二氢桑色素（dihydromorin）与桑色素（morin）共存。黄柏植物叶中具有抗癌活性的黄柏素-7-O-葡萄糖苷（phellomurin）也属于二氢黄酮醇类。

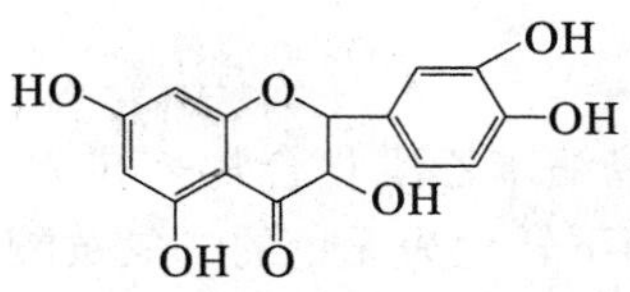

二氢槲皮素 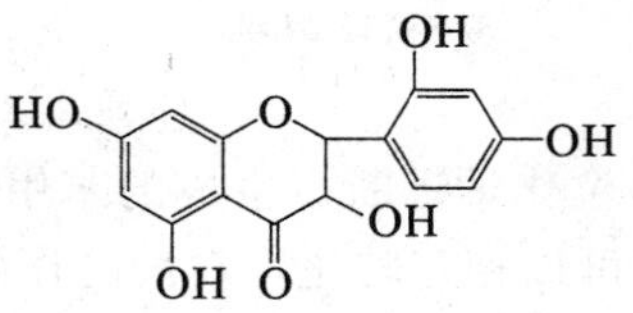 　　二氢桑色素 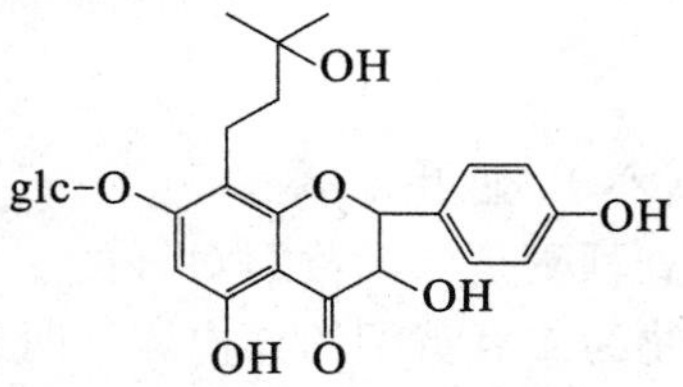 　　黄柏-7-O-葡萄糖苷

（五）异黄酮类

异黄酮类母核为3-苯基色原酮，即B环连接在C环的3位上。豆科植物葛根中所含的大豆素（daidzein）、大豆苷（daidzin）、染料木素（genistein）、葛根素（puerarin）等均属于异黄酮类化合物。

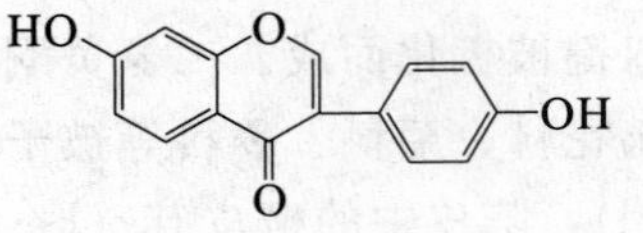

大豆素

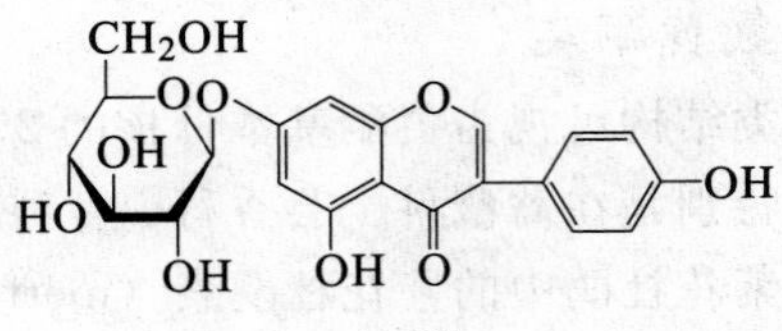

大豆苷

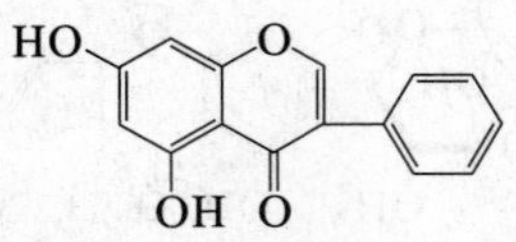

染料木素

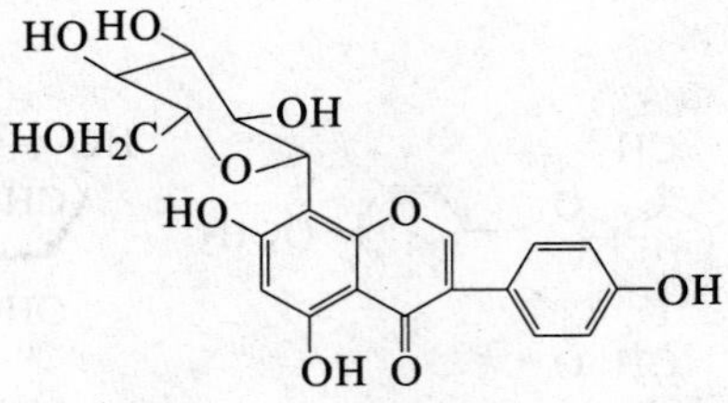

葛根素

（六）二氢异黄酮类

二氢异黄酮类为 3-苯基色原酮的 2、3 位双键氢化还原产物。毛鱼藤中具有较强杀虫和毒鱼作用的鱼藤酮（rotenone）、广豆根中具有抗癌活性的紫檀素（pterocarpin）均属于二氢异黄酮的衍生物。

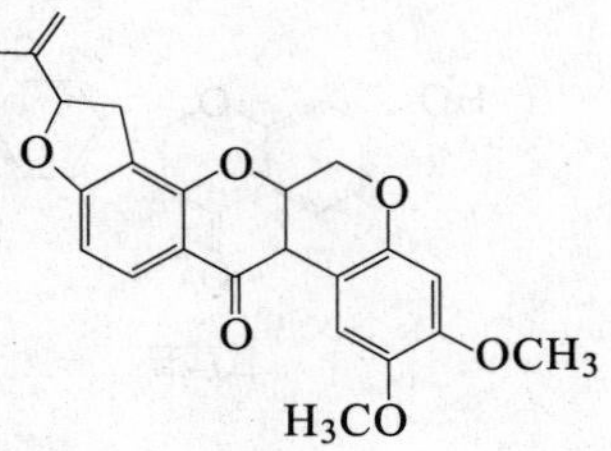

鱼藤酮

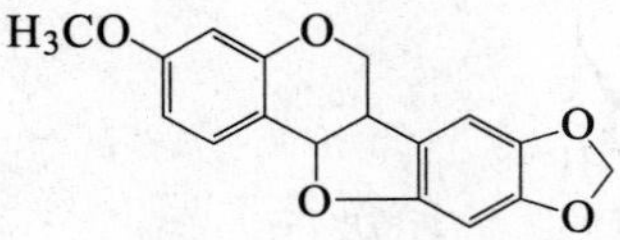

紫檀素

（七）高异黄酮类

高异黄酮比异黄酮母核 C 环与 B 环间多一个—CH$_2$。中药麦冬中存在一系列高异黄酮类化合物，如麦冬高异黄酮 A(ophiopogonone A)。

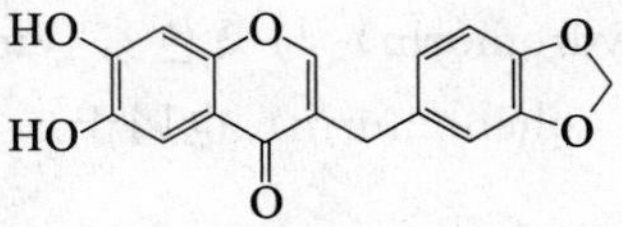

麦冬高异黄酮A

（八）查耳酮类

查耳酮是二氢黄酮 C 环的 1、2 位化学键断裂生成的苯甲醛缩苯乙酮化合物，其 2′-羟基衍生物为二氢黄酮的异构体，两者可以相互转化，在酸的作用下转化为无色的二氢黄酮，碱化后又转为深黄色的 2′-羟基查耳酮。

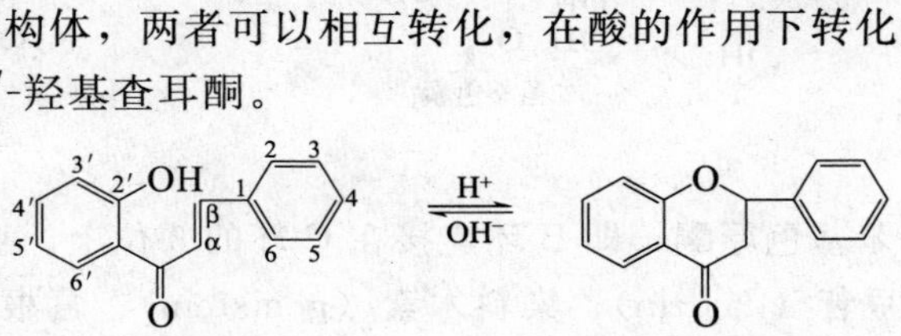

2′-羟基查耳酮   二氢黄酮

红花的主要成分为红花苷（carthamin），是 2′-羟基查耳酮的衍生物。红花在不同开花时期的颜色有不同的变化，其主要原因是红花苷与二氢黄酮相互转化。花开初期花冠呈淡黄色，因主要含无色的二氢黄酮新红花苷（neocarthamin）及微量红花苷，花开中期花冠呈深黄色，因此时主要含红花苷（深黄色）；花开后期或采收干燥过程中转为红色或深红色，因红花苷受植物体内酶的作用氧化成红色的醌式红花苷（carthamone）。

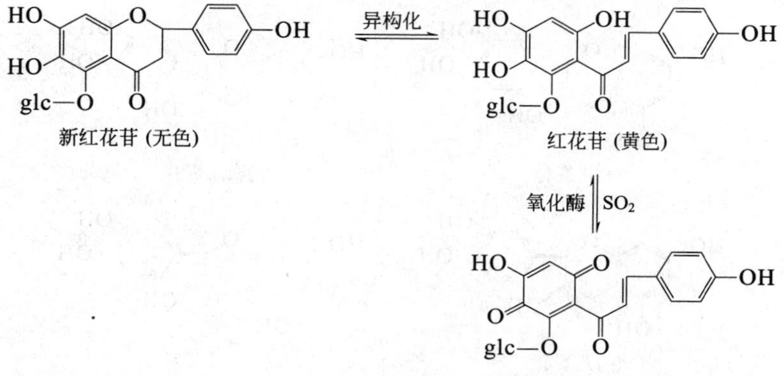

新红花苷 (无色) — 红花苷 (黄色) — 醌式红花苷 (黄色)

（九）二氢查耳酮类

二氢查耳酮类为查耳酮 α、β 位双键氢化而成。此种类型的化合物在植物界分布较少，如苦参中含有的次苦参醇素（kuraridinol）和苹果种仁中含有的梨根苷（phloridzin）是二氢查耳酮的衍生物。

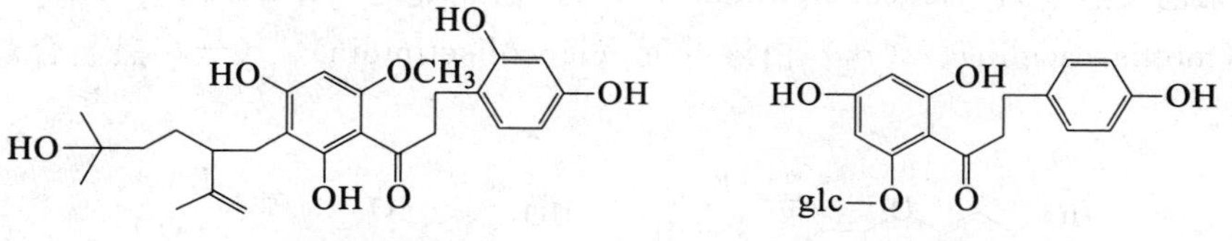

次苦参醇素 — 梨根苷

（十）花色素类

花色素类的结构特点是基本母核的 C 环无羰基，1 位氧原子以锌盐形式存在。这类成分是使植物的花、果、叶、茎等呈现蓝、紫、红等颜色的色素。矢车菊素（cyanidin）、天竺葵素（pelargonidin）、飞燕草素（delphinidin）及其苷类是最为常见的花色素。

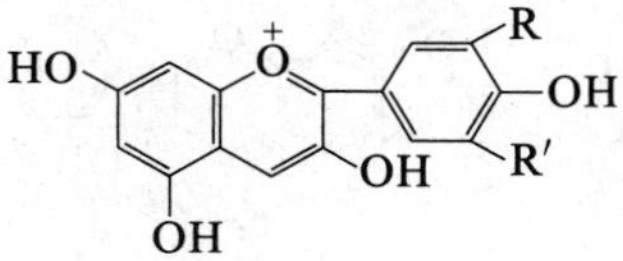

矢车菊素 R=OH R′=H
飞燕草素 R=R′=OH
天竺葵素 R=R′=H

（十一）黄烷醇类

黄烷醇类根据其 C 环的羟基分布情况又分为黄烷-3-醇和黄烷-3,4-二醇，它们是组成缩合鞣质的结构单元，常通过 4,8-或 4,6 位以 C-C 缩合形成缩合鞣质，主要存在于含鞣质的木本植物中。

黄烷-3-醇类中最常见的化合物是儿茶素（catechin）。儿茶素又称儿茶精，其化学结构式为 5,7,3′,4′-四羟基黄烷-3-醇。其分子中有 C-2、C-3 两个手性碳原子，故应有四个立体异构体，即（＋）儿茶素（catechin）、（－）儿茶素、（＋）表儿茶素（epicatechin）和（－）表儿茶素。它们在热水中易发生差向立体异构化反应。在天然界中分布最广泛的是（＋）儿茶素和（－）表儿茶素。

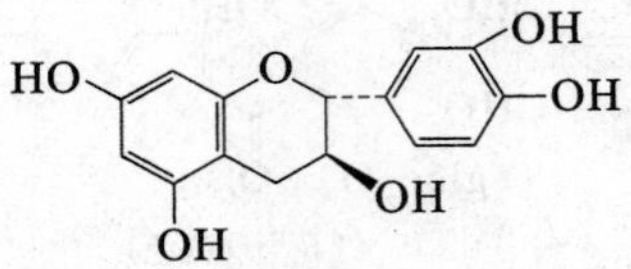

（+）儿茶素 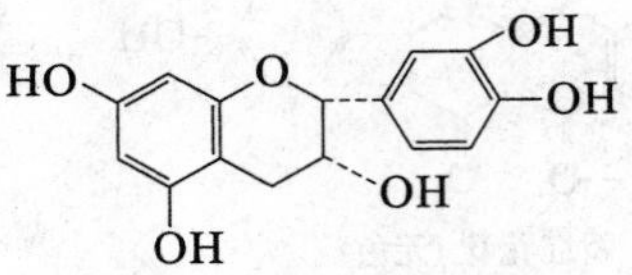　　　　　　　　　　（+）表儿茶素

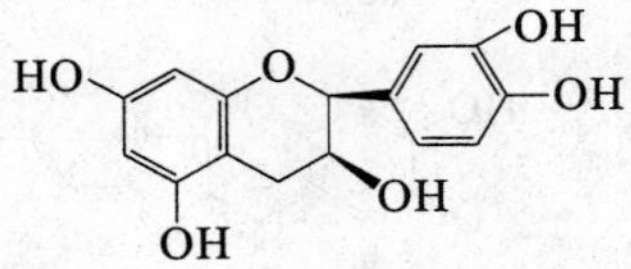

（-）儿茶素 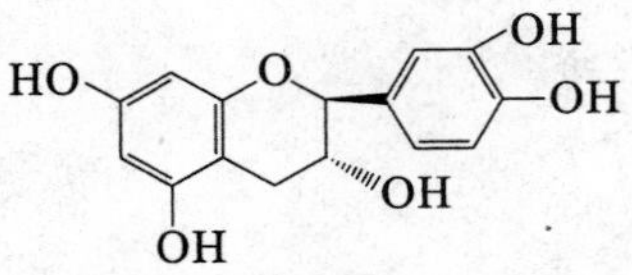　　　　　　　　　　（-）表儿茶素

黄烷-3,4-二醇类又称为无色花色素或白花素类（leucoanthocyanidins），它们也是缩合鞣质的前体物。黄烷-3,4-二醇的化学性质比黄烷-3-醇活泼，容易发生聚缩反应。在植物体内含量很少，常见的化合物有无色矢车菊素（leucocyanidin）、无色天竺葵素（leucopelargonidin）、无色飞燕草素（leucodelphinidi）、（＋）白刺槐定（leucorobinetinidin）、（＋）柔金合欢素（mollisacacidin）、（－）白漆苷元（leucofisetinidin）、（－）黑金合欢素（melacacidin）等。

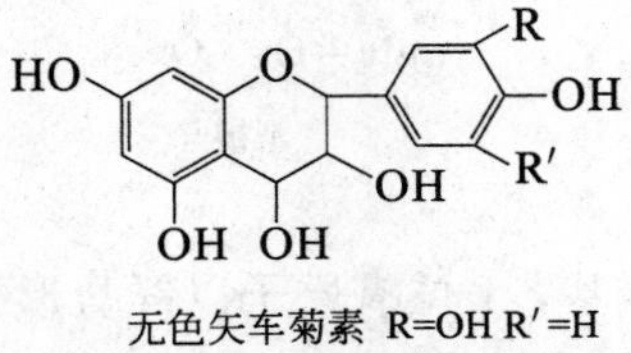

无色矢车菊素 R=OH R′=H　　　　（+）白刺槐定 R=OH
无色天竺葵素 R=R′=H　　　　　　（+）柔金合欢素 R=H
无色飞燕草素 R=R′=OH

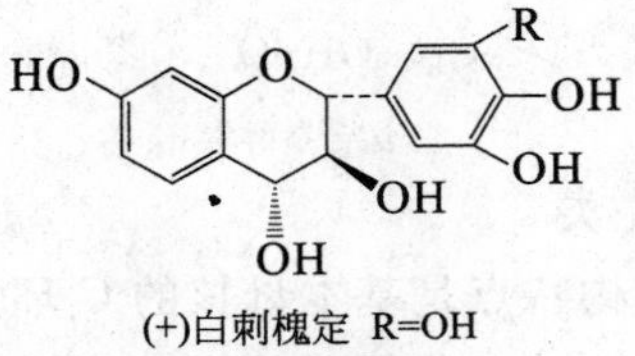

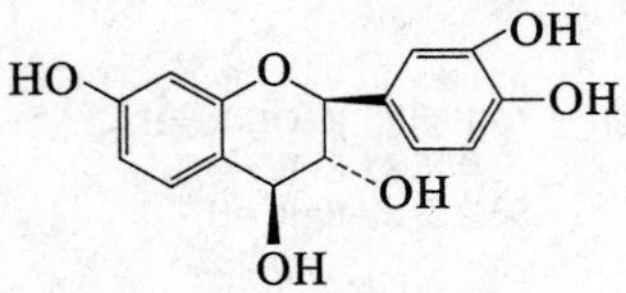

（-）白漆苷元 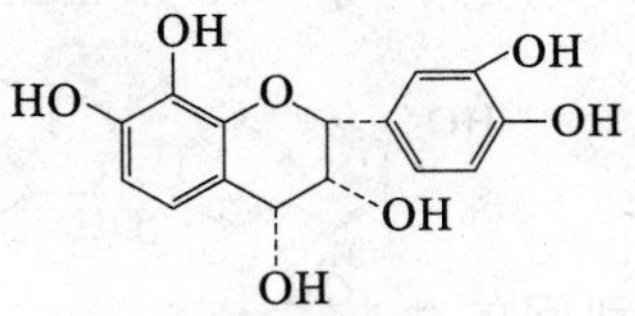　　　　　　　　　　（-）黑金合欢素

（十二）呫酮类

呫酮类又称双苯吡酮或苯骈色原酮，其基本母核由苯环与色原酮的 2、3 位骈合而成，是一种特殊的黄酮。如存在于石苇、芒果叶中有止咳祛痰作用的异芒果素（isomengiferin）。

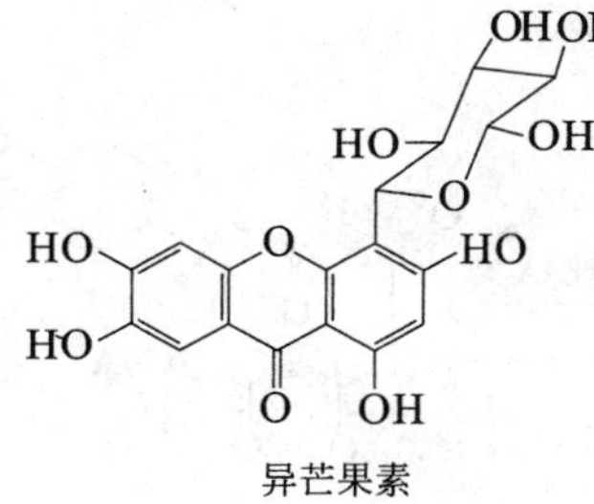

异芒果素

（十二）橙酮类

橙酮类又称噢哢类，其结构特点是 C 环为含氧五元环。该类化合物较少见，例如存在于黄花波斯菊花中的硫黄菊素（sulphuretin）属于此类。

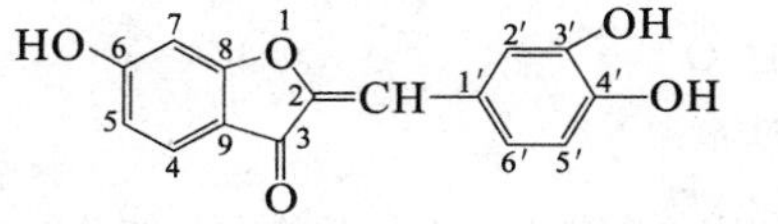

硫黄菊素

此外，尚有由两分子黄酮，或两分子二氢黄酮，或一分子黄酮及一分子二氢黄酮通过C-C键或 C-O-C 键方式连接而成的双黄酮类化合物。例如从银杏叶中分离出的银杏素（ginkgetin）、异银杏素（isoginkgetin）和白果素（bilobetin）等双黄酮。另有少数结构比较特殊的黄酮类化合物，如榕碱（ficine）为黄酮生物碱（flavonoid alkaloids），水飞蓟素为黄酮木脂素类（flavonolignan）化合物。

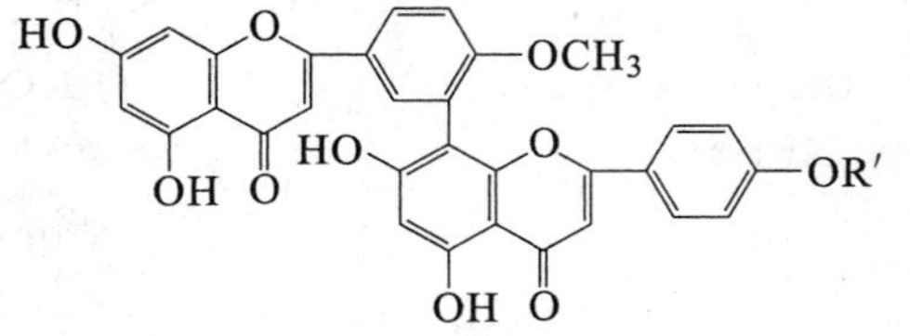

银杏素　R=CH₃　R′=H
异银杏素　R=H　　R′=CH₃
白果素　　R=R′=H

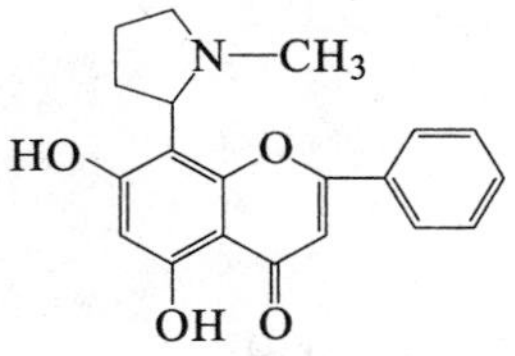

榕碱

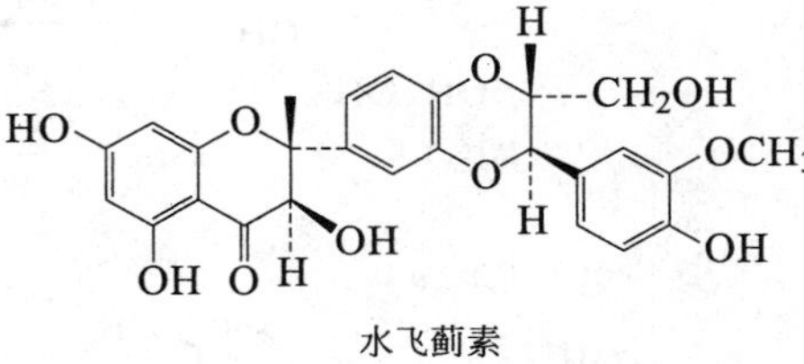

水飞蓟素

二、结构类别间的生物合成关系

许多对黄酮类化合物生物合成的研究证明，黄酮类化合物在植物体内的生物合成途径是复合型的，即分别经乙酸-丙二酸途径和莽草酸途径，基本骨架是由三个丙二酰辅酶 A（malonyl-CoA）和一个桂皮酰辅酶 A（cinnamoyl-CoA）生物合成而产生的。经同位素标记实验证明 A 环来于三个丙二酰辅酶 A，B 环来于桂皮酰辅酶 A，其合成途径如图 7-1

所示。

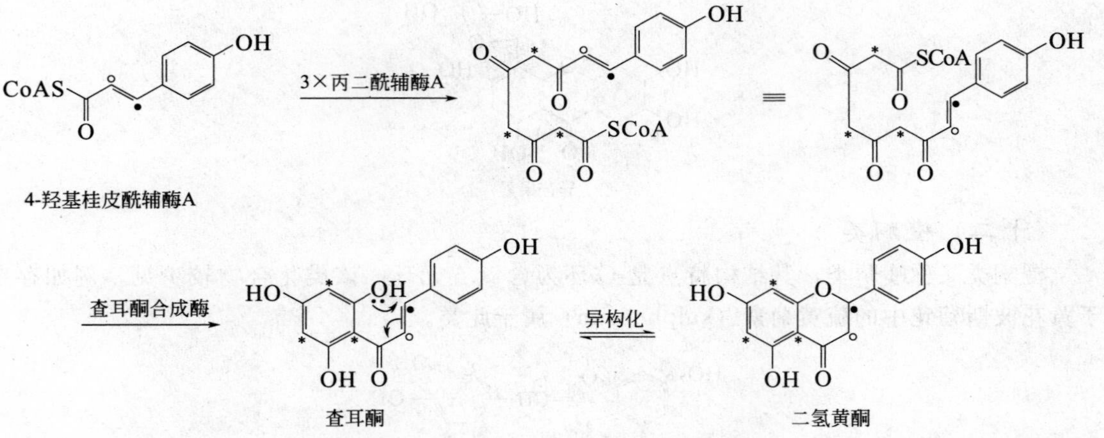

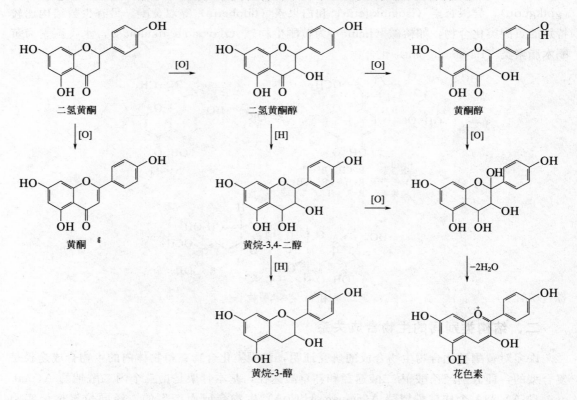

图 7-1　黄酮类化合物生物合成的基本途径

其他黄酮类化合物大多是经过二氢黄酮在各种酶的作用下生物合成而得到，如图 7-2 所示。通过图 7-2 可以清楚地了解黄酮类化合物中几个主要类别间的生物合成关系。

图 7-2　黄酮类化合物主要类别间的生物合成关系

第二节 黄酮类化合物的理化性质

一、性状

黄酮类化合物多为结晶性固体，少数为无定形粉末，如黄酮苷类。

在二氢黄酮、二氢黄酮醇、二氢异黄酮及黄烷醇中，因含有手性碳原子均有旋光性，其余的黄酮类化合物的苷元则无光学活性。而黄酮苷类由于结构中含有糖部分，故均有旋光性，且多为左旋。

黄酮类化合物的颜色与分子中是否存在交叉共轭体系、含有的助色团（—OH、—OCH₃等）的类型、数目以及取代位置有关。以黄酮为例，其色原酮部分原本无色，但在 2-位上引入苯环后，即形成交叉共轭体系，并通过电子转移、重排，使共轭链延长，因而显现出颜色。

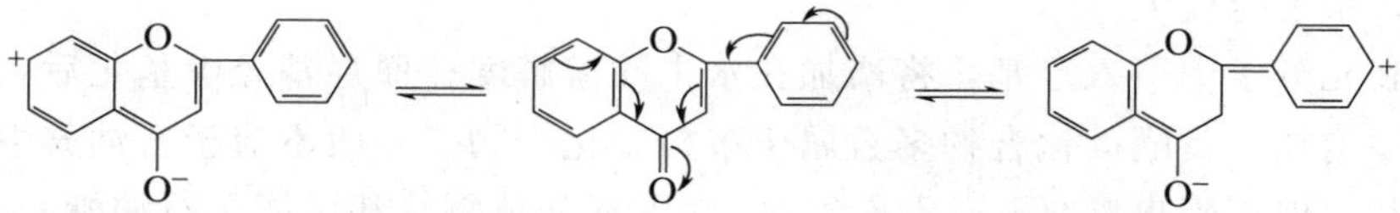

如果黄酮、黄酮醇分子中的 7 位或 4′位引入—OH 或—OCH₃等助色团后，因其促进电子移位、重排，而使化合物的颜色加深。但其他位置引入—OH 或—OCH₃等助色团则影响较小。

通常就黄酮类化合物呈色规律来说，一般黄酮、黄酮醇及其苷类多显灰黄色至黄色，查耳酮为黄色至橙黄色，二氢黄酮、二氢黄酮醇因不具有交叉共轭体系故不显色，异黄酮类因共轭链短而无色或显微黄色。花色素及其苷元的颜色随 pH 不同而改变，一般 pH<7 时显红色，pH＝8.5 时显紫色，pH>8.5 时显蓝色。

黄酮类化合物在紫外线照射下有无荧光，与分子结构有关。黄酮醇类在紫外线照射下大多呈亮黄色或黄绿色荧光，当 3 位羟基被甲基化或糖苷化后，与黄酮类相似仅显暗淡的棕色。查耳酮和橙酮类在紫外线照射下显深黄棕色或亮黄色的荧光，经氨气熏后转变为橙红色的荧光，而黄酮醇类的荧光颜色不变。在紫外线照射下，异黄酮类呈紫色荧光，花色苷类呈棕色荧光。二氢黄酮类、二氢黄酮醇类和黄烷醇类及其苷类在紫外线下均不显色。

二、溶解性

黄酮类化合物的溶解度因结构及存在状态不同而有很大差异。

一般游离苷元难溶或不溶于水，易溶于甲醇、乙醇、丙酮、乙酸乙酯、乙醚等有机溶剂及稀碱水溶液中。其中黄酮、黄酮醇、查耳酮等，因它们的分子中存在着交叉共轭体系，分子结构为平面型，平面型分子因分子与分子间排列紧密，分子间引力较大，故更难溶于水；

而二氢黄酮及二氢黄酮醇等由于分子中吡喃环已被氢化，成为近似于半椅式的结构，破坏了分子的平面性，使分子排列不紧密，分子间引力降低，有利于水分子进入，在水中溶解度比平面型分子稍大。

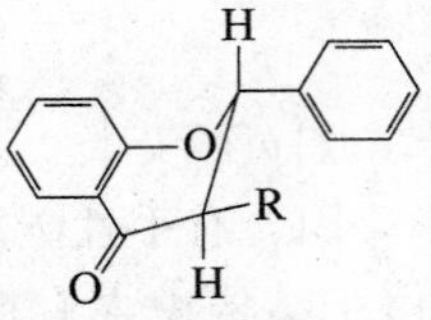

二氢黄酮　R=H
二氢黄酮醇　R=OH

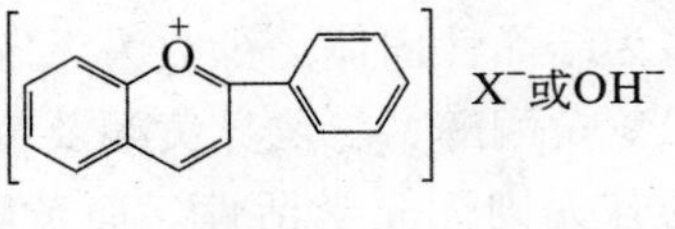

花青素

异黄酮类化合物的 B 环受吡喃环羰基的立体阻碍，也不是平面分子，故亲水性比平面型分子增加。

花色素苷元（花青素）类虽也为平面性结构，但因以离子形式存在，具有盐的通性，故亲水性较强，水溶度较大。

黄酮类苷元分子中引入羟基，将增加在水中的溶解度；而羟基经甲基化后，则在有机溶剂中的溶解度增加。黄酮类化合物多数属于多羟基化合物，一般不溶于石油醚中，故可与脂溶性杂质分开，但川陈皮素（5,6,7,8,3′,4′-六甲氧基黄酮）却可溶于石油醚。

黄酮类化合物的羟基糖苷化后，水溶性增加，脂溶性降低。黄酮苷一般易溶于水、甲醇、乙醇等强极性溶剂中，但难溶或不溶于苯、三氯甲烷、石油醚等有机溶剂中。

黄酮苷分子中糖基数目多少和结合的位置，对溶解度亦有一定的影响。一般多糖苷比单糖苷水溶性大，3 位羟基苷比相应的 7 位羟基苷水溶性大，例如槲皮素-3-O-葡萄糖苷的水溶性比槲皮素-7-O-葡萄糖苷大，这是由于 3 位糖基与 4 位羰基的立体障碍使分子的平面性减弱，同时 7 位羟基比 3 位羟基极性大的缘故。

三、酸性与碱性

黄酮类化合物因分子中多具有酚羟基，故显酸性，可溶于碱性水溶液和吡啶中。该类化合物的酸性强弱与酚羟基数目的多少和位置有关。以黄酮、黄酮醇为例，其酚羟基酸性由强到弱的顺序依次为：

$$7,4'-二\ OH > 7\ 或\ 4'-OH >一般酚\ OH > 5-OH$$

7 位和 4′位有酚羟基者，在 p-π 共轭效应的影响下，使酸性增强而溶于碳酸钠甚至可溶于碳酸氢钠水溶液中。7 位或 4′位上有酚羟基者，只溶于碳酸钠水溶液，不溶于碳酸氢钠水溶液。具一般酚羟基者，只溶于氢氧化钠水溶液；仅有 5 位酚羟基者，因 5-OH 可与 4 位羰基形成分子内氢键，酸性最弱。所以可用 pH 梯度法分离黄酮类化合物。

黄酮类化合物由于分子中的 γ-吡喃环上的 1 位氧原子具有未共用电子对，因此表现出微弱的碱性，可与强无机酸如浓硫酸、浓盐酸等生成锌盐，该锌盐极不稳定，加水后即可分解。

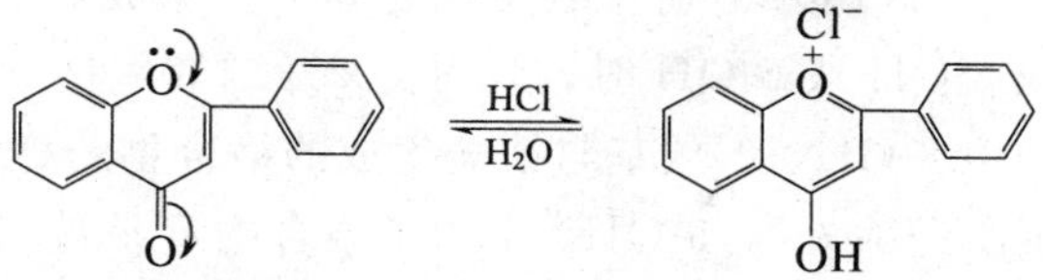

此外，黄酮类化合物溶于浓硫酸时，所生成的𬭩盐常表现出特殊的颜色，可用于鉴别。

四、显色反应

黄酮类化合物的显色反应主要作用于分子中的酚羟基及 γ-吡喃酮结构部分。

（一）还原反应

1. 盐酸-镁粉（或锌粉）反应　此为鉴别黄酮类化合物最常用的颜色反应。方法是将样品溶于甲醇或乙醇，滴加几滴浓盐酸，再加入少许镁粉振摇（必要时微热），即可显出颜色。其中多数黄酮、黄酮醇、二氢黄酮和二氢黄酮醇显橙红色至紫红色，少数显紫色至蓝色。而异黄酮、查耳酮、橙酮、儿茶素类则为阴性反应。由于花色素、部分查耳酮、橙酮等单纯在浓盐酸酸性条件下也能产生颜色变化，故应注意区别。必要时须预先作空白对照实验，即在供试液中不加镁粉，而仅加入浓盐酸进行观察，若产生红色，则表明供试液中含有花色素或某些查耳酮或某些橙酮等。另外，为避免在该反应中提取液本身颜色较深的干扰，可注意观察加入镁粉后升起的泡沫颜色，如泡沫为红色，即为阳性反应。

盐酸-镁粉反应的机制过去解释为由于生成了花色苷元所致，现在一般认为是由于生成阳碳离子的缘故。

2. 四氢硼钠反应　四氢硼钠（$NaBH_4$）是对二氢黄酮类化合物专属性较高的一种还原剂。二氢黄酮类化合物可被四氢硼钠还原产生红色至紫红色。其他黄酮类化合物均不显色，可与之区别。方法是在试管中加入适量的样品甲醇液，加入等量的 2％ $NaBH_4$ 的甲醇液，一分钟后，再加浓盐酸或浓硫酸数滴，生成紫色至紫红色。此反应也可在滤纸上进行，将样品的甲醇液点在滤纸上，喷上 2％ $NaBH_4$ 的甲醇液，一分钟后熏浓盐酸蒸气，则二氢黄酮类或二氢黄酮醇类的斑点被还原显色。

（二）金属盐类试剂的络合反应

黄酮类化合物分子结构中，多具有 3-羟基、4-羰基，或 5-羟基、4-羰基，或邻二酚羟基，故可以与许多金属盐类试剂如铝盐、锆盐、镁盐、锶盐和铅盐等反应，生成有色的络合物。

1. 三氯化铝反应　样品的乙醇溶液和 1％三氯化铝乙醇溶液通过纸斑反应后，置于紫外灯下显鲜黄色荧光，但 4′-OH 黄酮醇或 7,4′-二羟基黄酮醇类显天蓝色荧光。

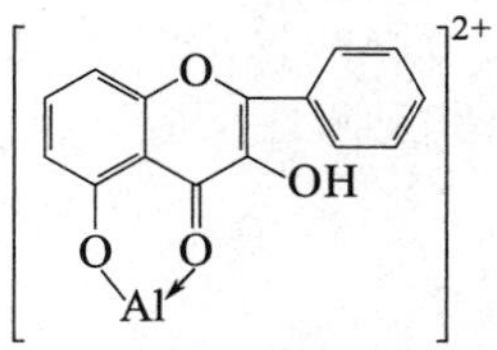

5-羟基黄酮醇铝盐络合物 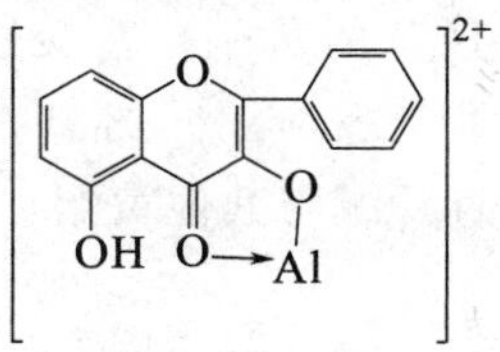　　　　黄酮醇铝盐络合物

2. 锆盐-枸橼酸反应　可以用来鉴别黄酮类化合物分子中 3-OH 或 5-OH 的存在。黄酮类化合物分子中有游离的 3-OH 或 5-OH 时，均可与 2％二氯氧锆（ZrOCl$_2$）甲醇溶液反应生成黄色的锆盐络合物。但 3-OH、4-羰基与锆盐生成的络合物的稳定性比 5-OH、4-羰基络合物稳定性强（仅二氢黄酮醇除外），5-OH、4-羰基络合物容易被弱酸分解，故当反应液中继续加入枸橼酸后，5-OH 黄酮的黄色溶液显著褪色，而 3-OH 黄酮溶液仍呈鲜黄色。

锆盐显色反应也可在滤纸上进行，得到的锆盐络合物斑点多呈黄绿色并有荧光。

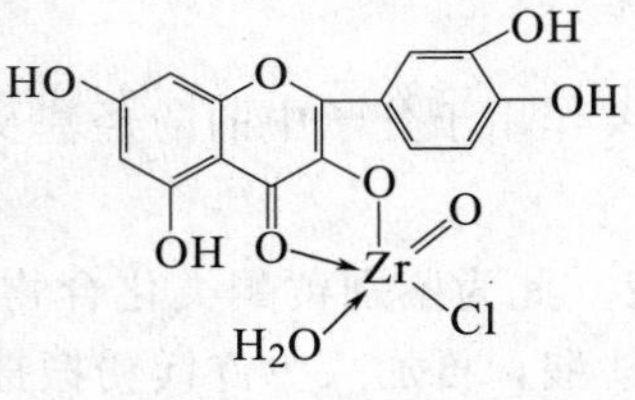

铝盐络合物

3. 乙酸镁反应　样品的乙醇溶液和 1％乙酸镁甲醇溶液通过纸斑反应后，置于紫外灯下观察荧光。二氢黄酮、二氢黄酮醇类可显天蓝色荧光，若有 5-OH 存在时，颜色更明显。而黄酮、黄酮醇和异黄酮类等显黄色～橙黄色～褐色。

4. 氨性氯化锶反应　黄酮类化合物的分子中如果有邻二酚羟基，则可与氨性氯化锶试剂反应。方法是取少许样品置小试管中，加入 1ml 甲醇溶解（必要时可在水浴上加热）后，再加 0.01mol/L 氯化锶（SrCl$_2$）的甲醇溶液 3 滴和被氨气饱和的甲醇溶液 3 滴，如产生绿色至棕色乃至黑色沉淀，则表示有邻二酚羟基。

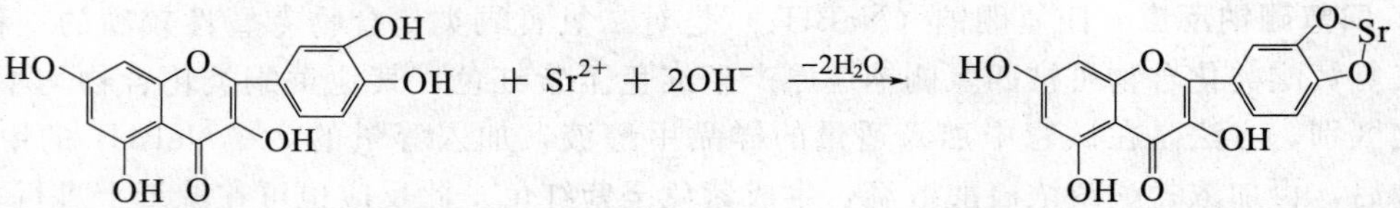

5. 乙酸铅反应　黄酮类化合物可与 1％乙酸铅或碱式乙酸铅水溶液反应生成黄色至红色沉淀。色泽因化合物分子中羟基数目和位置不同而异。其中乙酸铅只能与分子中具有邻二酚羟基或兼有 3 位羟基、4-酮基或 5 位羟基、4-酮基结构的化合物作用，但碱式乙酸铅的沉淀范围要大得多，一般酚类化合物均可与之沉淀。

6. 三氯化铁反应　三氯化铁水溶液或醇溶液可与多数含有酚羟基的黄酮类化合物产生显色反应，但一般仅当含有氢键缔合的酚羟基时，才呈现明显的颜色。

（三）硼酸显色反应

黄酮类化合物分子中含有下列结构时，在无机酸或有机酸存在条件下，可与硼酸反应，产生亮黄色。具有 5-羟基的黄酮，在酸性溶液中能与硼酸反应显黄色并具有黄绿色荧光。但 5-羟基二氢黄酮呈阴性反应。6′-羟基查耳酮亦可呈现阳性反应。因此，可用此反应区别 5-羟基黄酮、6′-羟基查耳酮与其他黄酮。

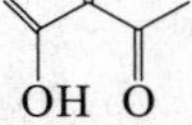

一般在草酸存在下，显黄色并带绿色荧光；但在枸橼酸-丙酮存在条件下，则只显黄色而无荧光。

（四）碱性试剂显色反应

黄酮类化合物溶于碱性溶液显黄色、橙色或红色等，化合物类型不同，显色情况不同。因此利用碱性试剂可帮助鉴别分子中某些结构特征。

黄酮类在冷或热的氢氧化钠水溶液中能产生黄色至橙红色；查耳酮类或噢哢类在碱液中能很快产生红色或紫红色；二氢黄酮类在冷碱中呈黄色至橙色，放置一段时间或加热则呈深红色到紫红色，此系开环后变成查耳酮类之故；黄酮醇类在碱液中先呈黄色，当溶液中通入空气后，因 3 位羟基易氧化，溶液即转变为棕色；具有邻三酚羟基的黄酮类化合物在稀氢氧化钠溶液中往往能产生暗绿色纤维状沉淀。

也可将黄酮类化合物与碱性试剂通过纸斑反应，在可见光或紫外光下观察颜色变化情况来鉴别黄酮类化合物。其中用氨蒸气处理后呈现的颜色变化置空气中随即褪去，但经碳酸钠水溶液处理而呈现的颜色置空气中却不褪色。

第三节　黄酮类化合物的提取与分离

一、黄酮类化合物的提取

黄酮及其苷类不但种类多，彼此间性质不同，而且在植物体内存在的部位不同，其结合状态也不同，如在花、果、叶中主要以苷的形式存在，在木质部主要以苷元的形式存在，所以应根据欲提取的黄酮及其苷的具体情况选用合适的溶剂提取。

黄酮苷类和极性较大的苷元（如羟基黄酮、双黄酮、橙酮、查耳酮等），一般可用乙醇、甲醇、甲醇-水（1∶1）、丙酮、乙酸乙酯等提取，一些多糖苷类则可用沸水进行提取。花色苷类可用 0.1％盐酸进行提取，但提取其他苷类成分时则不应加酸，避免发生水解。有时为了防止酶水解，可按苷类的提取方法事先破坏酶的活性。提取苷元，宜用三氯甲烷、乙醚、乙酸乙酯，多甲氧基黄酮苷元也可用苯、石油醚进行提取。

对得到的粗提取物可进行初步分离，大致有以下几种方法。

（一）溶剂萃取法

根据混入杂质的极性不同，选用不同溶剂进行萃取，以达到除去杂质的目的。低极性溶剂的提取液常伴有亲脂性杂质如叶绿素、油脂与蜡等，可将提取液浓缩，用石油醚处理，亲脂性杂质即转溶于石油醚中。药材中如含有大量油脂则应在提取前先用石油醚脱脂。植物叶类中药的醇提取液中也常伴存有叶绿素、胡萝卜素等脂溶性色素杂质，可用石油醚处理除去。而某些水提取溶液则可加入多倍量醇，以沉淀除去蛋白质、多糖类等水溶性杂质。

有时溶剂萃取过程也可以用逆流分配法连续进行，常用的溶剂系统有水-乙酸乙酯、正丁醇-石油醚等。溶剂萃取过程在除去杂质的同时，往往还可以达到分离苷和苷元或极性苷元与非极性苷元的效果。

（二）碱提酸沉淀法

由于黄酮类化合物大多具有酚羟基，有弱酸性，故可用碱性水（石灰水、碳酸钠、稀氢氧化钠）或碱性稀醇（如50％的乙醇）浸出，浸出液用盐酸酸化后，游离状态的黄酮及水溶性较小的黄酮苷可沉淀析出。

需要注意的是，用碱水进行提取时，所用碱水的浓度不可太高，以免在强碱条件下，尤其加热时破坏黄酮母核。在加酸进行酸化时，酸性也不能太强，以免生成锌盐，降低产品的收率。提取时所用的碱水多用石灰水，因石灰水能使含有多羟基的鞣质、含有羧基的果胶和黏液质等水溶性杂质生成钙盐沉淀，不被溶出，有利于精制纯化。

橙皮苷、黄芩苷和芦丁均可用此法提取。

（三）大孔吸附树脂法

将植物的水或稀醇提取液，加入到大孔吸附树脂柱上，用水洗去杂质，依次用不同浓度的醇洗下所需的酚类成分，最后用浓醇或丙酮洗脱完全。在洗脱过程中，可以用 HCl-Mg 粉反应进行检测。吸附树脂法在制药工业中应用越来越广泛。银杏叶总黄酮的提取精制过程如下所示。

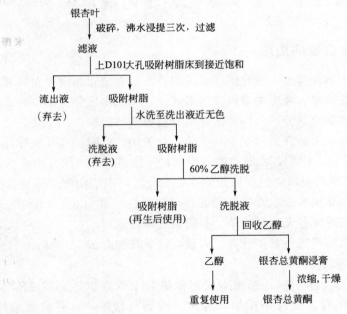

（四）炭粉吸附法

主要适用于苷类的精制处理。通常在中药的甲醇粗提取物中，分次加入活性炭，搅拌，静置，直至定性检查上清液无黄酮反应为止。过滤，得吸附有苷类的炭末，依次用沸水、沸甲醇、7％酚/水、15％酚/醇溶液进行洗脱。对各部分洗脱液进行定性检查（或用纸色谱鉴定）。例如通过对 *Baptisia lecontei* 中黄酮类化合物的研究表明，大部分黄酮苷类可用7％酚/水洗脱下来。洗脱液经过减压蒸发浓缩至小体积，再用乙醚振摇除去残留的酚，余下的水层减压浓缩即得较纯的黄酮苷类化合物。

二、黄酮类化合物的分离

常用黄酮类化合物分离方法的原理主要有三种：①依据化合物极性大小不同，利用各种吸附色谱或分配色谱进行分离；②根据分子大小不同，利用葡聚糖凝胶分子筛进行分离；③根据化合物酸性强弱不同，利用 pH 梯度萃取法进行分离。

（一）柱色谱法

分离黄酮类化合物常用的吸附剂或载体有硅胶、聚酰胺及葡聚糖凝胶等。此外，尚有氧化铝、氧化镁、硅藻土及纤维素粉等。

1. 硅胶色谱法　此法应用范围最广，主要用于分离异黄酮、二氢黄酮、二氢黄酮醇和高度甲基化或乙酰化的黄酮及黄酮醇类。硅胶加水去活化后也可用于分离极性较大的化合物，如多羟基黄酮醇及其苷类。供试硅胶中混存的微量金属离子，应预先用浓盐酸处理除去，以免干扰分离效果。

分离黄酮苷元时，可用三氯甲烷-甲醇混合溶剂作流动相。分离黄酮苷时，可用三氯甲烷-甲醇-水或乙酸乙酯-丙酮-水作流动相。

2. 聚酰胺色谱法　聚酰胺是分离黄酮类化合物较为理想的吸附剂，其吸附容量较高，分离能力较强，适合于分离各种类型的黄酮类化合物，包括苷及苷元。其吸附强度主要取决于黄酮类化合物分子中酚羟基的数目与位置及溶剂与黄酮类化合物或与聚酰胺之间形成氢键缔合能力的大小。黄酮类化合物在聚酰胺色谱柱上大体有下列吸附规律：

（1）黄酮类化合物分子中能形成氢键的基团即酚羟基数目越多，则吸附力越强，在色谱柱上越难以被洗脱。例如对桑色素的吸附力强于山柰酚。

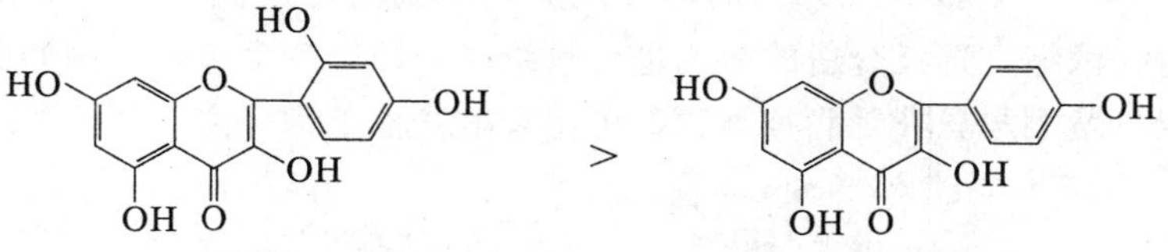

桑色素　　　＞　　　山柰酚

（2）分子中酚羟基数目相同时，所处位置易于形成分子内氢键，则其与聚酰胺的吸附力减小，易被洗脱下来。例如对大豆素的吸附力强于卡来可新。

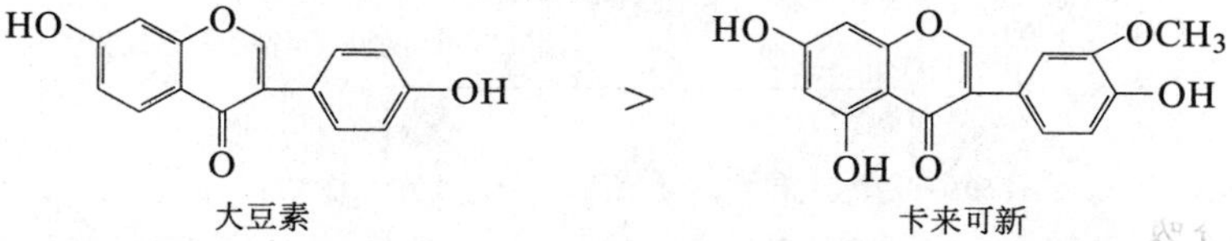

大豆素　　　＞　　　卡来可新

（3）分子内芳香化程度越高，共轭双键越多，则吸附力越强，故查耳酮要比相应的二氢黄酮吸附力强，黄酮的吸附力强于二氢黄酮。

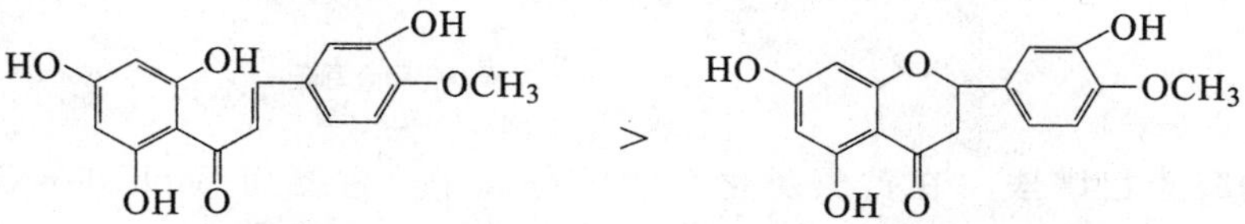

橙皮查耳酮　　　＞　　　橙皮素

（4）不同类型黄酮类化合物，被吸附的强弱顺序为：黄酮醇＞黄酮＞二氢黄酮＞异黄酮。

（5）各种溶剂在聚酰胺柱上的洗脱能力由弱至强的顺序为：水＜甲醇或乙醇（浓度由低到高）＜丙酮＜稀氢氧化钠水溶液或氨水＜甲酰胺＜二甲基甲酰胺（DMF）＜尿素水溶液。

值得注意的是，用聚酰胺柱分离苷和苷元时，若以含水流动相（如甲醇-水）作洗脱剂，苷比苷元先洗脱下来，且黄酮苷被吸附的强弱顺序为：苷元＞单糖苷＞双糖苷＞双糖链苷。若以有机溶剂（如三氯甲烷-甲醇）作洗脱剂，结果则相反，苷元比苷先洗脱下来，后者是不符合"氢键吸附"规律的。有人认为这是由于聚酰胺具有"双重色谱"性能之故，即其分子中既有非极性的脂肪链，又有极性的酰胺基团，当用极性流动相（如含水溶剂系统）洗脱时，聚酰胺作为非极性固定相，其色谱行为类似反相分配色谱，因黄酮苷比游离黄酮极性大，所以苷比游离黄酮容易洗脱。当用有机溶剂（如三氯甲烷-甲醇）洗脱时，聚酰胺作为极性固定相，其色谱行为类似正相分配色谱，因游离黄酮的极性比黄酮苷小，所以游离黄酮比黄酮苷容易洗脱。例如，槲皮素与槲皮素 3-O-β-D-半乳糖在聚酰胺柱色谱中，用苯-丁酮-甲醇（60∶20∶20）洗脱时，槲皮素先被洗脱下来。

用聚酰胺柱分离游离黄酮时，可用三氯甲烷-甲醇-丁酮-丙酮或苯-石油醚-丁酮-甲醇等混合溶剂洗脱；从粗制提取物中分离黄酮苷和苷元时，可用甲醇-水或乙醇-水混合溶剂洗脱。

聚酰胺柱色谱的操作过程，是先将植物总酚类的样品溶于有机溶剂，加入少量聚酰胺粉拌匀，挥去有机溶剂，加于聚酰胺柱顶上。也可将总植物酚类的水溶液直接上聚酰胺柱。后法操作虽简便但效果不如前法。上柱后开始洗脱，先用水洗去糖及其他杂质，然后以不同浓度乙醇，如 10％、20％、30％…90％的乙醇洗脱，洗脱的每一流份用薄层色谱检查，合并相同成分的流份，浓缩，选择合适的溶剂进行重结晶，即得各个单体。例如由补骨脂总黄酮中分离补骨脂双氢黄酮与异补骨脂查耳酮，可用聚酰胺柱色谱分离，如下所示。

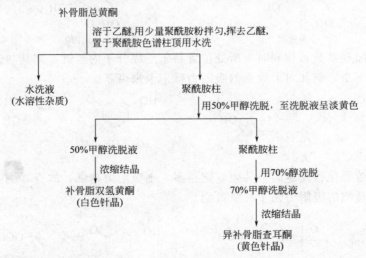

3. 葡聚糖凝胶色谱法　在黄酮类化合物的分离中，主要用 Sephadex G 和 Sephadex LH-20 两种类型的凝胶。

Sephadex G 型葡聚糖凝胶只适合在水中使用。Sephadex LH-20 既可在水中使用，也可在有机溶剂中使用。分离苷元时，主要是利用吸附作用，即凝胶对苷元吸附强度大小取决于游离酚羟基数目的多少，游离酚羟基越多，吸附力越强，越难洗脱。分离苷时主要靠分子筛作用，洗脱时按苷分子量由大到小的顺序依次被洗出色谱柱。一些黄酮类化合物在 Sephadex LH-20 柱上以甲醇为溶剂的相对洗提率见表 7-2。

表 7-2　黄酮类化合物在 Sephadex LH-20 柱上以甲醇为溶剂的 V_e/V_0（相对洗提率）

黄酮类化合物	取代基	V_e/V_0
芹菜素	5,7,4′-三羟基	5.3
木犀草素	5,7,3′,4′-四羟基	6.3
槲皮素	3,5,7,3′,4′-五羟基	8.3
杨梅素	3,5,7,3′,4′,5′-六羟基	9.2
山奈酚-3-鼠李糖基半乳糖-7-鼠李糖苷	三糖苷	3.3
槲皮素-3-芸香糖苷	双糖苷	4.0
槲皮素-3-鼠李糖苷	单糖苷	4.9

表 7-2 中 V_e 为洗脱样品时需要的溶剂总量或称洗脱体积，V_0 为柱子的室体积。所以 V_e/V_0 数值越小说明化合物越容易被洗脱下来。表 7-2 所列数据清楚地表明，苷元的羟基越多，V_e/V_0 数值越大，越难洗脱，而苷的分子量越大，所连糖的数目越多，V_e/V_0 数值越小，越容易洗脱。

葡聚糖凝胶柱色谱中常用的洗脱剂有：碱性水溶液（如 0.1mol/L NH₄OH）、含盐水溶液（如 0.5mol/L NaCl）、醇及含水醇（如甲醇、甲醇-水，正丁醇-甲醇、乙醇等）、三氯甲烷-甲醇、二氯甲烷-甲醇等。

（二）pH 梯度萃取法

pH 梯度萃取法适合于分离酸性强弱不同的化合物。黄酮类化合物由于酚羟基数目及位置不同，其酸性强弱也不同。将混合黄酮溶于有机溶剂（如乙醚）后，依次用 5％NaHCO₃、5％Na₂CO₃、0.2％NaOH 及 4％NaOH 的水溶液进行萃取，以达到分离的目的。

用 pH 梯度法萃取黄酮的一般规律如下：

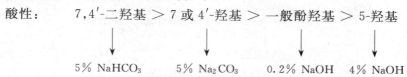

酸性：　　7,4′-二羟基 ＞ 7 或 4′-羟基 ＞ 一般酚羟基 ＞ 5-羟基

5％ NaHCO₃　　5％ Na₂CO₃　　0.2％ NaOH　　4％ NaOH

在实际工作中，常将上述各种方法相互配合应用，可以达到较好的分离效果。近年来，利用液滴逆流分离法、高效液相色谱法、气相色谱法分离较难分离的化合物已取得了很好的效果。

三、黄酮类化合物的提取分离实例

（一）槐米中芦丁的提取

槐米为豆科槐属植物槐（*Sophora japonica*）的干燥花蕾，主要有效成分为芦丁，

2010 年版《中国药典》规定，按干燥品计算，含芦丁不得少于 15.0%，以芦丁计的总黄酮不得少于 20.0%。芦丁是槐米中止血的有效成分，有保持和恢复毛细血管正常弹性的作用，临床上用作高血压的辅助药及毛细血管脆性引起出血的止血药。

芦丁又称芸香苷，其苷元为槲皮素。芦丁为浅黄色粉末或细针晶，常含三分子结晶水（$C_{27}H_{30}O_{16} \cdot 3H_2O$），在冷水中溶解度为 1：8000，热水为 1：200，冷乙醇为 1：650，热乙醇为 1：60，可溶于吡啶及碱性溶液，几乎不溶于苯、乙醚、三氯甲烷及石油醚中。

芦丁的提取方法如下：

1. 水提取法 本法利用芦丁在热水与冷水中的溶解度相差较大，用水煮沸提取后，放冷即可析出大量芦丁结晶。其提取分离流程如下。

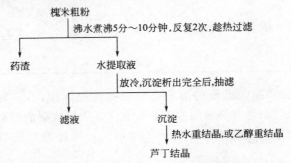

2. 碱水提取法 本法利用芦丁溶于碱水，酸化后又可析出的性质进行提取。芦丁分子中因含有邻二酚羟基，性质不太稳定，暴露在空气中能缓缓氧化变为暗褐色，在碱性条件下更容易被氧化分解。硼酸盐能与邻二酚羟基结合，达到保护的目的，故在碱性溶液中加热提取芦丁时，往往加入少量硼砂。其提取分离流程如下。

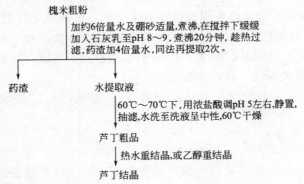

（二）黄芩中黄芩苷的提取

黄芩是唇形科黄芩属植物黄芩（*Scuteliaria baicalensis*）的根。黄芩中所含黄酮类成分种类较多，并且含量较高，2010 版《药典》规定，黄芩中黄芩苷含量不得少于 9.0%。黄芩苷具有抗菌作用，是中成药"银黄口服液"的主要成分，临床上用于上呼吸道感染、急性扁桃腺炎、急性咽炎、肺炎等疾病的治疗。

黄芩苷的结构如下：

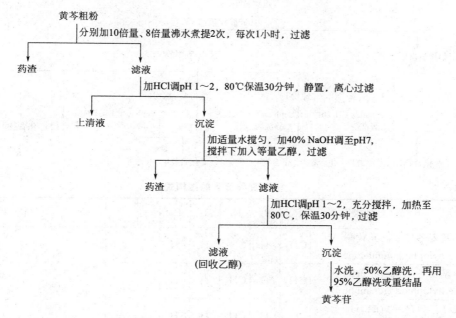

黄芩苷

黄芩苷为淡黄色针晶（甲醇），易溶于 N,N-二甲基甲酰胺、吡啶中，可溶于碳酸氢钠、碳酸钠、氢氧化钠等碱性溶液中，难溶于甲醇、乙醇、丙酮，几乎不溶于水、苯、三氯甲烷等。

自黄芩中提取黄芩苷的工艺流程如下所示。

黄芩粗粉
分别加10倍量、8倍量沸水煮提2次，每次1小时，过滤
├─ 药渣
└─ 滤液
　　加HCl调pH 1～2，80℃保温30分钟，静置，离心过滤
　　├─ 上清液
　　└─ 沉淀
　　　　加适量水搅匀，加40% NaOH调至pH7，
　　　　搅拌下加入等量乙醇，过滤
　　　　├─ 药渣
　　　　└─ 滤液
　　　　　　加HCl调pH 1～2，充分搅拌，加热至
　　　　　　80℃，保温30分钟，过滤
　　　　　　├─ 滤液
　　　　　　│（回收乙醇）
　　　　　　└─ 沉淀
　　　　　　　　水洗，50%乙醇洗，再用
　　　　　　　　95%乙醇洗或重结晶
　　　　　　　　黄芩苷

黄芩苷分子中有羧基，在植物体中以盐的形式存在，水溶性较大，故用水加热提取即可提出，但水溶性杂质较多。提取液酸化后黄芩苷等沉淀析出，初步与杂质分离，尚需反复碱溶酸沉进一步除去杂质。酸化时需加热至80℃，保温半小时，使析出沉淀的细粒合并成大颗粒下沉，易于过滤。碱化时要严格控制 pH 值不可大于7，否则黄芩苷钠盐在50％乙醇中的溶解度降低，以冻胶状物析出，减少黄芩苷的收得率。在碱液中加95％乙醇，含醇量应控制在50％左右，以降低杂质的溶解度，与黄芩苷钠盐分离。

（三）麦冬中黄酮类成分的提取分离

麦冬为百合科沿阶草属植物麦冬 *Ophiopogon japonicus* （Thunb.）Ker-Gawl 的干燥块根，有滋阴润肺、清心除烦、益胃生津之功效。近代临床及药理研究表明，麦冬能提高动物的耐缺氧能力，改善冠脉微循环。麦冬的主要有效成分包括皂苷和黄酮类。自麦冬中提取分离黄酮类成分的流程如下所示，分得的高异黄酮类成分的结构及名称见表7-3。

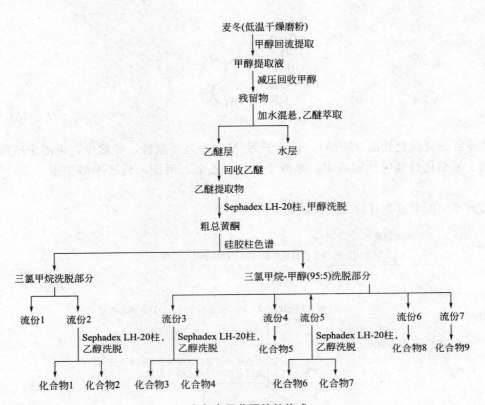

表 7-3 麦冬高异黄酮的结构式

化合物	中(英)文名称	R_1	R_2	R_3	R_4	R_5	R_6 / R_7	母核
1	甲基麦冬二氢高异黄酮 A methylophiopogonanone A	CH_3	H	CH_3	H	H	O~O	
2	甲基麦冬二氢高异黄酮 B methylophiopogonanone B	CH_3	H	CH_3	H	H	H OCH_3	
3	麦冬二氢高异黄酮 A ophiopogonanone A	H	H	CH_3	H	H	O~O	
4	甲基麦冬高异黄酮 A methylophiopogonone A	CH_3	H	CH_3	H	H	O~O	
5	甲基麦冬高异黄酮 B methylophiopogonone B	CH_3	H	CH_3	H	H	H OCH_3	
6	麦冬高异黄酮 A ophiopogonone A	H	H	CH_3	H	H	O~O	
7	麦冬高异黄酮 B ophiopogonone B	H	H	CH_3	H	H	H OCH_3	
8	异麦冬高异黄酮 A isoophiopogonone A	CH_3	H	H	H	H	O~O	
9	去甲基异麦冬高异黄酮 B demethylisoophiopogonone B	CH_3	H	H	H	H	H OH	

第五节　黄酮类化合物的结构研究

一、紫外及可见光谱

紫外及可见光谱是黄酮类化合物结构研究的一种重要手段。另外，一些诊断试剂的使用还能提供较多的结构信息。

（一）黄酮类化合物在甲醇溶液中的 UV 光谱特征

在甲醇溶液中，大多数黄酮类化合物的紫外吸收光谱由两个主要吸收带组成。出现在 $300\sim400$nm 之间的吸收带称为带 I，出现在 $240\sim280$nm 之间的吸收带称为带 II。带 I 是由 B 环桂皮酰基系统的电子跃迁引起的吸收，而带 II 是由 A 环苯甲酰基系统的电子跃迁引起的吸收，如下式所示。

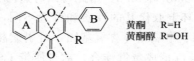

黄酮　　R=H
黄酮醇　R=OH

不同类型的黄酮化合物的带 I 或带 II 的峰位、峰形和吸收强度不同，如图 7-3、表 7-4 所示。因此，根据它们的紫外光谱特征可以大致推测黄酮类化合物的结构类型。

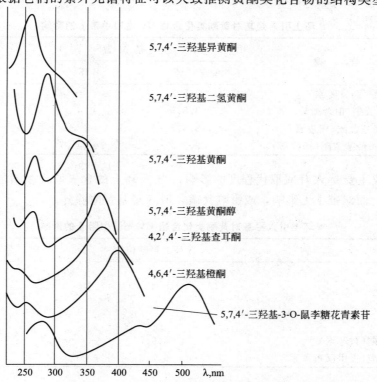

- 5,7,4′-三羟基异黄酮
- 5,7,4′-三羟基二氢黄酮
- 5,7,4′-三羟基黄酮
- 5,7,4′-三羟基黄酮醇
- 4,2′,4′-三羟基查耳酮
- 4,6,4′-三羟基橙酮
- 5,7,4′-三羟基-3-O-鼠李糖花青素苷

图 7-3　不同类型黄酮类化合物的紫外光谱

表 7-4 黄酮类化合物 UV 吸收范围

带Ⅱ(nm)	带Ⅰ(nm)	黄 酮 类 型
250～280	304～350	黄酮
250～280	328～357	黄酮醇(3-OH 取代)
250～280	358～385	黄酮醇(3-OH 游离)
245～270	310～330(肩峰)	异黄酮
270～295	300～330(肩峰)	二氢黄酮、二氢黄酮醇
220～270(低强度)	340～390	查耳酮
230～270(低强度)	370～430	噢哢
270～280	465～560	花青素及其苷

1. 黄酮及黄酮醇类 从图 7-3 可见，黄酮和黄酮醇的 UV 光谱图形相似，其共同特征是均出现两个主峰，且两峰图形相似，强度相近。但两者的带Ⅰ位置不同，黄酮带Ⅰ位于 304～350nm，黄酮醇带Ⅰ位于 358～385nm。据此可以对这两类化合物进行区别。

黄酮、黄酮醇的 B 环或 A 环上取代基的性质和位置不同，将影响带Ⅰ或带Ⅱ的峰位和峰形。例如 7-和 4'-位引入羟基、甲氧基等含氧基团，可引起相应吸收带红移。又如 3-或 5-位引入羟基，因能与 4 位的 C=O 形成氢键缔合，前者使带Ⅰ红移，后者使带Ⅰ和带Ⅱ均红移。B 环上的含氧取代基逐渐增加时，带Ⅰ红移值（nm）也逐渐增加（见表 7-5），而不能使带Ⅱ产生位移，但有时可改变带Ⅱ的峰形。

表 7-5 B 环上引入羟基对黄酮类化合物 UV 光谱中带Ⅰ的影响

化 合 物	羟基位置		带Ⅰ(nm)	
	A 或 C 环	B 环		
3,5,7-三羟基黄酮(高良姜素)	3,5,7	—	359	
3,5,7,4'-四羟基黄酮(山奈酚)	3,5,7	4'	367	红
3,5,7,3',4'-五羟基黄酮(槲皮素)	3,5,7	3',4'	370	移
3,5,7,3',4',5'-六羟基黄酮(杨梅素)	3,5,7	3',4',5'	374	

带Ⅱ的峰位主要受 A 环氧取代程度的影响，当 A 环上的含氧取代基增加时，使带Ⅱ红移（见表 7-6），而对带Ⅰ无影响，或影响甚微，但 5-羟基黄酮除外。

表 7-6 A 环上引入羟基对黄酮类化合物 UV 光谱中带Ⅱ的影响

化 合 物	A 环上羟基位置	带Ⅱ(nm)
黄酮	—	250
5-羟基黄酮	5	268
7-羟基黄酮	7	252
5,7-二羟基黄酮	5,7	268
5,6,7-三羟基黄酮(黄芩素)	5,6,7	274
5,7,8-三羟基黄酮(去甲汉黄芩素)	5,7,8	281

黄酮或黄酮醇的 3-,5-或 4'-羟基被甲基化或苷化后，可使带Ⅰ紫移。如 3-OH 甲基化或

苷化使带Ⅰ（328～357nm）与黄酮的带Ⅰ波长范围重叠（且光谱曲线的形状也相似），5-OH甲基化使带Ⅰ和带Ⅱ紫移5～15nm，4′-OH甲基化或苷化，使带Ⅰ紫移3～10nm。其他位置上的羟基取代对甲醇溶液的 UV 光谱几乎没有影响。黄酮或黄酮醇的酚羟基被乙酰化后，原来酚羟基对 UV 光谱的影响几乎消失。例如槲皮素五乙酰化物的 UV 光谱与无羟基取代的黄酮极为相似。

2. 异黄酮、二氢黄酮及二氢黄酮醇类 此三类化合物的结构中都有苯甲酰系统，而无桂皮酰系统，所以它们的 UV 光谱特征是带Ⅱ吸收强，而带Ⅰ以肩峰或低强度吸收峰出现（见图 7-3）。因此，很容易与黄酮、黄酮醇及查耳酮、橙酮相区别。

异黄酮的带Ⅱ通常出现在 245～270nm，二氢黄酮和二氢黄酮醇的带Ⅱ都出现在 270～295nm，据此可相互区别。这三类化合物的带Ⅱ，当 A 环含氧取代基增加时则红移，但带Ⅱ一般不受 B、C 环含氧取代基增加的影响。

3. 查耳酮及橙酮类 此二类化合物的 UV 光谱的特征是带Ⅰ均为主峰且强度很高，而带Ⅱ的吸收弱，为次强峰。利用这一特征可与上述几类黄酮化合物相区别。如表 7-4 所示，查耳酮的带Ⅰ通常出现在 340～390nm 间，而橙酮的带Ⅰ一般位于 370～430nm 范围内。与黄酮、黄酮醇类相同，当 B 环引入氧取代基时，也会使相应的带Ⅰ产生红移。

（二）加入诊断试剂的 UV 光谱在黄酮类化合物结构研究中的应用

在测定了黄酮类化合物在甲醇溶液中的 UV 光谱后，可向其甲醇溶液中加入各种诊断试剂，如甲醇钠（NaOMe）、乙酸钠（NaOAc）、乙酸钠/硼酸（NaOAc/H_3BO_3）、三氯化铝（$AlCl_3$）及三氯化铝/盐酸（$AlCl_3$/HCl）等试剂，使黄酮类化合物中的不同酚羟基解离或形成络合物等，导致光谱发生变化。不同类型的黄酮类化合物，都可以利用在其甲醇溶液中加入诊断试剂的方法以获得更多的结构信息，且均有各自的规律性。本书仅以黄酮、黄酮醇类为例，介绍加入诊断试剂后对其 UV 光谱的影响，几种诊断试剂引起的位移及其结构特征归属如表 7-7 所示。

表 7-7　　　　黄酮、黄酮醇加入诊断试剂的 UV 图谱位移及结构特征归属

诊断试剂	带Ⅱ	带Ⅰ	结构特征
NaOMe		红移 40～60nm,强度不降	有 4′-OH
		红移 50～60nm,强度下降	有 3-OH,但无 4′-OH
	吸收带随测定时间延长而衰退		有对碱敏感的取代模式,如 3,4′-；3,3′,4′-；5,6,7-；5,7,8-或 5,3′,4′-OH
NaOAc	带Ⅱ红移 5～20nm		有 7-OH
		在长波一侧有明显肩峰	有 4′-OH,但无 3-及/或 7-OH
	光谱图随时间延长而衰退		具有对 NaOAc 敏感取代模式,如 5,6,7-或 5,7,8-或 3,3′,4′-三羟基或 3,4′-二羟基-3′-甲氧基等

续表

诊断试剂	带 Ⅱ	带 Ⅰ	结构特征
NaOAc/H_3BO_3	带 Ⅱ 红移 5～10nm	带 Ⅰ 红移 12～30nm	B 环有邻二酚 OH
			A 环有邻二酚 OH(不包括 5,6-邻二酚 OH)
AlCl₃	$AlCl_3 = AlCl_3/HCl$ 谱图		无邻二酚 OH
	$AlCl_3 \neq AlCl_3/HCl$ 谱图		有邻二酚 OH
	后者带 Ⅰ 较前者紫移约 30～40nm		B 环上有邻二酚 OH
	后者带 Ⅰ 较前者仅紫移约 20nm		B 环上有邻三酚 OH
AlCl₃/HCl	$MeOH = AlCl_3/HCl$		无 3-及 5-OH
	$MeOH \neq AlCl_3/HCl$		可能有 3-及(或)5-OH
	加入 $AlCl_3/HCl$ 后 { 带 Ⅰ 红移 35～55nm		有 5-OH 而无 3-OH
	带 Ⅰ 红移 17～20nm		有 6-含氧取代
	带 Ⅰ 红移 50～60nm		有 3-或 3,5-二 OH

　　根据以上这些规律，利用 UV 光谱包括各种加入诊断试剂后测得的 UV 光谱，能够判断出黄酮化合物的基本母核和取代基，特别是羟基的取代模式。但是，在实际研究中，仍需结合其他波谱方法尤其是 NMR 图谱进行综合分析，才能更为准确地确定被测样品的化学结构。

二、核磁共振谱

(一) 氢核磁共振谱

　　^{1}H-NMR 谱是黄酮类化合物结构研究的一种重要方法，具有简便、快速且可获得大量极有价值的结构信息等优点。根据黄酮类化合物的溶解度的不同，可选用 $CDCl_3$、DMSO-d_6 及 C_5D_5N、$(CD_3)_2CO$ 等溶剂进行测定。其中，DMSO-d_6 在黄酮苷及游离黄酮的测定中为常用的理想溶剂。使用 DMSO-d_6 为测定溶剂有很多优点，如大部分黄酮苷及游离黄酮均易溶于 DMSO-d_6 中，可直接测定其 NMR 谱，而不需要制备衍生物；DMSO-d_6 溶剂信号($\delta 2.50$)也很少与黄酮类化合物信号重叠；对各质子信号分辨率高；可分别观察到黄酮类各酚羟基的质子信号等。但是，DMSO-d_6 最大的缺点是沸点较高，测定后溶剂的回收一般经冷冻干燥法才能完成。

　　早期也将黄酮类化合物制备成三甲基硅醚衍生物，用 CCl_4 为溶剂进行测定。CCl_4 本身不含质子，使测得的光谱易于分析。但此法由于需要制备衍生物，故目前已基本不被采用。需要指出的是，本章以下介绍的各种黄酮类化合物的 ^{1}H-NMR 谱规律均是从将黄酮类化合物制备成三甲基硅醚衍生物后，溶于 CCl_4 中进行测定而获得的数据中总结出来的。因此，应用下述规律分析在 DMSO-d_6 中测定的结果时，应注意其各种质子信号的化学位移值也可能超出本书所述范围，但其各种信号的峰形和在整个 NMR 谱中的相对位置却是基本一致的。

　　1. C 环质子　　各类黄酮化合物结构上的主要区别在于 C 环的不同，且 C 环质子在 ^{1}H-NMR 谱中也各有其特征，故可用来确定它们的结构类型和相互区别。

(1) 黄酮和黄酮醇类　黄酮类 H-3 常以一个尖锐的单峰出现在 $\delta6.30$ 处。它可能会与 5,6,7- 或 5,7,8- 三氧取代黄酮中的 H-8 或 H-6 信号相混淆，应注意区别。黄酮醇类的 3 位有含氧取代基，故在 ^{1}H-NMR 谱上无述 C 环质子信号。

(2) 异黄酮类　H-2 因受到 1- 位氧原子和 4- 位羰基影响，以一个尖锐的单峰出现在 $\delta7.60\sim7.80$，比一般芳香质子位于较低场。如用 DMSO-d_6 作溶剂测定时，该质子信号还可向低场移至 8.50～8.70 处。

(3) 二氢黄酮类　H-2 因受两个不等价的 H-3 偶合，故被分裂成一个双二重峰 ($J_反=$ 11.0Hz，$J_顺=$5.0Hz)，中心位于约 $\delta5.2$。两个 H-3 各因偕偶 ($J=$17.0Hz) 和与 H-2 的邻偶也被分裂成一个双二重峰 ($J_反=$11.0Hz，$J_顺=$5.0Hz)，中心位于 2.80 处，但往往相互重叠 (见表 7-8)。

(4) 二氢黄酮醇类　H-2 和 H-3 为反式二直立键，故分别以二重峰出现 (Jaa= 1.0Hz)，H-2 位于 $\delta4.80\sim5.00$ 处，H-3 位于 4.10～4.30 处。当 3-OH 成苷后，则使 H-2 和 H-3 信号均向低场位移，H-2 位于 5.0～5.60，H-3 位于 4.30～4.60 间 (见表 7-8)。

表 7-8　　　　　　　　　　　　**二氢黄酮和二氢黄酮醇中 H-2 和 H-3 的化学位移**

化 合 物	H-2	H-3
二氢黄酮	5.00～5.50　dd	接近 2.80　dd
二氢黄酮醇	4.80～5.00　d	4.10～4.30　d
二氢黄酮醇-3-O-糖苷	5.00～5.60　d	4.30～4.60　d

(5) 查耳酮类　H-a 和 H-β 分别以二重峰 ($J=$17.0Hz) 形式出现，其化学位移在 6.70～7.40 和 7.00～7.70 处。

查耳酮　　　　　　　　　橙酮

(6) 橙酮类　C 环的环外质子＝CH 常以单峰出现在 $\delta6.50\sim6.70$ 处，其确切的峰位取决于 A 环和 B 环上羟基取代情况，增大羟基化作用，使该峰向高磁场区位移 (与没有取代的橙酮相比)，其中以 C-4 位 (-0.19) 和 C-6 位 (-0.16) 羟基化作用影响最明显。

2. A 环质子

(1) 5,7- 二羟基黄酮类化合物　5,7- 二羟基黄酮类化合物 A 环的 H-6 和 H-8 分别以间位偶合的双重峰 ($J=$2.5Hz) 出现在 $\delta5.70\sim6.90$ 之间，且 H-6 的双重峰总是比 H-8 的双重峰位于较高场。当 7- 羟基被苷化后，H-6 和 H-8 信号均向低场位移 (见表 7-9)。

5,7-羟基黄酮类化合物

表 7-9	5,7-二羟基黄酮类化合物中 H-6 和 H-8 的化学位移	
化 合 物	H-6	H-8
黄酮,黄酮醇,异黄酮	6.00～6.20 d	6.30～6.50 d
上述化合物的 7-O-葡萄糖苷	6.20～6.40 d	6.50～6.90 d
二氢黄酮、二氢黄酮醇	5.75～5.95 d	5.90～6.10 d
上述化合物的 7-O-葡萄糖苷	5.90～6.10 d	6.10～6.40 d

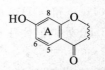

7-羟基黄酮类化合物

(2) 7-羟基黄酮类化合物　7-羟基黄酮类化合物 A 环的 H-5 因与 H-6 的邻偶,故表现为一个双峰 ($J=8.0$Hz),又因其处于 4 位羰基的负屏蔽区,故化学位移约为 8.0 左右。H-6 因与 H-5 的邻偶和 H-8 的间位偶合,故表现为双二重峰。H-8 因与 H-6 的间位偶合,故表现为一个双峰 ($J=2.0$Hz)。7-羟基黄酮类化合物中的 H-6 和 H-8 的化学位移值在 6.30～7.10 处,比 5,7-二羟基黄酮类化合物中的相应质子的化学位移值大,并且位置可能相互颠倒 (见表 7-10)。

表 7-10	7-羟基黄酮类化合物中 H-5、H-6 和 H-8 的化学位移		
化 合 物	H-5	H-6	H-8
黄酮、黄酮醇、异黄酮	7.90～8.20 d	6.70～7.10 q	6.70～7.00 d
二氢黄酮、二氢黄酮醇	7.70～7.90 d	6.40～6.50 q	6.30～6.40 d

3. B 环质子

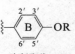

4′-氧取代

(1) 4′-氧取代黄酮类化合物　4′-氧取代黄酮类化合物 B 环的四个质子可以分成 H-2′、H-6′和 H-3′、H-5′两组,每组质子均表现为双重峰 (2H, $J=8.0$Hz),化学位移位于 6.50～7.90,比 A 环质子处于稍低的磁场,且 H-2′、H-6′总是比 H-3′、H-5′位于稍低磁场,这是因为 C 环对 H-2′、H-6′的去屏蔽效应及 4′-OR 的屏蔽作用。H-2′、H-6′的具体峰位,与 C 环的氧化水平有关 (见表 7-11)。

表 7-11	4′-氧取代黄酮类化合物中 H-2′、H-6′和 H-3′、H-5′的化学位移	
化 合 物	H-2′、6′	H-3′、5′
二氢黄酮类	7.10～7.30 d	6.50～7.10 d
二氢黄酮醇类	7.20～7.40 d	6.50～7.10 d
异黄酮类	7.20～7.50 d	6.50～7.10 d
查耳酮(H-2、6 和 H-3、5)类	7.40～7.60 d	6.50～7.10 d
橙酮类	7.60～7.80 d	6.50～7.10 d
黄酮类	7.70～7.90 d	6.50～7.10 d
黄酮醇类	7.90～8.10 d	6.50～7.10 d

3′,4′-二氧取代

(2) 3′,4′-二氧取代黄酮类化合物　3′,4′-二氧取代黄酮和黄酮醇中 B 环 H-5′因与 H-6′的邻位偶合以双重峰的形式出现在 $\delta 6.70\sim7.10$（d，$J=8.0\text{Hz}$）。H-2′因与 H-6′的间偶，亦以双重峰的形式出现在约 7.20（d，$J=2.0\text{Hz}$）处。H-6′因分别与 H-2′和 H-5′偶合，则以双二重峰出现在约 7.90（dd，$J=2.0$ 和 8.0Hz）处。有时 H-2′和 H-6′峰重叠或部分重叠，需认真辨认（见表 7-12）。

表 7-12　　　　　　　**3′,4′-二氧取代黄酮类化合物中 H-2′和 H-6′的化学位移**

化合物	H-2′	H-6′
黄酮（3′,4′-OH 及 3′-OH,4′-OCH₃）	$7.20\sim7.30$ 　d	$7.30\sim7.50$ 　dd
黄酮醇（3′,4′-OH 及 3′-OH,4′-OCH₃）	$7.50\sim7.70$ 　d	$7.60\sim7.90$ 　dd
黄酮醇（3′-OCH₃,4′-OH）	$7.60\sim7.80$ 　d	$7.40\sim7.60$ 　dd
黄酮醇（3′,4′-OH,3-O-糖）	$7.20\sim7.50$ 　d	$7.30\sim7.70$ 　dd

从 H-2′和 H-6′的化学位移分析，可以区别黄酮和黄酮醇的 3′,4′-位上是 3′-OH、4′-OCH₃ 还是 3′-OCH₃、4′-OH。在 4′-OCH₃，3′-OH 黄酮和黄酮醇中，H-2′通常比 H-6′出现在高磁场区，而在 3′-OMe、4′-OH 黄酮和黄酮醇中，H-2′和 H-6′的位置则相反。

3′,4′-二氧取代异黄酮、二氢黄酮及二氢黄酮醇中，H-2′，H-5′及 H-6′为一复杂多重峰（常常组成两组峰）出现在 $\delta 6.70\sim7.10$ 区域。此时 C 环对这些质子的影响极小，每个质子化学位移主要取决于它们相对于含氧取代基的邻位或对位。

3′,4′,5′-三氧取代

(3) 3′,4′,5′-三氧取代黄酮类化合物　如果 3′、4′、5′均为羟基，则 H-2′和 H-6′以一个相当于二个质子的单峰出现在 $\delta 6.50\sim7.50$ 区域。但当 3′-或 5′-OH 被甲基化或苷化，则 H-2′和 H-6′因相互偶合而分别以一个双重峰（$J=2.0\text{Hz}$）出现。

4. 糖基上的质子

(1) 单糖苷类　糖的端基质子（以 H-1 表示）与糖的其他质子相比，位于较低磁场区。其具体的峰位与成苷的位置及糖的种类等有关。如黄酮类化合物葡萄糖苷，连接在 3-OH 上的葡萄糖端基质子与连接在 4′-或 5 或 7-OH 上的葡萄糖端基质子的化学位移不同，前者出现在约 5.80 左右，后者出现在约 5.00 处。对于黄酮醇-3-O-葡萄糖苷和黄酮醇-3-O-鼠李糖苷来说，它们的端基质子化学位移值也有较大的区别，但二氢黄酮醇-3-O-葡萄糖苷和 3-O-鼠李糖苷的端基质子化学位移值则区别很小（见表 7-13）。当黄酮苷类直接在 DMSO-d₆ 中测定时，糖的端基质子有时与糖上的羟基质子信号混淆，但当加入 D₂O 后，羟基质子信号则消失，糖的端基质子可以清楚地显示出来，如木犀草素-7-O-β-D-葡萄糖苷，其端基质子 H-1″位于 5.10 处，见图 7-4 和图 7-5。

黄酮苷类化合物中的端基质子信号的偶合常数，可被用来判断其苷键的构型，详见第三章中苷键构型的判断。

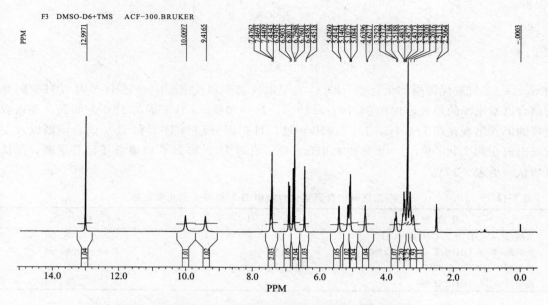

图 7-4　木犀草素-7-O-β-D-葡萄糖苷的¹H-NMR 图（DMSO-d₆）

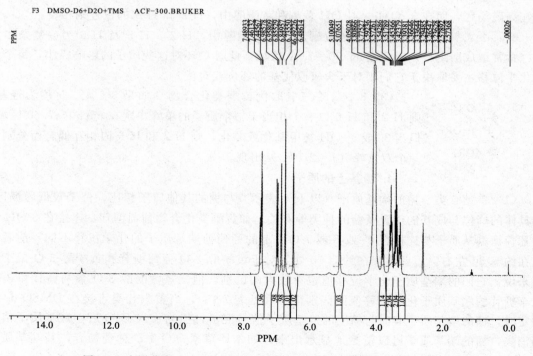

图 7-5　木犀草素-7-O-β-D-葡萄糖苷的¹H-NMR 图（DMSO-d₆＋D₂O）

表 7-13   黄酮类单糖苷中端基质子（H-1″）的化学位移

化 合 物	H-1″	化 合 物	H-1″
黄酮醇-3-O-葡萄糖苷	5.70～6.00	黄酮醇-3-O-鼠李糖苷	5.00～5.10
黄酮类-7-O-葡萄糖苷	4.80～5.20	黄酮醇-7-O-鼠李糖苷	5.10～5.30
黄酮类-4′-O-葡萄糖苷	4.80～5.20	二氢黄酮醇-3-O-葡萄糖苷	4.10～4.30
黄酮类-5-O-葡萄糖苷	4.80～5.20	二氢黄酮醇-3-O-鼠李糖苷	4.00～4.20
黄酮类-6-及 8-C-糖苷	4.80～5.20		

在单鼠李糖苷中，鼠李糖上的 $C-CH_3$ 以一个二重峰（$J = 6.5Hz$）或多重峰出现在 $\delta 0.80～1.20$ 处，易于识别。

（2）双糖苷类　末端糖的端基质子（以 H-1‴表示）因离黄酮母核较远，受其负屏蔽影响较小，它的信号比 H-1″处于较高磁场，而且，其向高场位移的程度因末端糖的连接位置不同而异。例如由葡萄糖、鼠李糖构成的黄酮类 3-或 7-O-双糖苷中，常见下列两种类型：

苷元-芸香糖基［即苷元-O-β-D-葡萄糖（6‴→1）-α-L-鼠李糖］

苷元-新橙皮糖基［即苷元-O-β-D-葡萄糖（2‴→1）-α-L-鼠李糖］

两种连接方式可用第三章所述的方法进行确定，有时也可以通过比较鼠李糖上端基质子或 $C-CH_3$ 质子（H-6‴）的化学位移来区别，如表 7-14 所示。

表 7-14   鼠李糖的 **H-1‴** 和 **H-6‴** 的化学位移

化 合 物	H-1‴	H-6‴
芸香糖基	4.20～4.40(d, $J = 2.0Hz$)	0.70～1.00(d)
新橙皮糖基	4.90～5.00(d, $J = 2.0Hz$)	1.10～1.30(d)

在双糖苷中，末端鼠李糖上的 $C-CH_3$ 质子以一个二重峰或多重峰出现在 $\delta 0.70～1.30$ 处。

5. 其他质子

（1）酚羟基质子　测定酚羟基质子，可将黄酮类化合物直接用 DMSO-d_6 作溶剂测定。例如，在木犀草素-7-O-β-D-葡萄糖苷的[1]H-NMR 谱中，酚羟基质子信号分别出现在 $\delta 12.99$（5-OH）、10.01(4′-OH) 和 9.42(3′-OH) 处。向被测定的样品溶液中加入 D_2O，这些信号即消失（见图 7-4 和图 7-5）。

（2）C_6-和 C_8-CH_3 质子　其中 C_6-CH_3 质子比 C_8-CH_3 质子出现在稍高磁场处（约 $\delta 0.2$）。如以异黄酮为例，前者出现在 2.04～2.27 处，而后者出现在 2.14～2.45 处。

（3）甲氧基质子　除少数例外，甲氧基质子一般以单峰出现在 $\delta 3.50～4.10$ 处。虽然糖基上的一般质子也在此区域出现吸收峰，但它们均不是单峰，故极易区别。甲氧基在母核上的位置，可用 NOE 技术或 2D-NMR 技术如 HMBC 谱等确定。

（4）乙酰氧基上的质子　黄酮类化合物有时也作成乙酰化衍生物后进行结构测定。通常糖基上的乙酰氧基质子信号以单峰出现在 $\delta 1.65～2.10$ 处。而苷元上酚羟基形成的乙酰氧基质子信号则以单峰出现在 2.30～2.50 处，二者易于区分。

（二）碳核磁共振谱

^{13}C-NMR 谱已广泛应用于黄酮类化合物的结构研究。在过去的 20 年间，通过与简单的模型化合物如苯乙酮、桂皮酸及其衍生物碳谱作比较，或结合经验性的简单芳香化合物的取代基位移加和规律进行计算，以及用已知的黄酮类化合物的碳谱作对照等方法，对大量的各种类型的黄酮类化合物的^{13}C-NMR 谱信号已进行了准确的归属，并已阐明了各类型黄酮类化合物碳信号的化学位移的特征。利用这些研究结果，可以比较容易地进行黄酮类化合物的结构确定。

1. 黄酮类化合物骨架类型的判断 黄酮类化合物^{13}C-NMR 谱 C 环的三个碳原子信号因母核结构不同而各具特征，它的化学位移和裂分情况，有助于推断黄酮类化合物的骨架类型。见表 7-15。

表 7-15 黄酮类化合物 C 环三碳核的化学位移

化 合 物	C＝O	C-2	C-3
黄酮类	176.3～184.0 （s）	160.0～165.0 （s）	103.0～111.8 （d）
黄酮醇类	172.0～177.0 （s）	145.0～150.0 （s）	136.0～139.0 （s）
异黄酮类	174.5～181.0 （s）	149.8～155.4 （d）	122.3～125.9 （s）
二氢黄酮类	189.5～195.5 （s）	75.0～80.3 （d）	42.8～44.6 （t）
二氢黄酮醇类	188.0～197.0 （s）	82.7 （d）	71.2 （d）
查耳酮类	188.6～194.6 （s）	136.9～145.4（d）*	116.6～128.1 （d）*
橙酮类	182.5～182.7 （s）	146.1～147.7（s）	111.6～111.9（d）（＝CH—）

＊查耳酮的 C-2 为 C-β，C-3 为 C-α。

2. 黄酮类化合物取代模式的确定 黄酮类化合物中的芳环碳原子的信号特征可以用于确定母核上取代基的取代模式。无取代基的黄酮的^{13}C-NMR 信号归属如下。

无取代基黄酮的^{13}C-NMR 信号

（1）取代基的影响 黄酮类化合物，特别是 B 环上引入取代基（X）时，引起的位移效应与简单苯衍生物的取代影响基本一致，见表 7-16。

表 7-16 黄酮类化合物 B 环上的取代基位移效应

X	Zi	Zo	Zm	Zp
OH	＋26.0	－12.8	＋1.6	－7.1
OCH$_3$	＋31.4	－14.4	＋1.0	－7.8

由表 7-16 可见羟基及甲氧基的引入可使同碳原子（α-碳）信号大幅度移向低场，邻位碳（β-碳）及对位碳则向高场位移。间位碳虽然也向低场位移，但幅度较小。

当 A 环或 B 环上引入取代基时，位移影响通常只限于引入了取代基的 A 环或 B 环。如果一个环上同时引入几个取代基时，其位移影响具有加和性。但是，当黄酮类母核上引入 5-OH 时，不但会影响 A 环，而且由于 5-OH 与羰基形成氢键缔合，减少 C-4、C-2 位的电子密度，使 C-4 信号和 C-2 信号分别向低场位移＋4.5 和＋0.87，而 C-3 信号则向高场位移 －1.99。如果 5-OH 被甲基化或苷化，氢键缔合被破坏，上述信号则分别向相反方向位移。

（2）5,7-二羟基黄酮中的 C-6 及 C-8 信号特征　多数 5,7-二羟基黄酮类化合物，C-6 及 C-8 信号一般出现在 δ90～100 范围内，而且 C-6 信号的化学位移总是大于 C-8 信号。在二氢黄酮中两碳信号的化学位移差别较小，Δδ 约为 0.9，而在黄酮及黄酮醇中它们的差别则较大，Δδ 约为 4.8。

C-6 或 C-8 有无烃基或芳香基取代可以通过观察 C-6 及 C-8 信号是否发生位移而判定。例如，被甲基取代的碳原子信号将向低场位移 6.0～10.0 左右，而未被取代的碳原子其化学位移则无多大改变。同理，C-6-碳糖苷或 C-8-碳糖苷或 C-6,8-二碳糖苷也可以据此进行鉴定。

（3）黄酮类化合物-O-糖苷中糖的连接位置　黄酮类化合物形成 O-糖苷后，苷元及糖基的相关碳原子均将产生相应的苷化位移。由于苷元上苷化位置及糖的种类不同，苷元苷化位移的幅度也不相同，可以利用这些规律判断糖在苷元上的连接位置。

在酚苷中，糖的端基碳信号因苷化向低场位移约 4.0～6.0，其位移的具体数值取决于酚羟基周围的环境。当苷化位置在苷元的 7-或 2'-、3'-、4'-位时，糖的端基碳信号一般位于 δ100.0～102.5 处。如芹菜素-7-O-β-D-葡萄糖苷，糖的端基碳信号位于 100.1（见图 7-6）。但 5-O-葡萄糖苷及 7-O-鼠李糖苷例外，其端基碳信号在 98.0～109.0。

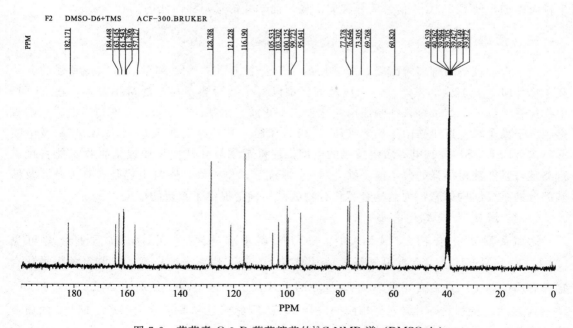

图 7-6　芹菜素-O-β-D-葡萄糖苷的 ^{13}C-NMR 谱（DMSO-d$_6$）

通常，苷元经苷化后，直接与糖基相连的碳原子向高场位移，其邻位及对位碳原子则向低场位移，且对位碳原子的位移幅度最大，详见表 7-17。因此，利用苷元的苷化位移规律可判断黄酮类化合物氧苷中糖的连接位置。

表 7-17　　　　　　　　黄酮类化合物 ^{13}C-NMR 谱上的苷化位移

苷化位置	苷元的苷化位移平均值														
	2	3	4	5	6	7	8	9	10	1'	2'	3'	4'	5'	6'
7-O-糖					+0.8	−1.4	+1.1		+1.7						
7-O-鼠李糖					+0.8	−2.4	+1.0		+1.7						
3-O-糖	+9.2	−2.1	+1.5	+0.4					+1.0	−0.8	+1.1	−0.3	+0.7		+1.5
3-O-鼠李糖	+10.3 −1.1		+2.0	+0.6					+1.1						
5-O-葡萄糖	−2.8	+2.2	−6.0	−2.7	+4.4	−3.0	+3.2	+1.4	+4.3	−1.3	−1.2	−0.4	−0.8	−1.0	−1.2
3'-O-葡萄糖	−0.5	+0.4								+1.6	0	+1.4	+0.4	+3.2	
4'-O-葡萄糖	+0.1		+1.0							+3.7	+0.4	+2.0	−1.2	+1.4	0

从表 7-17 中可见，C-3-OH 糖苷化后，对 C-2 引起的苷化位移比一般邻位效应要大得多。这说明 C-2,3 双键与一般的芳香系统不同，而是具有更多的烯烃特征。当 C-7-OH 或 C-3-OH 与鼠李糖成苷时，C-7 或 C-3 信号的苷化位移比一般糖苷要大些，据此可与一般糖苷相区别。当 C-5-OH 糖苷化后，因其与 C-4 羰基的氢键缔合被破坏，故对 C 环碳原子也将产生较大影响，使 C-2，C-4 信号明显移向高场，而 C-3 信号则移向低场。

三、质谱

对于极性较小的游离黄酮类，最常用的是电子轰击质谱（EI-MS），可以得到强的分子离子峰 [M$^+$]，且常为基峰。对于极性大、难以气化及对热不稳定的黄酮苷类，在 EI-MS 中往往看不到分子离子峰，须制成甲基化、乙酰化或三甲基硅烷化等适当的衍生物，才能观察到分子离子峰。近年来由于场解吸质谱（FD-MS）、快原子轰击质谱（FAB-MS）及电喷雾质谱（ESI-MS）等软电离质谱技术的应用，使得黄酮氧苷即使不作成衍生物也能直接进行测定，且能获得很强的分子离子峰 [M$^+$] 或准分子离子峰，同时也能获得有关苷元及糖基部分的重要结构信息，为黄酮苷类化合物的结构确定提供了重要的依据。

（一）游离黄酮类化合物

游离黄酮类化合物的 EI-MS 中，除分子离子峰 [M$^+$] 外，在高质量区常可见 [M-H]$^+$、[M-CH$_3$]$^+$（含有甲氧基者）、[M-CO]$^+$ 等碎片离子峰出现。对鉴定黄酮类化合物最有用的离子，是含有完整 A 环和 B 环的碎片离子。这些离子分别用 A$_1^+$、A$_2^+$… 和 B$_1^+$、B$_2^+$… 等表示。特别是碎片 A$_1^+$ 与相应的碎片 B$_1^+$ 的质荷比之和等于分子离子 [M$^+$] 的质荷比，因此，这两个碎片离子在结构鉴定中有重要意义。

黄酮类化合物主要有下列两种基本的裂解方式。

裂解方式Ⅰ（RDA 裂解）：

裂解方式Ⅱ：

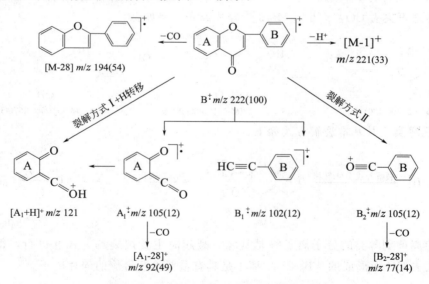

这两种裂解方式是相互竞争、相互制约的，B_2^+、$[B_2-CO]^+$ 离子强度几乎与 A_1^+、B_1^+ 离子以及由 A_1^+、B_1^+ 进一步裂解产生的一系列离子（如 $[A_1-CO]^+$、$[A_1-CH_3]^+$…）总强度成反比。

1. 黄酮类　其质谱基本裂解方式如图 7-7 所示：

图 7-7　黄酮类化合物的基本裂解途径

大多数游离黄酮的分子离子峰 $[M]^+$ 为基峰，其他较重要的峰有 $[M-H]^+$、$[M-CO]^+$ 和由裂解方式Ⅰ产生的碎片 A_1^+、$[A_1-CO]^+$ 和 B_1^+ 峰。

A 环上的取代情况，可根据 A_1^+ 碎片的质荷比（m/z）来确定。例如，5,7-二羟基黄酮的质谱中有与黄酮相同的 B_1^+ 碎片（m/z 102），但是，它的 A_1^+ 比后者高 32 质量单位，即 m/z 152 代替了 m/z 120，说明 A 环上应有两个羟基取代。同理，B 环上的取代情况可根据 B_1^+ 碎片确定。例如，芹菜素（5,7,4′-三羟基黄酮）和刺槐素（5,7-二羟基，4′-甲氧基黄酮）有相同的 A_1^+（m/z 152），但是刺槐素的 B_1^+（m/z 132）比芹菜素 B_1^+（m/z 118）高 14 个质量单位，说明刺槐素在 B 环上有一个甲氧基。

有 4 个或 4 个以上含氧取代基的黄酮类常常在裂解方式Ⅰ中产生中等强度的 A_1^+ 和 B_1^+ 碎片，具有诊断价值。而有 4 个或 4 个以上含氧取代基的黄酮醇类只能产生微弱的 A_1^+ 和 B_1^+ 碎片离子。

具有 3-，6-及 8-位异戊烯基的取代的黄酮类，除了具有一般黄酮类裂解方式外，侧链还将产生一些新的离子，可用于结构研究。例如，化合物（Ⅰ），产生 m/z 357 碎片离子，因而证明，γ,γ-二甲烯丙基连接在 A 环上，因为只有前者在裂解过程中才能通过重排产生稳定的 m/z 357 卓鎓离子（Ⅱ）。当然，m/z 357 离子以苄基形式存在也是稳定的。

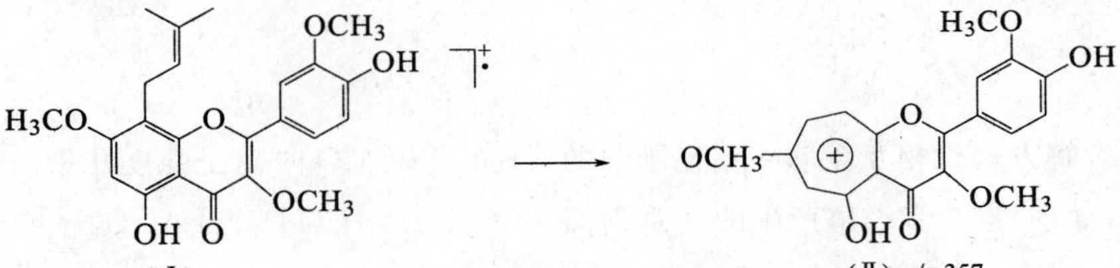

（Ⅰ）　　　　（Ⅱ）m/z 357

在 6-及 8-位含有甲氧基的黄酮类，在裂解当中可失去甲基，产生一个强的 $[M-CH_3]^+$ 离子峰，继之再失去 CO，产生 $[M-43]^+$ 碎片离子。例如：

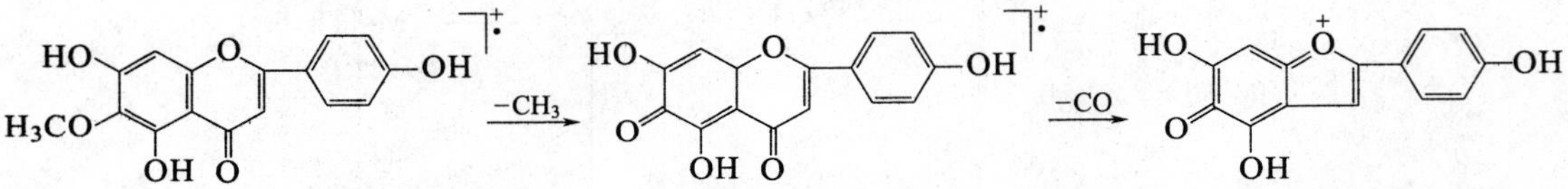

$M^+ m/z$ 300(100)　　$[M-15]^+ m/z$ 285(60)　　$[M-43]^+ m/z$ 257(43)

2. 黄酮醇类　其基本裂解方式如下：

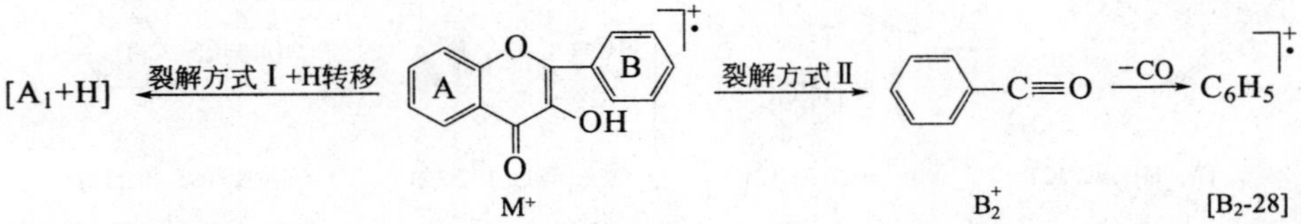

多数游离黄酮醇类的分子离子峰是基峰，裂解时主要按裂解方式Ⅱ进行，得到的 B_2^+ 离子及其失去 CO 而形成的 $[B_2-28]^+$ 离子是具有重要诊断价值的碎片离子。

由于 B_2^+ 和 $[B_2-28]^+$ 离子总强度几乎与 A_1^+、B_1^+ 及由 A_1^+、B_1^+ 衍生的一系列离子的总强度互成反比，因此，如果在一个黄酮或黄酮醇质谱中看不到由裂解方式Ⅰ得到的碎片离子时，则应当检查 B_2^+ 离子。例如在黄酮醇分子中，如果 B 环上羟基数不超过 3 个以上时，则其全甲基化的质谱图上，B_2^+ 离子应出现在 m/z 105（B 环无羟基取代），或 135（B 环有一个羟基），或 165（B 环有 2 个羟基），或 195（B 环有 3 个羟基）处。其中最强峰即为 B_2^+。由 B_2^+ 和分子离子之间的质荷比差，可以判断黄酮醇中 A 环和 C 环的取代情况。

游离黄酮醇类的质谱上除了 M^{+}、B_2^+、A_1^+、$[A_1+H]$ 离子外，还可看到 $[M-1]^+$（M-H）、$[M-15]^+$（$M-CH_3$）、$[M-43]^+$（$M-CH_3-CO$）等碎片离子，可以为结构分析提供重要

信息。

具有 2′-羟基或 2′-甲氧基黄酮醇有特有的裂解方式，即容易失去该羟基或甲氧基形成新的稳定的五元杂环。

M^+(R=H或CH$_3$) 　　　　　[M-17]$^+$(R=H)
　　　　　　　　　　　　　　　　[M-31]$^+$(R=CH$_3$)

不仅是 2′-羟基黄酮醇，而且所有的 2′-羟基黄酮类都有这种特有的裂解方式。

（二）黄酮苷类化合物

以往，黄酮苷类化合物多作成全甲基化（PM）或全氘甲基化（PDM）衍生物再进行 EI-MS 测定，从中获得苷的分子量、糖在母核上的连接位置、糖的种类、糖与糖之间连接方式等信息。

在 PM 或 PDM 的 EI-MS 谱中，一般分子离子峰〔M〕$^+$ 强度很弱，基峰通常为苷元的碎片峰。分子离子峰强度为：7-O-糖苷＞4′-O-糖苷＞3-及 5-O-糖苷，其中 7-O-糖苷分子离子峰强度最大。另外，在 PM 及 PDM 黄酮类化合物 O-糖苷中，不同的糖苷（己糖基、去氧己糖基、戊糖基及双糖基等）可产生相应的具有诊断价值的碎片离子，为黄酮苷的结构研究提供了重要信息。

黄酮碳苷化合物的质谱与普通的黄酮化合物明显不同，不像苷类那样容易裂解苷键失去糖部分得到苷元的离子峰。以其单葡萄糖苷为例，黄酮碳苷化合物的 EI-MS 出现〔M-149〕$^+$ 相当于〔苷元＋CH$_2$〕$^+$ 的主要碎片峰。

目前，黄酮苷类化合物可直接用 FD-MS、FAB-MS 和 ESI-MS 进行分析，为结构研究提供了方便。FD-MS 可形成很强的分子离子峰〔M〕$^+$ 及〔M＋H〕$^+$ 峰，直接测得分子量，还可以通过调节发射丝电流强度，得到碎片离子峰，为黄酮苷类结构研究提供更多的信息。

FAB-MS 主要形成很强的准分子离子峰，如〔M＋1〕$^+$、〔M＋Na〕$^+$、〔M＋K〕$^+$ 等，容易测到分子量，通过高分辨质谱（HR FAB-MS），还可以测到精确的分子量，推断分子式。

电喷雾电离质谱（ESI-MS）可提供〔M＋H〕$^+$ 或〔M－H〕$^+$ 离子，而获得样品的分子量，常用于分子量大的黄酮苷类结构分析。

四、黄酮类化合物结构研究中应注意的问题

（一）二氢黄酮和二氢黄酮醇 C-2 和 C-3 的立体化学问题

二氢黄酮和二氢黄酮醇的 C-2 和 C-3 均为手性碳原子，其上取代基的相对构型可以根据 ^{1}H-NMR 谱中 H-2 和 H-3 的偶合常数确定，但绝对构型的确定较为复杂，可以通过化学降解法、X-射线单晶衍射法、在手性氘代溶剂中测定 NMR 以及圆二色谱（CD）等方法测定，最常用的是圆二色谱法。X-射线单晶衍射法要求待测化合物为单晶，有的还需要引入重原子，且操作方法及数据处理复杂，故影响了该方法的推广和应用。

（二）黄酮碳苷和氧苷的区分

近几年来，由于分离技术的进步，从中药中分离鉴定的黄酮碳苷化合物数量猛增，目前已知植物来源的黄酮碳苷有300多种。黄酮碳苷化合物主要以黄酮或黄酮醇为母核，分布最广的苷元是芹菜素和木犀草素，多数在6位或8位与糖直接以C-C键相连。直接以C-C键与芳环相连的糖除了葡萄糖以外，还包括半乳糖、鼠李糖、木糖和阿拉伯糖。由于糖是直接通过C-C键与芳香环相连，黄酮碳苷在常规酸水解条件下发生Wessely-Moser重排，6-C或8-C黄酮苷互变生成6-C和8-C黄酮苷的混合物，无法使C-C键断裂得到完整的单糖，因此，不能用水解后与糖的标准品比较R_f值方法确定糖的类型和种类，必须利用MS谱光谱方法才能解决。

绝大部分黄酮碳苷化合物的7位均有含氧取代基，如—OH、—OCH$_3$，或与糖形成氧苷。与黄酮氧苷化合物相比，黄酮碳苷化合物中直接与苷元相连的糖的端基质子出现在较高场，在$\delta4.6\sim5.0$之间，与黄酮氧苷化合物截然不同（$5.0\sim5.6$），J值与糖的构型有关，β-糖的$J=6\sim10$Hz，α-糖的$J=1\sim2$Hz。若是双糖苷，末端糖的端基质子比与苷元直接相连的端基质子处于高场，如木糖端基氢出现在$\delta4.0$左右（因离黄酮母核较远，受其影响较小），且因末端糖的连接位置不同而异。与之相应，黄酮碳苷化合物中直接与苷元相连糖的端基碳的信号出现在高场（71-78），与黄酮氧苷化合物（100-109）有明显区别。

（三）黄酮碳苷的异构化问题

trans-conformation   cis-conformation

黄酮碳苷类化合物的NMR比较复杂，往往会出现成对的谱峰，给结构解析造成一定的难度。图谱的复杂性主要有构象异构化和位置异构化两方面的因素。对于构象异构化的碳苷，可以利用升温实验法使谱图简化，一般在70℃时测试图谱效果较佳。对于位置异构化，一般为6-C和8-C混合物，图谱较难解析，在70℃时测试的图谱变化不大，借此可区分构象异构体和位置异构体。构象异构体中以cis-为优势构象。

（四）黄酮碳苷取代位置的确定

黄酮碳苷化合物6或8位与糖直接以C-C键相连，其取代位置可以通过黄酮苷元[13]C-NMR谱中C-6或C-8的化学位移值来判断。黄酮化合物在6位或8位形成碳苷后，其A环因与糖相连，碳信号非常有特征。以黄酮的葡萄糖碳苷为例，6-C-葡萄糖苷的6位碳信号出现在$\delta107\sim112$之间，8位碳信号出现在$93\sim96$之间；8-C-葡萄糖苷的6位碳信号出现在$104\sim110$之间，8位碳信号出现在$97\sim99$之间；6,8-di-C-葡萄糖苷的6位碳信号出现在$107\sim112$之间，8位碳信号出现在$104\sim110$之间（表7-18）。

表 7-18 不同取代位置黄酮碳苷在核磁谱中的区别 (δ)

碳苷取代位置	H-3	H-6	C-6	H-8	C-8	端基碳
6-C-glycosyl			107-112	6.3-6.7	93-96	
8-C-glycosyl	6.5-6.8	6.0-6.4	97-99		104-110	71-78
6,8-di-C-glycoyl			107-112		104-110	

五、结构研究实例

（一）构树叶中一个黄酮类化合物的结构研究

构树叶为桑科（Moraceae）植物构树 *Broussonetia papyrifera* （Linn.）Vent 的叶，味甘，具有凉血利水的功能，民间用其水煎液治疗前列腺炎。从中分得一个化合物 D_1，为黄色粉末，盐酸-镁粉反应呈红色，$FeCl_3$ 反应呈蓝色，Molish 反应阳性，用 2% 硫酸水解，水解液中检出葡萄糖。其结构测定如下：

盐酸-镁粉反应呈红色，说明 D_1 为黄酮类化合物。UV λ_{max}（MeOH）nm：268，333，为典型的黄酮类化合物的紫外吸收光谱图。IR cm^{-1}：3433，3116（酚-OH），1654（C=O），1609、1588、1490（苯环）。EI-MS m/z（%）：270（100，苷元），269（11，苷元 - H），242（6，苷元 - CO），152（8，A_1），118（15，B_1）。EI-MS 表现苷元的特征裂解，A_1 提示苷元 A 环连接 2 个-OH，B_1 提示苷元 B 环连接 1 个-OH。^{1}H-NMR 谱中 δ7.88（2H，d，$J=$ 8.2Hz，H-2′,6′）和 6.94（2H，d，$J=$8.2Hz，H-3′,5′）为黄酮苷元 B 环上的氢质子信号峰，由此可推出 B 环 4′位有取代基，B 环为 AA′BB′系统；6.65（1H，s，H-8）和 6.48（1H，s，H-6）为 A 环间位偶合的两个质子；6.81（1H，s，H-3）处的单氢单峰为黄酮苷元 3 位质子信号；5.06（1H，d，$J=$7.3Hz）为葡萄糖端基氢信号，$J=$7.3Hz 说明苷键为 β 构型。10.39（1H，s，加 D_2O 消失），12.97（1H，s，加 D_2O 消失）为 2 个酚羟基，其中 12.97 为 5-OH。^{13}C-NMR 谱中共有 19 个碳信号峰，其中 δ101.6（C-1″）、74.7（C-2″）、77.8（C-3″）、71.2（C-4″）、78.4（C-5″）、62.4（C-6″）为葡萄糖形成氧苷的特征信号峰；其余的 13 个碳信号峰为黄酮苷元的碳信号，由于分子中存在对称结构，故仅出现 13 个峰；184.0 为黄酮类化合物 4 位 C=O 的特征信号峰；101.1 和 96.0 是 5,7-二氧代黄酮 A 环上 6、8 位碳的特征信号，从而可知葡萄糖通过氧苷键与黄酮苷元的 7 位碳相连。综合以上结构解析，可推断出化合物 D_1 为芹菜素-7-O-β-D-吡喃葡萄糖苷，NMR 数据归属见表 7-19。

（二）浅裂鳞毛蕨中一个二氢黄酮类化合物的结构研究

浅裂鳞毛蕨（*Dryopteris sublaeta* Ching et Hsu）是鳞毛蕨科（Dryopteridaceae）鳞毛蕨属（*Dryopteris*）植物，为贯众的品种之一。《神农本草经》记载："味苦，微寒。主腹中邪热气，诸毒，杀三虫。"广泛分布于我国中西部地区，在河南卢氏、栾川、嵩县及鲁山等地资源较为丰富，其中主要含有二氢黄酮及其苷类、二苯乙烯苷类成分。从该植物中分到一个二氢黄酮类化合物，该化合物的结构推断过程如下：

表 7-19　　　　　　　　　　化合物 D_1 的 ^{1}H-NMR 和 ^{13}C-NMR 数据 （CD$_3$OD）

No.	^{13}C-NMR	^{1}H-NMR(J,Hz)	No.	^{13}C-NMR	^{1}H-NMR(J,Hz)
2	166.8		2′,6′	129.6	7.88(2H,d,8.2)
3	104.0	6.81(1H,s)	3′,5′	117.0	6.94(2H,d,8.2)
4	184.0		4′	162.8	
5	163.1		Glc 1″	101.6	5.06(1H,d,7.3)
6	101.1	6.48(1H,s)	2″	74.7	
7	164.8		3″	77.8	
8	96.0	6.65(1H,s)	4″	71.2	
9	158.9		5″	78.4	
10	107.0		6″	62.4	
1′	122.9		5-OH		12.9(1H,s)

　　该化合物遇 FeCl$_3$-K$_3$[Fe(CN)$_6$] 试剂显蓝色，说明含有酚羟基。^{1}H-NMR 谱芳香区出现含 5 个质子的信号，δ7.60 (2H，dd，J=1.6，7.2Hz)，7.46(2H，m)，7.40(1H，m)，提示分子中有一个单取代的苯环。5.57(2H，dd，J=3.2，12.4Hz)，3.12(2H，dd，J=12.4，16.8Hz)，2.88(2H，dd，J=3.2，16.8Hz) 这一组质子信号为二氢黄酮 2 位和 3 位氢的特征吸收峰。在高场区 2.06 和 2.04 处分别出现两个三氢单峰信号，为两个甲基的信号峰。^{13}C-NMR 谱出现 15 个碳信号峰，其中 δ8.1 和 7.3 为两个甲基碳信号，其余的碳信号为二氢黄酮上的碳信号，因分子中存在对称结构，故仅出现 13 个峰。其中 79.4 和 43.6 为二氢黄酮 2 位和 3 位的特征信号，197.2 为二氢黄酮 4 位羰基的信号峰。综合以上分析，确定此化合物的结构为 5,7-二羟基-6,8-二甲基二氢黄酮，即去甲氧基荚果蕨素。其结构式如下所示，NMR 数据归属见表 7-20。

去甲氧基荚果蕨素

表 7-20　　　　　　　　去甲氧基荚果蕨素的 NMR 谱数据 （CD$_3$OD）

NO.	^{13}C-NMR	^{1}H-NMR(J,Hz)	NO.	^{13}C-NMR	^{1}H-NMR(J,Hz)
2	79.4	5.57(1H,dd,3.2,12.4)	9	158.5	—
3	43.6	3.12(1H,dd,12.4,16.8)	10	104.0	—
		2.88(1H,dd,3.2,16.8)	1′	140.4	
4	197.2	—	2′,6′	126.9	7.60(2H,dd,1.6,7.2)
5	162.8	—	3′,5′	129.3	7.46(2H,m)
6	103.2	—	4′	129.1	7.40(1H,m)
7	159.7	—	6-CH$_3$	8.1	2.04(3H,s)
8	102.9	—	8-CH$_3$	7.3	2.06(3H,s)

主要参考文献

[1] Williams C A，Grayer R J. Anthocyanins and other flavonoids ［J］. Nat Prod Rep，2004，21：539

[2] Paul M. Dewick. Medicinal Natural Products：Biosynthetic Approach（2nd edition）［M］.New York：John Wiley & Sons，2001

[3] 冯卫生．构树叶的化学成分 ［J］．药学学报，2008，43（2）：173-180

[4] 冯卫生．浅裂鳞毛蕨中的一个新二氢黄酮 ［J］．药学学报，2005，40（5）：443

第八章
鞣质及其他酚类

第一节 鞣 质

早期，人们把具有鞣制皮革作用的物质称为鞣质（tannins）。随着现代研究的不断进展，目前认为，鞣质是由没食子酸（或其聚合物）的葡萄糖（及其他多元醇）酯、黄烷醇及其衍生物的聚合物以及两者混合共同组成的植物多元酚。20 世纪 80 年代开始，鞣质成为十分活跃的研究领域。目前已分离鉴定的鞣质化合物有 500 多种，新发现的化合物数量之多，类型之广，都超过了以往的总和。鞣质具有多方面的生物活性，主要包括抗肿瘤作用，如茶叶中的 EGCG（epigallocatechin gallate），月见草中的月见草素 B（oenothein B）等有显著的抗肿瘤促发作用（antipromotion）；抗脂质过氧化，清除自由基作用；抗病毒作用；抗过敏、抗疱疹作用以及利用其收敛性用于止血、止泻、治烧伤等。

鞣质广泛分布于植物界，特别在种子植物中分布更为广泛，如蔷薇科、大戟科、蓼科、茜草科植物中最为多见。我国含有鞣质的中草药资源十分丰富，如五倍子、地榆、大黄、虎杖、仙鹤草、老鹳草、四季青、麻黄等均含有大量的鞣质。近年，我国在鞣质的化学及其应用研究上也取得了不少的成果，例如以鞣质类化合物为有效成分研制成功的抗肿瘤二类新药威麦宁胶囊，是以四季青鞣质为原料制成的治疗烫伤、烧伤有良效的制剂；以茶叶中的鞣质为主制成的茶多酚产品，用于抗衰老取得了可喜的成绩。此外，从含鞣质 6% 以上的植物水提液所得的浓缩产品"栲胶"，主要用于皮革工业的鞣皮剂，酿造工业用作澄清剂，工业用作木材黏胶剂、墨水原料、染色剂、防垢除垢剂等。

现在一般认为，可水解鞣质在植物体内的生物合成是通过莽草酸途径合成的没食子酸及其相关代谢物。缩合鞣质是通过乙酸-丙二酸及桂皮酸复合途径合成的黄烷-3-醇及黄烷-3,4-二醇的聚合体。鞣质的生物合成途径如图 8-1 所示。

一、鞣质的结构与分类

根据鞣质的化学结构特征，将鞣质分为可水解鞣质（hydrolysable tannins）、缩合鞣质（condensed tannins）和复合鞣质（complex tannins）三大类。

（一）可水解鞣质类

可水解鞣质由于分子中具有酯键和苷键，在酸、碱、酶，特别是鞣质酶（tannase）或苦杏仁酶的作用下，可水解成小分子酚酸类化合物和糖或多元醇。根据水解的主要产物（酚酸及其多元醇）

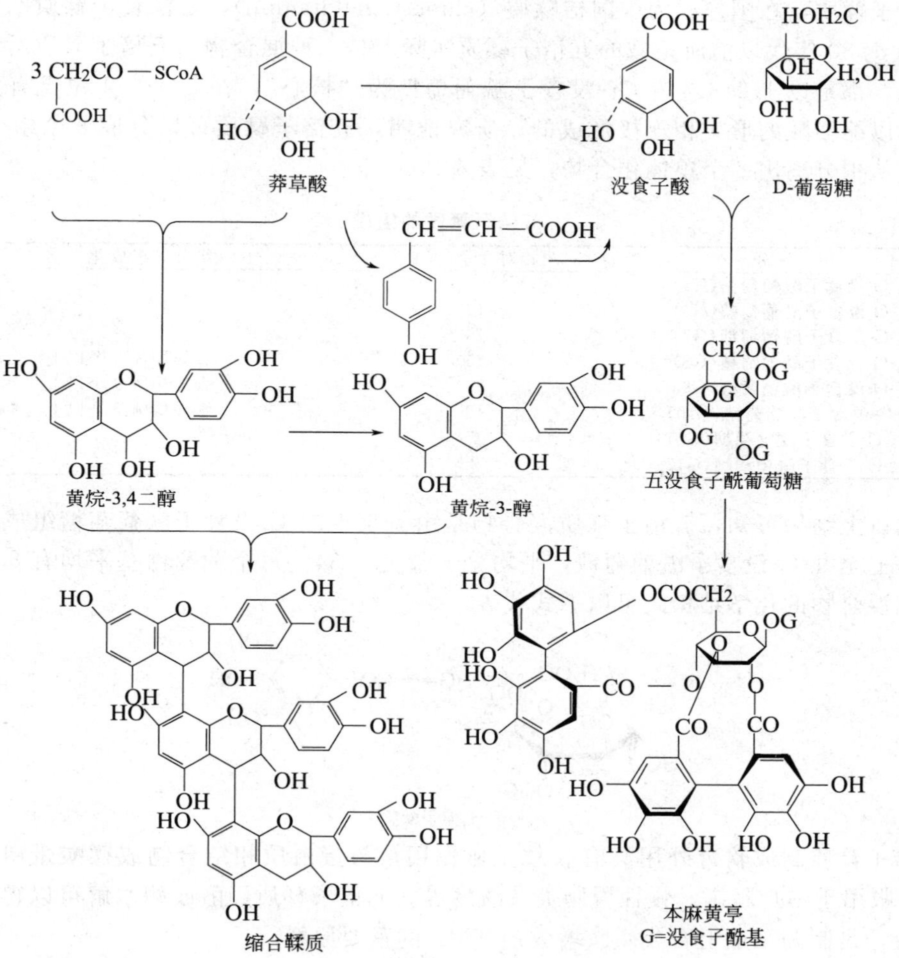

图 8-1　鞣质的生物合成途径

不同，进一步分为没食子鞣质（gallotannins）、逆没食子鞣质（ellagitannins）及其低聚体（oligomers）、C-苷鞣质（C-glycosidic tannins）和咖啡鞣质（caffeetannins）等。

1. 没食子鞣质　水解后能生成没食子酸和糖或多元醇。此类鞣质的糖或多元醇部分的羟基全部或部分地被酚酸或缩酚酸（depside）所酯化，结构中具有酯键或酯苷键。其中最常见的糖及多元醇部分为葡萄糖，此外还有 D-金缕梅糖（D-hamamelose）、原栎醇（protoquercitol）、奎宁酸（quinic acid）等。

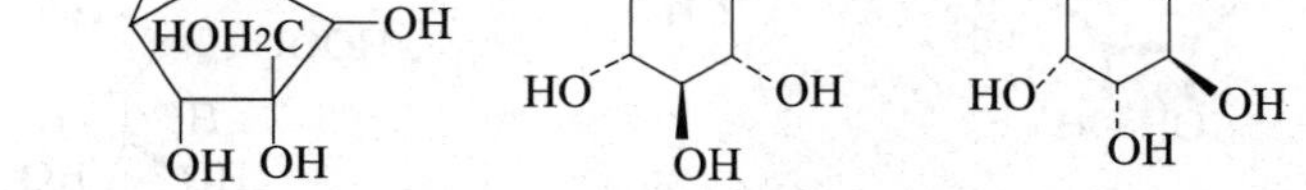

D-金缕梅糖　　　　原栎醇　　　　奎宁酸

五倍子鞣质，在国外称为中国桮鞣质（chinese gallotannin），是没食子鞣质的代表。但是，20 世纪 80 年代以前所记载的五倍子鞣质实际上是一种混合物。五倍子鞣质所有组分的化学结构，都是以 1,2,3,4,6-五没食子酰葡萄糖为"核心"，在 2、3、4 位上有更多的没食子酰基以缩酚酸的形式相连接形成的。研究证明，五倍子鞣质可以分成 8 个组分（G5～G12），并从中分离出 8 个单体化合物，见表 8-1。

表 8-1 五倍子鞣质的组成

组　　分	相对含量(%)	组分的组成化合物
五-O-没食子酰葡萄糖(G5)	4	
六-O-没食子酰葡萄糖(G6)	12	
七-O-没食子酰葡萄糖(G7)	19	
八-O-没食子酰葡萄糖(G8)	25	含异构体 8 个以上
九-O-没食子酰葡萄糖(G9)	20	含异构体 9 个以上
十-O-没食子酰葡萄糖(G10)	13	含异构体 7 个以上
十一-O-没食子酰葡萄糖(G11)	6	
十二-O-没食子酰葡萄糖(G12)	2	

根据以上结果可知，五倍子鞣质混合物是由五至十二-O-没食子酰葡萄糖组成的，最多的组分是七至九-O-没食子酰葡萄糖。平均分子量为 1434，每个葡萄糖基平均有 8.3 个没食子酰基。混合物的化学结构式可以下式代表。

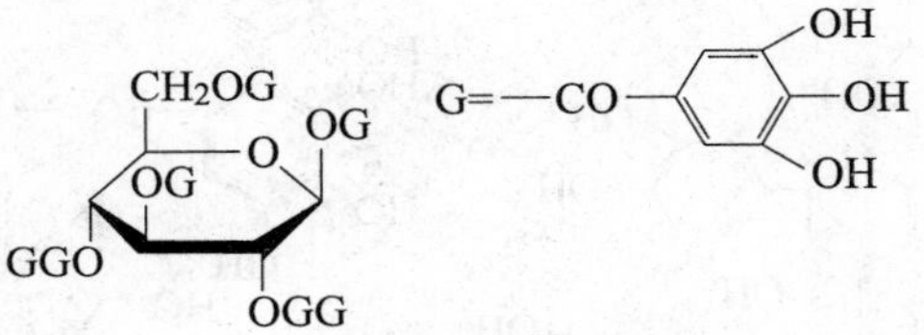

五倍子鞣质

五倍子鞣质制成软膏外用具有收敛止血作用，与蛋白质相结合制成鞣酸蛋白（tannalbin），内服用于治疗腹泻、慢性胃肠炎及溃疡等。五倍子鞣质经酸或酶水解可以得到大量的没食子酸，是制药工业上合成磺胺增效剂 TMP 的重要原料。

从龙芽草中分得的金缕梅鞣质（5,6-di-galloyhamamelose）、诃子酸（chebulinic acid）等均属于没食子鞣质。

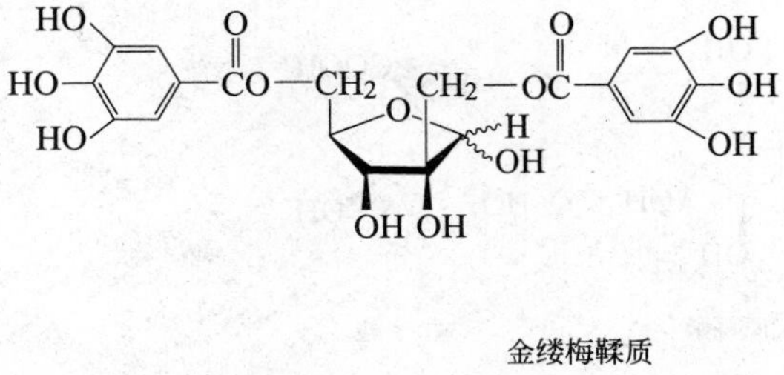

金缕梅鞣质

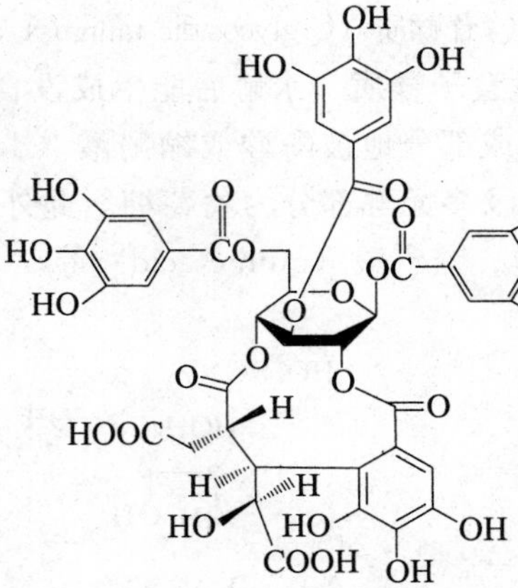

诃子酸

2. 逆没食子鞣质　又称鞣花鞣质，是六羟基联苯二酸或与其有生源关系的酚羧酸与多元醇（多数是葡萄糖）形成的酯，水解后可产生逆没食子酸（又称鞣花酸，ellagic acid）。

与六羟基联苯二甲酰基（hexahydroxydiphenoyl，HHDP）有生源关系的酚羧酸酰基主要有脱氢二没食子酰基（dehydrodigalloyl，DHDG）、橡腕酰基（valoneoyl，Val）、地榆酰基（sanguisorboyl，Sang）、脱氢六羟基联苯二酰基（dehydrohexahydroxydiphenoyl，DH-HDP）、诃子酰基（chebuloyl，Che）等。这些酰基态的酚羧酸在植物体内均来源于没食子酰基，是相邻的二个、三个或四个没食子酰基之间发生脱氢、偶合、重排、环裂等变化形成的。它们之间的衍生关系可用图 8-2 表示。

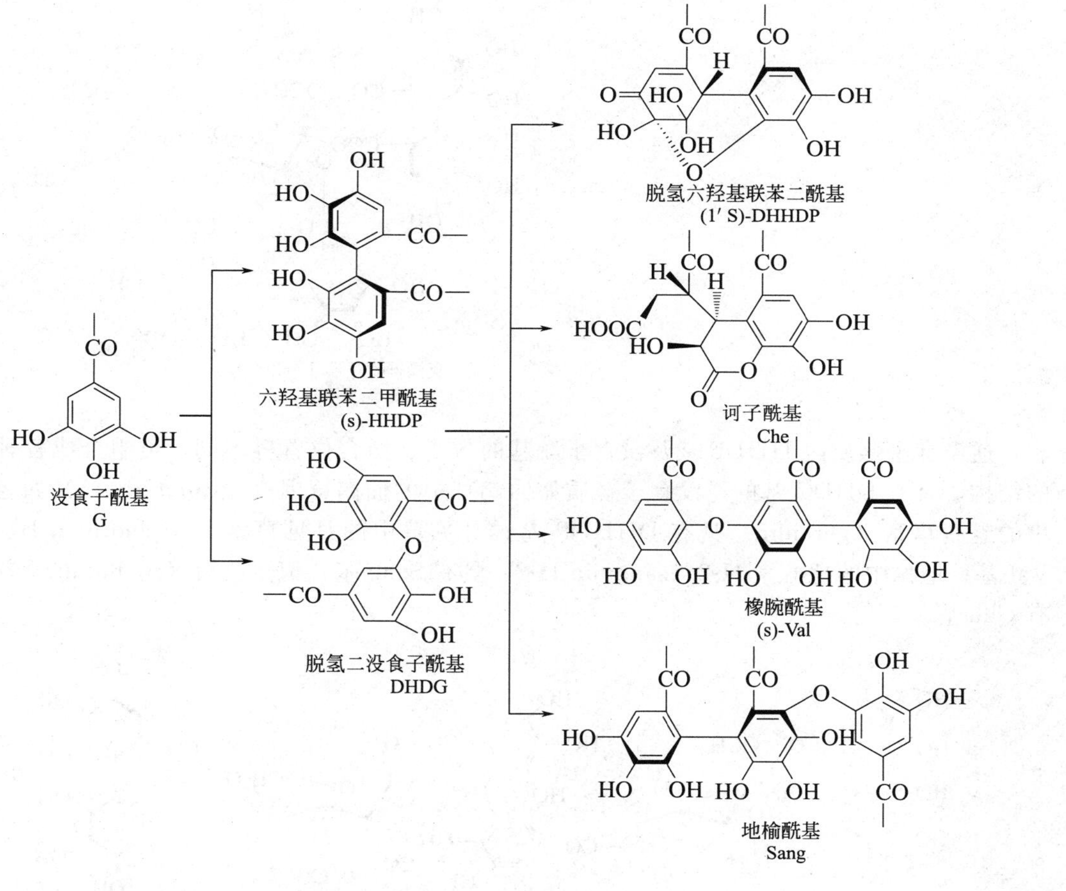

图 8-2　HHDP 的衍生关系

逆没食子鞣质是植物中分布最广泛、种类最多的一类可水解鞣质。例如特里马素Ⅰ、Ⅱ（tellimagrandinⅠ、Ⅱ），木麻黄亭（casuarictin），英国栎鞣花素（pedunculagin）等是最初分得具 HHDP 基的逆没食子鞣质。

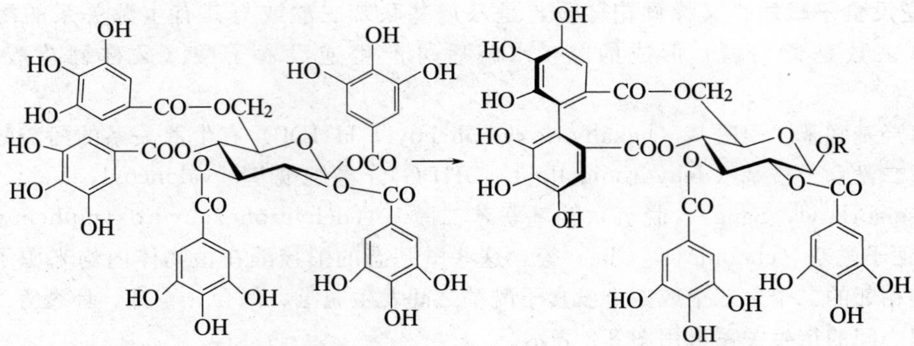

五没食子酰基葡萄糖

特里马素Ⅰ：R=H(α, β)
特里马素Ⅱ：R=G

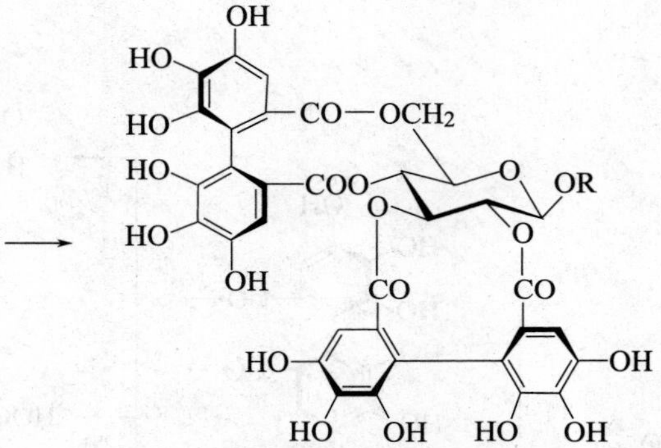

英国栎鞣花素：R=H(α, β)
木麻黄亭：R=G

逆没食子鞣质因 HHDP 基及没食子酰基的数目、结合位置等不同，可组合成各种各样的结构。具有 DHDG 基的逆没食子鞣质如仙鹤草中的仙鹤草因（agrimoniin）。又如老鹳草中的老鹳草素（geraniin）具有 DHHDP 基；月见草中的月见草素 B（oenothein B）具有 Val 基；地榆中的地榆素 H-2（sanguiin H-2）具有 Sang 基；诃子次酸（chebulinic acid）具有 Che 基。

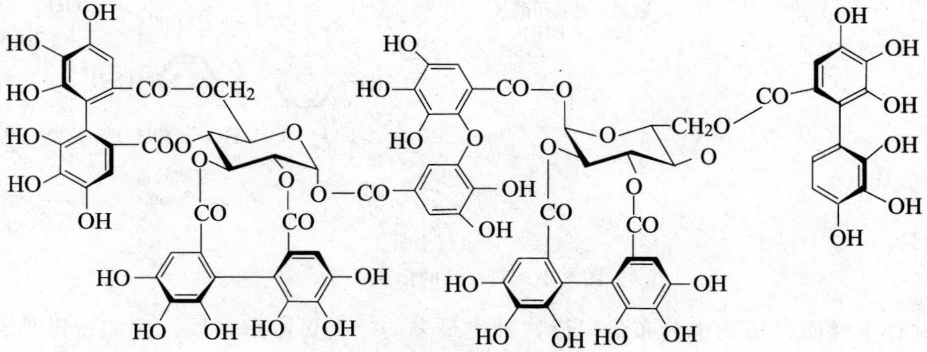

仙鹤草因

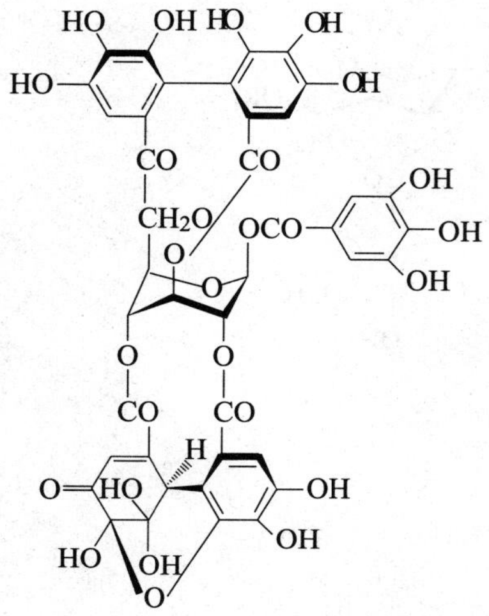

老鹳草素

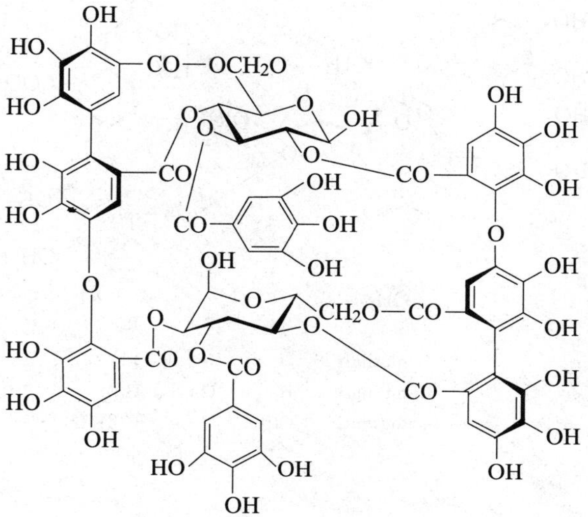

月见草素B

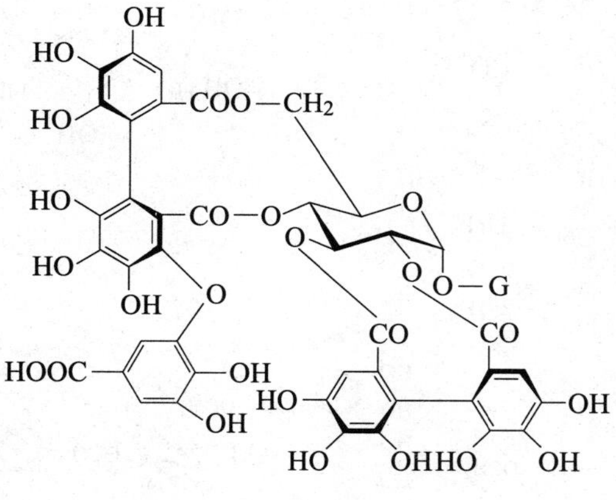

地榆素H-2

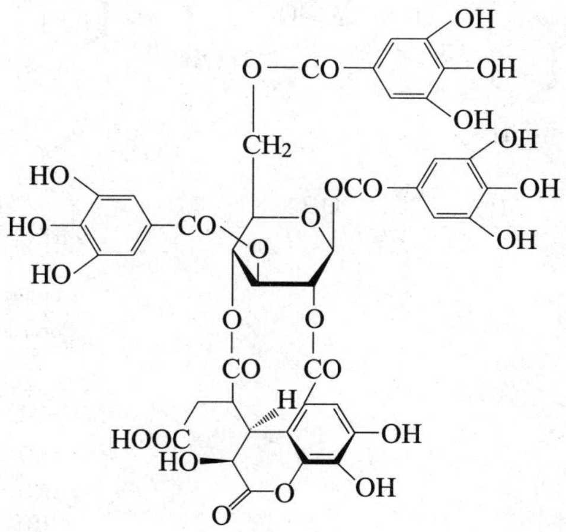

诃子次酸

目前已从中草药中分得的逆没食子鞣质，根据葡萄糖核的数目可分为单聚体、二聚体、三聚体及四聚体，通称为可水解鞣质低聚体（hydrolysable tannin oligomers），其中单聚体和二聚体最多。例如从山茱萸中分得的山茱萸素（cornusiin）A、D、E及C、F分别为二聚体及三聚体，从地榆中分得的地榆素 H-11（sanguiin H-11）为四聚体。

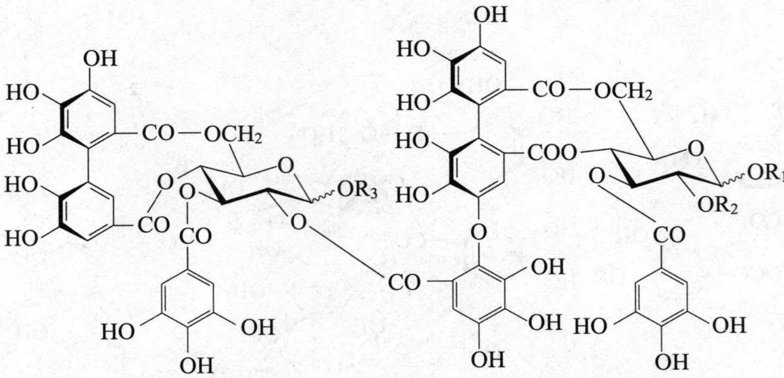

	R₁	R₂	R₃
CornusiinA	H	G	H
CornusiinB	H	G	G(β)
CornusiinC	G(β)	G	G(β)

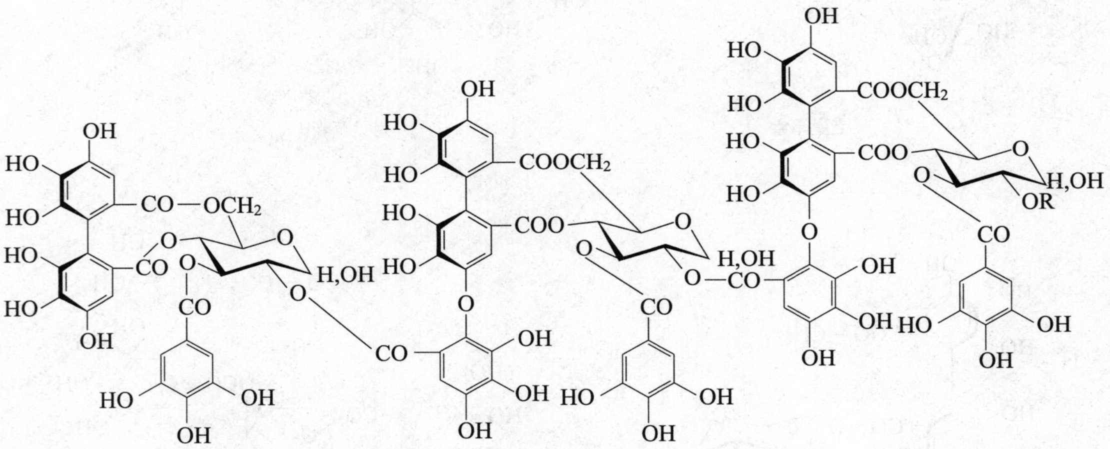

CornusiinC	R=G
CornusiinF	R=H

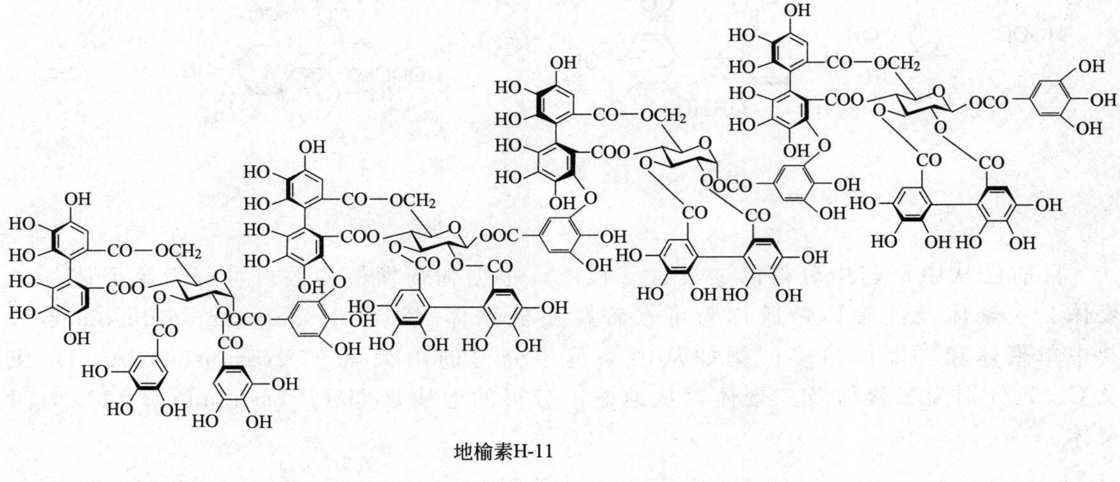

地榆素H-11

3. C-苷鞣质　木麻黄宁（casuarinin）是最初从麻黄科植物中分得的 C-苷鞣质，糖开环后端基 C-C 相连。后来又分得很多 C-苷鞣质，如旌节花素（stachyurin）等。

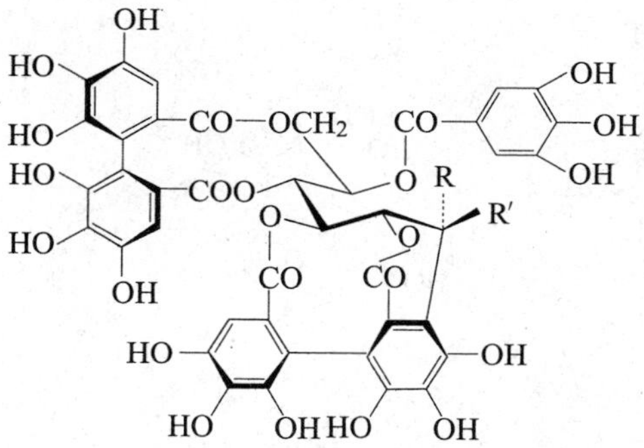

木麻黄宁：R=OH　R′=H
旌节花素：R=H　　R′=OH

4. 咖啡鞣质　咖啡豆所含的多元酚类成分主要是绿原酸（chlorogenic acid），其无鞣质活性。但含有少量的 3,4-、3,5- 及 4,5-二咖啡酰奎宁酸类化合物则具鞣质活性，这些化合物称为咖啡鞣质。详见本章第二节中缩酚酸类化合物。

（二）缩合鞣质类

缩合鞣质类用酸、碱、酶处理或久置均不能水解，但可缩合为高分子不溶于水的产物"鞣红"（亦称鞣酐，tannin reds，phlobaphenies）。基本结构由（＋）儿茶素（catechin）、（－）表儿茶素（epicatechin）等黄烷-3-醇（flavan-3-ol）或黄烷-3,4-二醇类（flavan-3,4-diol）通过 4,8- 或 4,6- 位以 C-C 缩合而成，因此也称为黄烷类鞣质（flavonoid tannin）。此类鞣质在植物界的分布比可水解鞣质广泛，天然鞣质大多属于此类。它们主要存在于植物的果实、种子及树皮等中。例如柿子、槟榔、钩藤、山茶、麻黄、翻白草、茶叶、大黄、肉桂等都含有缩合鞣质。缩合鞣质与空气接触，特别是在酶的影响下，很易氧化、脱水缩合形成暗棕色或红棕色的鞣红沉淀。

缩合鞣质由于缩合度大，结构内不同黄烷醇单元之间 4,8- 及 4,6- 位结合可能同时存在，且 C_3-OH 部分又多数与没食子酰基结合，同时类似化合物往往同时存在于一种植物中，多数情况形成复杂的混合体，使得缩合鞣质的分离、精制和结构测定变得非常困难。

目前从天然药物中分得的缩合鞣质主要有二聚体、三聚体及四聚体，例如原花青定（procyanidin）B-1、B-5、A-2、C-1 及表儿茶素没食子酯的四聚体等。此外，也有五聚体及六聚体等。

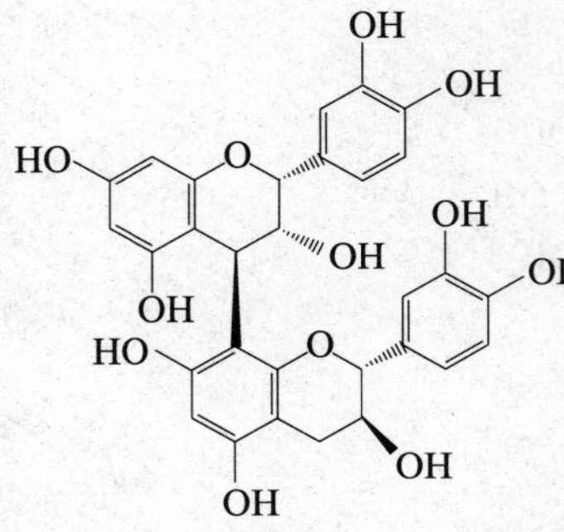

原花青定B-1

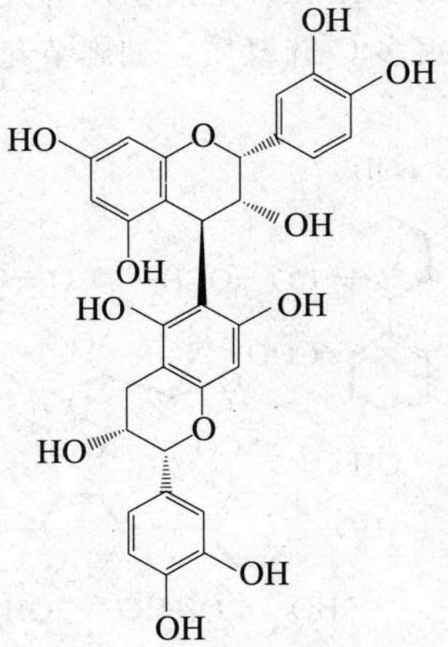

原花青定B-5

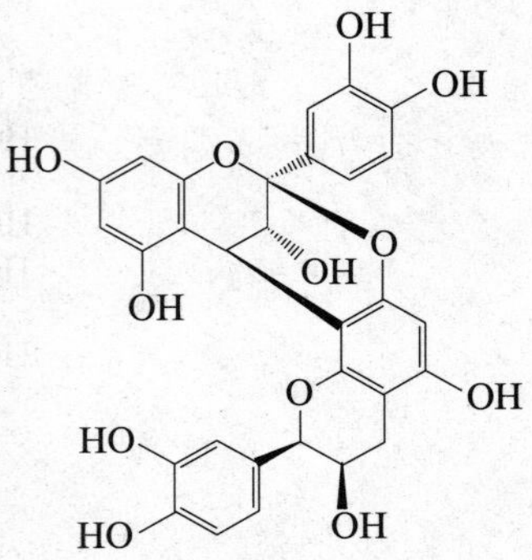

原花青定A-2

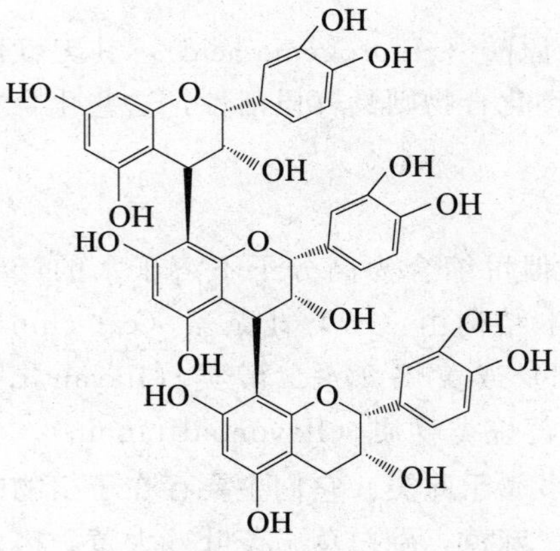

原花青定C-1

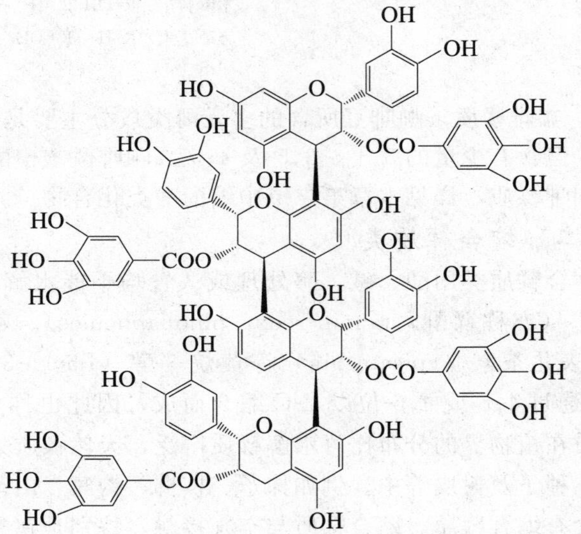

表儿茶素没食子酯的四聚体

　　绝大多数缩合鞣质的结构中，黄烷醇相互之间以碳-碳键相连接，个别以 C-O 醚键或双醚键连结。有的除 C-C 键外兼有醚键而成双倍的连结，或另具有酯键。C-C 键连结的位置多为 4,8 位或 4,6 位。另外，如二儿茶素具有开裂的吡喃环。因此缩合鞣质的结构是很复杂的。

（三）复合鞣质

　　复合鞣质（complex tannins）是由可水解鞣质部分与黄烷醇缩合而成的一类鞣质。例如，近年来陆续从山茶及番石榴属中分离出的山茶素 B（cameliatannin B）及番石榴素 A、C（guavin A、C）等。它们的分子结构由逆没食子鞣质部分与黄烷醇部分结合组成，同时具有可水解鞣质与缩合鞣质的性质。

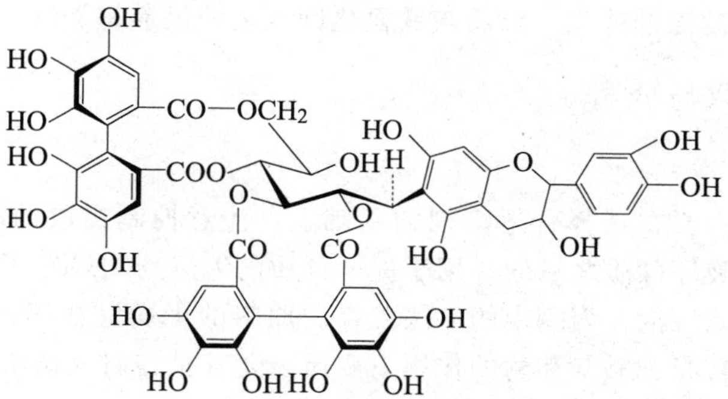

山茶素B

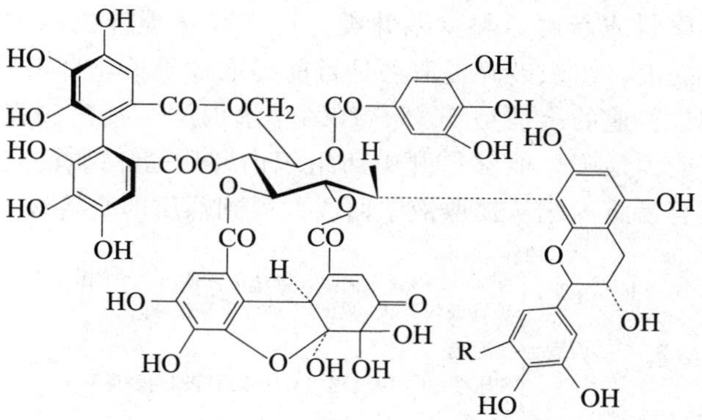

番石榴素A：R=H
番石榴素C：R=OH

二、鞣质的理化性质

（一）物理性质

鞣质除少数为结晶状（如老鹳草素）外，大多为灰白色无定形粉末，并多具有吸湿性。

鞣质极性较强，溶于水、甲醇、乙醇、丙酮，可溶于乙酸乙酯、丙酮和乙醇的混合液，难溶或不溶于乙醚、苯、三氯甲烷、石油醚及二硫化碳等。少量水存在能够增加鞣质在有机溶剂中的溶解度。

（二）化学性质

1. 还原性 鞣质含有很多酚羟基，为强还原剂，很易被氧化，能还原斐林试剂。

2. 与蛋白质沉淀 鞣质能与蛋白质结合产生不溶于水的沉淀，能使明胶从水溶液中沉淀出来，能使生皮成革。这种性质可作为提纯、鉴别鞣质的一种方法。

3. 与重金属盐沉淀 鞣质的水溶液能与重金属盐，如醋酸铅、醋酸铜、氯化亚锡或碱土金属的氢氧化物溶液等作用，生成沉淀。在提取分离及除去鞣质时均可利用这一性质。

4. 与生物碱沉淀 鞣质的水溶液可与生物碱生成难溶或不溶的沉淀，故可用作生物碱的沉淀试剂。在提取分离及除去鞣质时亦常利用这一性质。

5. 与三氯化铁的作用 鞣质的水溶液与 $FeCl_3$ 作用，产生蓝黑色或绿黑色反应或产生沉淀。蓝黑墨水的制造就以鞣质为原料。

6. 与铁氰化钾氨溶液的作用　鞣质与铁氰化钾氨溶液反应呈深红色，并很快变成棕色。

三、鞣质的提取与分离

（一）鞣质的提取

提取鞣质类化合物要在选择合适溶剂的基础上，注意控制提取的温度和时间，力求快速、完全，以达到不破坏鞣质之目的。用于提取鞣质的天然药物最好用新鲜原料，且宜立即浸提，也可以用冷冻或浸泡在丙酮中的方法贮存。原料的干燥宜在尽可能短的时间内完成，以避免鞣质在水分、日光、氧气和酶的作用下变质，尤其是在研究鞣质及其有关化合物的生源关系时，应更加注意这一点。

经过粉碎的干燥原料或新鲜原料（茎叶类）可在高速搅碎机内加溶剂进行组织破碎提取，然后过滤得到浸提液。组织破碎提取法是目前提取鞣质类化合物最常用的提取方法。

提取鞣质时使用最普遍的溶剂是 50％～70％含水丙酮，其比例视原料含水率而异。含水丙酮对鞣质的溶解能力最强，能够打开中药组织内鞣质-蛋白质的连接链，使鞣质的抽出率提高，减压浓缩很容易将丙酮从提取液中回收，得到鞣质的水溶液。

原料

　　| 50%～70%含水丙酮，室温下高速离心机内，
　　| 破碎成匀浆状，甩滤，药渣反复提取3次

丙酮/水提取液

　　| 减压浓缩(浓缩过程中有色素沉淀时可滤除)

丙酮提取物(粗总鞣质)

（二）鞣质的分离

上述提取得到的粗总鞣质，仍然是一混合物，需要进一步分离、纯化。由于鞣质是复杂的多元酚，有较大的分子量和强的极性，而且又常是由许多化学结构和理化性质十分接近的化合物组成的复杂混合物，难于分开。此外，鞣质的化学性质比较活泼，在分离时可能发生氧化、缩合等反应而改变了原有的结构等，因此与其他类型化学成分相比，鞣质的研究进展较为缓慢。近年来，随着各种新型色谱填料及制备型 HPLC 的应用，使鞣质的研究有了迅速的发展。即使如此，鞣质的分离和纯化仍然是鞣质研究中十分费时而又困难的工作。将鞣质制成甲醚化或乙酸酯衍生物有助于鞣质的分离。目前缩合鞣质中绝大部分高聚物的纯化合物都是以甲基醚或乙酸酯的形式分离出来的。

对于鞣质的分离及纯化，经典方法主要有沉淀法、透析法及结晶法，现在常用柱色谱的方法。

1. 溶剂法　通常将含鞣质的水溶液先用乙醚等极性小的溶剂萃取，除去极性小的杂质，然后用乙酸乙酯提取，可得到较纯的鞣质。亦可将鞣质粗品溶于少量乙醇和乙酸乙酯中，逐渐加入乙醚，鞣质可沉淀析出。

2. 沉淀法　利用鞣质与蛋白质结合的性质，可从水溶液中分离鞣质。向含鞣质的水溶液中分批加入明胶溶液，滤取沉淀，用丙酮回流，鞣质溶于丙酮，蛋白质不溶于丙酮而析出。这也是将鞣质与非鞣质成分相互分离的常用方法。

3. 柱色谱法　柱色谱是目前制备纯鞣质及其有关化合物的最主要方法。普遍采用的固

定相是 Diaion HP-20，Toyopearl HW-40，Sephadex LH-20 及 MCI Gel CHP-20 等，以甲醇-水、乙醇-水、丙酮-水为流动相。以上各种柱色谱在分离过程中主要是吸附色谱过程，分离效果甚佳，现已经成为分离可水解鞣质及缩合鞣质的常规方法。

利用 Sephadex LH-20 柱对提取物进行初步分组的方法如下述流程所示。依次采用不同的流动相进行洗脱，可得到不同的组分。

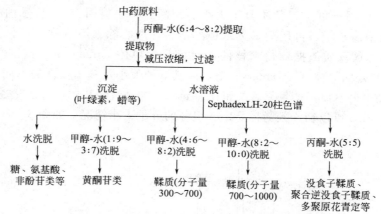

在分离鞣质时，也常采用多种柱色谱相结合的方法。在上述柱色谱中，其组合使用的顺序一般为 Diaion HP-20 → Toyopearl HW-40 → MCI Gel CHP-20。因它们在水中吸附力最强，故开始先用水冲洗，洗脱出一些多糖、多肽及蛋白质等水溶性杂质。然后依次用 10%、20%、30%、40%……含水甲醇洗脱，最后用 70%含水丙酮洗脱。实验室一般操作流程如下。

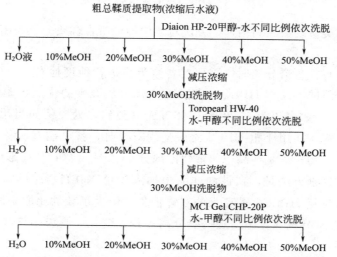

经 MCI GHP-20P 柱色谱后的各洗脱流份可用 HPLC 检测，单一组分者合并后回收溶剂，即可得到单体鞣质化合物。

4. 高效液相色谱法 HPLC 法对鞣质不仅具有良好的分离效果，而且还可以用于判断鞣质分子的大小、各组分的纯度及 α、β-异构体等，具有简便、快速、准确、实用性强等优点。

正相 HPLC 采用的分离柱多为 Superspher Si 60 及 Zorbax SIL，检测波长为280nm，流动相为环己烷-甲醇-四氢呋喃-甲酸（60：45：15：1 V/V）＋草酸 500mg/1.2L。反相 HPLC 采用的分离柱多为 Lichrospher RP-18，检测波长为 280nm，温度 40℃，流动相为 0.01mol/L 磷酸-0.01mol/L 磷酸二氢钾-乙酸乙酯（85：10：5）或 0.01mol/L 磷酸-乙腈（87：13）。

正相 HPLC 可用于可水解鞣质分子大小的判断。将原料用 70％ 含水丙酮室温破碎提取，提取液减压浓缩至干，再用适量无水甲醇溶解，离心除去不溶物即可作为正相 HPLC 的测定样品。可水解鞣质依据葡萄糖核的数目可分为单体（monomer）、二聚体（dimer）、三聚体（trimer）及四聚体（tetramers）等。因其分子大小及基团极性的不同，从而使其正相 HPLC 的保留时间（t_R）产生显著的正比差异。在同一流动相中，分子量越大，t_R 越大。因而利用正相 HPLC 可以初步判断样品中各组分的分子大小情况，如图 8-3 所示。

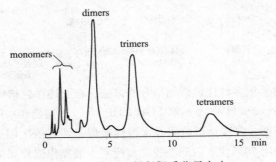

图 8-3　HPLC 判断鞣质分子大小

缩合鞣质也有类似现象。利用这一方法对于中药中所含鞣质分子大小的预试验是非常有用的。

在对粗鞣质进行柱色谱分离时，需要对各个流份进行纯度检查。正、反相 HPLC 能快速准确地达到这个目的。反相 HPLC 一般具有更加灵敏准确的优点，尤其是在判断葡萄糖的 C_1-OH 是否游离从而表现为 α、β-异构体方面有独到之处。例如当用正相 HPLC 洗脱，被测样品呈现为单峰，而用反相 HPLC 洗脱呈现双峰时，就可能有两种情况，一是样品不纯，为二个组分混合物；二是样品中的葡萄糖部分 C_1-OH 游离，从而形成 α、β-对端基异构体。这两种情况的区别方法是，在被测样品中加入少量 $NaBH_4$，振摇，还原反应完成后，在同样条件下进行反相 HPLC，若原来的双峰消失，产生了新的比原来的双峰 t_R 较小的单峰，则该样品为 α、β 异构体，不需进一步分离；若无变化，则说明该样品为两成分的混合物，需进一步分离。

四、鞣质的检识

鞣质的定性检识反应很多，最基本的检识反应是使明胶溶液变混浊或生成沉淀。此外，鞣质的简易定性检识法如下所示。以丙酮-水（8：2）浸提植物原料（0.1～0.5g），将提取物在薄层色谱上（硅胶 G 板上，多用三氯甲烷-丙酮-水-甲酸不同比例作展开剂）展开后，分别依次喷以三氯化铁及茴香醛-硫酸或三氯化铁-铁氰化钾（1∶1）溶液，根据薄层上的斑点颜色可初步判断化合物的类型。

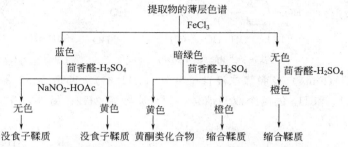

鞣质由于分子量大，含酚羟基多，故薄层鉴定时一般需在展开剂中加入微量的酸，以抑制酚羟基的解离。在硅胶色谱中，常用的展开系统为苯-甲酸乙酯-甲酸（2∶7∶1）。此外，利用化学反应也可对可水解鞣质与缩合鞣质进行初步的区别，方法和结果见表8-2。

表 8-2 两类鞣质的鉴别反应

试　　剂	可水解鞣质	缩合鞣质
1. 稀酸（共沸）	无沉淀	暗红色鞣红沉淀
2. 溴水	无沉淀	黄色或橙红色沉淀
3. 三氯化铁	蓝色或蓝黑色（或沉淀）	绿色或绿黑色（或沉淀）
4. 石灰水	青灰色沉淀	棕色或棕红色沉淀
5. 醋酸铅	沉淀	沉淀（可溶于稀醋酸）
6. 甲醛或盐酸	无沉淀	沉淀

五、鞣质的结构研究

可以通过完全酸水解或用水或酶使之部分水解，或用硫酸降解法等手段研究鞣质的结构，但各种波谱法则更为有效，特别是 NMR 谱法。

（一）氢核磁共振谱

^{1}H-NMR 谱对可水解鞣质的结构测定非常有用。通过制备甲基化衍生物后再测定 ^{1}H-NMR，可测定出酚羟基的数目；根据 ^{1}H-NMR 中糖上 C_1-H 的数目可以判断糖的个数；根据偶合常数关系可以找出各组糖上的氢；根据芳香氢数目及化学位移，可以判断芳核的取代情况。此外根据 ^{1}H-^{1}H COSY 谱的测定，可以确定各氢间的关系。

以下主要以可水解鞣质为例，介绍 ^{1}H-NMR 谱在鞣质结构鉴定中的应用。

1. 芳香氢部分

（1）没食子酰基（G） 在 $\delta 6.9 \sim 7.2$ 出现一个双质子单峰。根据此范围内出现的双质子单峰的个数，可推断分子中没食子酰基的数目。

（2）六羟基联苯二甲酰基（HHDP） 在 $\delta 6.3 \sim 6.8$ 出现分别归属于 H_A 和 H_B 的两个单峰信号。但 H_A 与 H_B 的确定，一般较难进行。

（3）橡腕酰基（Val） 在 $\delta 6.3 \sim 6.8$ 分别出现两个质子的单峰信号，在 $\delta 6.9 \sim 7.2$ 出现一个质子的单峰信号，它们分别归属于 H_A、H_B 及 H_C。

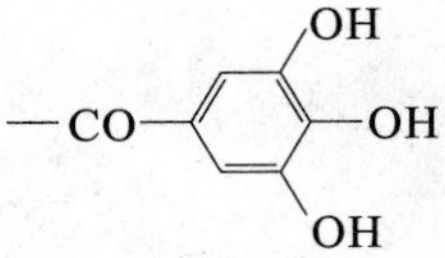

没食子酰基(G) 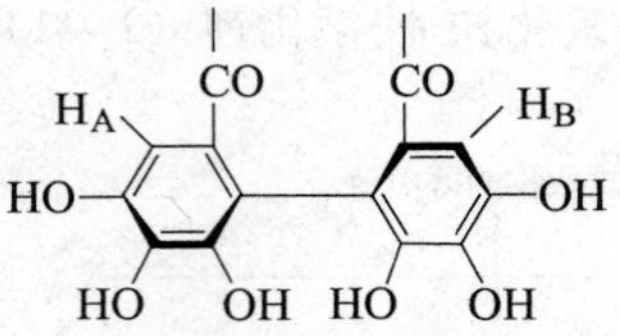　　　　六羟基联苯二甲酰基(s-HHDP) 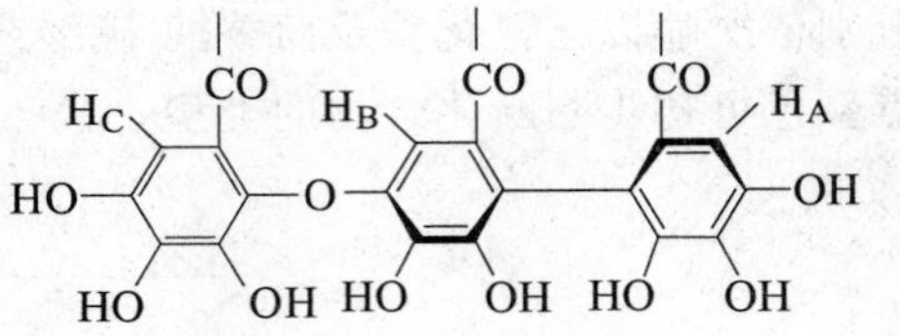　　　　橡腕酰基(s-Val)

（4）地榆酰基（Sang）及脱氢二没食子酰基（DHDG）　两者在 $\delta 6.8 \sim 7.4$ 均可出现来源于没食子酰基 H_A 和 H_B 的两个双峰信号，偶合常数约 2Hz；另外，在 $\delta 7.0 \sim 7.2$ 还可见一个单质子的单峰信号（Hc）。

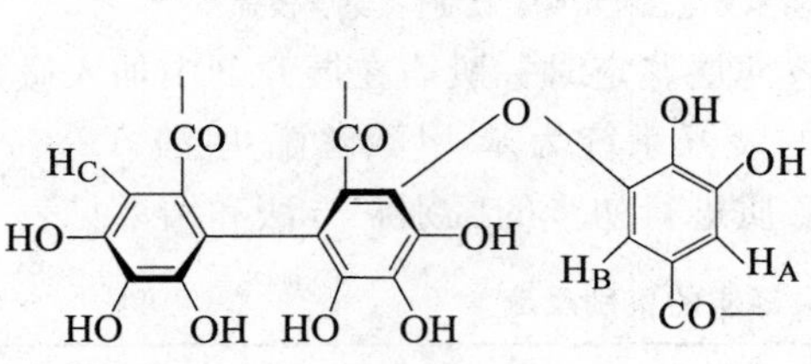

地榆酰基(Sang) 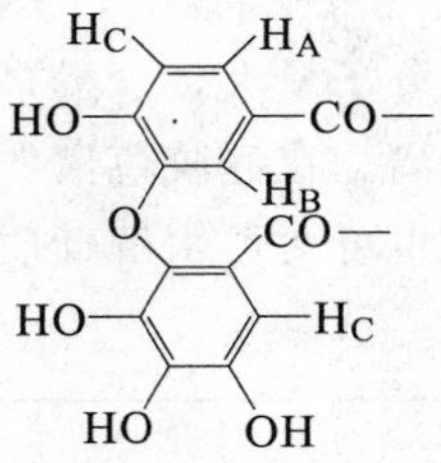　　　　脱氢二没食子酰基(DHDG)

2. 糖基部分　鞣质中的糖部分主要为葡萄糖。它以 $^4C_1$ 型或 $^1C_4$ 型两种形式存在，其中 $^4C_1$ 型最为多见。$^1C_4$ 型因羟基均为直立键，不稳定，若被酰化后，羟基被固定，因此也可存在于中药中，如老鹳草素等。在上述两种构型的葡萄糖中，其 C_1-OH 有 α、β 两种构型存在，一般以 β 型多见。对完全未取代的葡萄糖来讲，其糖基上的各个氢较难区分。但对鞣质类来讲，因糖上各个羟基被酰化，所以各个氢都分开，并显著向低场位移。例如地榆素 H-6（sanguiin H-6）的 ^{1}H-NMR 谱（图 8-4）。

当葡萄糖 C_1-OH 未被酰化时，则出现一对 α、β 异构体的信号，此时 ^{1}H-NMR 变得较为复杂。

（二）碳核磁共振谱

^{13}C-NMR 能判断可水解鞣质中没食酰基、六羟基联苯二甲酰基的数目、酰化位置及糖基的构型。一般说来，对于 $^4C_1$ 的葡萄糖基，某二个碳原子上的羟基被酰化时，该二个碳原子的 δ 增加 $0.2 \sim 1.2$，而相邻碳原子的 δ 降低 $1.4 \sim 2.8$。例如 4、6 位被酰化时，C-4、C-6 的 δ 值增加，C-3、C-5 的 δ 值降低。

近年来 HMQC 及 HMBC 的应用，使得鞣质化学结构的研究更为方便、准确。通过前者测定，可以知道结构中 C 与 H 的关系，测定后者可以了解相距两个或三个键以上的 C 与 H 间的偶合，从而确定它们之间的相对位置。目前已经有了大量的关于鞣质及其有关化合物 ^{1}H 及 ^{13}C-NMR 的图谱可以利用，使鞣质的结构解析变得大为方便。例如玫瑰素 A（rugosin A）结构中的 valoneoyl 基与 glucose 残基中，4、6 位连接的确定，即采用 HMBC 技术，通过测定其三键长距离偶合（$J_{CH}=10Hz$），结果发现 Val 基 C=O 碳信号不但与 H_B 相关，而且也与葡萄糖的 6 位 H 相关，Val 基的另一C=O 碳信号不但与 H_C 相关，还与葡萄糖的 4 位 H 相关，从而证明了 Val 基中的 HHDP 连接在葡萄糖 4、6 位上。如图 8-5 所示。

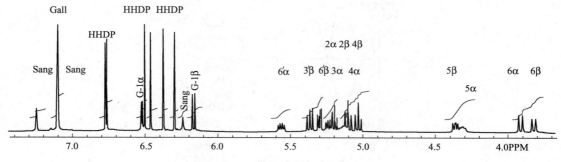

地榆素H-6

图 8-4 地榆素 H-6 的 ¹H-NMR 谱

（三）质谱

鞣质类属于多元酚类，分子量大，难于气化，因此多用 FAB-MS 谱。可水解鞣质不必制备衍生物，可直接测定，常得 [M＋Na]⁺、[M＋K]⁺ 或 [M＋H]⁺ 峰，这是因为在测定时使用了 NaCl 或 KCl。

（四）CD 谱

CD 谱在鞣质结构研究中已经成为常规方法，主要用于测定逆没食子鞣质的构型。逆没食子鞣质分子内的 HHDP、Val、Sang 基等酚羧酸的绝对构型，可以从它们的甲基醚甲酯衍生物 CD 谱得到确认。分子中有一个（R）-或（S）-HHDP 的逆没食子鞣质，在 265nm 附近分别有正或负 Cotton 效应，此外 235nm 是 HHDP 的特征峰，（R）-及（S）-HHDP 在此处分别有正和负的 Cotton 效应，若有二个 HHDP 基，则 235nm 的 Cotton 效应应增加一倍。若分子结构中既有 R 型，又有 S 型，Cotton 曲线则基本抵消。上述可用图 8-6 表示。

（五）鞣质结构研究实例

从山茱萸中分到一个可水解鞣质类化合物 E₁，为类白色无定形粉末，易溶于甲醇、丙

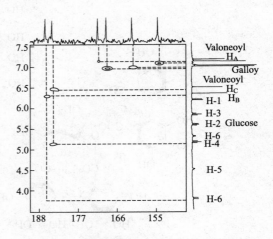

图 8-5　玫瑰素 A 的 HMBC 谱

图 8-6　HHDP 的 CD 谱

酮。其结构式是通过 ^{1}H-NMR 确定的（见表 8-3）。$\delta\,7.05(2H，s)$ 提示存在一个 galloy 基，$\delta\,6.68(1H，s)$、$6.65(1H，s)$ 提示存在一个 HHDP，$\delta\,5.36(1H，d，J=1.7Hz)$ 葡萄糖端基氢信号，根据其偶合常数得知为 α 构型。葡萄糖 6 位两个氢分别位于 $\delta\,4.95(1H，t)$，$4.15(1H，dd)$，$\Delta\delta<1.6$，说明 HHDP 连在葡萄糖的 2,3 位。结合碳谱，确定化合物 E_1 的结构为 1-O-galloyl-2,3-HHDP-α-D-glucose。

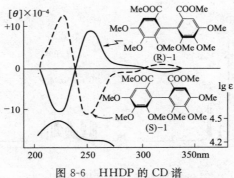

化合物 E_1

表 8-3 化合物 E₁ 的 NMR 数据归属（CD₃OD）

No.	δ_H (J, Hz)	δ_C	No.	δ_H (J, Hz)	δ_C
glc			galloyl		
1	5.36(1H,d,1.7)	94.9	4'		140.3
2	4.58(1H,t,9.3)	76.0	7'		168.4
3	4.79(1H,t,9.6)	71.4	HHDP		
4	4.52(1H,dd,8.5)	64.9	1″,1‴		116.6,117.1
5	3.98(1H,m)	69.3	2″,2‴		125.4,125.3
6	4.95(1H,t,1.5,10.7)	62.4	3″,3‴	6.68,6.65	108.2,110.1
	4.15(1H,dd,4.7,12.4)			(each 1H,s)	
galloyl			4″,4‴		145.9,145.5
1'			5″,5‴		137.6,138.1
2',6'	7.05(2H,s)	120.5	6″,6‴		145.2,145.1
3',5'		110.9	7″,7‴		166.6,170.1

第二节　其他酚类

一、二苯乙烯类

　　二苯乙烯类（stilbenoids）是以二苯乙烯为母核的一类酚性化合物。二苯乙烯也称为芪，为 1,2-二苯乙烯，其二氢化合物为二苯乙烷。此类化合物具有重要的生理活性，常具有抗菌、抗炎、扩张冠状动脉血管、降胆固醇、降血脂、植物生长调节及激素样作用等生物活性。如存在于葡萄、花生、虎杖等天然植物中的白藜芦醇（resveratrol），具有显著的抗白细胞突变、抗真菌、抗脂质过氧化、抑制血小板聚集、抗冠状动脉扩张和抗癌作用等。二苯乙烯类化合物多方面的生物活性受到普遍的关注，逐渐成为天然药物中的一类重要有效成分。

　　二苯乙烯类化合物在植物体内的生物合成是通过莽草酸途径和乙酸-丙二酸途径的复合途径而来，由一个莽草酸与一个桂皮酰辅酶 A 和三个丙二酰辅酶 A 在二苯乙烯合成酶及其他酶的的作用下生成二苯乙烯类，再经缩合反应生成二苯乙烯低聚体化合物。

　　二苯乙烯类化合物是植物界分布较广的一类天然产物，目前至少在 21 个科 31 个属的 72 种植物中发现了此类化合物，如葡萄科的葡萄属、蛇葡萄属，豆科的落花生属、决明属、槐属，百合科的藜芦属，桃金娘科的桉属等。中药虎杖、何首乌、大黄等都含有此类化合物。

（一）结构及分类

　　二苯乙烯类化合物的基本母核为两个苯环通过两个碳连接而成。该类化合物还可以由若干个二苯乙烯母核及其衍生物聚合生成多聚体，不仅可以游离形式存在，也可与糖结合以苷的形式存在，还可与黄酮、萜类、木脂素等缩合而成复合型化合物。根据两个苯环间的两个碳原子的饱和程度、基本母核聚合情况，可将其分为简单的二苯乙烯类、多聚二苯乙烯类、联苄类和多聚联苄四类。

1. 简单二苯乙烯类 如白藜芦醇（Resveratrol），具有顺式和反式两种构型。该类化合物存在于松属、牡荆属、山姜属、红光树属等属植物中。

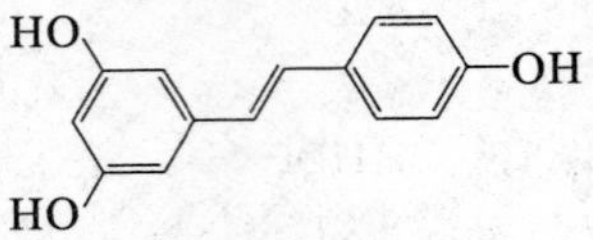

反式白藜芦醇 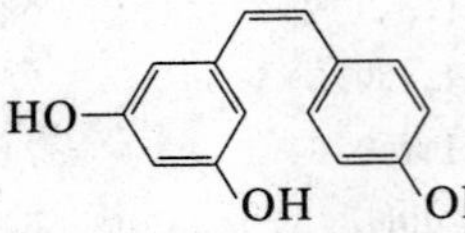   顺式白藜芦醇

2. 多聚二苯乙烯类 由两个以上二苯乙烯缩合而成。常见白藜芦醇的低聚体衍生物，二聚体如 cyptoslemin A 和 Betulifol；三聚体如 gnetuhaiin M，ampelopsin；四聚体如（+）-Vitisifuran、kobophenol 等。它们大多存在于葡萄属、地锦属、买麻藤属、槐属、坡垒属、五层龙属、蛇葡萄属等属植物中。

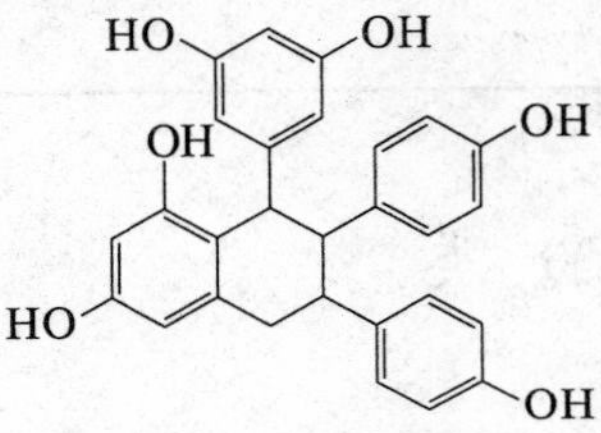

cyptoslemin A 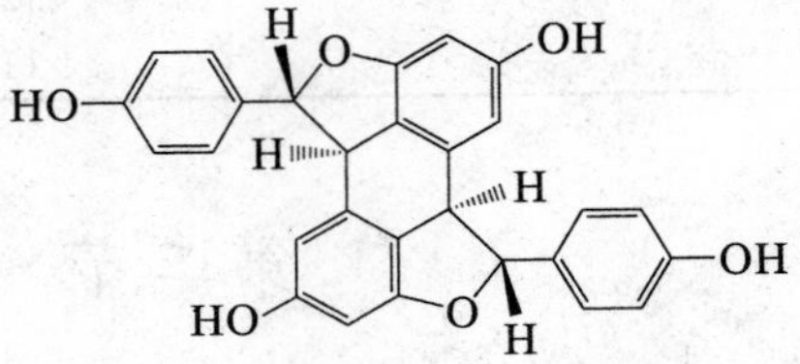   Betulifol

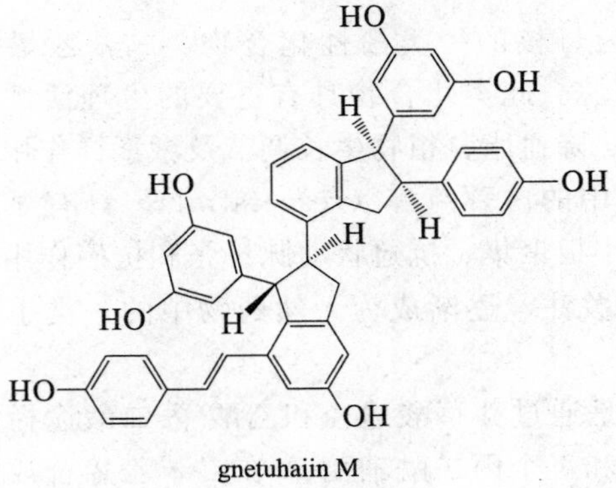

gnetuhaiin M 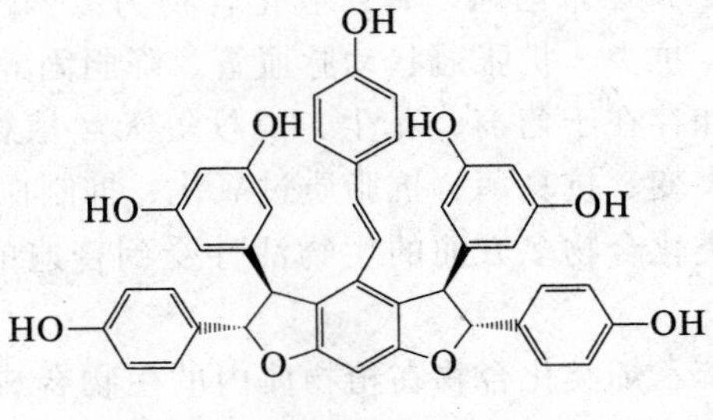   ampelopsin

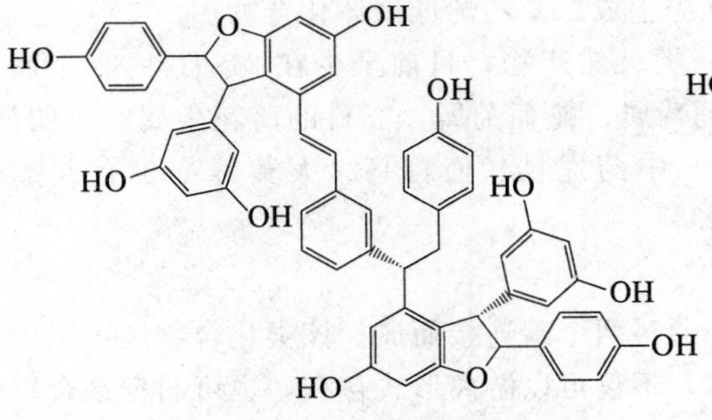

(+) -Vitisifuran 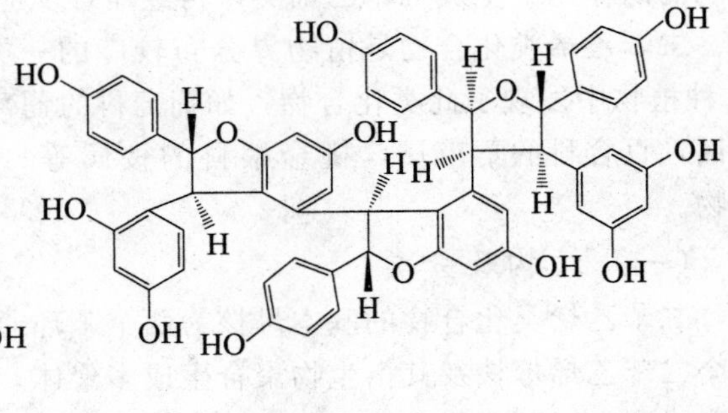   kobophenol

3. 联苄类 即简单二苯乙烷类，由于该类化合物由两个苄基连接而成，因而称为联苄

（bibenzyl）。其基本结构如 bulbophyllin 所示。

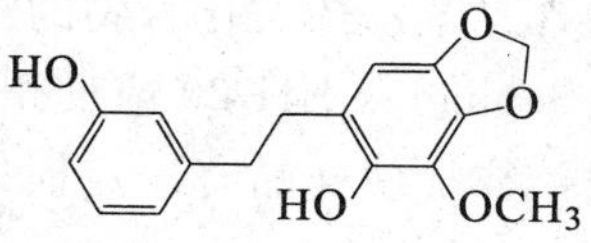

Bulbophyllin

4. 多聚联苄类　是存在于苔藓植物中的一类结构特殊的化合物，通常是联苄类的二聚体或多聚体，如 bazzanin。迄今已从苔类植物的地钱科、扁萼苔科、绿片苔科、羽苔科、瘤冠苔科、叶苔科、钱苔科及壶苞苔科等植物中获得了 70 多个多聚联苄类化合物，其中二聚体数量最多。根据苯环间连接方式（C-C 或 C-O-C）和连接位置的不同，多聚联苄类化合物可分为不同结构类型。

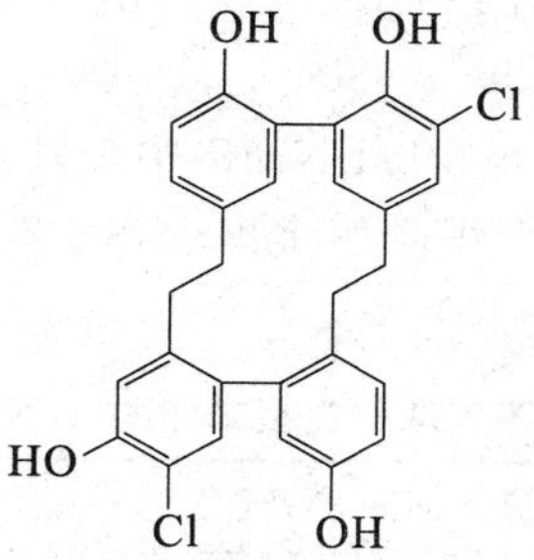

bazzanin

二苯乙烯类化合物具有多方面的生物活性，其中抗氧化活性和清除自由基活性最强。这主要与二苯乙烯在体内的代谢产物（主要是多羟基化合物）有关。从大量的药理活性机制来看，二苯乙烯类化合物的活性大多建立在抗氧化的基础上，即芳环上的羟基是活性的根源。因此，羟基的多少和取代位置至关重要。一般来说，苯环上有间位取代，而另一苯环上有对位取代是活性所必需的，如果增加一邻位取代则活性增强。

（二）理化性质

1. 性状　二苯乙烯类化合物多为无色针状结晶，少数为白色的粉末状固体。

游离二苯乙烯类化合物溶于甲醇、乙醇、丙酮等亲水性有机溶剂，可溶于亲水性有机溶剂与乙酸乙酯的混合液，难溶或不溶于乙醚、苯、石油醚等亲脂性有机溶剂。二苯乙烯类化合物成苷后，溶于水和甲醇、乙醇、丙酮等亲水性有机溶剂，难溶或不溶于三氯甲烷、乙醚、苯、石油醚等亲脂性有机溶剂。

2. 酸性　二苯乙烯类化合物因分子中具有酚羟基，故显酸性，可溶于碱性水溶液、吡啶、甲酰胺等。酸性的强弱与酚羟基的数目和位置有关。

3. 与重金属盐的沉淀反应　二苯乙烯类化合物的水溶液能与重金属盐，如乙酸铅、乙酸铜、氯化亚锡或碱土金属的氢氧化物溶液等作用，生成沉淀。在提取分离及除去植物多酚时可利用这一性质。

（三）提取与分离

二苯乙烯化合物一般用甲醇、乙醇、丙酮等溶剂提取。也有用一定 pH 值的碱水溶液进行提取的，提取液再用稀盐酸调至弱酸性可析出二苯乙烯类化合物。但此法得率较低，产物需进一步分离纯化。提取后得到的含二苯乙烯类化合物的浸膏，以三氯甲烷、石油醚等溶剂萃取除去非极性成分，再用硅胶、Sephadex LH-20 或反相 C-18 等色谱方法分离。但要注意硅胶与该类成分可产生不可逆吸附，往往使样品有一定损失。

（四）结构测定

1. 紫外光谱　二苯乙烯类的紫外光谱主要具 308～330nm 和 281～313nm 两个吸收带，分别对应两个苯环的单取代和双取代。

2. 红外光谱　二苯乙烯类的红外光谱与一般酚性化合物类似。通常有酚羟基吸收（3100～3450cm^{-1}）、双键吸收（1620cm^{-1}）和苯环吸收（1450～1600cm^{-1}）。

3. 质谱　游离二苯乙烯 EI-MS 有较强的分子离子峰。二苯乙烯苷类极性较大，需要用 ESI-MS 或 FAB-MS 来确定分子量。以低聚白藜芦醇类的分子量为例，如白藜芦醇为 m/z 228，二聚体为 m/z 454，三聚体为 m/z 680。

4. 核磁共振谱　二苯乙烯类化合物 ^{1}H-NMR 中苯环质子出现在 δ 5.1～7.4，因取代方式不同显现不同裂分（见表 8-4），亚甲基质子出现在 δ 2.0～3.0；^{13}C-NMR 苯环碳信号出现在 δ 110～160，亚甲基信号在 δ 30～40。

表 8-4　　　二苯乙烯类化合物中不同取代类型苯环的 ^{1}H-NMR 和 ^{13}C-NMR 谱特征

取代类型	^{1}H-NMR(δ) 及 (J)	^{13}C-NMR(C-1～C-6)
	H-2：6.51(d,2.0Hz) H-5：6.77(d,8.3Hz) H-6：6.85(dd,8.3Hz,2.0Hz)	133,116,146,148,112,123
	H-6：7.03(dd,7.8Hz,1.5Hz) H-5：7.16(t,7.8Hz) H-4：6.87(dd,7.8Hz,1.5Hz)	136,148,139,114,121,126
	H-2,6：6.92(2H,d,8.5Hz) H-3,5：6.61(2H,d,8.5Hz)	138,129,121,153,121,129
	H-5：6.35(t,7.8Hz) H-4：6.55(ddd,7.8,2.5,0.7～1.0Hz) H-2：6.98(d,2.5Hz) H-6：6.65(ddd,7.8,2.5,0.7～1.0Hz)	143,115,156,112,128,122
	H-4：6.88(dd,8.0Hz,2.1Hz) H-5：7.32(t,8.0Hz) H-6：7.05(dd,8.0Hz,2.1Hz)	144,121,153,113,130,122
	H-2：6.37(d,2.0Hz) H-5：6.53(d,8.2Hz) H-6：6.84(dd,8.2Hz,2.0Hz)	143,117,153,121,131,122

对于简单的二苯乙烯类化合物，用一维 ^{1}H-NMR 和 ^{13}C-NMR 就可确定结构。对于多聚二苯乙烯类，因质子较多，信号相互重叠，增加解析的难度，常应用 HMQC、HMBC 和 ^{1}H-^{1}H COSY 等二维核磁共振技术确定各苯环和乙烯或乙烷桥的信号归属、取代基的位置，通过 HMBC、NOESY 和 X-结晶衍射法等确定苯环连接方式、空间位置及分子的相对构型。

5. 结构测定实例　从浅裂鳞毛蕨（*Dryopteris sublaeta*）地上部分中分到一个二苯乙烯类化合物 D_1，为白色粉末，mp 191℃，易溶于甲醇、丙酮。其结构鉴定过程如下：

遇 FeCl$_3$-K$_3$[Fe(CN)$_6$] 试剂显蓝色，说明含有酚羟基。^{1}H-NMR 谱在 δ 7.08(1H，d，J=16.4Hz) 和 7.02(1H，d，J=16.4Hz) 呈一个典型的反式双键的信号。δ 7.51(2H，d，J=7.2Hz)，7.33(2H，t，J=7.2Hz) 和 7.22(1H，t，J=7.2Hz) 是苯环单取代时氢质子的典型信号峰。在 δ 6.84(1H，br. s)，6.66(1H，br. s) 和 6.48(1H，t，J=2.0Hz) 是苯环间位取代时氢质子的信号峰。由以上两个苯环和一个双键的片断可以推测分子中有二苯乙烯的结构。该化合物用 2% 硫酸酸水解，薄层检识到葡萄糖的存在。与之相应，δ 4.89(1H，d，J=7.2Hz) 以及 4.0～3.0 之间的 6 个氢信号，为葡萄糖上氢质子的信号，且由端基氢的偶合常数判断该糖为 β 构型。^{13}C-NMR 谱中出现 18 个碳原子，在芳香区 δ 160.5～104.7 之间有 12 个碳原子，其中 130.1 和 129.6 是反式双键上的碳原子信号，其余 10 个碳原子是两个苯环上的碳信号，因分子中存在对称结构，故表现 10 个碳信号。δ 102.4，75.0，78.0，71.5，78.3，62.6 为葡萄糖上碳信号。HMBC 谱中，δ 4.89(H-1″) 和 160.5(C-3) 相关，推测葡萄糖连在苷元的 3 位上，δ 7.02(H-α) 和 107.3(C-2) 及 108.7(C-6) 相关，由此推出 δ 7.02 为 α-H，则 δ 7.08 为 β-H。综合以上分析，化合物 D_1 的结构确定为 3-羟基二苯乙烯-5-O-β-D-葡萄糖苷。通过 HSQC 和 HMBC 确定了各个碳氢的归属（见表 8-5）。

表 8-5　　　　　　　　　化合物 D_1 的 NMR 数据（CD$_3$OD）

NO.	δ_C	$\delta_H(J, Hz)$	NO.	δ_C	$\delta_H(J, Hz)$
1	140.9	—	3′,5′	129.7	7.33(2H,t,7.2)
2	107.3	6.84(1H,br. s)	4′	128.7	7.22(1H,t,7.2)
3	160.5	—	D-Glc		
4	104.7	6.48(1H,t,2.0,2.4)	1″	102.4	4.89(1H,d,7.2)
5	159.7	—	2″	75.0	
6	108.7	6.66(1H,br. s)	3″	78.0	
α	129.6	7.02(1H,d,16.4)	4″	71.5	(4H,m,H-2″,3″,4″,5″)
β	130.1	7.08(1H,d,16.4)	5″	78.3	
1′	138.7	—	6″	62.6	3.94(1H,dd,2.0,12.0)
2′,6′	127.6	7.51(2H,d,7.2)			3.71(1H,dd,6.0,12.0)

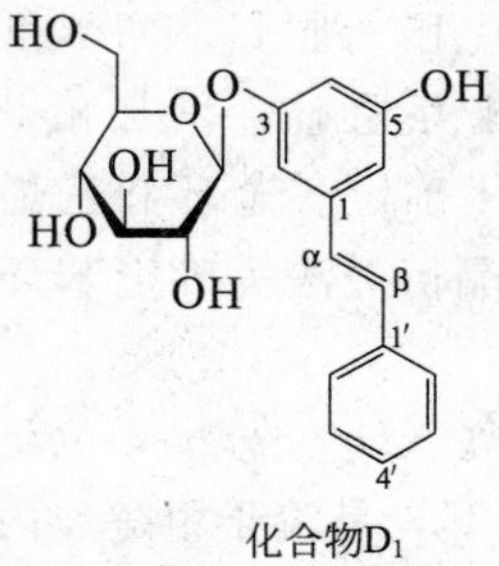

化合物D₁

二、缩酚酸类

酚酸类成分在植物中广泛分布，其基本结构是酚羟基取代的芳香羧酸，其中不少属于具有 C_6-C_3 结构的苯丙酸类。植物中的苯丙酸类成分主要是桂皮酸的衍生物，常见的有对羟基桂皮酸（p-hydroxycinnamic acid）、咖啡酸（caffeic acid）、阿魏酸（ferulic acid）、异阿魏酸（isoferulic acid）和芥子酸（sinapic acid）等。

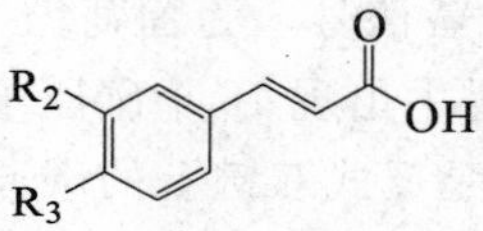

桂皮酸	$R_1=R_2=H$
对羟基桂皮酸	$R_1=H, R_2=OH$
咖啡酸	$R_1=R_2=OH$
阿魏酸	$R_1=OCH_3, R_2=OH$
异阿魏酸	$R_1=OH, R_2=OCH_3$

缩酚酸（depside）是由酚酸与不同的醇、酸等类成分经酯键缩合而成的一类化合物。缩酚酸类化合物主要有咖啡酰缩酚酸类和苯甲酰缩酚酸类两大类。苯甲酰缩酚酸主要分布于地衣、苔藓、真菌等低等植物中。而咖啡酰缩酚酸类在菊科、豆科、伞形科、旋花科等高等植物中广泛存在。不少缩酚酸具有较强的生理活性，如抗氧化活性、抗炎活性、抗微生物活性、酶抑制作用、肝细胞保护作用、抑制血小板聚集作用等。

很多苯乙醇苷类化合物的结构中也含有咖啡酰基、阿魏酰基或苯甲酰基，因此，本书把具有咖啡酰基、阿魏酰基或香草酰基等结构片段的苯乙醇苷也归入缩酚酸类化合物。本小节主要介绍咖啡酰缩酚酸类。

（一）结构及分类

根据缩酚酸类化合物的组成结构单元和数量的不同，主要可分为咖啡酰奎宁酸类和丹参素缩酚酸类二种类型。

1. 咖啡酰奎宁酸类　咖啡酰奎宁酸类（caffeoylquinic acid）化合物是由奎宁酸（quinic acid）和若干个咖啡酸通过酯化反应缩合而成的一类缩酚酸类化合物。根据分子中咖啡酸数目的不同可分为单咖啡酰奎宁酸类、双咖啡酰奎宁酸类、三咖啡酰奎宁酸类和多咖啡酰奎宁酸类等。当分子中含咖啡酸的个数较少时，不表现鞣质活性，但少量含有 3,4-、3,5-及 4,5-二咖啡酰奎宁酸类的化合物则具鞣质活性，这些化合物也称为咖啡鞣质。此类双咖啡酰奎宁酸类化合物多见于菊科植物。

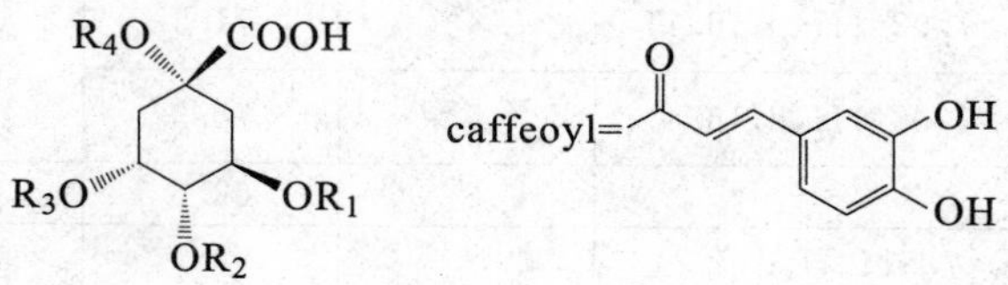

化合物	R₁	R₂	R₃	R₄

表 8-6　　　　　　　　　常见的咖啡酰奎宁酸类化合物

化合物	R_1	R_2	R_3	R_4
绿原酸	caffeoyl	H	H	H
4-O-咖啡酰奎宁酸	H	caffeoyl	H	H
3,4-二-O-咖啡酰奎宁酸	caffeoyl	caffeoyl	H	H
3,5-二-O-咖啡酰奎宁酸	caffeoyl	H	caffeoyl	H
4,5-二-O-咖啡酰奎宁酸	H	caffeoyl	caffeoyl	H
1,3-二-O-咖啡酰奎宁酸	caffeoyl	H	H	caffeoyl
1,3,5-三-O-咖啡酰奎宁酸	caffeoyl	H	caffeoyl	caffeoyl
3,4,5-三-O-咖啡酰奎宁酸	caffeoyl	caffeoyl	caffeoyl	H

2. 丹参素缩酚酸类　丹参素缩酚酸类是由咖啡酸衍生物或其二聚物和丹参素[D-(＋)-β-(3,4-二羟基苯基)乳酸]以酯键的形式缩合而成的一类化合物。该类化合物主要存在于鼠尾草、紫草等高等植物中。中药丹参的水溶性有效成分即属于该类化合物，故称为丹酚酸。丹酚酸都具有很强的抗脂质过氧化和清除自由基作用，其中含量最高的两个成分丹酚酸 A（salvianolic acid A）和丹酚酸 B(salvianolic acid B)的活性最强，对脂质过氧化引起的细胞膜损伤有明显的保护作用。

　　丹酚酸的化学结构复杂，但咖啡酸和丹参素是各种丹酚酸的基本化学结构片段，各种丹酚酸均可看作是不同数量的咖啡酸和丹参素缩合而成。如迷迭香酸（Rosmarinic acid）是由一分子丹参素和一分子咖啡酸缩合而成；丹酚酸 A 是一分子丹参素与两分子咖啡酸缩合而成；丹酚酸 B 为三分子丹参素与一分子咖啡酸缩合而成；丹酚酸 C 则为二分子丹参素缩合而成。其他丹酚酸亦有类似结构。根据咖啡酸和丹参素及其衍生物的数目可分为单体（monomer）、二聚体（dimer）、三聚体（trimer）及四聚体（tetramers）等。

　　（1）单体　指咖啡酸和丹参素及其衍生物，它们是各种丹酚酸的基本化学结构单元。丹酚酸通常是由它们通过酯键、醚键或碳-碳键聚合而成。通过酯键聚合时，一般由咖啡酸提供羧基，丹参素提供羟基。

咖啡酸　　　　　丹参素

　　（2）二聚体　如迷迭香酸、丹酚酸 G。

迷迭香酸　　　　丹酚酸 G

（3）三聚体 如丹酚酸 A、丹酚酸 J。

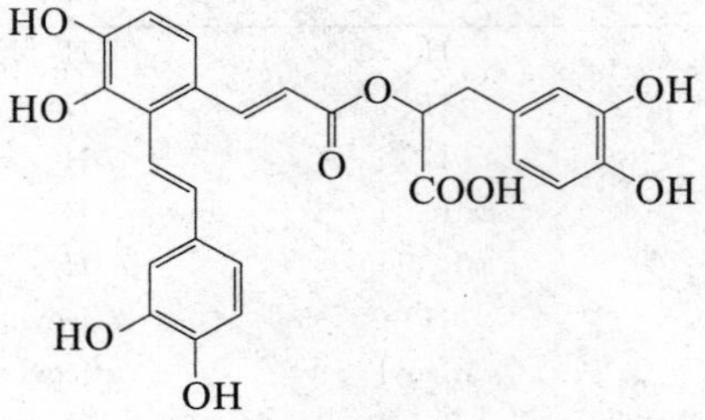

丹酚酸A

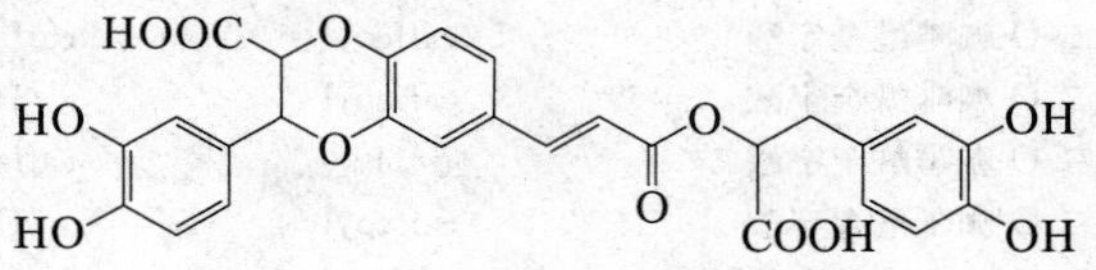

丹酚酸J

（4）四聚体 如丹酚酸 B、丹酚酸 E。其中丹酚酸 B 是中药丹参中含量最高的多酚酸类成分。

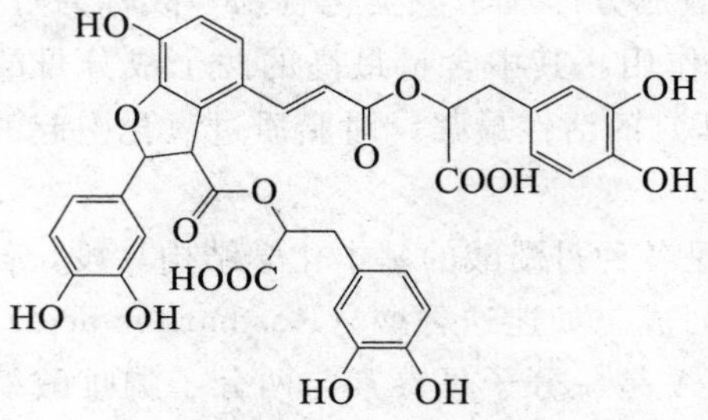

丹酚酸B

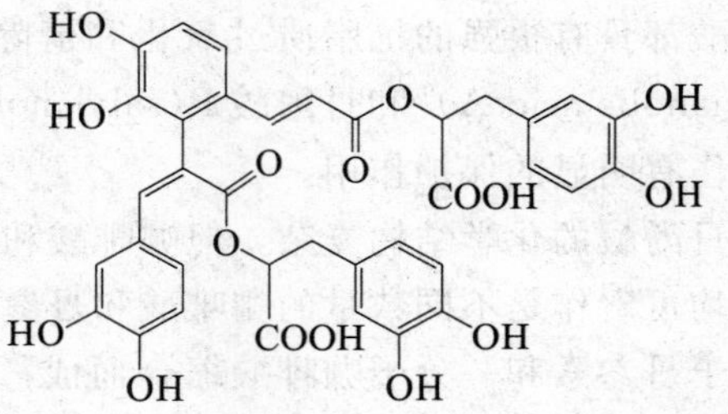

丹酚酸E

3. 苯乙醇苷缩酚酸类 苯乙醇苷类化合物是指苯乙醇和糖（最常见的糖是葡萄糖）端基碳结合形成的氧苷。在苯乙醇苷的结构中，葡萄糖的 C-2～C-6 羟基往往与咖啡酰基、阿魏酰基以及香草酰基等形成酯苷，或与鼠李糖、芹菜糖等结合形成双糖苷或三糖苷。中药连翘中含有的连翘酯苷 A-C（forsythoside A-C）即属于该类成分。又如苦苣苔科植物石胆草（*Corallodiscus flabellata*）中的抗病毒有效成分（石胆草苷 A、B）就是苯乙醇苷类化合物。

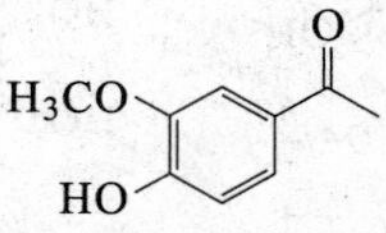

香草酰基

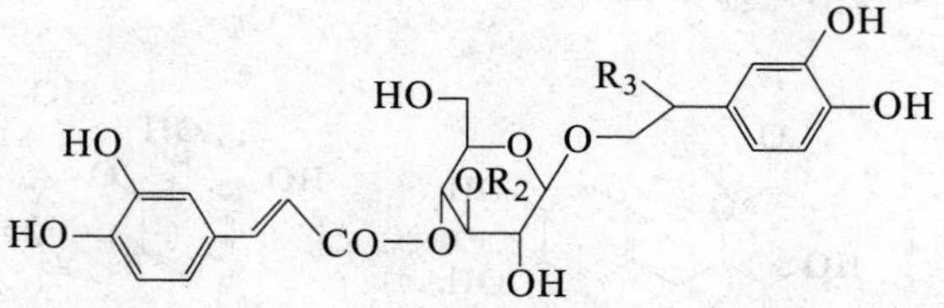

rorsythoside A	R₁=rha	R₂=OH	R₃=H
rorsythoside B	R₁=api	R₂=rha	R₃=H
rorsythoside C	R₁=rha	R₂=OH	R₃=OH

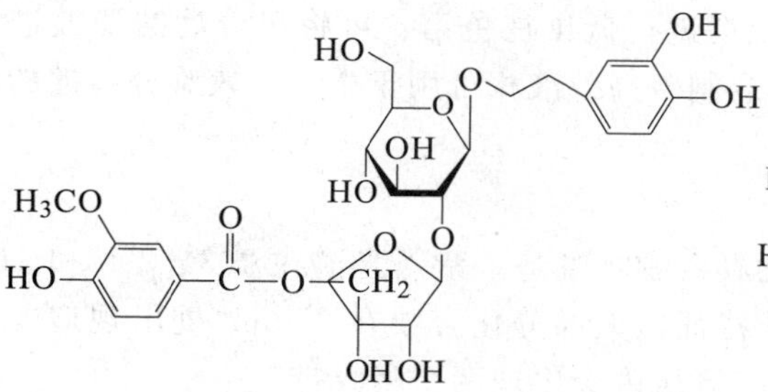

石胆草苷A

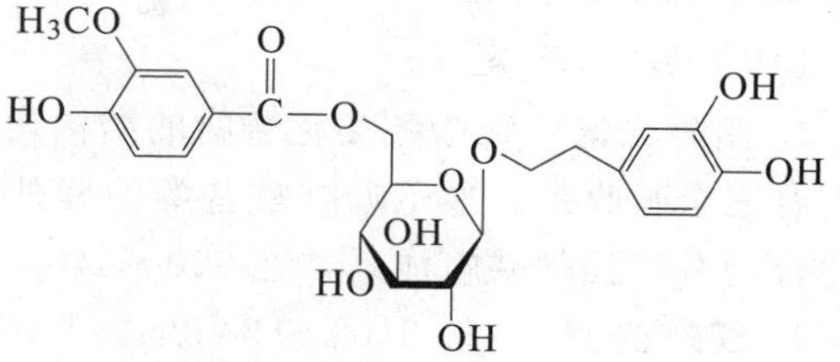

石胆草苷B

（二）理化性质

1. 性状 缩酚酸类化合物多为无定形的粉末，少数为结晶。大多为灰白色、黄色或淡黄色，少数为白色。

游离缩酚酸类化合物极性中强或较强者，溶于水、甲醇、乙醇、丙酮等亲水性有机溶剂，难溶或不溶于苯、石油醚等亲脂性有机溶剂。有水存在能够增加缩酚酸类化合物在有机溶剂中的溶解度。缩酚酸成苷后，溶于水、甲醇、乙醇、丙酮等亲水性有机溶剂，难溶或不溶于乙醚、苯、石油醚等亲脂性有机溶剂。

2. 酸性 缩酚酸类化合物因分子中都具有酚羟基，故显酸性，酸性的强弱与酚羟基数目的多少和位置有关。一般可溶于碱性水溶液、吡啶、甲酰胺等。此外，缩酚酸分子中多数含有酯键，在提取分离时注意避免发生水解反应。

（三）提取与分离

1. 缩酚酸类化合物的提取 由于这类化合物的结构中都有邻位酚羟基，在加热时极易被氧化，所以不稳定。同时，缩酚酸类化合物多是通过酯键聚合而成的，因此在碱性条件下容易发生降解，这给提取分离带来一定的困难。因此提取分离应尽量避免高温和过长时间。目前常用的提取方法有乙醇提取和水提取两种方法。

乙醇提取法是将粉碎的药材用95％的乙醇在室温下冷浸，回收乙醇后浸膏用水充分提取，减压浓缩后的水提取物加一定量硅胶拌匀，在改良的索氏提取器中依次用三氯甲烷、乙酸乙酯、乙醇提取，乙醇提取液浓缩后溶于水，并用乙酸乙酯萃取，总缩酚酸即在乙酸乙酯提取液中。

水提取法是将粉碎的药材用水回流提取，减压浓缩后加一定量的乙醇，使含醇量为70％。放置过夜，过滤后减压浓缩，将浓缩液依次用三氯甲烷、乙酸乙酯、正丁醇萃取。萃取后的水溶液用10％盐酸酸化，并继续用乙酸乙酯和正丁醇萃取。酸化前后的乙酸乙酯和正丁醇提取液均含总缩酚酸类化合物。

2. 酚酸类化合物的分离 可将得到的总缩酚酸以硅胶、Sephadex LH-20 或反相 C-18 HPLC 等色谱分离。如硅胶干柱色谱，用 80～100 目硅胶作吸附剂，三氯甲烷-甲醇-甲酸（85：15：1）作展开剂，把展开后的柱色谱切割成若干份，分别用热乙醇洗脱，根据极性大小将总缩酚酸粗分成几个部分。继续用硅胶 H 作吸附剂，不同比例的三氯甲烷-甲醇-甲酸

（95∶5∶1、90∶10∶1、85∶15∶1）作洗脱剂进行低压柱色谱，可将粗分后的酚酸进一步分离纯化，得到单体化合物。制备薄层色谱或制备高效液相可用于微量、较难分离的酚酸类化合物的分离和纯化。

（四）结构测定

1. 紫外光谱 缩酚酸类化合物的结构均具有咖啡酰基，紫外光谱在 203、290 和 310nm 左右有三个吸收带，显示咖啡酰基类的紫外特征，大部分化合物在 220nm 处出现肩峰。如果化合物有较强的共轭体系，在 300～340nm 区域内会出现两个吸收带。

2. 红外光谱 在 3100～3450cm^{-1} 有酚羟基吸收，1640～1670cm^{-1} 有共轭羰基，3050～2400cm^{-1}（宽强）有羧基吸收，1620cm^{-1}（宽强）有双键吸收，在 1450～1600cm^{-1} 有苯环吸收。

3. 核磁共振谱 缩酚酸类结构中含有咖啡酰基、阿魏酰基、香草酰基和丹参素侧链等结构单元，每个结构单元都有特征的 ^{1}H-NMR 信号。

咖啡酰基　　　　　　　丹参素　　　　　　　香草酰基

（1）咖啡酰基和阿魏酰基　咖啡酰基和阿魏酰基的特征峰是 —CH＝CH—COOH 的信号峰，^{1}H-NMR 谱在不饱和区出现 2 个单质子双峰，其中 β-H 出现在低场（δ7.30～7.80），而 α-H 在较高场（δ6.20～6.30），根据偶合常数可以判断双键的构型（多数情况下是反式构型），J 值 16～17Hz，这是反式双键的特征 H 信号。^{13}C-NMR 谱中在高场区 δ167 处出现羰基的信号，反式双键上碳原子 δ115～116(C-α)、145～146(C-β)，以及 6 个芳香碳信号 δ128(C-1)、116(C-2)、145(C-3)、145(C-4)、116(C-5) 和 117(C-6)。苯环上的 H 呈现一组 ABC 系统，若为阿魏酰基，则比咖啡酰基多出一个甲氧基的 NMR 信号，δ_H3.7～3.8（3H，s），δ_C56～57。

（2）丹参素侧链　^{1}H-NMR 谱中丹参素的苯环上氢也呈现典型的 ABX 型偶合质子信号。丹参素侧链上氢与苯环相连的 CH$_2$ 上的两个质子（H-7′）经常裂分为 2 个 dd 峰，出现在 δ3.0～3.5，H-8′出现在 δ5.18～5.33(dd，J＝4.7Hz，9.0Hz)。丹参素部分上两个饱和碳原子出现在 δ37.0 和 74.0，羰基出现在 δ176.0。

（3）苯乙醇基　苯乙醇苷结构中苯乙醇侧链上的 2 个 CH$_2$ 的 NMR 信号是其特征。α(8) 位 CH$_2$ 上的 C 和 H 均出现在较低场，δ71～72，其上的 2 个 H 发生裂分，分别出现在 δ3.9、3.6，表现为多重峰；β(7) 位 CH$_2$ 虽不与氧原子相连，但连接在苯环上，故较其他 CH$_2$ 处于较低场，δ35.0～36.5，^{1}H-NMR 谱中在 δ2.7 附近出现一个 2H 的三重峰，J＝7.6Hz，有时峰形较复杂，表现为 m 峰。

（4）香草酰基　香草酰基在^{13}C-NMR 谱低场区 δ166～169 间出现一个羰基的信号，在^{1}H-NMR 谱不饱和区也出现一组 ABC 系统，另外，—OCH$_3$ 与阿魏酰基上的—OCH$_3$ 相似，δ_H3.7～3.8(3H，s)，δ_C56～57。

（5）糖基 在苯乙醇苷的结构中糖基上往往连有咖啡酰基、阿魏酰基、香草酰基或其他糖基，常见的糖基有葡萄糖基、芹糖基。芹糖在苯乙醇苷中往往连在葡萄糖基的 2、3 或 4 位，属于五碳糖，其特征是 C-3 为季碳，C-5 为仲碳，^{13}C-NMR 中出现 δ 109～110(C-1)、77～78(C-2)、78～79(C-3)、74～75(C-4)、67～68(C-5)。^{1}H-NMR 谱芹糖的端基 H 出现在 δ 5.23，为单氢宽单峰，有时裂分明显，$J \leqslant 2.5Hz$。

缩酚酸低聚体类化合物，因质子较多，信号相互重叠，增加解析的难度，可采用二维核磁技术，如^{1}H-^{1}H COSY、HMQC 和 HMBC 以及 NOESY 等。

4. 质谱 缩酚酸类化合物分子量大，难于气化，因此多用 FAB、ESI 等离子源的质谱测定分子量，常得 $[M+Na]^+$、$[M+K]^+$、$[M+H]^+$ 或 $[M-H]^-$ 等准分子离子峰。对多聚体而言，准分子离子容易在酯键的 a 或 b 键处产生断裂（负离子模式测定），产生丢失丹参素 $[M-H-198]^-$ 或丢失咖啡酸 $[M-H-180]^-$ 的碎片离子，通常 a 键断裂丢失丹参素较 b 键断裂丢失咖啡酸容易，见图 8-7。

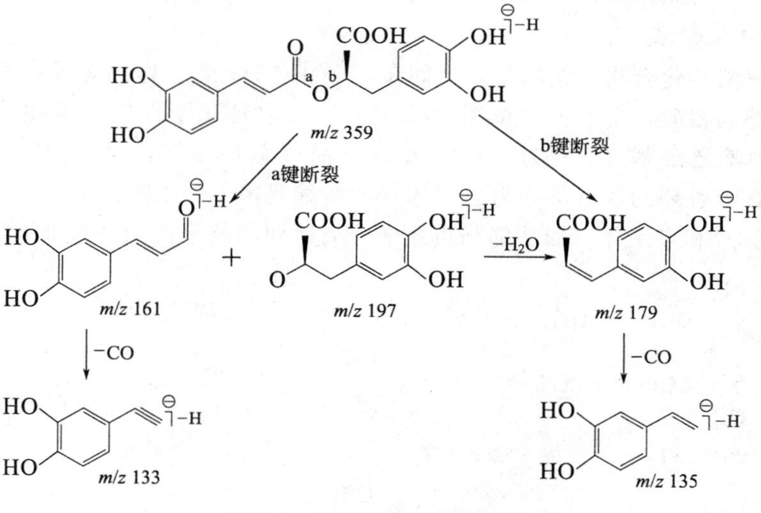

图 8-7 迷迭香酸的裂解途径

酯键断裂得到的碎片离子的进一步裂解行为与咖啡酸或丹参素单体一致，而咖啡酸或丹参素单体则容易丢失 CO_2、CO 或 H_2O 等小分子，如图 8-8 所示。此外，如在多聚体中形成了苯骈呋喃环或苯骈四氢呋喃环结构，则呋喃环上的取代基容易丢失。

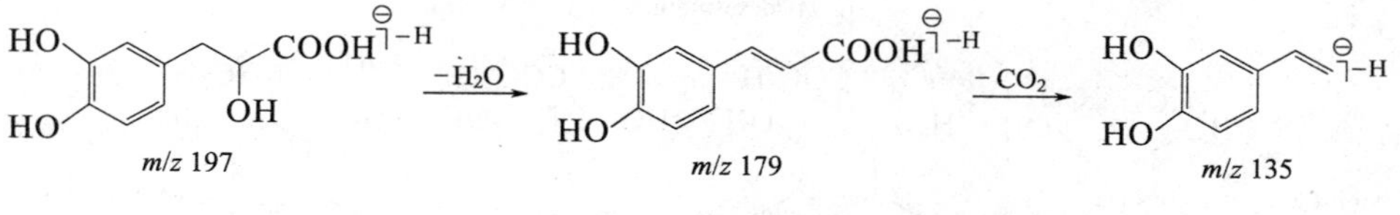

图 8-8 丹参素的裂解途径

5. CD 谱 丹参素的 8′位碳为手性碳，其绝对构型可用 CD 谱确定。通常是与已知构型的化合物进行比较而确定，若分子结构中既有 R 型，又有 S 型，Cotton 曲线则基本抵消。

三、多聚间苯三酚类

多聚间苯三酚类化合物是由若干个间苯三酚通过氧取代基和异戊二烯取代基在苯环的多个位置取代构成的。这类化合物具有高氧化度和复杂的立体化学结构,使此类化合物成为植物化学成分研究的热点之一。至今已从 16 种植物中分离得到 119 个此类化合物。根据结构特点,此类化合物可分为贯叶金丝桃素类、笼状元宝草素类、绵马次酸类等类型。

本小节主要介绍由绵马次酸类衍生而成的多聚间苯三酚类化合物。该类化合物主要存在于蔷薇科和鳞毛蕨属植物中,它们一般具有较强的生物活性,早期临床用作驱蛔虫和绦虫的药物。如蔷薇科植物苦苏 (*Hagenia abyssinica*)、仙鹤草 (*Agrimonia pilosa*) 和鳞毛蕨属植物绵马贯众 (*Dryopteris crassirhizoma*)。

多聚间苯三酚类化合物的生物合成是由乙酰辅酶 A 为起始物,延伸碳链过程中只有缩合过程,生成的聚酮类中间体经不同途径环合而成乙酰间苯三酚,再经缩合反应生成多聚间苯三酚类,其结构特点是芳环上的含氧取代基 (-OH、-OCH₃) 多互为间位。

(一) 结构及分类

多聚间苯三酚类化合物的结构是多个间苯三酚由 CH_2 碳桥连接而成。基本结构单元主要为绵马酚和绵马根酸,含有不同的酰基侧链而形成多种化学性质极为相似的一系列同系物。常见的酰基有乙酰基 (简写为 A)、丙酰基 (简写为 P)、丁酰基 (简写为 B) 等。多聚间苯三酚根据含芳香环的数目可分为二聚体 (如黄绵马酸)、三聚体 (如从贯众中分离得到的 trisdesaspidin) 和多聚体 (如从绵马贯众中分离得到的四聚黄绵马酸 BBBB) 三种类型。

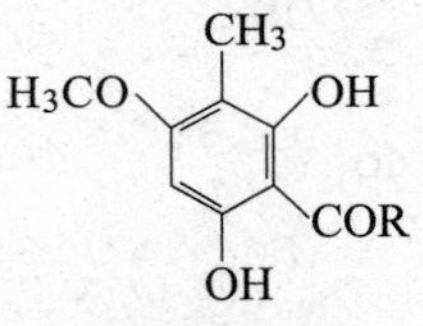

绵马酚衍生物 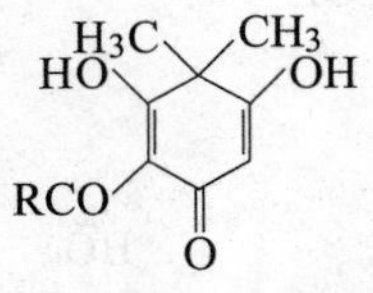   绵马根酸衍生物 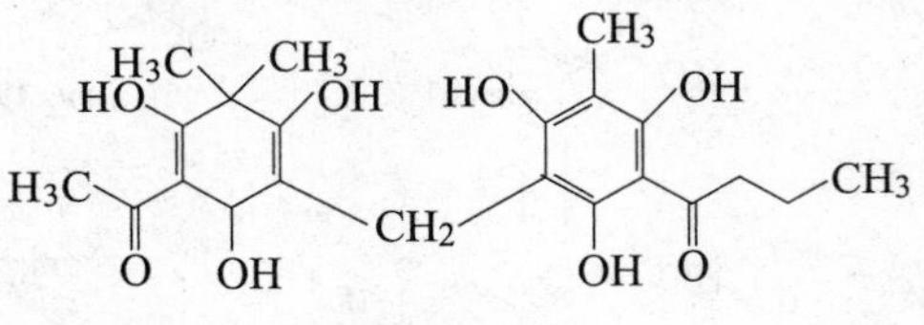   黄绵马酸

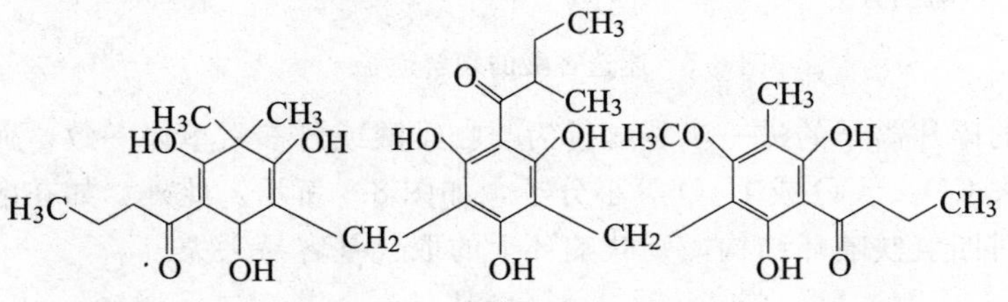

Trisdesaspidin

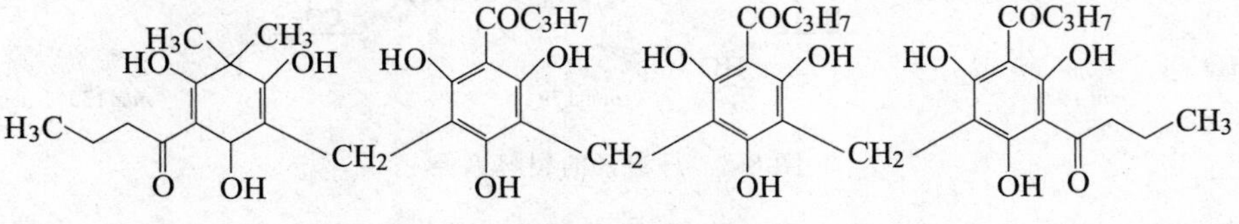

四聚黄绵马酸BBBB

（二）理化性质

多聚间苯三酚类化合物多为白色片状结晶，少数为无定形的粉末固体。极性较强，溶于甲醇、乙醇、丙酮等亲水性有机溶剂，可溶于亲水性有机溶剂与乙酸乙酯的混合液，难溶或不溶于苯、石油醚等亲脂性有机溶剂。

多聚间苯三酚类因分子中都具有酚羟基，故显酸性，可溶于碱性水溶液、吡啶、甲酰胺等。

（三）提取与分离

多聚间苯三酚类化合物一般用甲醇、乙醇、丙酮等溶剂提取，浓缩后再以石油醚、三氯甲烷、乙酸乙酯、正丁醇等溶剂依次萃取，各萃取部位回收溶剂后，用硅胶、Sephadex LH-20 或反相 C-18 色谱分离纯化。

（四）结构测定

多聚间苯三酚类化合物的结构是多个间苯三酚由 CH_2 碳桥连接而成的一类化合物。本系列化合物的结构主要依靠 MS 谱和 ^1H-NMR 来确定。

1. 质谱 多聚间苯三酚类化合物的质谱裂解首先发生于苯环间 CH_2 连接处。因此质谱能明显地区分出单环分子（质量数 250 以下）、二聚体（质量数 350～450）、三聚体（质量数 600～700）、四聚体（质量数 750～900）等部分，并可从碎片离子峰得到各单环部分的质量。由于各间苯三酚单环部分的结构质量数的主要差别在于酰基侧链，因而能从质谱碎片峰的质量数得知酰基侧链的种类，如乙酰基，丙酰基，正丁酰基，异丁酰基，异戊酰基，2-甲基丁酰基等。

2. 氢谱 绵马酚类结构中苯环甲基出现在 $\delta 2.10$ 左右。绵马根酸类结构中的同碳二甲基出现在 $\delta 1.30～1.50$。

由于连接间苯三酚的 CH_2 碳桥质子受绵马根酸羟基的去屏蔽作用而向低场位移，因而可以根据 CH_2 碳桥质子的化学位移来推测各环的连接关系。绵马根酸与绵马根酸相连，则 CH_2 碳桥出现在 $\delta 3.35$；绵马根酸与绵马酚相连，则 CH_2 在 $\delta 3.55$；绵马酚与绵马酚相连，CH_2 在 $\delta 3.80$。可据此推断多聚间苯三酚类化合物的结构。

主要参考文献

[1] 奥田拓男. 药用天然药物化学 [M]. 东京：广川书店，1990

[2] Feng Wei-sheng, et al. Polyphenols of Euphorbia heioscopia [J], Chin J Nat Med, 2009，7（1）：1-4

[3] 郑晓珂. 浅裂鳞毛蕨地上部分化学成分研究 [J]. 天然产物研究与开发，2005，17（4）：434-436

[4] 郑晓珂. 石胆草中两个新的苯乙醇苷类成分 [J]. 药学学报，2003，38（4）：268-271

[5] 郑晓珂. 石胆草中的一个新苯乙醇苷 [J]. 药学学报，2004，39（9）：716-718

第九章

萜 类 和 挥 发 油

萜类化合物（terpenoids）广泛存在于自然界，是一类重要的天然化合物。它是一类由甲戊二羟酸（mevalonic acid，MVA）衍生而成，且大多数分子式符合（C_5H_8）$_n$通式的衍生物。萜类化合物一直是天然药物化学成分研究中较为活跃的领域，尤其是近年来在海洋生物领域的研究进展很快。据不完全统计，所发现的萜类化合物已超过 26000 种以上（包括部分合成物）。

在萜类化合物中，本章内容主要介绍单萜、倍半萜、二萜、二倍半萜等萜类，三萜及其皂苷类化合物在自然界分布广泛，多具有特殊的生物活性且性质独特，将在第十章介绍。四萜类化合物主要为胡萝卜烃类（carotenoids）色素，多萜类化合物主要为橡胶（caoutchouc）及硬橡胶，这些内容在有机化学中已简要介绍，本书不再赘述。

挥发油（volatile oil）又称精油（essential oil），是存在于植物体内的具有挥发性、可随水蒸气蒸馏且与水不相混溶的油状液体。挥发油是具有广泛生物活性的一类重要化学成分，是古代医疗实践中较早注意到的药物，《本草纲目》中就记载了世界上最早提炼、精制樟油及樟脑的详细方法。由于单萜与倍半萜是挥发油的主要组成部分，因此将萜类与挥发油放在同一章中介绍。

第一节　萜类

一、萜类的分类及生物合成途径

（一）萜类的分类

萜类化合物的分类，目前仍沿用经典的 Wallach 异戊二烯法则（isoprene rule），根据分子结构中异戊二烯单位的数目进行分类，具体分类见表 9-1。

表 9-1　　　　　　　　　　萜类的分类及存在形式

类别	碳原子数	通式(C_5H_8)$_n$	存在形式
半萜	5	n=1	植物叶
单萜	10	n=2	挥发油
倍半萜	15	n=3	挥发油
二萜	20	n=4	树脂、苦味素、植物醇、叶绿素

续表

类别	碳原子数	通式$(C_5H_8)_n$	存在形式
二倍半萜	25	$n=5$	海绵、植物病菌、昆虫代谢物
三萜	30	$n=6$	皂苷、树脂、植物乳汁
四萜	40	$n=8$	胡萝卜烃类色素
多萜	$\sim 7.5\times10^3$ 至 3×10^5	$n>8$	橡胶、硬橡胶

萜类化合物在中药中分布极为广泛，主要分布于裸子植物、被子植物及海洋生物中，藻类、菌类、地衣类、苔藓类、蕨类等植物中均有存在。水生植物如睡莲目等未见有单萜及倍半萜类成分的报道。

单萜大量存在于唇形科、伞形科、樟科及松科的腺体、油室及树脂道内。倍半萜种类数量最多，集中分布在木兰目、芸香目、山茱萸目及菊目中。二萜主要分布的科属有五加科、马兜铃科、菊科、橄榄科、杜鹃花科、大戟科、豆科、唇形科和茜草科。二倍半萜数量不多，在羊齿植物、菌类、地衣类、海洋生物及昆虫的分泌物中存在。三萜是构成植物皂苷、树脂等的重要物质。四萜主要是一些脂溶性色素，在植物中广泛存在。

（二）萜类的生物合成途径

大多数萜类都是具有 2 个或 2 个以上的 C_5 结构单位特征的化合物。在研究萜类化合物的生物合成途径中，曾有过多种假说，其中先后占主导地位的有两种，即经验的异戊二烯法则（empirical isoprene rule）和生源的异戊二烯法则（biogenetic isoprene rule）。

1. 经验的异戊二烯法则 1887 年 Wallach 提出"异戊二烯法则"，认为自然界存在的萜类化合物是由异戊二烯衍生而成的首尾相连的聚合体及其衍生物。并以是否符合异戊二烯法则作为判断是否为萜类化合物的一个重要原则。

但是，随着新的萜类化合物不断增多，研究发现有许多萜类化合物的碳架结构不符合异戊二烯法则，如艾里莫酚酮（eremophilone）和土青木香酮（aristolone）等。

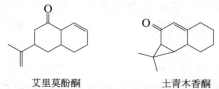

艾里莫酚酮　　　　　　　土青木香酮

2. 生源异戊二烯法则 生源异戊二烯法则是 Ruzicka 先提出的假设，后由 Lynen 证明焦磷酸异戊烯酯（Δ^3-isopentenyl pyrophosphate，IPP）的存在而得到验证，Folkers 又于 1956 年发现 IPP 的关键性前体物质是 3（R）-甲戊二羟酸（3R-mevalonic acid，MVA），从而确证了生源异戊二烯法则的合理性。

在萜类化合物的生物合成过程中，甲戊二羟酸是各种类型萜类化合物生物合成的最关键前体。IPP 及焦磷酸 γ,γ-二甲基烯丙酯（γ,γ-dimethyl pyrophosphate DMAPP）则是生物体内的"活性的异戊二烯"，在生物合成中起着烷基化和延长碳链的作用。萜类主要生物合成途径如图 9-1 所示。

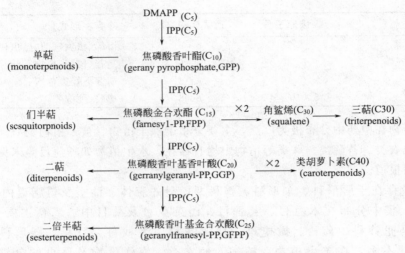

图 9-1　萜类化合物的生物合成途径

有些萜类化合物的结构不符合异戊二烯法则，甚至在组成上碳原子数不是 5 的倍数，这是因为其在生物合成过程中产生异构化或发生降解反应等的结果。

二、萜类的结构类型及重要化合物

（一）单萜

单萜（monoterpenoids）是指分子中的碳架（或骨架、母核）含有两分子的异戊二烯单位即含 10 个碳原子的化合物。单萜是植物挥发油的主要组成成分（单萜苷类除外），广泛存在于高等植物的腺体、油室及树脂道等分泌组织内，在昆虫和微生物的代谢产物及海洋生物中也有存在。它们多具有较强的香气和生物活性，是医药、化妆品及食品工业的重要原料。

近年来单萜化合物研究进展很快，化合物颇多。按其基本骨架可分为无环和环状单萜，其中环状单萜又根据环的多少可分为单环、双环及三环单萜等，碳环大多为六元环，也有三元、四元、五元及七元环者。

1. 无环单萜（acyclic monoterpenoids）　香叶醇（geraniol）习称牻牛儿醇，玫瑰油、香叶油中均含有此成分。香叶醇可与无水 $CaCl_2$ 形成结晶性的分子复合物，所得结晶复合物加水分解后，再经真空蒸馏即可提纯。玫瑰花中含有香叶醇葡萄糖苷（geranyl-β-D-glucoside），此苷可缓慢水解，使花的芳香保持久长。

香橙醇（nerol）是香叶醇（反式）的几何异构体，在香橙油及香柠檬果皮挥发油中存在。香橙醇能与二苯胺基甲酰氯 [(C$_6$H$_6$)$_2$NCOCl] 形成结晶性二苯胺基甲酸酯，加碱皂化后，再进行真空蒸馏即可提纯。

香茅醇（citronellol）存在于香茅油、玫瑰油等多种植物的挥发油中，亦可从香叶醇或橙花醇部分氢化还原后的产物中得到。香茅醇具有光学活性，其中以左旋体的经济价值较高。

上述三种萜醇常共存于同一挥发油中，都是玫瑰系香料，是香料工业不可缺少的原料。

柠檬醛（citral）又称枸橼醛，有顺反异构体，反式为 α-柠檬醛，又称香叶醛（geranial），顺式为 β-柠檬醛，又称橙花醛（neral），通常以混合物共存，以反式柠檬醛为主。柠檬醛存在于多种植物的挥发油中，柠檬草油和香茅油中的含量较高，在香茅油中的含量可达 70%～85%。

柠檬醛具有柠檬香气，作为柠檬香味原料应用于香料和食品工业。含大量柠檬醛的挥发油，如香茅油具有止腹痛和驱蚊作用，故在医药中有广泛用途。

2. 单环单萜（monocyclic monoterpenoids）　薄荷醇（menthol）是薄荷和欧薄荷等挥发油中的主要成分。其左旋体习称"薄荷脑"，为白色块状或针状结晶，具有弱的镇痛、止痒和局麻作用，亦有防腐、杀菌和清凉作用。

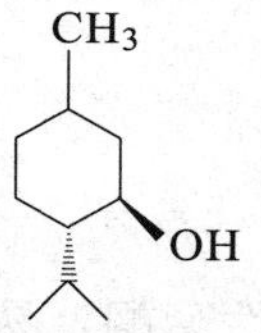

薄荷醇 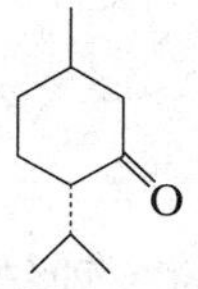　　薄荷酮 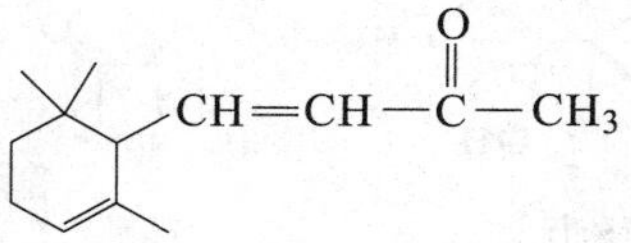　　　α-紫罗兰酮 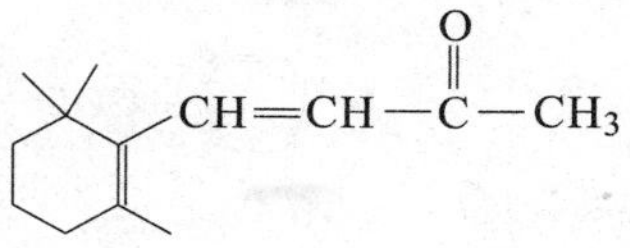　　　　　β-紫罗兰酮

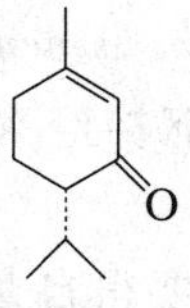

胡椒酮 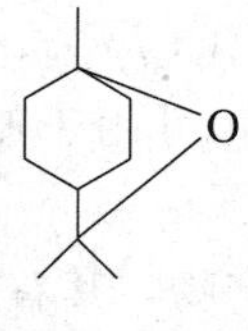　　桉油精 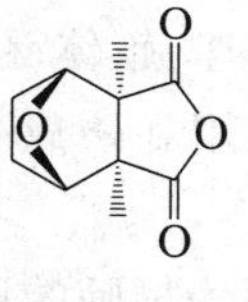　　斑蝥素 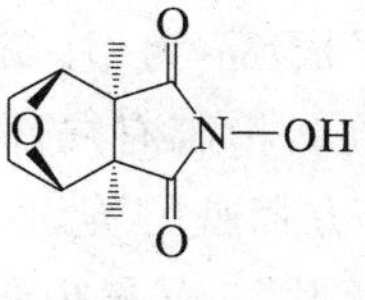　　　N-羟斑蝥胺 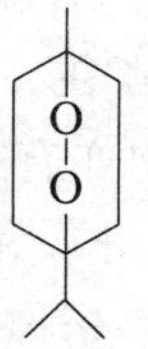　　驱蛔素

薄荷醇有 8 种异构体，左旋薄荷醇具有薄荷香气并有清凉的作用，消旋薄荷醇也有清凉作用，其他的异构体无清凉作用。薄荷醇可氧化生成薄荷酮，在薄荷油中含左旋薄荷酮（menthone）约 10%～25%。

紫罗兰酮（ionone）存在于千屈菜科指甲花（*Lawsonia inermis*）挥发油中，工业上由柠檬醛与丙酮缩合制备，得到 α-紫罗兰酮和 β-紫罗兰酮的混合物。利用两者的亚硫酸氢钠加成物的性质不同而分离，即 β-体的加成物在水蒸气蒸馏时被分解而馏出，留下的是 α-体加成物，可用碱处理再生成 α-体；或者将亚硫酸氢钠加成物溶液以食盐饱和，使 α-体加成物沉淀而与 β-体加成物分离，分别再生得 α-和 β-紫罗兰酮。α-紫罗兰酮可作香料，β-紫罗兰酮是合成维生素 A 的原料。二氢 α-紫罗兰酮存在于龙涎香中，有较佳的香气。

胡椒酮（piperitone）习称辣薄荷酮，洋薄荷酮。存在于芸香草（含量可达 35% 以上）

等多种中药的挥发油中，有松弛平滑肌作用，是治疗支气管哮喘的有效成分。

桉油精（cineole，eucalyptol）是桉叶挥发油中的主成分（约占70%），桉叶油低沸点馏分（白油）中可达30%。蛔蒿花蕾挥发油中亦含有桉油精。本品遇盐酸、氢溴酸、磷酸及甲苯酚等可形成结晶性加成物，加碱处理又分解出桉油精。有似樟脑的香气，用作防腐杀菌剂。

斑蝥素（cantharidin）存在于斑蝥、芫青干燥虫体中，约含2%，可作为皮肤发赤、发泡或生毛剂。斑蝥素制备成 N-羟斑蝥胺（N-hydroxy-cantharidimide），有一定抗癌作用。目前，斑蝥素类药物作为抗肿瘤中药已应用于肝癌、食道癌、胃癌及贲门癌的治疗。

某些过氧结构的单萜遇高温易爆炸，提取时必须低温处理，如驱蛔素（ascaridole）在130℃～150℃时可爆炸分解。

3. 双环单萜（bicyclic monoterpenoid） 芍药苷（paeoniflorin）是芍药（*Paeonia albiflora*）根中的蒎烷单萜苷，具有扩张血管、镇痛镇静、抗炎抗溃疡、解热解痉、利尿等作用。近年报道芍药苷具有抗肿瘤、防治老年性痴呆的生物活性。

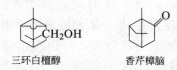

芍药苷　　　　　　樟脑　　　　　　龙脑

樟脑（camphor）是樟科植物樟树中提取并经升华精制而成的一种结晶性萜酮，易升华，有特殊钻透性的香味。天然樟脑油中右旋樟脑约占50%，左旋樟脑在菊蒿（*Tanacetum vulgare*）油中存在。合成品为消旋体。消旋体在菊（*Chrysanthemum sinensis* var. *japonicum*）中亦有存在。樟脑有局部刺激作用和防腐作用，可用于制备中枢神经兴奋剂（如十滴水、仁丹）和复方樟脑酊等。

龙脑（borneol）俗称"冰片"。又称樟醇，可视为樟脑的还原产物，其右旋体主要得自龙脑香树树干空洞内的渗出物。左旋龙脑则得自海南省产的艾纳香全草。合成品是消旋龙脑。冰片可以通过改善缺血脑组织的血氧供应，进而改善该区域的能量代谢，起到对脑缺血的保护作用。其中右旋龙脑是许多贵重中成药如"苏冰滴丸"、"六神丸"、"喉风散"的重要成分。

4. 三环单萜（tricyclic monoterpenoid） 三环白檀醇（teresantalol）存在于檀香（*Santalum album*）木部挥发油中。白檀香油曾用为尿道灭菌剂。香芹樟脑是藏茴香酮（carvone）经日光长期照射的产物。

三环白檀醇　　　　香芹樟脑

5. 草酚酮（troponoides） 草酚酮类化合物是一类变形的单萜，它们的碳架不符合异戊二烯法则，具有较特殊的性质。

（1）结构中都有一个七元芳环，一个酮基和一个酚羟基。

（2）具有芳香化合物性质，环上的羟基具有酚羟基的通性，并且由于此羟基邻位的强吸电子基团（羰基）的存在而使它显示较强的酸性，其酸性介于酚类和羧酸之间。此酚羟基还易于甲基化，但不易酰化。

（3）分子中的羰基类似羧酸中羰基的性质，但不能和一般羰基试剂反应。红外光谱显示，羰基（1600～1650cm^{-1}）和羟基（3100～3200cm^{-1}）的吸收峰，与一般化合物中羰基略有区别。

（4）能与多种金属离子形成络合物结晶体，并显示不同颜色，可用于鉴别。如铜络合物为绿色结晶，铁络合物为红色结晶。

较简单的䓝酚酮类化合物是一些真菌的代谢产物，在柏科树木的心材中也含有䓝酚酮类化合物。如 α-崖柏素（α-thujaplicin）和 γ-崖柏素（γ-thujaplicin）在欧洲产崖柏（*Thuja plicata*）以及罗汉柏（*Thujopsis dolabrata*）的心材中含有。

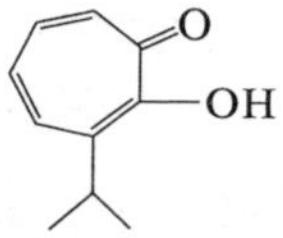

α-崖柏素 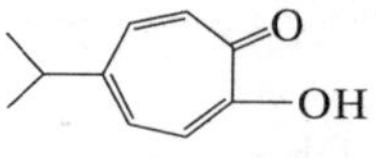   γ-崖柏素

䓝酚酮类化合物多具有抗菌活性，但同时多有毒性。

6. 环烯醚萜 环烯醚萜类（iridoids）是一类特殊的单萜化合物，为臭蚁二醛（iridoidial）的缩醛衍生物。臭蚁二醛原是从臭蚁（*Iridomyrmex detectus*）的防卫分泌物分离得到的化合物。植物体内的环烯醚萜系由焦磷酸香叶酯（GPP）衍生而成，但其生物合成途径有别于其他单萜。GPP 在植物体内先逐步转化成臭蚁二醛，再衍生成环烯醚萜，环烯醚萜形成后，其 C-4 位甲基经氧化脱羧，形成 4-去甲基环烯醚萜（4-demethyliridoids），其 C-7 和 C-8 处断键开环，则形成裂环环烯醚萜（secoiridoids），并多与糖结合形成苷，其生物合成途径如图 9-2 所示。

环烯醚萜类化合物在植物界分布较广，以双子叶植物，尤其是在玄参科、茜草科、唇形科及龙胆科等植物中较为常见。

环烯醚萜类多具有环戊烷环及半缩醛的结构特点，其半缩醛 C-1 位羟基不稳定，故环烯醚萜类化合物主要以 C-1 位羟基与糖成苷的形式存在于植物体内，而根据其环戊烷环是否裂环，可将环烯醚萜类化合物分为环烯醚萜苷及裂环环烯醚萜苷两大类。

（1）环烯醚萜苷类 此类苷元结构特点为 1 位碳多连羟基，并多成苷，且多为 β-D-葡萄糖苷。结构中常有双键存在，一般为 Δ$^{3(4)}$，也有 Δ$^{6(7)}$、Δ$^{7(8)}$ 或 Δ$^{5(6)}$，C-5、C-6、C-7 有时连羟基，C-8 多连甲基或羟甲基或羟基，C-6 或 C-7 可形成环酮结构，C-7 和 C-8 之间有时具环氧醚结构。C-1、C-5、C-8、C-9 多为手性碳原子。C-11 有的氧化成羧酸，并可形成酯。

根据 C-4 位取代基的有无，此类化合物进一步又分为环烯醚萜苷及 4-去甲基环烯醚萜苷两种类型。

环烯醚萜苷 C-4 位多连甲基或羧基、羧酸甲酯、羟甲基，故又称为 C-4 位有取代基环烯醚萜苷。

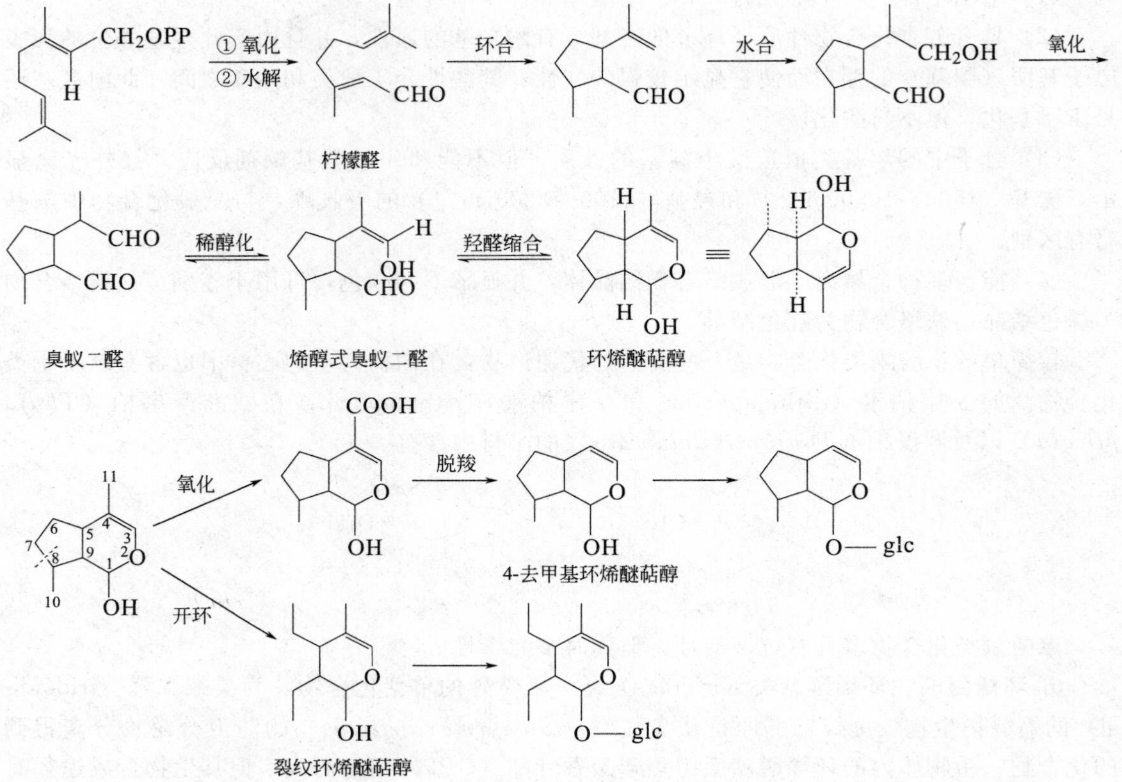

图 9-2　环烯醚萜类化合物的生物合成途径

栀子苷（gardenoside）、京尼平苷（geniposide）及京尼平-1-O-龙胆双糖苷（genipin-1-O-gentiobioside）存在于栀子（*Gardenia jasminoides*）中，它们与栀子的清热泻火、治疗肾炎水肿作用有一定关系。栀子苷为主成分，有一定泻下作用。京尼平苷具有较好的治疗软组织损伤的作用。

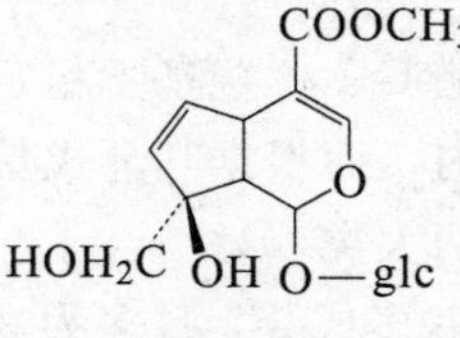

栀子苷 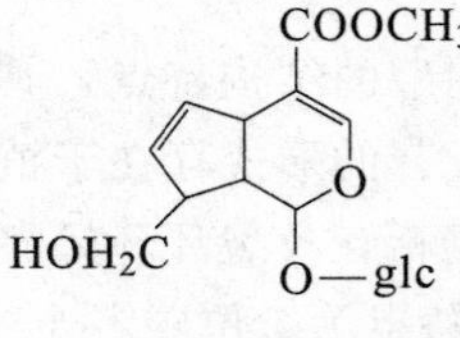　　　　　　　京尼平苷 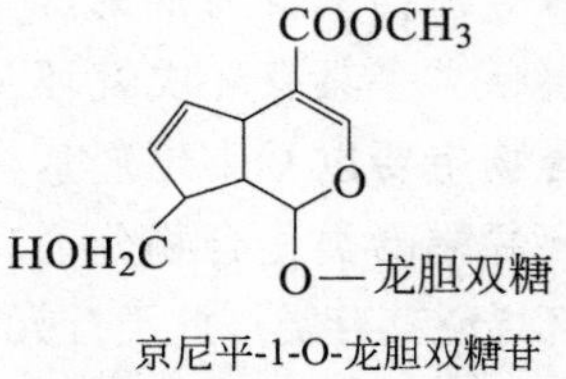　　　　京尼平-1-O-龙胆双糖苷

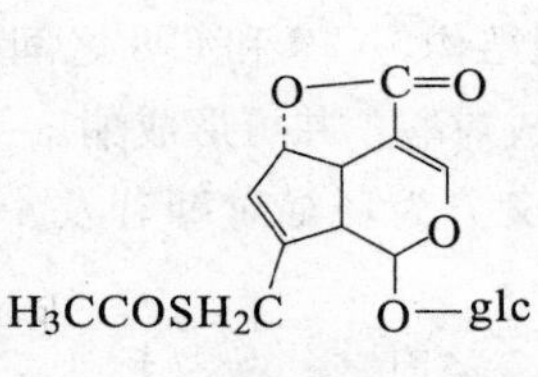

鸡屎藤苷 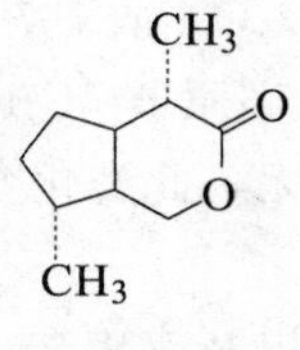　　　　　　臭蚁内酯

鸡屎藤苷（paederoside）是鸡屎藤（*Paederia scanden*）的主成分，其 C-4 位羧基与 C-6 位羟基形成 γ-内酯，C-10 位的甲硫酸酯在鸡屎藤组织损伤时，酶解产生甲硫醇，从而产生鸡屎样的恶臭。

臭蚁内酯（iridomyrmecin）也是从臭蚁防卫分泌物中分离出的成分，是从动物体内发现的第一个抗生素，可抑制根霉、青霉、麦菊霉等多种真菌生长，并有杀灭多种昆虫作用，其效果大于六氯环己烷及二氯二苯基三氯乙烷，且对人畜无害。

4-去甲基环烯醚萜苷为环烯醚萜苷 C-4 位去甲基降解苷，苷元碳架部分由 9 个碳组成，又称作 C-4 位无取代基环烯醚萜苷，其他取代与环烯醚萜苷相似。

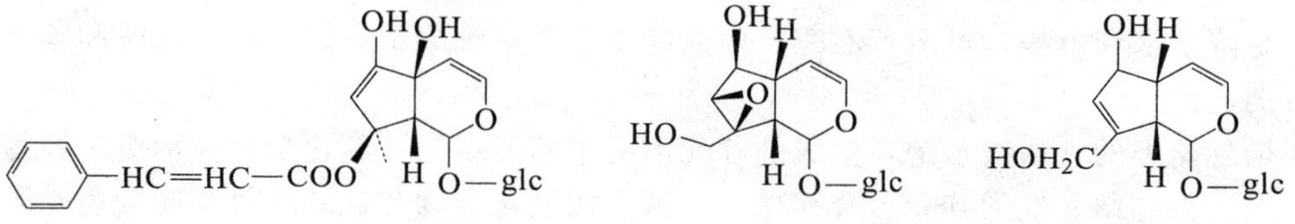

钩果草苷　　　　　梓醇　　　　　桃叶珊瑚苷

钩果草苷（又名玄参苷，harpagoside）存在于北玄参（*Scrophularia buergeriana*）根中，有一定的镇痛抗炎活性。

梓醇（catalpol）是地黄降血糖的有效成分，并有较好的利尿及迟缓性泻下作用。有研究表明，梓醇是地黄滋阴作用的有效活性成分。

桃叶珊瑚苷（aucubin）是杜仲、车前草、地黄等中药材的有效成分之一，具有清湿热、利小便、镇痛、降压、保肝、抗肿瘤等作用。它能促进干细胞再生，明显抑制乙型肝炎病毒 DNA 的复制，其苷元及有效多聚体具有抗菌作用。

钩果草苷、梓醇等 C-4 位去甲环烯醚萜苷，水解后的苷元均不稳定，易变为深色，含此类苷的地黄及玄参等中药在炮制及放置过程中因此而变成黑色。

（2）裂环环烯醚萜苷　此类化合物苷元的结构特点为 C-7 和 C-8 处断键成裂环状态，C-7 断裂后有时还可与 C-11 形成六元内酯结构。此类成分多具苦味，在龙胆科、忍冬科、木犀科等植物中分布较广，在龙胆科的龙胆属及獐牙菜属分布更为普遍。

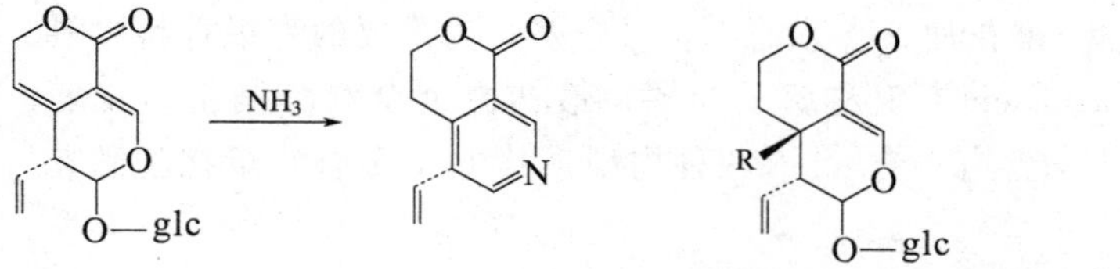

龙胆苦苷　　　　　龙胆碱　　　　　獐牙菜苷 R=H　獐牙菜苷 R=OH

龙胆苦苷（gentiopicroside, gentiopicrin）在龙胆、当药及獐牙菜（青叶胆）等植物中均有存在，味极苦，其 1∶12000 的水溶液仍有显著苦味。龙胆苦苷在氨的作用下可转化成龙胆碱（gentianine），故有人认为龙胆和当药中的龙胆碱是在提取过程中因加入氨由龙胆苦苷转化而成，但也有报道认为龙胆和当药中的龙胆苦苷与龙胆碱共存，而且当用氨水处理龙胆苦苷时，先得到一种无定形的葡萄糖苷，继用 5％盐酸水解，才生成龙胆碱。有研究表明，龙胆苦苷或含龙胆苦苷 50％以上的龙胆总苷具有抗病毒作用。

獐牙菜苷（又名当药苷 sweraside）及獐牙菜苦苷（又名当药苦苷 swertiamarin）是治疗肝炎中药獐牙菜中的苦味成分。獐牙菜苷已成为一种治疗肝炎的药物。獐牙菜苦苷具有抗胆碱作用，已开发为新药，有较好的解痉止痛和改善睡眠作用，对小儿腹痛有较好疗效。獐牙菜苦苷对鼠肿瘤细胞株 S180 的蛋白质及 RNA 合成有轻微的抑制作用，对肿瘤细胞 RS 321 显示出中等强度的抑制作用。

（3）环烯醚萜的理化性质　大多数为白色结晶或粉末（极少为液态），多具有旋光性，味苦。易溶于水和甲醇，可溶于乙醇、丙酮和正丁醇，难溶于三氯甲烷、乙醚和苯等亲脂性有机溶剂。

环烯醚萜类的苷易被水解，生成的苷元因有半缩醛结构，其化学性质活泼，容易进一步聚合，难以得到结晶性的苷元。苷元遇酸、碱、羰基化合物和氨基酸等都能变色。游离的苷元遇氨基酸并加热，即产生深红色至蓝色，最后生成蓝色沉淀。因此，与皮肤接触，也能使皮肤染成蓝色。苷元溶于冰乙酸溶液中，加少量铜离子，加热显蓝色。这些呈色反应，可用于环烯醚萜苷的检识及鉴别。

（二）倍半萜

倍半萜类（sesquiterpenoids）是指分子中含有三分子异戊二烯单位即含 15 个碳原子的化合物类群。主要分布在植物界和微生物界，多与单萜类共存于植物挥发油中，是挥发油高沸程（250℃～280℃）的主要组分，也有低沸点的固体。在植物中多以醇、酮、内酯或苷的形式存在，亦有以生物碱的形式存在。近年来，在海洋生物中的海藻、腔肠、海绵和软体动物中发现的倍半萜越来越多，且在昆虫器官和分泌物中也有发现。倍半萜的含氧衍生物多有较强的香气和生物活性，是医药、食品、化妆品工业的重要原料。

倍半萜的研究发展很快，其骨架类型及化合物数量是萜类成分中最多的一类。

倍半萜可分为无环和环状倍半萜，其中环状倍半萜又根据环的多少可分为单环、双环及三环等结构种类，碳环可有五、六、七甚至十二元的大环。

1. 无环倍半萜（acyclic sesquiterpenoids）　金合欢醇（farnesol）在金合欢（*Acacia farnesiana*）花油、橙花油、香茅油中含量较多，为重要的高级香料原料。

金合欢烯（farnesene）又称麝子油烯，最初由金合欢醇制备，在姜、杨芽、依兰及洋甘菊花的挥发油中均含有。有 α、β 两种构型，其中 β-金合欢烯在啤酒花、藿香和生姜挥发油中存在。

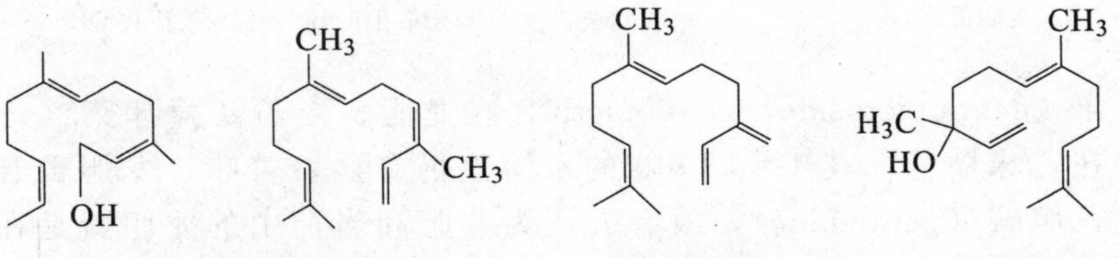

金合欢醇　　　α-金合欢烯　　　β-金合欢烯　　　橙花醇

橙花醇（nerolidol）又称苦橙油醇，具有苹果香气，是橙花油中主成分之一。

2. 单环倍半萜（monocyclic sesquiterpenoids）　青蒿素（qinghaosu，arteannuin，arte-misinin）是从中药青蒿（黄花蒿，*Artemisia annua*）中分离到的具过氧结构的倍半萜内酯，有很好的抗恶性疟疾活性，被 WHO 誉为"世界上目前唯一有效的疟疾治疗药物"。构效关系研究表明，过氧基是青蒿素分子中的抗疟主要有效基团。

由于青蒿素及烷氧甲酰化还原青蒿素的溶解性均很差，分别通过结构修饰，得到了抗疟效价更高的水溶性青蒿琥酯（artesunate）及油溶性的蒿甲醚（artemether）。青蒿琥酯钠可供静脉注射以抢救血栓型恶性疟疾，蒿甲醚不仅是一种高效的抗疟药，而且对急性上感高热有较好的退热作用，在 1986～1988 年期间，我国先后批准青蒿素、青蒿素栓、蒿甲醚注射液、注射用青蒿琥酯钠、青蒿琥酯片等新药。

体外实验研究还表明，青蒿素及其衍生物具有抗肿瘤作用。

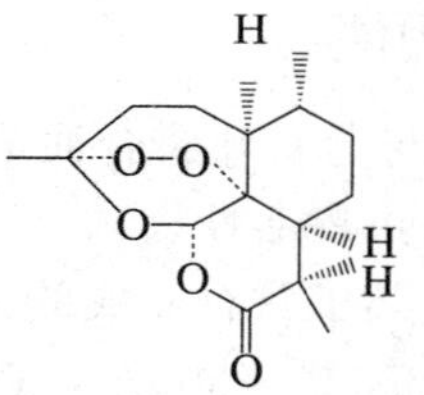

青蒿素 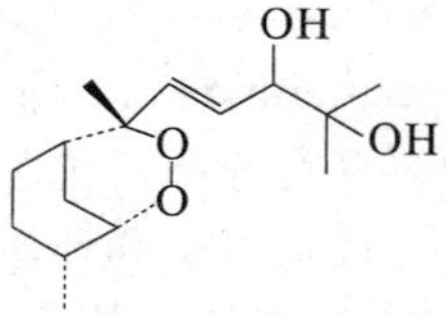　　　　　　　鹰爪甲素 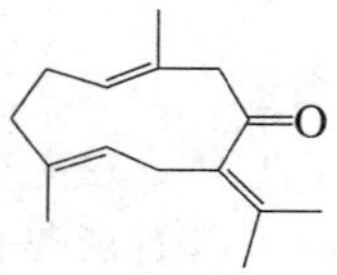　　　　　　吉马酮

鹰爪甲素（yingzhaosu）是从民间治疗疟疾的有效草药鹰爪（*Artabotrys uncinatus*）根中分离出的具有过氧基团的倍半萜化合物，对鼠疟原虫的生长有强的抑制作用。

吉马酮（germacrone，又称杜鹃酮）存在于牻牛儿苗科植物大根老鹳草（*Geranium macrorrhizum*）、杜鹃花科植物兴安杜鹃（*Rhododendron dauricum*）叶的挥发油中，用于平喘、镇咳。

3. 双环倍半萜（bicyclic sesquiterpenoids）　桉叶醇（eudesmol）有两种异构体，分别称 α-桉醇（α-eudesmol）及 β-桉醇（β-eudesmol），在桉油及厚朴、苍术中含有。

苍术酮（atractylone）存在于苍术挥发油中，分子结构有一个呋喃环，仍属桉烷型。

β-白檀醇（β-santalol）为白檀油中沸点较高的组分，用作香料的固香剂，并有较强的抗菌作用。

马桑毒素（coriamyrtin）和羟基马桑毒素（tutin）先从日本产毒空木（*Coriaria japonica*）叶中分得。我国药学工作者从国产马桑（Coriaria sinica）及马桑寄生中也分离得到。它们被用于治疗精神分裂症，但有较大的副作用。

莽草毒素（anisatin）为莽草（*Illicium anisatum*，即毒八角）果实、叶、树皮中所含双内酯倍半萜化合物。大八角中亦含有，对人体有毒。

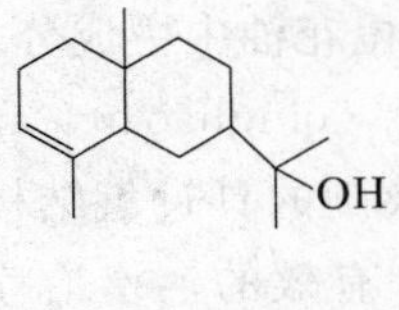

α-桉叶醇

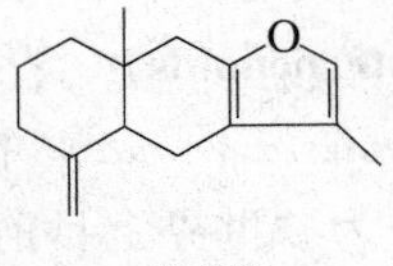

苍术酮

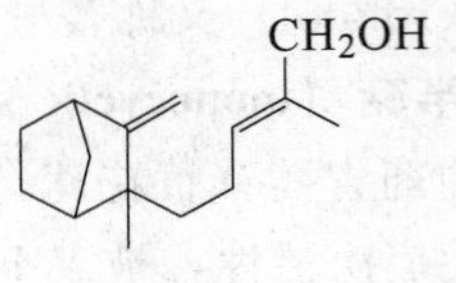

β-白檀醇

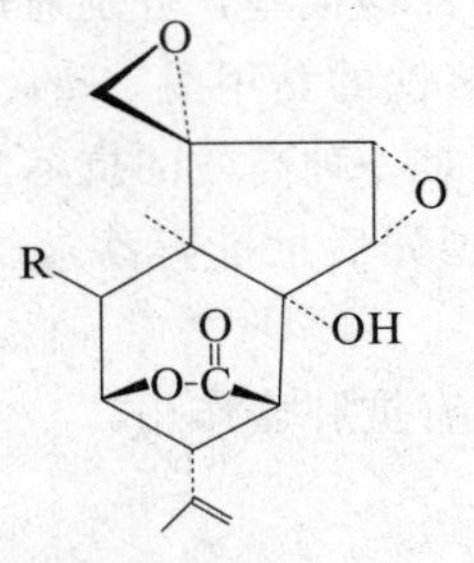

马桑毒素 R=OH
羟基马桑毒素 R=β-OH

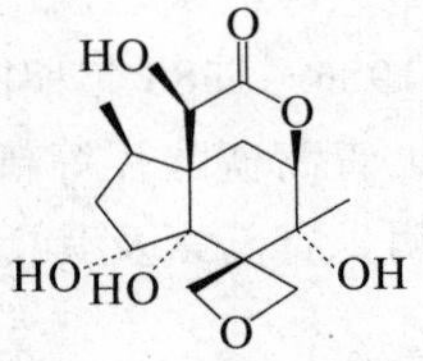

莽草毒素

4. 薁类化合物 薁类化合物（azulenoids）是由五元环与七元环骈合而成具有芳环骨架的一类特殊的倍半萜。这类化合物多具有抑菌、抗肿瘤、杀虫等活性。

薁类化合物可以看成是由环戊二烯负离子和环庚三烯正离子骈合而成的一类非苯型的芳烃类化合物，具有一定的芳香性。薁的沸点较高，一般在 250℃～300℃，在挥发油分级蒸馏时，高沸点馏分中有时可看见蓝色、紫色或绿色馏分，这显示可能有薁类成分存在。

薁类化合物能溶于石油醚、乙醚、乙醇等有机溶剂，不溶于水，可溶于强酸，加水稀释又可析出，故可用 60%～65%硫酸或磷酸提取。也能与苦味酸或三硝基苯试剂产生 π 络合物结晶，此结晶具有敏锐的熔点，可供鉴别使用。薁分子结构中具有高度的共轭体系，在可见光（360～700nm）吸收光谱中有强吸收峰。

薁类化合物在少数中药中存在，多为其氢化产物，多无芳香性，且多属愈创木烷结构。如愈创木醇（guaiol）是存在于愈创木（*Guajacum officinale*）木材挥发油中的氢化薁类衍生物，当愈创木醇类成分在蒸馏、酸处理时可氧化脱氢而成薁类。

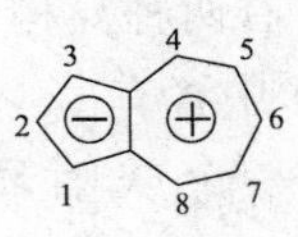

薁

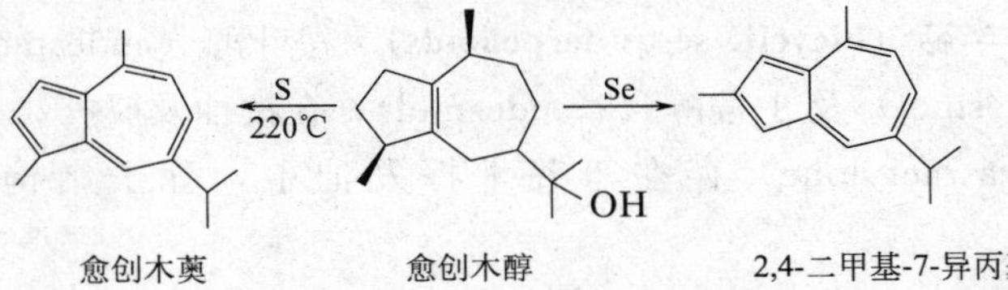

愈创木薁

愈创木醇

2,4-二甲基-7-异丙基薁

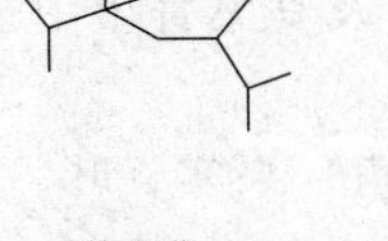

莪术醇

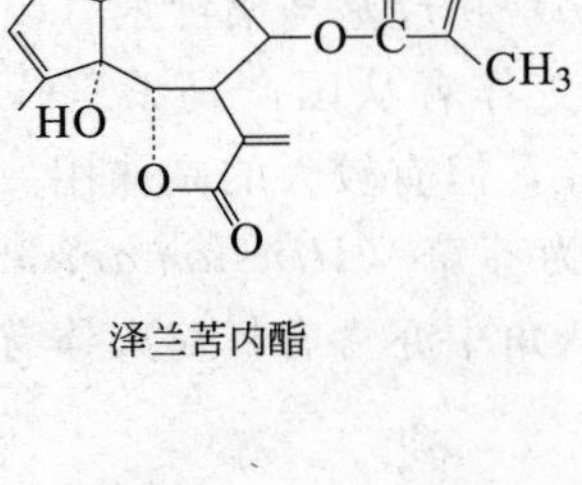

泽兰苦内酯

奠类化合物多具有抑菌、抗肿瘤、杀虫等活性。如莪术醇（curcumol）存在于莪术根茎的挥发油内，具有抗肿瘤活性。泽兰苦内酯（euparotin）是圆叶泽兰（*Eupatorium rotundifolium*）中抗癌活性成分之一。

5. 三环倍半萜（tricyclic sesquiterpenoids）　环桉醇（cycloeudesmol）存在于对枝软骨藻（*Chondric oppsiticlada*）中，有很强的抗金黄色葡萄球菌和白色念珠菌活性。

α-白檀醇（α-santalol）存在于白檀木的挥发油中，属 α-檀香烷衍生物，有强大的抗菌作用，曾用为尿道消毒药（檀香油也作药用，其中含檀香醇量在 90% 以上，所以作用和檀香醇相同）。

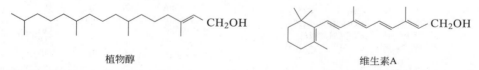

環桉醇　　　　　　　　α-白檀醇

（三）二萜

二萜类（diterpenoids）指分子中含有四分子异戊二烯单位即含 20 个碳原子的化合物类群。二萜广泛分布于自然界，植物的乳汁及树脂多以二萜类化合物为主要成分，在松科中分布尤为普遍。此外，在菌类的代谢物及海洋生物中也发现不少二萜类化合物。

许多二萜的含氧衍生物具有很好的生物活性，如紫杉醇、穿心莲内酯、芫花酯、雷公藤内酯、银杏内酯及甜菊苷等，有些已是临床常用的药物。二萜可分为无环和环状二萜，其中环状二萜又根据环的多少可分为单环、双环、三环、四环、五环等类型，天然无环及单环二萜较少，双环及三环二萜数量较多。

1. 无环二萜（acyclic diterpenoids）　植物醇（phytol）是广泛存在于叶绿素的组成成分，也是维生素 E 和 K₁ 的合成原料。

植物醇　　　　　　　　　　　　　　　维生素A

2. 单环二萜（monocyclic diterpenoids）　维生素 A（vitamin A）又称视黄醇（其醛衍生物称视黄醛）是一个具有酯环的不饱和一元醇。主要存在于动物肝脏中，特别是鱼肝中含量更丰富。维生素 A 可促进视觉细胞内感光色素的形成，是保持正常夜间视力的必须物质。许多研究显示，皮肤癌、肺癌、喉癌、膀胱癌和食道癌都跟维生素 A 的摄取量有关。

3. 双环二萜（bicyclic diterpenoids）　穿心莲内酯（andrographolide）为穿心莲（*Andrographis paniculata*）中抗炎主成分，具有清热解毒、消炎止痛之功效，对细菌性与病毒性上呼吸道感染及痢疾有特殊疗效，被誉为天然抗生素药物。临床已用于治疗急性菌痢、胃肠炎、咽喉炎、感冒发热等。穿心莲内酯还具有抗肿瘤和免疫调节作用。本品为二萜类内酯化合物，均难溶于水，通常仅能口服给药。为增强穿心莲内酯的水溶性，将穿心莲内酯在无水吡啶中与丁二酸酐作用，制备成丁二酸半酯的钾盐；与亚硫酸钠在酸性条件下制备成穿心莲内酯磺酸钠，而成为水溶性化合物，用于制备浓度较高的注射剂。

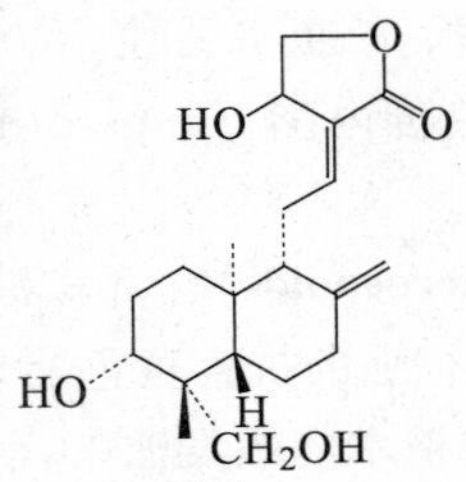

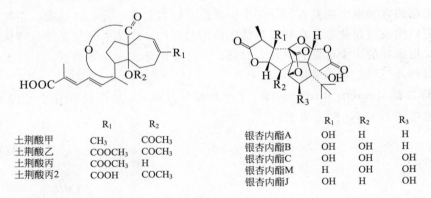

穿心莲内酯

土荆（槿）酸甲、乙、丙、丙2（pseudolaric acid A、B、C、C2）是由金钱松（*Pseud-olaric kaempfer*）树皮中分离出的抗真菌成分。其中土荆酸乙为主成分，并有抗生育活性，可减少早孕大鼠子宫内膜及肌层血管血流量，是造成胚胎死亡的重要原因。药理实验还发现，土槿酸乙在体外有较强的抗肿瘤活性，而对正常细胞的毒副作用较弱，具有一定的选择性，因此，药物开发前景广阔。

银杏内酯（ginkgolides）是银杏（*Ginkgo biloba*）根皮及叶的强苦味成分，已分离出银杏内酯 A、B、C、M、J（ginkgolide A、B、C、M、J）。它们的基本结构中有三个内酯环，但碳环只有二个。银杏内酯及银杏总黄酮是银杏叶制剂中治疗心脑血管病的主要有效成分。

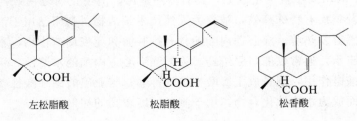

	R_1	R_2			R_1	R_2	R_3
土荆酸甲	CH_3	$COCH_3$		银杏内酯A	OH	H	H
土荆酸乙	COOCH_3	$COCH_3$		银杏内酯B	OH	OH	H
土荆酸丙	COOCH_3	H		银杏内酯C	OH	OH	OH
土荆酸丙2	COOH	$COCH_3$		银杏内酯M	H	OH	OH
				银杏内酯J	OH	H	OH

4. 三环二萜（tricyclic diterpenoid） 左松脂酸（levopimaric acid）、松脂酸（pimaric acid）和松香酸（abietic acid）是从松树干中流出的黏稠液体，称为松脂（松香），其中挥发油称松节油，不挥发性成分中以左松脂酸为主。其在空气中放置能转化为松脂酸，如用热的矿酸处理可得松香酸，实际上松脂经水蒸气蒸馏分出松节油后，剩余部分已全部转变为松香酸，而不再以左松脂酸存在。

左松脂酸　　　　松脂酸　　　　松香酸

雷公藤甲素（triptolide）、雷公藤乙素（tripdiolide）、雷公藤内酯（triptolidenol）及16-羟基雷公藤内酯醇（16-hydroxytriptolide）是从雷公藤（*Tripterygium wiefcrdii*）中分离出的抗癌活性物质。雷公藤甲素对乳腺癌和胃癌细胞形成有抑制作用，可作为一种有效的预防和治疗前列腺癌药物，另外，还具有抗类风湿作用，是治疗类风湿病雷公藤片、雷公藤多苷片等制剂的主要有效成分。16-羟基雷公藤内酯醇具有较强的抗炎、免疫抑制和雄性抗生育作用。

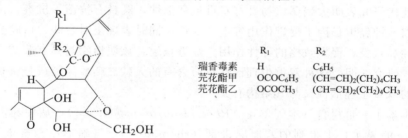

	R₁	R₂	R₃
雷公藤甲素	H	H	CH₃
雷公藤乙素	OH	H	CH₃
雷公藤内酯	H	OH	CH₃
16-羟基雷公藤内酯醇	H	H	CH₂OH

瑞香毒素（daphnetoxin）为欧瑞香（*Daphne mezerum*）中的有毒成分。芫花根中含有芫花酯甲（yuanhuacin）及芫花酯乙（yuanhuadin），具有中期妊娠引产作用，已被用于临床。此类二萜酯均具有刺激皮肤发赤、发泡作用及毒鱼活性。

	R₁	R₂
瑞香毒素	H	C₆H₅
芫花酯甲	OCOC₆H₅	(CH=CH)₂(CH₂)₄CH₃
芫花酯乙	OCOCH₃	(CH=CH)₂(CH₂)₄CH₃

紫杉醇（taxol）又称红豆杉醇，最早由 Wani 等从短叶红豆杉的树皮中分离并确定其化学结构，是具有抗癌作用的二萜生物碱类化合物，为20世纪90年代国际上抗肿瘤药三大成就之一，临床上用于治疗卵巢癌、乳腺癌和肺癌等有较好疗效。现已从红豆杉属植物中分离出200多种紫杉烷二萜衍生物，是一类颇受世界医药界重视的化合物。

紫杉醇

5. 四环二萜（tetracyclic diterpenoid） 甜菊苷（stevioside）是菊科植物甜叶菊（*Stevia rebaudianum*）叶中所含的四环二萜类化合物，如甜菊苷 A、D、E(rebaudioside A、D、E)等甜味苷。总甜菊苷含量约6%，其甜度约为蔗糖的300倍，其中甜菊苷 A 甜味最强，但含量较少。甜菊苷具有高甜度、清热、利尿、调节胃酸的功效，对高血压也有一定的疗效，但有报道称甜菊苷有致癌作用。

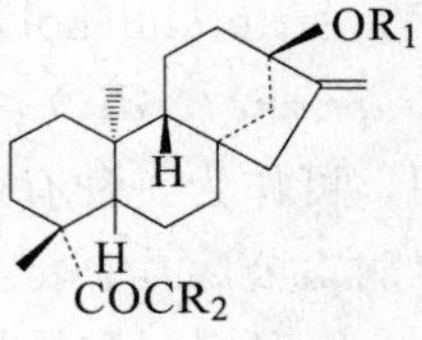

甜菊苷 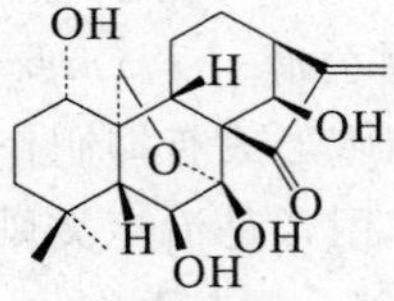　　　　　冬凌草甲素 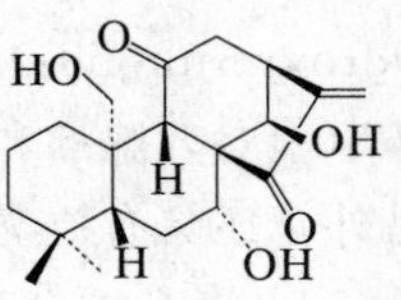　　　　香茶菜甲素 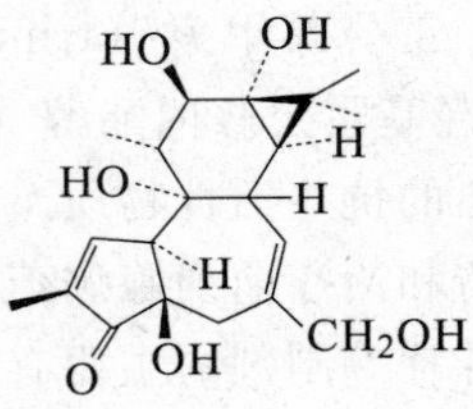　　　　大戟醇(巴豆醇)

冬凌草甲素（oridonin）是由冬凌草（*Rabdosia rubescens*）中提取得到的化合物，具有有较强的抗肿瘤活性。临床主要用于治疗白血病、中晚期食道癌、肝癌等多种癌症以及急性化脓性扁桃体炎。其不仅具有抗肿瘤作用，并有抗致突变和抗致畸作用。

香茶菜甲素（amethystoidin A）是香茶菜（*Rabdesia amethystoides*）叶中的成分，有抗肿瘤及抑制金黄色葡萄球菌活性。我国化学工作者分离鉴定的此类香茶菜素类化合物有100余种。

大戟醇（phorbol）属大戟二萜醇型成分，存在于大戟科和瑞香科的许多植物中，属于辅致癌剂。现代研究表明大戟属植物具有双重生理活性，既具有抗菌、抗炎、抗病毒、抗结核、抗肿瘤以及神经生长因子促进作用等生理活性，同时表现出对皮肤、口腔及胃肠道黏膜强烈的刺激性和致炎、促发致癌的毒性作用。最近报道，该属植物尚具有改变大鼠胎盘形态的毒性作用。研究表明，这种双重生理活性与所含有的大戟二萜醇酯类成分密切相关。而大戟二萜醇酯的双重生理活性又与其结构有关。

闹羊花毒素Ⅰ～Ⅲ得自日本闹羊花（*Rhododendron japonicum*），从中药六轴子（即羊踯躅 *R. molle* 的果实）中得到的八厘麻毒素（rhomotoxin）与闹羊花毒素Ⅲ为同一物质。八厘麻毒素对重症高血压有紧急降压及对室上性心动过速有减慢心率作用。团花毒素（rhodoanthin）为目前国内外自杜鹃花科植物中提取的毒性最强的成分，LD_{50} 为 $0.1\mu mol/kg$。

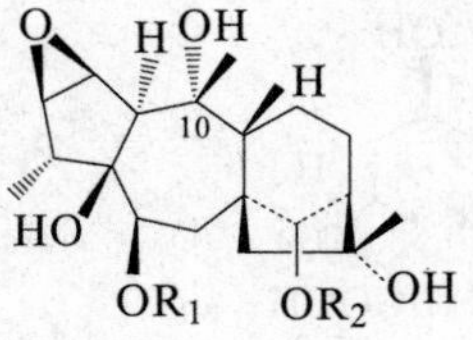

	R_1	R_1
闹羊花毒素Ⅰ	$COCH_3$	$COCH_3$
闹羊花毒素Ⅱ	$COCH_3$	H
闹羊花毒素Ⅲ	H	H
马醉木毒素Ⅲ	H	$COCH(OH)CH_3$
团花毒素*	H	$COCH(OH)CH_3$
(*C_{10} 为α-CH_3 β-OH)		

（四）二倍半萜

二倍半萜类（sesterterpenoids）指分子中含有五分子异戊二烯单位即含 25 个碳原子的化合物类群。此类化合物发现较晚，1965 年才有第一个二倍半萜被发现的报道。其后在羊齿植物、菌类、地衣类、海洋生物及昆虫分泌物中陆续被发现。目前此类化合物的数量不多，是萜类家族中最少的一员。二倍半萜可分为无环和环状二倍半萜，其中环状二倍半萜又根据环的多少可分为单环、双环、三环、四环、五环等类型。

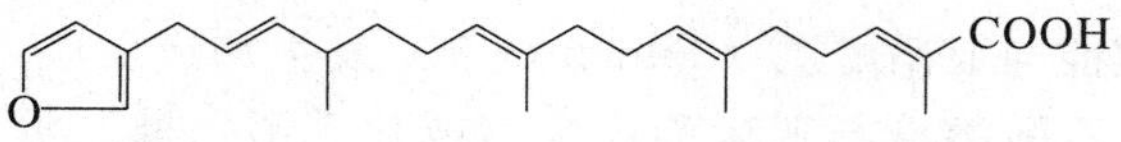

呋喃海绵素-3 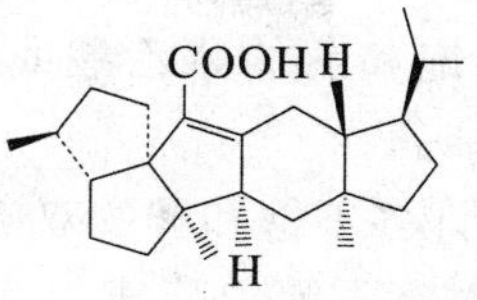　　　　　　网肺衣酸 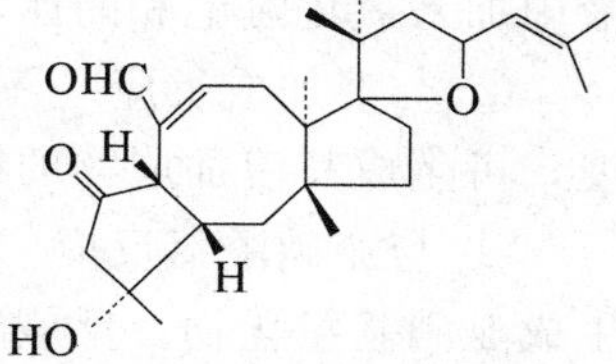　　　　　蛇孢假壳素A

呋喃海绵素-3（furanspongin-3）是从海绵中分得的无环二倍半萜化合物。

网肺衣酸（retigeranic acid）是从网肺衣（*Lobaria retigera*）及其地衣的近缘种中得到的具有五环骨架的二倍半萜；在昆虫分泌物中分离到多种大环二倍半萜。

蛇孢假壳素 A（ophiobolin A）是真菌稻芝麻枯（*Ophiobulus miyabeanus*）病菌的成分，具有 C_5-C_8-C_5 骈合基本骨架，有抑制白癣菌、毛滴虫菌等生长发育的作用。

三、萜类化合物的理化性质

（一）物理性质

1. 性状　单萜和倍半萜在常温下多为油状液体，少数为固体结晶，具挥发性及特异性香气，可随水蒸气蒸馏。其沸点随其结构中的异戊二烯单位数、双键数、含氧基团数的升高而规律性地升高。在提取分离单萜和倍半萜时可利用这些性质。二萜和二倍半萜多为固体结晶。萜苷多为结晶性固体或粉末，不具挥发性。

萜类化合物多具苦味，有的味极苦，早年所称苦味素（bitter principles）成分实际多为萜类。也有少数萜具有较强甜味，如甜菊苷。

大多数萜类化合物都具手性碳，有旋光性，且多有异构体存在。低分子萜类具有较高的折光率。

2. 溶解性　萜类化合物难溶于水，溶于甲醇、乙醇，易溶于乙醚、三氯甲烷、乙酸乙酯、苯等亲脂性有机溶剂。具有羧基、酚羟基及内酯结构的萜能溶于碱水，加酸使之游离或环合后，又可自水中析出，此性质常用于提取分离此类结构的萜类化合物。

萜苷类化合物随分子中糖数目的增加，水溶性增强，一般能溶于热水，易溶于甲醇及乙醇，不溶或难溶于亲脂性有机溶剂。

应注意，萜类化合物对高温、光和酸、碱较敏感，长时间接触，常会引起其氧化、重排及聚合反应，导致结构变化，因此在提取、分离及贮存萜类化合物时，应注意尽量避免这些因素的影响。

（二）化学性质

1. 加成反应　多数萜烯、萜醛和萜酮，因含有双键或羰基，可与相应的试剂产生加成反应，加成产物常因改变其溶解性而析出结晶。这不但可供识别萜类化合物分子中不饱和键的存在和不饱和的程度，还可用于分离和纯化这些类型的萜类化合物。

（1）双键加成反应

① 与卤化氢加成反应　萜类双键能与氯化氢及溴化氢等卤化氢类试剂在冰乙酸溶液中反应，其加成产物可于冰水中析出结晶。如柠檬烯、β-荜澄茄烯（β-cadinene）的冰乙酸溶

液中加入氯化氢饱和的冰乙酸，反应完成后加入冰水，即析出加成物结晶。

② 与溴加成反应　不饱和萜的冰乙酸或乙醚-乙醇混合溶液，在冰冷却条件下，滴加溴，可生成其溴加成物的结晶。

③ 与亚硝酰氯反应　许多不饱和萜的双键能与亚硝酰氯（Tilden 试剂）发生加成反应，生成亚硝基氯化物。反应时将不饱和萜或其冰乙酸溶液与亚硝酸戊酯（或亚硝酸乙酯）混合，冷却下加入浓盐酸，振摇，即可析出亚硝基氯化物结晶（必要时可用乙醇及丙酮重结晶），其结晶多为蓝色或蓝绿色，可用于不饱和萜的分离及鉴别。

萜烯的亚硝基衍生物还可与伯胺或仲胺（常用六氢吡啶）缩合成亚硝基胺类，此缩合物具有较好的结晶及一定的物理常数，颇具鉴定价值。

④ Diels-Alder 反应　共轭二烯结构的萜类化合物能与顺丁烯二酸酐产生 Diels-Alder 反应，生成物为结晶，可借此初步证明共轭双键的存在。

（2）羰基加成反应

① 亚硫酸氢钠加成　具羰基的萜类化合物可与亚硫酸氢钠加成，生成结晶性的加成物，其加成物用酸或碱（多用草酸、硫酸或碳酸钠溶液）处理，可分解复原成原萜醛或萜酮。如 α-紫罗兰酮和 β-紫罗兰酮的分离。用此法处理具有双键的萜醛或萜酮时要注意控制反应条件，因反应时间过长或温度过高，会使双键发生不可逆的加成。

② 吉拉德（girard）试剂加成　吉拉德试剂是一类带季铵基团的酰肼，可与具羰基的萜类生成水溶性加成物而与脂溶性的非羰基萜类分离，常用的试剂为吉拉德 T 及 P 试剂（girard T、girard P）二种。

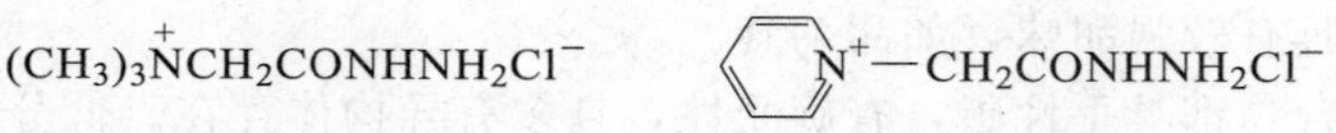

$$(CH_3)_3\overset{+}{N}CH_2CONHNH_2Cl^- \qquad\qquad \overset{+}{N}-CH_2CONHNH_2Cl^-$$

吉拉德试剂T　　　　　　　　　　　　　吉拉德试剂P

在含有萜酮及萜醛样品的乙酸-无水乙醇（1∶10，重量比）溶液中加入吉拉德试剂（加乙酸为促进反应），加热回流，反应完成后加水稀释，用乙醚萃取非羰基类化合物后，分取水层用硫酸或盐酸酸化，再用乙醚萃取，乙醚萃取液蒸去溶剂即得原萜酮或萜醛。

2. 氧化反应　萜类成分在不同的条件下，可以被不同的氧化剂氧化，生成不同的氧化产物。常用的氧化剂有臭氧、铬酐（三氧化铬）、四醋酸铅、高锰酸钾等，其中以臭氧的应用最为广泛。

3. 分子重排反应　萜类化合物在发生加成、消除或亲核取代反应时，常发生 Wagner-meerwein 重排，使碳架发生改变。目前工业上由 α-蒎烯合成樟脑，就是经 Wagner-meerwein 重排后，再进行氧化制得。

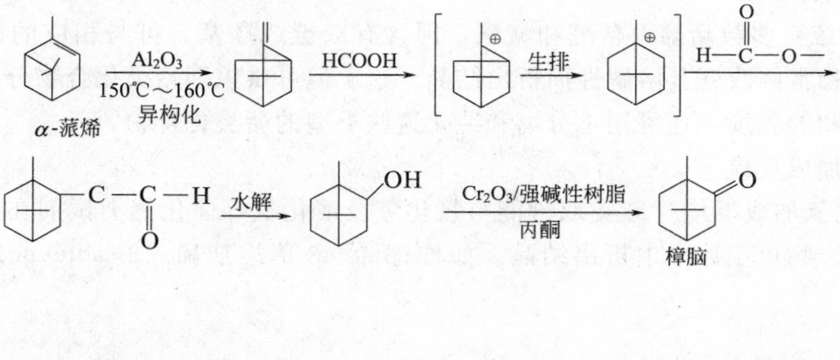

除上述加成和分子重排反应外，氧化和脱氢等反应在萜类化合物的结构测定中曾起过重要的作用，但目前结构测定主要用波谱法。

四、萜类化合物的提取分离

萜类化合物种类繁杂，数量庞大，理化性质差异较大，而且同分异构体多，结构稳定性差，所以提取分离方法也很繁杂。一般多根据此类成分挥发性、极性、特殊官能团的专属反应性等差异进行提取分离。如前所述，操作时应注意尽量减少光、热和酸、碱对结构的影响。

（一）萜类化合物的提取

1. 水蒸气蒸馏法　单萜、倍半萜及其含氧衍生物多具有挥发性，因此可用水蒸气蒸馏法提取。

2. 溶剂提取法

（1）萜苷类化合物的提取　在萜类化合物中，环烯醚萜多以单糖苷的形式存在，苷元的分子较小，且多有羟基，所以亲水性强，一般易溶于水、甲醇、乙醇和正丁醇等溶剂，而难溶于一些亲脂性较强的有机溶剂，故多用甲醇或乙醇作溶剂，也可用水、稀丙酮。提取液经减压浓缩后加水溶解，滤去水不溶性杂质，用乙醚、三氯甲烷或石油醚萃取除去脂溶性杂质，脱脂后的萜苷水溶液可采用正丁醇萃取，正丁醇萃取液经减压浓缩，可得到粗总萜苷。

（2）非苷形式的萜类化合物的提取　除环烯醚萜多以苷的形式存在外，其他萜类则多以游离的形式存在，可溶于甲醇、乙醇，易溶于三氯甲烷、乙酸乙酯、乙醚等亲脂性有机溶剂。这类化合物一般用甲醇或乙醇提取后，根据需要浓缩至一定体积，并调整适当的醇浓度，再用石油醚、三氯甲烷或乙酸乙酯等亲脂性有机溶剂萃取。也可直接用不同极性的有机溶剂按极性递增的方法依次萃取，得到不同脂溶性的萜类提取物。

值得注意的是，萜类化合物，尤其是倍半萜内酯化合物容易发生结构的重排，二萜类易聚合而树脂化，引起结构的变化，以苷形式存在的萜类易发生苷键的裂解，所以宜选用新鲜药材或迅速晾干的药材，并尽可能避免酸、碱的处理。在萜苷的提取纯化过程中，还应事先破坏酶的活性。

3. 碱提酸沉法　具有内酯结构的萜类可先用提取萜的方法提取出粗总萜，然后利用内酯在热碱溶液中易开环成盐溶于水，酸化环合又可析出原内酯的特性，用碱水提取酸化沉淀的方法处理，可得到较纯的总萜内酯（倍半萜内酯用此法较多）。但某些遇酸碱易引起结构发生不可逆变化的萜内酯，不可采用此法。

4. 吸附法　多用活性炭或大孔树脂吸附法，用活性炭或大孔树脂吸附水溶液中萜苷后，先用水及稀乙醇依次洗脱除去水溶性杂质，再用合适浓度的乙醇洗脱萜苷，如桃叶珊瑚苷及甜叶菊苷可分别用活性炭及大孔树脂提取与分离。

（二）萜类化合物的分离

1. 利用结构中特殊官能团进行分离　萜类化合物中常见的官能团为双键、羰基、内酯环、羧基、碱性氮原子（萜类生物碱）及羟基等，可有针对性地用加成、碱开环酸环合、酸碱成盐及形成酸性酯等反应，使具有相应官能团萜的溶解性发生改变，以固体析出或液体转溶的形式从总萜中分离。

2. 结晶法分离　有些萜类提取液经适当浓缩，常会析出粗晶（有的提取物不经浓缩即可析晶），过滤，再用适当溶剂或方法重结晶，可得到纯度很高的结晶。如薄荷醇、樟脑、野菊花内酯（yeiJuhua lactone）及古纶宾（columbin）可用结晶法分离。

3. 柱色谱法分离

（1）硅胶或氧化铝吸附色谱法 许多用其他方法难以分离的萜类异构体可用吸附柱色谱法分离。常用的吸附剂为硅胶和中性氧化铝（非中性氧化铝易引起萜类化合物结构变化），其中硅胶应用最广。

对于结构中有双键的萜类化合物，单用硅胶或氧化铝为吸附剂难以分离，可用硝酸银-硅胶或硝酸银-氧化铝作吸附剂进行络合吸附。其分离机制主要是硝酸银可与双键形成 π 络合物。可利用萜的双键数目、位置及立体构型的不同而导致在络合程度及络合物稳定性方面的差异进行色谱分离。

（2）反相柱色谱 通常以反相键合相硅胶 RP-18、RP-8 或 RP-2 为填充剂，常用甲醇-水或乙腈-水等溶剂为洗脱剂。反相色谱柱需用相对应的反相薄层色谱进行检识，如预制的 RP-18、RP-8 等反相高效薄层板。

（3）凝胶柱色谱 凝胶色谱法是利用分子筛的原理对分子量不同的化合物进行分离。洗脱剂常用不同浓度的甲醇、乙醇或水。常用的凝胶柱为 Sephadex LH-20。

用色谱法分离萜类化合物通常采用多种色谱法相结合的方法，即一般先用硅胶柱色谱进行分离，再用反相柱色谱、高效液相色谱或凝胶色谱等方法进一步分离。

五、萜类化合物的提取分离实例

穿心莲是爵床科穿心莲的干燥地上部分，为一年生草本植物。性苦寒，具有清热、解毒、凉血、消肿的功效，临床用于治疗感冒发热，咽喉肿痛，口舌生疮，顿咳劳嗽，泄泻痢疾，热淋涩痛，痈肿疮疡，毒蛇咬伤。

穿心莲中含有多种二萜内酯类化合物。其提取分离研究报道很多，以下介绍用 85％乙醇液对穿心莲提取，硅胶柱色谱法、凝胶柱色谱法、反相 ODS 柱色谱法以及反相高效液相色谱法对其中二萜内酯成分分离的方法。此法得到 7 个化合物，分别为 14-去氧-11,12-二去氢穿心莲内酯（14-deoxy-11,12-didehydroandrographolide，Ⅰ），14-去氧穿心莲内酯（14-deoxy-andrographolide，Ⅱ），穿心莲内酯（andrographolide，Ⅲ），穿心莲新苷（neoandrographolide，Ⅳ），去氧穿心莲内酯苷（deoxyandrographiside，Ⅴ），14-去氧-11,12-二去氢穿心莲内酯苷（14-deoxy-11,12-didehydroandrographiside，Ⅵ），穿心莲内酯苷（andrographiside，Ⅶ），其中穿心莲内酯和穿心莲新苷的得量最多。这些化合物的结构和提取分离流程如下。

| 14-去氧-11,12-二去氢穿心莲内酯 | 14-去氧穿心莲内酯 | 穿心莲内酯 | 穿心莲新苷 |

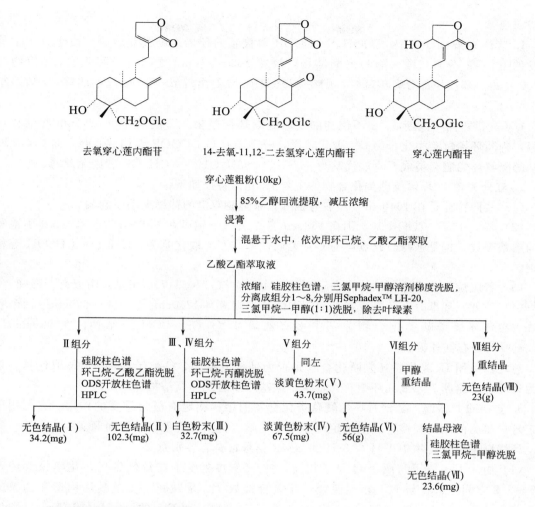

去氧穿心莲内酯苷   14-去氧-11,12-二去氢穿心莲内酯苷   穿心莲内酯苷

六、萜类化合物的结构鉴定

（一）波谱法在萜类结构鉴定中的应用

　　单萜类化合物是萜类化合物中结构最简单的一类化合物。在碳谱中出现 10 个碳信号峰是单萜类化合物最显著的波谱特征。

　　二萜类化合物在自然界分布很广，近年来研究进展也较快，据不完全统计，其碳架类型已有 90 余种。由于二萜类化合物种类繁多且结构复杂，每一种骨架的二萜均有其独特的波谱规律，而且近缘植物内往往含有相同或相似的化学成分，因此，查阅相关文献对于结构解析会有很大帮助。对于未知二萜类化合物的结构解析，往往需要借助 2D-NMR 来完成。

　　单萜和二萜类化合物种类繁多，其谱学特征共性较少。但其中的环烯醚萜类化合物与其他萜类相比，结构母核较固定，主要有环烯醚萜苷、4-去甲基环烯醚萜苷及裂环环烯醚萜苷三种结构类型，其波谱特征规律性较强，用波谱法并佐以少量必要的化学手段测定，使环烯醚萜这种特殊萜类化合物的结构研究变得较为简单。下面主要介绍环醚萜类化合物的几种波谱特征规律。

1. 紫外光谱 C-4 有—COOH、—COOR 取代基的环烯醚萜类化合物，由于分子中具有发色团 α、β-不饱和酸、酯和内酯结构，故在 230～240nm 之间有较强吸收，ε 值约在 10000 左右。环戊烷部分有羰基时，则在 270～290nm 处出现 n→π* 引起的弱峰，ε 值多小于 100。

UV 光谱可用于判断 α、β-不饱和酯及烯醚键是否存在。而根据 230～240nm 峰的存在与否，判断环烯醚萜类化合物 C-4 取代状况，分子中有 C-4-COOR 者均有此峰，而 C-4 无取代基的降解环烯醚萜类或 C-4 取代基为—CH$_3$、—CH$_2$OH、—CH$_2$OR 者则无此峰。

2. 红外光谱 环烯醚萜类化合物的主要 IR 光谱特征如下：

（1）共同特征是在 1640cm^{-1} 左右有强峰，系烯醚双键的伸缩振动引起的。

（2）若 C-4 有—COOR 基，则在 1680cm^{-1} 左右（个别可在 1710cm^{-1}）有 α、β-不饱和酯的羰基吸收，也是强峰。此点可与 C-4 无取代基或 C-4 取代基为—CH$_3$、—CH$_2$OH 等相区别。

（3）若戊烷部分有环酮结构存在，则于 1740cm^{-1}（1710～1750cm^{-1}）附近有一强峰。

（4）若五元环部分有环氧存在，如丁香醚苷，则应有 1250cm^{-1}、830～890cm^{-1} 两个吸收峰。裂环环烯醚萜类化合物分子中多有乙烯基（—CH＝CH$_2$）结构，在 990cm^{-1}、910cm^{-1} 两处有红外吸收。

总之，可用 IR 光谱特征判断化合物是否为环烯醚萜类，C-4 有无—COOR 取代基，是否为裂环环烯醚萜类，五元环中有无羟基、羰基、双键及环氧结构等。

3. 氢核磁共振谱 氢谱对环烯醚萜类化合物的结构测定有极为重要的作用。它可用于判定环烯醚萜的结构类型，并能确定许多立体化学（构型、构象）结构问题。

环烯醚萜类化合物中 1-H 与 3-H 的 NMR 信号最具有鉴别意义。

（1）由于 C-1 原子与两个 O 原子相连，故 H-1 共振发生在较低磁场，化学位移约在 4.5～6.2 之间。H-1 与 H-9 相互偶合，其偶合常数 $J_{1,9}$ 是判断二氢吡喃环构型和构象的重要依据。$J_{1,9}$ 很小（0～3Hz），表明 H-1 处于平伏键，而 C-1 的—OH（或 O-glc）则处于直立键，此时 C-1 折向平面上方。$J_{1,9}$ 很大（7～10Hz），表明 H-1 处于直立键，而 C-1-OH（或 C-1-O-glc）处于平伏键，在此情况下，二氢吡喃环几乎处于同一平面，但 C-1 折向下方。

（2）H-3 的 NMR 信号可用以区别 C-4 有—COOR、—CH$_3$、—CH$_2$OR 及 C-4-无取代基的环烯醚萜类。当 C-4 有—COOR 取代基（包括裂环环烯醚萜类）时，H-3 因受—COOR 基影响处于更低的磁场区，一般 δ 值多在 7.3～7.7（个别可在 7.1～8.1）之间，因与 H-5 为远程偶合，故 $J_{3,5}$ 很小，为 0～2Hz。该峰为 C-4 有—COOR 取代基的特征峰。当 C-4 取代基为—CH$_3$ 时，H-3 化学位移在 6.0～6.2，为多重峰。当取代基为—CH$_2$OR 时其化学位移在 6.28～6.6，也为多重峰。当 C-4 无取代基时，H-3 的化学位移与 C-4 取代基为—CH$_3$ 或—CH$_2$OR 时相近（也在 6.5 左右），但峰的多重度及 J 值有明显区别。因 H-3 与 H-4 为邻偶，同时 H-3 与 H-5 又有远程偶合，故 H-3 多呈现双二重峰（dd），J_1 约 6～8Hz，J_2 为 0～2Hz。例如 Melam-pyroside H-3 的化学位移为 6.33，dd 峰，$J_1＝7$Hz，$J_2＝2$Hz。又如车前草中的甲基梓醇（Methyl Catalpol）H-3 化学位移为 6.5，也为 dd 峰，$J_1 = 6Hz$，$J_2 = 2Hz$。

（3）其他质子信号。C-8 上常连有 10-CH$_3$。若 C-8 为叔 C，则 10-CH$_3$ 为二重峰，$J = 6Hz$，化学位移多在 1.1～1.2。若 C-7、C-8 之间有双键，则该甲基变成单峰或宽单峰，化学位移移至 2 左右。

分子中如有—COOMe 取代基，其 OCH$_3$ 信号为单峰，一般出现在 $\delta 3.7 \sim 3.9$ 之间。

4. 核磁共振碳谱 环烯醚萜类化合物的碳谱化学位移特征如下：

对于一般的环烯醚萜苷来说，C-1-OH 与葡萄糖成苷，C-1 化学位移在 95～104 左右，如果 C-5 位连有羟基时，其化学位移约在 71～74，如果 C-6 位存在羟基时，其化学位移约在 75～83，C-7 一般情况下没有羟基，如果 C-7 位连有羟基时，其化学位移在 75 左右，如果 C-8 位连有羟基时，其化学位移约在 62 左右。C-10 位甲基通常为羟甲基或羧基化，如果 C-10 为羟甲基，其化学位移为 66 左右，若 C-7 有双键，其化学位移为 61 左右。C-10 为羧基时，其化学位移在 175～177 之间。C-11 通常为羧酸甲酯、羧基或醛基，如为醛基时，化学位移在 190 左右，为羧基时，化学位移在 170～175 之间，如果形成羧酸甲酯，其化学位移在 167～169 左右。环烯醚萜绝大多数有 $\Delta^{3(4)}$，由于 2 位氧的影响，C-3 比 C-4 处于低场。如果分子中 C-7 位和 C-8 位之间有双键，且同时 C-8 位有羟甲基取代，则 C-7 化学位移比 C-8 处于高场。而如果 C-8 位有羧基取代，则 C-7 比 C-8 处于低场。有的化合物 C-6 为羰基，其化学位移在 212～219 之间。

4-去甲基环烯醚萜苷由于 4 位无甲基，所以 C-3 化学位移一般在 143～139，C-4 在 102～111 之间。

8-去甲基环烯醚萜苷由于 8 位无甲基，如果有 $\Delta^{7(8)}$ 时，其化学位移在 134～136 左右，若 C-7 和 C-8 与氧形成含氧三元环，其化学位移一般在 56～60 之间。

5. 旋光谱 具有环戊酮结构的环烯醚萜类，一般都有显示较强的 (-) Cotton 效应。这对判断羰基的存在及某些立体结构很有价值。

（二）结构鉴定实例

1. 梓醇的结构鉴定 梓醇（catalpol）是从玄参科植物地黄的块根中分离到的环烯醚萜，为无色粉末，熔点 208℃～210℃。

FAB-MS m/z：455[M＋甘油]$^+$、385[M＋Na]$^+$、363[M＋1]$^+$ 和裂解碎片 201[苷元＋1]$^+$，183[苷元-OH]$^+$，提示分子量为 362，且为葡萄糖苷类化合物。UV λ_{max}（MeOH）nm：204，提示分子中无共轭基团。^{13}C-NMR 谱中出现环烯醚萜母核的 9 个碳信号，以及葡萄糖基的 6 个碳信号 $\delta 99.7$、74.9、79.6、71.8、78.6 和 62.9，其中 $\delta 99.7$ 为葡萄糖基端基碳。^{1}H-NMR 谱中 $\delta 4.76$（1H，d，$J = 8.4Hz$）为葡萄糖基的 H-1′信号，进一步证明该化合物为葡萄糖苷，由偶合常数 8.4，可知苷键为 β-构型。^{1}H-NMR 谱和 ^{13}C-NMR 谱显示其为环烯醚萜苷，$\delta 6.33$（1H，dd，$J = 6.0$, 1.8Hz）处为 H-3 的信号，C-3、C-4 化学位移在 141.8 和 104.0，提示该化合物为 4-去甲基环烯醚萜苷。因 H-3 与 H-4 邻偶，H-4 与 H-5 邻偶，H-5 与 H-6 邻偶，可知 $\delta 5.06$（1H，dd，$J = 6.0$, 4.8Hz）、2.26（1H，ddt，$J = 1.2$, 4.8, 7.8Hz）、3.89（1H，dd，$J = 7.8$, 1.2Hz）分别为 H-4、H-5 和 H-6 的信

号。由于 C-1 原子与两个 O 原子相连，故 H-1 共振发生在较低磁场，可知 δ 5.02(1H，d，J＝10.2Hz) 为 H-1 信号，H-9 分别与 H-1 和 H-5 相互偶合，确定 δ 2.52(1H，dd，J＝7.8，10.2Hz) 为 H-9 信号。C-8 一般连有甲基或羟甲基，可知 δ 4.12（1H，d，J＝13.2Hz）、3.78(1H，d，J＝13.2Hz) 为 H-10 上的两个磁不等价氢的信号，3.42(1H，br.s) 为 H-7 信号，其余为糖上氢的信号。结构式如右图。

2. 穿心莲新苷的结构鉴定 穿心莲新苷（3,14-二去氧穿心莲内酯-19-β-D-葡萄糖苷）是从穿心莲中分离得到的一个单体化合物，无色长方体结晶，熔点 162.5℃～164℃。

表 9-2 　　　　　　　　　　 化合物 ^{1}H-NMR 谱和 ^{13}C-NMR 谱数据

NO.	δ_H	δ_C	NO.	δ_H	δ_C
1	5.02(1H,d,J＝10.2Hz)	95.3			
3	6.33(1H,dd,J＝6.0,1.8Hz)	141.8	1'	4.76(1H,d,J＝8.4Hz)	99.7
4	5.06(1H,dd,J＝6.0,4.8Hz)	104.0	2'	3.24(1H,dd,J＝9.0,8.4Hz)	74.9
5	2.26(1H,ddt,J＝1.2,4.8,7.8Hz)	39.1	3'	3.38(1H,t,J＝9.0Hz)	79.6
6	3.94(1H,dd,J＝7.8,1.2Hz)	77.7	4'	3.23(1H,dd,J＝9.0,8.4Hz)	71.8
7	3.42(1H,br.s)	62.5	5'	3.30(1H,ddd,J＝1.8,6.6,8.4Hz)	78.6
8	—	66.2			62.9
9	2.52(1H,dd,J＝7.8,10.2Hz)	43.6	6'	a3.62(1H,dd,J＝6.6,12.0Hz)	
10	a3.78(1H,d,J＝13.2Hz)	61.6		b3.91(1H,dd,J＝1.8,12.0Hz)	
	b4.12(1H,d,J＝13.2Hz)				

FAB 质谱给出准分子离子峰 m/z 482[M＋H]$^+$、504[M＋Na]$^+$，提示分子量为 481。

Kedde 试剂实验阳性，说明含有不饱和内酯环；α-萘酚实验阳性，说明为苷类化合物。

IR 光谱（KBr）显示 3423、1743、1646、1243、1117、1034、1071 和 10cm^{-1} 的特征吸收，说明该化合物为 α，β-不饱和-γ-内酯环的吡喃糖苷化合物。

^{1}H-NMR 谱提示有一糖的端基质子（δ4.82，1H，J＝7.68Hz），由 J＝7.68Hz，可知为苷键为 β-构型。高场区有两个甲基氢信号，两个连氧亚甲基信号（δ 3.48、4.32、4.74），一个取代烯键氢信号（δ 7.17）。

^{13}C-NMR 谱显示共有 26 个碳信号，其中在 δ 60～90 之间有葡萄糖的残基信号（δ 62.85、71.78、75.33、78.37、78.72）和一个端基碳信号（δ 105.48），表明该化合物为苷类。δ 100～155 之间有两个碳碳双键信号（δ 106.94、135.84、145.39、150.18），一个羰基碳（δ 174.8）。

DEPT 谱中 δ 15.45、28.16 呈正相峰，提示为 2 个甲基碳信号；δ 56.20、56.70、71.78、75.33、78.37、78.72、105.48、145.39 呈正相峰，提示为 8 个次甲基的碳信号；δ 19.38、22.11、24.71、25.00、36.42、38.75、39.05、62.85、70.63、72.60、106.94 呈负相峰，表明有 11 个亚甲基。结合碳谱可知分子中有伯碳原子 2 个，仲碳原子 11 个，叔碳

原子 8 个，季碳原子 5 个，从而确定分子式为 $C_{26}H_{40}O_8$。

DQFCOSY 波谱可对同碳二氢和邻碳二氢的氢信号进行分析，找出—CH—CH—的连接关系。由 DQFCOSY 提示有 1 个—CH_2—CH_2—CH_2、2 个—CH—CH_2—CH_2、1 个—CHOH—CHOH—CHOH—CHOH—CHOH—CH_2—、1 个 C＝CH—CH_2 片段。由 DQFCOSY 图谱 δ 1.74（H-11b）与 2.14（H-12b）有交叉峰，确证 2.14 为 H-12b 的信号；依据 δ 2.50 与 2.14 有强耦合的交叉峰，确证 2.50 为 H-12a 的信号。结合 HMQC 分析，指认 δ 1.36、1.80 为 H-6 的信号，δ 2.33、1.90 为 H-7 的信号，δ 0.96、1.62 为 H-1 的信号。依据 δ 3.95（H-5'）与 4.23（H-4'）、4.38（H-6'b）、4.53（H-6'a）有强偶合的交叉峰，确证 3.95 为 H-5' 的信号；4.03（H-2'）与 4.22（H-3'）、4.82（H-1'）有强偶合的交叉峰，确证 4.22 为 H-3' 的信号。

表 9-3 化合物[1]H-NMR 谱和[13]C-NMR 谱数据

NO.	δ_H	δ_C	NO.	δ_H	δ_C
1	b 0.96（1H,m） a 1.62（1H,m）	39.05	14	7.17（3H,brt,J＝1.4Hz）	145.39
2	b 1.34（1H,m） a 1.64（1H,m）	19.38	15	4.74（2H,s）	70.63
3	b 0.93（1H,m） a 2.12（1H,m）	36.42	16	—	174.80
4	—	39.80	17	b 4.70（1H,s） a 4.90（1H,s）	106.94
5	1.16（1H,dd,J＝13.0,2.0Hz）	56.20	18	1.19（3H,s）	28.16
6	b 1.36（1H,m） a 1.80（1H,m）	24.71	19	b 3.48（1H,d,J＝9.7Hz） a 4.32（1H,d,J＝9.8Hz）	72.60
7	b 1.90（1H,m） a 2.33（1H,brd）	38.75	20	0.64（3H,s）	15.45
8	—	150.18	1'	4.82（1H,d,J＝7.7Hz）	105.48
9	1.59（1H,m）	56.70	2'	4.03（1H,brt,J＝7.9Hz）	75.33
10	—	38.60	3'	4.22（1H,m）	78.72
11	b 1.58（1H,m） a 1.74（1H,m）	22.11	4'	4.23（1H,m）	71.78
12	b 2.14（1H,m） a 2.50（1H,m）	25.00	5'	3.95（1H,brs）	78.37
13	—	135.84	6'	b 4.38（1H,dd,J＝11.7,5.2Hz） a 4.53（1H,dd,J＝11.94,2.3Hz）	62.85

HMBC 谱中 $\delta_H 0.64$（H-20）与 $\delta_C 38.61$（C-10）、39.05（C-1）、56.20（C-5）、56.70（C-9）相关，证实 C-20 连接在 C-10 位。$\delta_H 1.19$（H-18）与 $\delta_C 36.42$（C-3）、39.80（C-4）、56.20（C-5）相关，证实 C-18 连接在 C-4 位。$\delta_H 3.48$（H-19b）与 $\delta_C 36.42$（C-3）、39.80（C-4）、56.20（C-5）、105.14（C-1′）相关，证实 C-19 连接在 C-4 位，C-19 位连接有葡萄糖基。$\delta_H 4.70$（H-17）与 $\delta_C 56.70$（C-9）相关，确证 C-17 连接在 C-8 位。依据 HMBC 信息可将各片段通过季碳原子连接成完整的结构。

为了确证该化合物的立体结构，NOESY 谱图可提供更多的信息。由 NOESY 谱图可知 H-20 与 H-19a 有 NOE 交叉峰，表明 C-20 和 C-19 在对称轴的同侧，H-3b 与 H-18、H-5 与 H-7b 有交叉峰，确证 C-18、H-5 位于轴的另一侧。因此，两环为反式构象；H-5 与 H-7b、H-7a 与 H-17a、H-9 与 H-17b 有 NOE，确证 H-5、H-9 位于轴的同侧，C-11 位于另一侧，C-9 为 R 构象；H-5′与 H-1′有 NOE，确证葡萄糖基为 β 构型。

综合上述数据，确证化合物为 3,14-二去氧穿心莲内酯-19-β-D-葡萄糖苷，其结构如上图。

第二节　挥发油

挥发油（volatile oil）又称精油（essential oil），是存在于植物体内的具有挥发性、可随水蒸气蒸馏且与水不相混溶的油状液体。

挥发油在植物界分布非常广泛，已知我国野生与栽培的含挥发油药用植物约有 300 多种，分布于 56 科 136 属。特别是菊科植物，如蒿、艾、苍术、白术、木香等；芸香科植物，如芸香、降香、吴茱萸、花椒等；伞形科植物，如小茴香、川芎、白芷、前胡、柴胡、当归等；唇形科植物，如薄荷、藿香、紫苏、香薷等；樟科植物，如乌药、肉桂、樟等；木兰科植物，如厚朴、辛夷、五味子、八角茴香等；马兜铃科植物，如细辛、马兜铃等；败酱科植物，如败酱、甘松等；姜科植物，如姜、砂仁、豆蔻、高良姜等；胡椒科植物，如胡椒、荜茇等；桃金娘科植物，如丁香、桉等；马鞭草科植物如马鞭草、牡荆等都富含挥发油。此外，松科、柏科、杜鹃花科、三白草科、木犀科、瑞香科、檀香科、蔷薇科、牻牛儿苗科、毛茛科等的某些植物中，也含有丰富的挥发油。

挥发油存在于植物的腺毛、油室、油管、分泌细胞或树脂道等各种组织和器官中，如薄荷油存在于薄荷叶的腺鳞中，桉叶油存在桉叶的油腔中，茴香油在小茴香果实的油管中，玫瑰油在玫瑰花瓣表皮分泌细胞中，姜油在生姜根茎的油细胞中，松节油在松树的树脂道中等。大多数成油滴存在，也有与树脂、黏液质共存者，还有少数以苷的形式存在，如冬绿苷。

挥发油在植物体内存在的部位常随品种的不同而各异，有的全株植物中都含有，有的则集中于根或根茎、叶、花、果某一器官。一般在花或果中分布较丰富，其次是叶，再次是茎。同一植物的不同部位，挥发油的含量也不相同，如鱼腥草、薄荷、紫苏的叶，荆芥的全草，檀香的树干，桂树的皮，茴香的果实，柠檬的果皮，丁香的花，白豆蔻的种子等部位的含有量都较高。有的同一植物的不同部位所含挥发油类成分也有差异，如樟科属树皮多含桂皮醛（cinnamaldehyde），叶则主要含丁香酚，而根含樟脑。同一植物由于采集时间不同，所含挥发油成分也不完全一致，如芫荽的果实称胡荽子，当果实未成熟时主要含癸醛（decanal），成熟时癸醛则转化为芳樟醇（linalool）；柑橘的绿色果皮以芳樟醇（linalool）含量较多，而成熟的果皮则以柠檬烯（limonene）含量较多。

植物中含挥发油的量也常随品种不同而不同，差异较大，一般在1％以下，也有少数含量高达10％以上，如丁香含挥发油达14％以上。同一品种植物因药用部位、生长环境或采收季节不同，挥发油的含量和品质（包括成分、香气等）均可能有显著的差别。如薄荷的幼叶中含薄荷酮（l-menthone）较高，含薄荷醇（l-menthol）较低，随叶片的生长，薄荷醇含量逐渐增加，含酮量则下降，开花后游离薄荷醇的生成减少，薄荷酯的含量随之不断上升；香紫苏挥发油的含酯量以花蕾期最低（含酯量为42.11％），种子开始成熟时最高达72.48％，到种子开始脱落时含酯量下降到63.15％。全草类药材一般以开花前期或含苞待放时含油量最高，而根茎类药材则以秋天成熟后采集为宜。

挥发油大多具有止咳、平喘、祛痰、消炎、祛风、健胃、解热、镇痛、镇静催眠、解痉、杀虫、抗癌、利尿、降压、强心和抗氧化等多方面的生物活性。例如茴香油、满山红油和从小叶枇杷中提得的挥发油都在止咳、平喘、祛痰、消炎等方面有显著的疗效；小茴香油、豆蔻油、木香油有祛风健胃功效；柴胡挥发油具有较好的退热效果；丁香油有局部麻醉止痛作用等；紫苏中的紫苏醛（perilldehyde）、石菖蒲总挥发油、郁金挥发油中的郁金二酮（curdione）、酸枣仁油等具有镇静催眠作用。土荆芥油具有驱蛔虫、钩虫等活性；莪术油具有抗癌活性；檀香油、松节油有利尿降压作用；樟脑油有强心作用；紫苏挥发油可抑制超氧阴离子自由基的形成，具有抗氧化活性。

挥发油不仅在医药上具有重要的作用，在香料工业、日用食品工业及化学工业上也是重要的原料。

一、挥发油的组成与分类

挥发油大多数是由几十种至几百种化合物组成的复杂混合物，如鱼腥草挥发油初步检出55种化合物，保加利亚玫瑰油已检出275种化合物。挥发油虽组成成分复杂，但多以数种化合物占较大比例，为主要成分，从而使不同的挥发油具有相对固定的理化性质及生物活性。挥发油的组成成分主要有萜类、芳香族、脂肪族及其他类化合物。

（一）萜类化合物

萜类化合物在挥发油中所占比例最大，主要是由单萜、倍半萜及其含氧衍生物组成，其含氧衍生物多是该油中生物活性较强或具芳香气味的主要成分。如薄荷油含薄荷醇（menthol）8％左右；山苍子油含柠檬醛（citral）80％等；樟脑油含樟脑（camphor）约为50％。

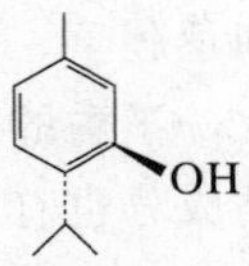

薄荷醇 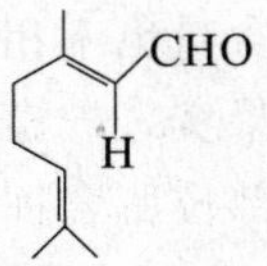　　　　柠檬醛 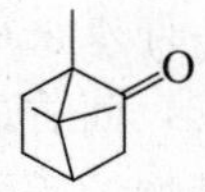　　　　樟脑

（二）芳香族化合物

在挥发油中，芳香族化合物所占比例仅次于萜类。挥发油中芳香族化合物多为小分子的芳香成分，有些是苯丙素类衍生物，多具有 C_6-C_3 骨架，且多为酚性化合物或其酯类，如桂皮油中具有解热镇痛作用的桂皮醛（cinnamaldehyde），丁香油中具有抑菌和镇痛作用的丁香酚（eugenol），八角茴香油中具有雌激素样作用和较强致敏作用的茴香醚（anethole）。有些是萜源化合物，如百里酚（thymol）。还有些是具有 C_6-C_2 或 C_6-C_1 骨架的化合物，如花椒油素（xanthoxylin）等。

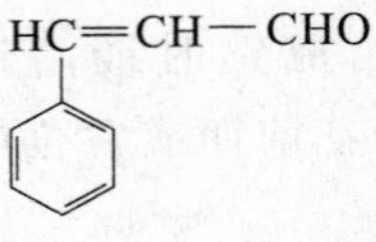

桂皮醛 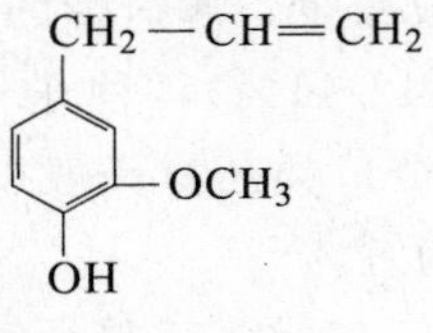　　　　　丁香酚 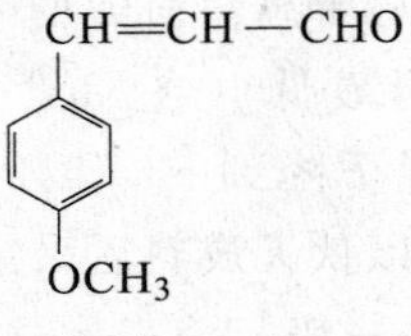　　　　　茴香醚 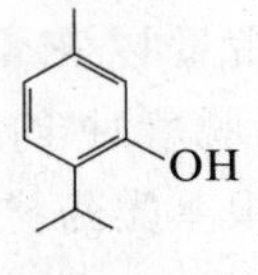　　　　　百里酚 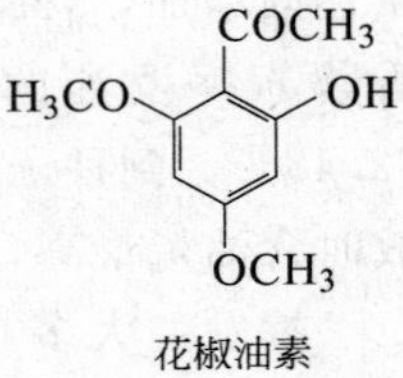　　　　　花椒油素

（三）脂肪族化合物

一些小分子的脂肪族化合物在挥发油中也广泛存在。根据它们所具有的功能团，可分以下几类。

1. 烷类　如正二十烷（n-eicosane）存在于丹参挥发油中，正庚烷（n-heptane）存在于松节油中。

2. 醇类　如正十四醇（n-tetradecyl alcohol）存在当归的种子中，正庚醇（n-heptyl alcohol）存在于丁香挥发油中，正壬醇（n-nonyl alcohol）存在于柑橘、玫瑰油中，人参炔醇（panaxynol）存在人参挥发油中。

$$CH_3 — (CH_2)_7 — CH_2OH \qquad CH_3 — (CH_2)_8 — CO — H_2C — CHO$$

正壬醇　　　　　　　　　　癸酰乙醛

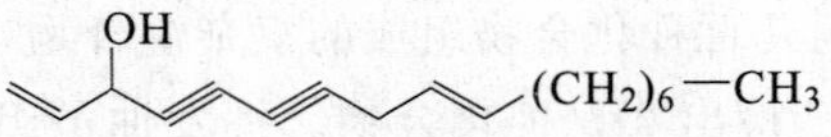

人参炔醇

3. 醛类　如鱼腥草挥发油中的癸酰乙醛（decanoylacetaldehyde）即鱼腥草素等。

4. 酮类　如甲基正壬酮（undecanone），存在于鱼腥草挥发油中。

5. 酸类　有些挥发油中含高级脂肪族，如秋葵子油中含棕榈酸等。

（四）其他类化合物

除以上三类化合物外，有些中药经过水蒸气蒸馏能分解出挥发性成分，如芥子油（mustardoil）、挥发杏仁油（volatile bitter almond oil）、原白头翁素（protoanemonin）、大蒜油（garlic oil）等，也常称之为"挥发油"。这些成分在植物体内，多数以苷的形式存在，经酶解后的苷元随水蒸气一同馏出而成油，如黑芥子油是芥子苷经芥子酶水解后产生的异硫氰酸烯丙酯；杏仁油是苦杏仁苷酶水解后产生的苯甲醛；原白头翁素是毛茛苷水解后产生的化合物；大蒜油则是大蒜中大蒜氨酸经酶水解后产生含大蒜辣素（allicin）等的挥发性油状物。

此外，如川芎、麻黄等挥发油中的川芎嗪（tetramethlpyrazine）以及烟碱（nicotine）等也有挥发性。这些成分往往不被作为挥发油成分，而将其归类于生物碱。

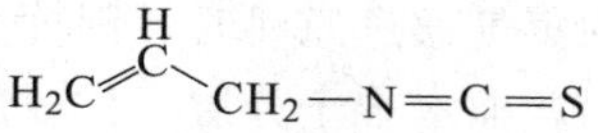

異硫氰酸烯丙酯 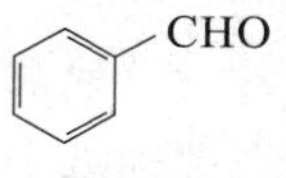　　　　苯甲醛 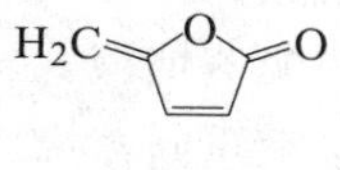　　　　原白头翁素

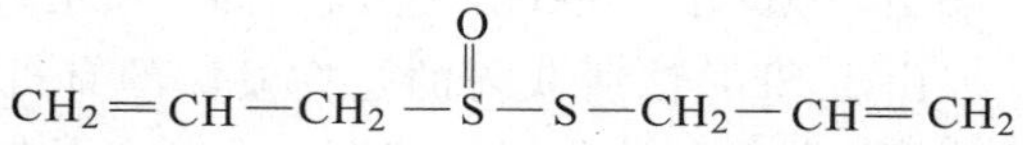

大蒜辣素

二、挥发油的性质

（一）性状

1. 形态　挥发油在常温下为透明液体，有的在冷却条件下其主要成分常可析出结晶，这种析出物习称为"脑"，如薄荷脑、樟脑等。滤去析出物的油称为"脱脑油"，如薄荷油的脱脑油习称"薄荷素油"，但仍含有约 50% 的薄荷油。

2. 气味　挥发油大多具有香气或其他特异气味，如鱼腥草挥发油。挥发油的气味往往是其品质优劣的重要标志。

3. 颜色　挥发油大多为无色或淡黄色的透明液体，少数挥发油具有其他颜色如洋甘菊油因含薁类化合物而显蓝色，佛手油显绿色，桂皮油显暗棕色，麝香草油显红色，满山红油显淡黄绿色。

4. 挥发性　挥发油常温下可自然挥发而不留任何痕迹，这是挥发油与脂肪油的本质区别。

（二）溶解度

挥发油不溶于水，而易溶于各种有机溶剂，如石油醚、乙醚、二硫化碳、油脂等，在高浓度的乙醇中能全部溶解，而在低浓度乙醇中只能部分溶解。

（三）物理常数

挥发油多数比水轻，也有比水重（丁香油、桂皮油）的，相对密度一般在 0.85～1.07 之间。挥发油的沸点一般在 70℃～300℃ 之间。挥发油几乎均有光学活性，比旋度在 +97°～+117° 范围内。多具有强的折光性，折光率在 1.43～1.61 之间。

（四）稳定性

挥发油与空气及光线经常接触会逐渐氧化变质，使挥发油的相对密度增加，颜色变深，失去原有香味，形成树脂样物质，不能随水蒸气蒸馏。因此，制备挥发油方法的选择要合适，产品也要装入棕色瓶内密封并低温保存。

三、挥发油的提取与分离

（一）挥发油的提取

1. 水蒸气蒸馏法 该法是提取挥发油最常用的方法，利用挥发油的挥发性和与水不相混溶的性质进行提取。提取时一般将中药适当切碎后，加水浸泡，采用直接加热蒸馏，或者将原料置有空隔层板网上，当底部的水受热产生的蒸气通过原料时，则挥发油受热随水蒸气同时蒸馏出来，收集蒸馏液，经冷却后分取油层。若油水难于分层，如玫瑰油含水溶性化合物较多，可将蒸馏液重新蒸馏，并在蒸馏液中加氯化钠等无机盐达到饱和状态进行盐析，使挥发油析出，然后分取油层；或盐析后再用低沸点有机溶剂萃取挥发油。也可用同步蒸馏萃取法（simultanous distillation and solvent extraction，SDE），使水蒸气蒸馏和馏出液的溶剂萃取两步合二为一。由于 SDE 法所获得的是挥发油的有机溶剂溶液，体积较大，便于操作，避免了通常蒸馏法提取精油时在器壁上吸附损失，以及转移微量精油时的操作困难。

水蒸气蒸馏法虽具有设备简单、容易操作、成本低、提油率高等优点，但总体来说，挥发油与水接触时间较长，温度较高，某些含有对热不稳定成分的挥发油容易产生相应成分的分解而影响挥发油的品质。

20 世纪 90 年代中期发展起来的一种新型挥发油提取技术——水扩散法，也是一种蒸馏方法，但它与常规蒸馏相比其进气方式截然不同，水蒸气是在低压下自上而下的通过植物层，水扩散表示其中的一个过程（即渗透过程，指提取油从植物腺中向外扩散的过程），在重力作用下，水蒸气将油带入冷凝器，蒸气由上往下作快速补充。水扩散技术不仅具有得油率高、蒸馏时间短、能耗低、设备简单等优点，而且油质也较好。这是因为水扩散强化了蒸馏中的扩散作用，抑制了蒸馏中的不利因素水解和热解作用。

2. 溶剂提取法 含挥发油的药材用低沸点有机溶剂连续回流或冷浸的提取方法。常用的有机溶剂有石油醚（30℃～60℃）、乙醚、二硫化碳、四氯化碳等。提取液经蒸馏或减压蒸馏除去溶剂，即可得到粗制挥发油浸膏。得到的浸膏往往含有其他脂溶性成分如树脂、油脂、蜡、叶绿素等，可利用乙醇对植物蜡等脂溶性杂质的溶解度随温度的下降而降低的特性，先用热乙醇溶解浸膏，放置冷却，滤除杂质，回收乙醇后既得净油。

总的说来，溶剂提取法得到的挥发油含杂质较多，且回收溶剂时低沸点成分损失较大，故应用较少。

3. 吸收法 油脂类一般具有吸收挥发油的性质，往往利用此性质提取贵重的挥发油，如玫瑰油、茉莉花油常采用吸收法进行。通常用无臭味的猪油 3 份与牛油 2 份的混合物，均匀地涂在面积为 50cm×100cm 的玻璃板两面，然后将此玻璃板嵌入高 5cm～10cm 的木质框架中，在玻璃板上面铺放金属网，网上放一层新鲜花瓣，这样一个个的木框玻璃板重叠起来，花瓣被包围在两层脂肪的中间，挥发油逐渐被油脂所吸收，待脂肪充分吸收芳香成分后，刮下脂肪，即为"香脂"，谓之冷吸收法。或者将花等原料浸泡于油脂中，于 50℃～60℃条件下低温加热，让芳香成分溶于油脂中，此则为温浸吸收法。吸收挥发油后的油脂可直接供香料工业用，也可加入无水乙醇共搅，醇溶液减压蒸去乙醇即得精油。

也可采用亲脂性树脂作为吸收剂来提取挥发油，特别是低沸点的挥发油，如鲜花的头香等成分。通常将鲜花放入底部有进气管、顶部有抽气管的干燥器内，然后与装有树脂的干燥器串接，使干燥器抽气管中出来的含有挥发油的气体连续通过树脂，挥发油被树脂吸附后，用石油醚洗脱，挥干石油醚即得挥发油。常用的树脂有 XAD-4 型等。

此外，还有用活性炭、氧化铝、硅胶及分子筛等吸附挥发油。

4. 压榨法 是将含挥发油较多的果皮，如鲜橘、柑、柠檬的果皮等，经撕裂粉碎压榨（最好在冷却条件下），将挥发油从植物组织中挤压出来，然后静置分层或用离心机分出油，即得粗品。此法在常温下进行，其成分不致受热分解，但所得产品不纯，往往含有水分、黏液质及细胞组织等杂质，因而常呈浑浊状，同时又不易将药材中挥发油压榨干净。因此常将压榨后的药渣再进行水蒸气蒸馏，以便使挥发油提取更完全。该工艺在莪术挥发油、生姜挥发油、柑橘香精油等均有应用。

工业生产方法主要包括整果冷磨法和果皮压榨法。用滚筒压榨的滚筒法，可使果实的洗净、油细胞的分离、压榨等生产过程全部实现机械化。

5. 超临界流体萃取（supercritical fluid extraction，SFE） 超临界流体萃取应用于提取芳香挥发油，具有防止氧化热解及提高品质的突出优点。所得芳香挥发油气味和原料相同，明显优于其他方法。如用超临界 CO_2 萃取法提取的沂水产香椿子挥发油中，共分离出71 种化合物，鉴定了其中 63 种。而用水蒸气蒸馏法提取的沂水产香椿子挥发油，共分离出53 种化合物，鉴定了其中 50 种。主要原因可能是超临界 CO_2 萃取法在萃取过程中排除了一些化学成分遇氧氧化及见光反应的可能性，既可以提取低沸点的易挥发性成分，避免破坏具有植物特征的香味成分，萜烯类组分不易损失，又可以提取出较多的醇、酯、不饱和脂肪酸、长链烷烃及热不稳定组分和易氧化的成分，更能真实、全面地反映药材中的化学组分。

6. 微波萃取法 微波萃取技术又称微波辅助提取（microwave assisted extraction，MAE），是近年发展的从天然物中提取香料的一种新技术。该技术在苍术挥发油、橘皮精油、草果精油等中均有应用。

7. 酶法提取 酶可以在温和条件下分解植物组织，较大幅度提高收率，使提取物组分增多，是一项很有前途的新技术。目前，用于中草药提取的主要是纤维素酶。纤维素酶前处理所得的没药挥发油产率比未处理所得产率提高近 3 倍，挥发油占总成分的质量分数也较高，其主要原因可能为纤维素酶解过程破坏没药细胞壁，有利于没药有效成分的提取，可以提高出油率。

8. 微胶囊——双水相萃取法 双水相萃取技术（ATPE）是利用被提取物质在不同的两相系统间分配行为的差异进行分离。将微胶囊技术和双水相萃取技术相结合，能有效分离细胞匀浆中的极微小碎片，提取醛、酮、醇等弱极性至无极性挥发性成分。提取过程不需加热和相变，分相时间短，能耗低，用于提取植物精油，能避免提取过程中的高温、氧化、聚合等情况发生，有效地保护了精油的天然组分。同时，通过调整精油和盐的用量改变分配比，可控制囊化萃取物中精油的各种成分比，以达到有目的、最有效的、最佳分配比的囊化萃取，因而具有较高的选择性和专一性。此法应用于挥发油的提取颇有前景。该工艺在薄荷油、丁香油、柠檬油、柑橘油均有运用。

（二）挥发油的分离

从植物中提取出来的挥发油往往为混合物，需经分离精制后，方可获得单体化合物。常用分离方法如下。

1. 冷冻析晶法　将挥发油于 0℃ 以下放置使析出结晶。若无结晶析出可将温度降至－20℃，继续放置至结晶析出，再经重结晶可得单体结晶。如薄荷油冷至－10℃，经 12 小时析出第一批粗脑，油再在－20℃冷冻 24 小时可析出第二批粗脑，粗脑加热熔融，在 0℃ 冷冻即可得较纯薄荷脑。本法操作简单，但对某些挥发性单体分离不够完全，而且大部分挥发油冷冻后仍不能析出结晶。

2. 分馏法　挥发油的组成成分由于类别不同，分子量的大小、双键的数目、位置及含氧官能团等都可能有一定差异，因而沸点也有一定的差距，因此可以用沸点差异进行分离。在单萜中沸点随着双键的增多而升高，即三烯＞二烯＞单烯。含氧单萜的沸点随着官能团的极性增大而升高，即醚＜酮＜醛＜醇＜酸。

挥发油中的某些成分遇热不稳定，易被破坏，故通常都采用减压分馏法分离。一般在 35℃～70℃/133.22Pa 被蒸馏出来的是单萜烯类化合物；在 70℃～100℃/1333.22Pa 蒸馏出来的是单萜含氧化合物；而在 80℃～110℃/1333.22Pa 被蒸馏出来的则是倍半萜烯及含氧化合物，有时倍半萜含氧物沸点更高。因为所得的各馏分中的组成成分常呈交叉情况，经过分馏所得的每一馏分仍可能是混合物。将各馏分分别进行薄层色谱或气相色谱检查，了解分离情况，再进一步精馏或结合冷冻、重结晶、色谱等方法进一步分离，即可得到纯品。

3. 化学分离法

（1）碱性成分的分离　分离挥发油中的碱性成分时，可将挥发油溶于乙醚，加 1% 硫酸或盐酸萃取，分取酸水层碱化，用乙醚萃取，蒸去乙醚即可得到碱性成分。

（2）酚、酸性成分的分离　将挥发油溶于乙醚中，先用 5% 的碳酸氢钠溶液直接进行萃取，分出碱水层后加稀酸酸化，乙醚萃取，蒸去乙醚可得酸性成分。再用 2% 氢氧化钠萃取，分取碱水层，酸化，乙醚萃取，蒸去乙醚可得酚类或其他弱酸性成分。例如从丁香油中分离丁香酚，用 2% 氢氧化钠从丁香油中提取，用乙醚提取碱液中的杂质，碱水液用稀硫酸酸化，析出丁香酚，真空分馏即得纯品。

（3）醇类成分的分离　将挥发油与丙二酸单酰氯或邻苯二甲酸酐或丁二酸酐反应生成酯，再将生成物转溶于碳酸氢钠溶液中，用乙醚洗去未作用的挥发油，碱溶液皂化，再用乙醚提取所生成的酯，蒸去乙醚，残留物经皂化，分得原有的醇类成分。伯醇容易形成酯，仲醇反应较慢，而叔醇则较难作用。

萜醇　　　邻-苯二甲酸酐　　　酸性邻苯二甲酸萜醇酯　　　　　　萜醇

（4）醛、酮成分的分离　除去酚、酸类成分的挥发油母液，经水洗至中性，以无水硫酸钠干燥后，加亚硫酸氢钠饱和液振摇，分出水层或加成物结晶，加酸或碱液处理，使加成物分解，以乙醚萃取，可得醛或酮类化合物。也可将挥发油与吉拉德试剂 T 或 P 回流 1 小时，使生成水溶性的缩合物，用乙醚除去不具羰基的组分，再以酸处理，可获得羰基化合物。

（5）其他成分的分离　挥发油中的酯类成分，多使用精馏或色谱分离，萜醚成分在挥发油中不多见，可利用醚类与浓酸形成锌盐易于结晶的性质从挥发油中分离出来，如桉叶油中的桉油精属于萜醚成分，它与浓磷酸可形成白色的磷酸盐结晶。或利用溴、氯化氢、溴化氢、亚硝酰氯等试剂与双键加成，这种加成产物常为结晶状态，可借以分离和纯化。

挥发油的化学法系统分离可用以下流程表示。

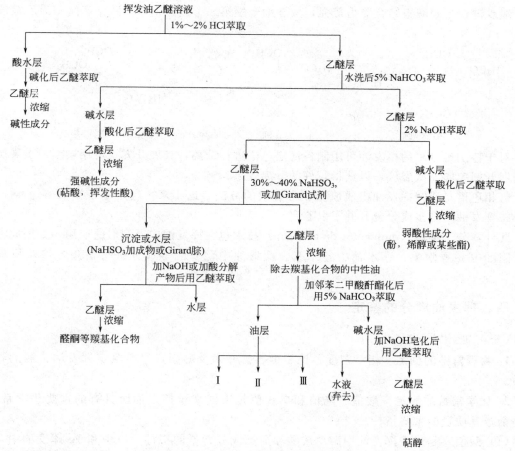

4. 色谱分离法　挥发油经用前述方法分离，多数难以得到单体化合物，而将分馏法或化学法与色谱法相结合往往能收到较好的分离效果。

（1）吸附柱色谱　吸附剂多采用硅胶和氧化铝，经粗分处理后的挥发油，以石油醚或己烷等极性小的溶剂溶解后上柱，洗脱剂多用石油醚或己烷，混以不同比例的乙酸乙酯组成。一般多可分离得到单体化合物。如香叶醇和柠檬烯常常共存于许多植物的挥发油中，将此挥发油溶于石油醚，上氧化铝吸附柱，石油醚洗脱，极性小的柠檬烯先被石油醚洗脱下来，再在石油醚中加入少量甲醇洗脱，极性较大的香叶醇被洗脱下来，从而使二者得到分离。

（2）硝酸银络合色谱　对采用上述色谱条件难以分离的挥发油，可用硝酸银-硅胶或硝酸银-氧化铝柱色谱及薄层色谱分离。一般硝酸银的加入量为 $2\% \sim 25\%$。其原理是根据挥发油成分中双键的多少和位置不同，与硝酸银形成 π 络合物难易程度和稳定性不同，而达到分离的目的。例如将 α-细辛醚（α-asarone）、β-细辛醚（β-ararone）和欧细辛醚（euasarone）的混合物，通过用 20% 硝酸银处理的硅胶柱，用苯-乙醚（5∶1）洗脱，分别收集，并用薄层检查，α-细辛醚苯环外双键为反式，与硝酸银络合不牢固，先被洗下来，β-细辛醚为顺式，与硝酸银络合的能力，虽然大于 α-细辛醚，但小于欧细辛醚，因欧细辛醚的双键为末端双键，与硝酸银结合能力最强，故 β-细辛醚第二个被洗下来，欧细辛醚则最后被洗下来。

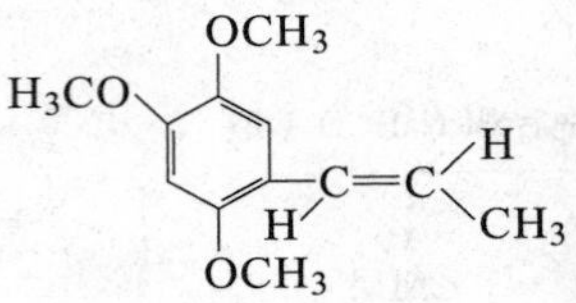

α-细辛醚 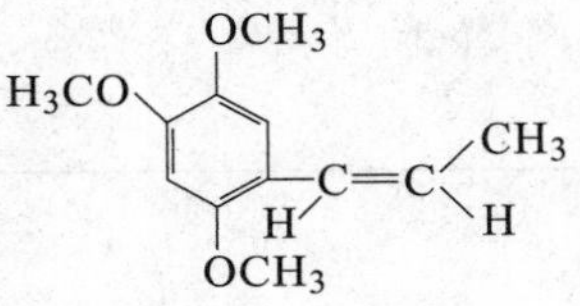　　　　　α-细辛醚 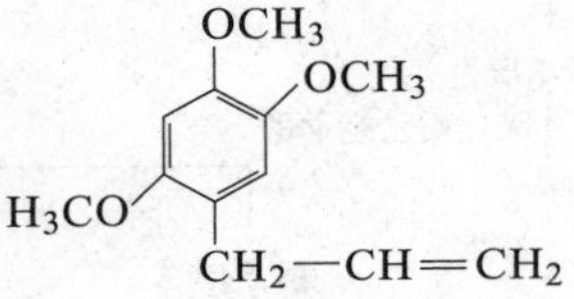　　　　　欧细辛醚

对于特别难分离的挥发油可用制备薄层色谱进行分离，其展开方式可用连续二次展层及不同展开剂单向二次展层，以获得较好的分离效果。

气相色谱是研究挥发油组成成分非常有效的方法，近年来，应用制备型气-液色谱，成功地将挥发油中许多成分分开并予以鉴定。

此外，分子蒸馏（molecular distillation）技术也在挥发油中得到广泛应用，如用此方法对香附油中 α-香附酮、苍术油中苍术素、藿香油中藿香酮等成分进行富集，均获得理想结果。

四、挥发油成分的鉴定

（一）理化检识

1. 物理常数的测定　相对密度、比旋度、折光率及凝固点等是鉴定挥发油常测的物理常数。

2. 化学常数的测定　酸值、酯值和皂化值是不同来源挥发油所具有的重要化学常数，也是衡量其质量的重要指标。

（1）酸值　是代表挥发油中游离羧酸和酚类成分含量的指标。以中和 1g 挥发油中含有游离的羧酸和酚类所消耗氢氧化钾的毫克数表示。

（2）酯值　是代表挥发油中酯类成分含量的指标。用水解 1g 挥发油中所含酯所需要的氢氧化钾毫克数表示。

（3）皂化值　是代表挥发油中所含游离羧酸、酚类成分和结合态酯总量的指标。它是以中和并皂化 1g 挥发油含有的游离酸性成分与酯类所需氢氧化钾的毫克数表示。实际上皂化值是酸值与酯值之和。

测定挥发油的 pH 值，如呈酸性，表示挥发油中含有游离酸或酚类化合物，如呈碱性，则表示挥发油中含有碱性化合物，如挥发性碱类等。

3. 官能团的鉴定

（1）酚类　将挥发油少许溶于乙醇中，加入三氯化铁的乙醇溶液，如产生蓝色、蓝紫色或绿色，表示挥发油中有酚类成分存在。

（2）羰基化合物　用硝酸银的氨溶液检查挥发油，如发生银镜反应，表示有醛类等还原性成分存在，挥发油的乙醇溶液加 2,4-二硝基苯肼、氨基脲、羟胺等试剂，如产生结晶形衍生物沉淀，表明有醛或酮类化合物存在。

（3）不饱和化合物和薁类衍生物　于挥发油的三氯甲烷溶液中滴加溴的三氯甲烷溶液，如红色褪去表示油中含有不饱和化合物，继续滴加溴的三氯甲烷溶液，如产生蓝色、紫色或绿色，则表明油中含有薁类化合物。此外，在挥发油的无水甲醇溶液中加入浓硫酸时，如有薁类衍生物应产生蓝色或紫色反应。

（4）内酯类化合物　于挥发油的吡啶溶液中，加入亚硝酰铁氰化钠试剂及氢氧化钠溶液，如出现红色并逐渐消失，表示油中含有 α、β-不饱和内酯类化合物。

（二）色谱检识

1. 薄层色谱　在挥发油的分离鉴定中薄层色谱应用较为普遍。吸附剂多采用硅胶 G 或 Ⅱ～Ⅲ 级中性氧化铝 G。常用石油醚（或正己烷）展开非含氧烃类；用石油醚（或正己烷）-乙酸乙酯（85∶15）、苯-甲醇（95∶5，75∶25）展开含氧烃类。

显色剂的种类可依不同检识目的和目标物而定，如 1% 香荚兰醛浓硫酸溶液与挥发油大多数成分可产生多种鲜艳的颜色反应；喷异羟肟酸铁试剂产生淡红色斑点，可用于检查内酯类化合物；喷 2,4-二硝基苯肼产生黄色斑点，可用于检查醛和酮类化合物；喷 0.05% 溴酚蓝乙醇溶液产生黄色斑点，可用于检查酸类化合物；喷硝酸铈铵试剂可使醇类化合物在黄色的背景上显棕色斑点；碘化钾-冰乙酸-淀粉试剂可与过氧化物显蓝色。

2. 气相色谱　气相色谱法具有分离效率好、灵敏度高、样品用量少、分析速度快等优点，已广泛用于挥发油的定性定量分析。

气相色谱法常用相对保留时间对挥发油各组分进行定性鉴别，但只能解决已知成分的鉴定，即利用已知成分的对照品与挥发油在同一色谱条件下，进行相对保留值对照测定，以初步确定挥发油中的相应成分。

3. 气相色谱-质谱（GC-MS）联用法　对于挥发油中许多未知成分，同时又无对照品作对照时，则应选用气相色谱-质谱（GC-MS）联用技术进行分析鉴定，可大大提高挥发油分析鉴定的速度和研究水平。分析时，首先将样品注入气相色谱仪内，经分离后得到的各个组分依次进入分离器，浓缩后的各组分又依次进入质谱仪。质谱仪对每个组分进行检测和结构分析，得到每个组分的质谱，通过计算机与数据库的标准谱对照，可给出该化合物的可能结构，同时也可参考有关文献数据加以确认。此外，MS/MS 的问世为复杂挥发油的定性定量提供了新途径，MS/MS 可以将色谱上不能分开的共流物利用时间编程和多通道检测将其完全分开，尤其是一些空间结构异构体的分离。如 David 等利用 GC/MS/MS 对玫瑰精油中的 β-大马烯酮进行分析，其中在 MS 中信号相当弱的 m/z 190 和 m/z 175 的碎片通过 MS/MS

检测得到更好的识别。

五、挥发油的研究实例

(一) 薄荷

薄荷为唇形科 (Labiatae) 植物薄荷 (*Mentha haplocalyx*) 的干燥地上部分，性凉味辛，具有宣散风热、清头目、透疹等功效。全草含挥发油 1% 以上，其油 (薄荷素油) 和脑 (薄荷醇) 为芳香药、调味品及祛风药，并广泛用于日用化工和食品化工。我国是薄荷生产大国，薄荷制品薄荷脑及素油还出口美国、英国、日本、新加坡、加拿大等国，在国际上享有盛誉。薄荷在我国各省区多有分布，主要产于长江以南广大地区。

薄荷素油为无色或淡黄色澄清液体，有特殊清凉香气，味初辛后凉，可溶于乙醇、乙醚、三氯甲烷等有机溶剂，相对密度 $0.89 \sim 0.91$，$[\alpha]_D^{25} -17° \sim -24°$，$n_D^{20} 1.456 \sim 1.466$，沸点 $204℃ \sim 210℃$。

薄荷挥发油的化学组成很复杂，油中成分主要是单萜类及其含氧衍生物，其中薄荷醇 (menthol) 占 $75\% \sim 85\%$，薄荷酮 (menthone) 占 $10\% \sim 20\%$，乙酸薄荷酯 (menthyl acetate) 占 $1\% \sim 6\%$，此外尚有桉油精 (cineole)、柠檬稀、新薄荷醇、异薄荷醇、辣薄荷醇等。

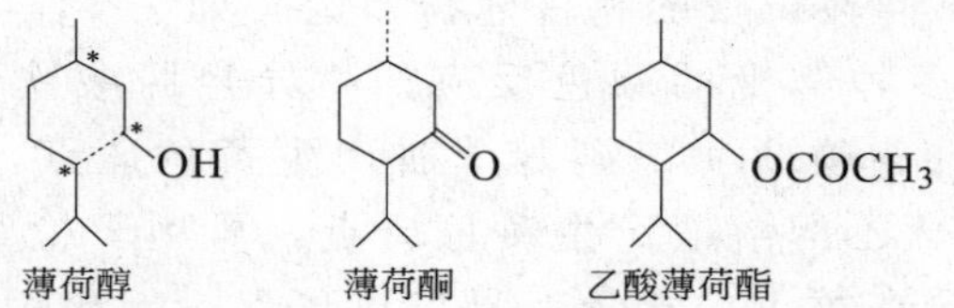

薄荷醇　　　　薄荷酮　　　　乙酸薄荷酯

薄荷油的质量优劣主要依据其中薄荷醇 (薄荷脑) 含量的高低决定。薄荷醇是薄荷油经冷却析脑，离心得到的白色块状或针状结晶，mp. $42℃ \sim 44℃$，$[\alpha]_D^{20} -49° \sim -50°$，bp. $212℃$，比重 0.890，$n_D^{25} 1.456 \sim 1.466$，薄荷醇微溶于水，易溶于乙醇、三氯甲烷、乙醚、石油醚和液体石蜡等，是薄荷挥发油的主要成分。薄荷醇可作为芳香、调味及祛风药。

薄荷醇有 3 个手性碳原子，应有 8 种立体异构体，但其中只有 (一) 薄荷醇和 (＋) 新薄荷醇存在薄荷油中，其他都是合成品。

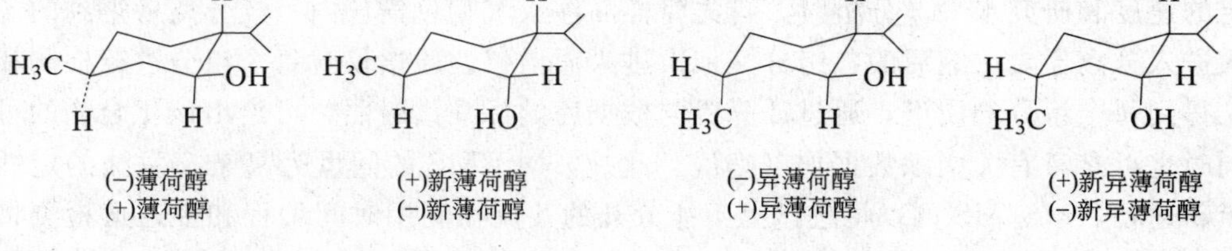

(−)薄荷醇　　　　(+)新薄荷醇　　　　(−)异薄荷醇　　　　(+)新异薄荷醇
(+)薄荷醇　　　　(−)新薄荷醇　　　　(+)异薄荷醇　　　　(−)新异薄荷醇

薄荷醇的分离精制，一般多采用冷冻分离法，其简要工艺流程如下：

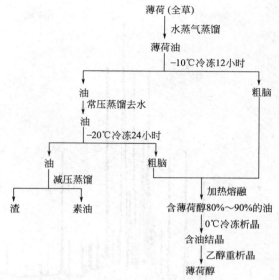

也可用分馏法提取分离薄荷醇，其工艺流程如下：

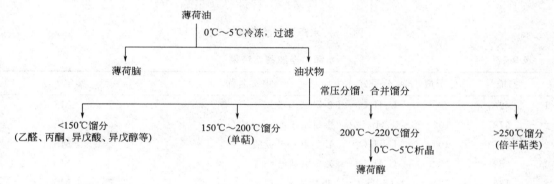

（二）水泽兰精油的研究

菊科植物水泽兰（*Eupatorium stoechadosmum*），又名佩兰。全草有行血散瘀作用，其挥发油对流感病毒有抑制作用，花和叶有淡雅的香气，在民间水泽兰用作中药和香料。

水泽兰精油是用新鲜叶片（2.2kg）加乙醇浸提，制取浸膏30g，浸膏中加入无水乙醇50ml，于−30℃冷浴中放置过夜脱蜡，蒸出溶剂后，减压精馏，在沸程122℃～192℃/18mmHg下收集挥发性成分5.2g，为有清香气息的黄色透明液体。用气相色谱-质谱-数据系统联用（GC/MS/DS）技术鉴定，结果得到有61个峰的总离子流图（图9-3）。

根据萜烯类化合物及其衍生物的裂解规律解析图谱，与标准图谱对照，并结合薄层色谱与光谱联用（TLC/SP）分析结果，确定了59个化学成分（表9-4）。其中β-反金合欢烯、α-金合欢烯、β-石竹烯（β-丁香烯）、香豆素、3-（4′,8′-二甲基-3′,7′-二烯-6″-壬酮）呋喃、对甲氧基苯乙酮、对甲氧基苯丙酮等是水泽兰净油的主成分。

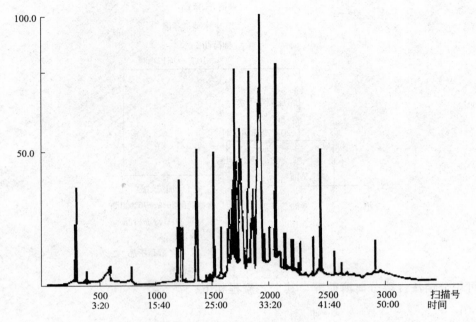

图 9-3 水泽兰净油总离子流图

表 9-4   **水泽兰净油鉴定结果**

峰号	扫描号	分子量	分子式	中文名称	鉴定方法
1	428	88	$C_4H_8O_2$	2-甲基丙酸	MS
2	578	102	$C_5H_{10}O_2$	2-甲基丁酸	MS
3	637	100	$C_5H_8O_2$	E-2-甲基巴豆酸	MS
4	659	100	$C_5H_8O_2$	Z-2-甲基巴豆酸	MS
5	136	774	$C_{10}H_{16}$	非兰烯	MS
6	814	134	$C_{10}H_{14}$	对伞花烃	MS
7	822	136	$C_{10}H_{16}$	莰烯	MS
8	952	156	$C_{11}H_{24}$	正十一烷	MS
9	1214	152	$C_{10}H_{16}O$	桧醇	MS
10	1244	146	$C_{10}H_{10}O$	4,7-二甲基苯并呋喃	MS
11	1270	164	$C_{10}H_{12}O_2$	1-异丙基-2-甲氧基-4-甲苯	MS
12	1291	164	$C_{10}H_{12}O_2$	2-异丙基-1-甲氧基-4-甲苯	MS
13	1311	134	$C_9H_{10}O$	2-烯丙基苯酚	MS
14	1397	150	$C_9H_{10}O_2$	对甲氧基苯乙酮	MS
15	1477	126	$C_8H_{14}O$	3-甲基-5-庚烯-2-酮	MS
16	1495	104	$C_{15}H_{24}$	1,3,4,5,6,7-六氢-2,5,5-三甲基乙撑萘	MS
17	1541	204	$C_{15}H_{24}$	香树烯	MS IR
18	1557	204	$C_{15}H_{24}$	长叶松烯	MS

续表

峰号	扫描号	分子量	分子式	中文名称	鉴定方法
21	1607	204	$C_{15}H_{24}$	α-木罗烯	MS
22	1670	164	$C_{10}H_{12}O_2$	对甲氧基苯丙酮	MS
23	1698	194	$C_{12}H_{18}O_2$	1,4-二甲氧基-2,3,5,6-四甲苯	MS IR
24	1723	204	$C_{15}H_{24}$	β-石竹烯	MS IR
25	1733	204	$C_{15}H_{24}$	香柠檬烯	MS
26	1765	204	$C_{15}H_{24}$	β-顺金合欢烯	MS
27	1784	146	$C_9H_6O_2$	香豆素	IR NMR MS UV
28	1792	204	$C_{15}H_{24}$	β-瑟林烯	MS
30	1848	204	$C_{15}H_{24}$	α-金合欢烯	MS IR
31	1873	222	$C_{15}H_{26}O$	金合欢醇	MS
32	1882	204	$C_{15}H_{24}$	β-红没药烯	MS
33	1941	204	$C_{15}H_{24}$	β-反金合欢烯	MS IR
34	1956	222	$C_{15}H_{26}O$	ζ-杜松醇	MS
35	1977	220	$C_{15}H_{24}O$	檀香醇	MS
38	2072	206	$C_{15}H_{26}$	氢化香附烯	MS
39	2094	232	$C_{15}H_{20}O_2$	3-(4′,8′-二甲基 3′,7′-二烯-6′-壬酮)呋喃(E)	MS IR
45	2264	224	$C_{15}H_{28}O$	6′7-二氢顺式金合欢烯	MS
46	2273	220	$C_{15}H_{24}O$	4a,5,6,7,8,8a-六氢-7-异丙基-4a,8a-二加萘酮-2	MS
47	2294	218	$C_{15}H_{22}O$	β-甜橙醛	MS
49	2403	232	$C_{15}H_{20}O_2$	Z-3-(4′,8′-二甲基-3′,7′-二烯-6′-壬酮)呋喃	MS
54	2608	268	$C_{18}H_{36}O$	6,10,14-三甲基-2-十五酮	MS
56	2654	240	$C_{16}H_{32}O$	正十六酮	MS
57	2711	268	$C_{18}H_{36}O$	正十八醛	MS
59	2867	206	$C_{11}H_{10}O_4$	梨莓素	MS

注：GC/MS/DS 条件：Finnigan 4021 色质联用仪，毛细管柱。固定相 DB—5.60M×0.24mm，程序升温 70℃～200℃，4℃/min，进样 0.6μl，分流比 1：30。气化温度 200℃，载气 He，离子源电子轰击，电压 70eV，离子源温度 250℃，扫描范围 m/z 35～400

　　一般用薄层分离法很难分离只是立体异构有差别（如 β-反金合欢烯和 β-顺金合欢烯）或其双键数目不同（如金合欢醇和 6,7-二氢金合欢醇）的萜烯化合物，但在硝酸银浸渍薄层色谱上能够进行分离。通过离心、吸附和硝酸银浸渍薄层色谱分离出 17、23、24、27、30、33、38、39、51、61 等组分，分别测定其红外光谱，利用标准图谱和红外指纹区的对照，即能确定金合欢烯的不同异构体。

　　第 30 组分 800cm^{-1}处有吸收峰，在 890cm^{-1}没有峰，说明没有—C＝CH$_2$结构，应属α-型。第 33 组分在 890cm^{-1}、920cm^{-1}、985cm^{-1}有吸收峰，而且 890cm^{-1}吸收峰较强，无疑是 β-型。这在质谱图上是难以区别的。再依照质谱峰相对强弱，确定了第 26 组分为顺式，第 33 组分为反式。从这三种金合欢烯的结构看，ν$_{C-H}$振动吸收峰应为：

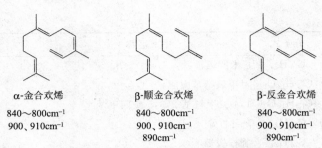

α-金合欢烯
840～800cm⁻¹
900、910cm⁻¹

β-顺金合欢烯
840～800cm⁻¹
900、910cm⁻¹
890cm⁻¹

β-反金合欢烯
840～800cm⁻¹
900、910cm⁻¹
890cm⁻¹

第 27 组分是净油中含量较高的成分，但依据 GC/MS/DS 给的结果难以确定，经过离心薄层色谱分离得到的纯品，用红外光谱、核磁共振及紫外光谱测定，均可确定为香豆素，将香豆素纯品再与标准品在三种不同溶剂系统进行 TLC 对比，均获得一致的 R_f 值。利用薄层色谱原位反应，把香豆素进行水解并与香豆酸标准品进行薄层色谱对比，其 R_f 值也一致。

第 15 组分由 GC/MS/DS 给的数据也不好解释，根据质谱碎裂特点，参照非共轭脂肪酮裂解规律进行解析，126（M⁺）、111、43 给出辛烯-2-酮结构，参考大量该结构类似化合物标准图谱，只有 3-甲基-5-庚烯-2-酮的结构才能给出较强的 m/z 71 峰。因此确定其结构。

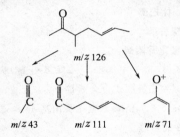

m/z 126

m/z 43 m/z 111 m/z 71

主要参考文献

［1］ 李晓宁，胡芸，周枝凤，等. 湖南产鱼腥草挥发油 GC/MS 数据的分析 ［J］. 计算机与应用化学，2002，19（3）：234-236

［2］ 周荣琪. 天然香料分离技术的研究 ［J］. 化工进展，1996，15（6）：21

［3］ Nogata Y，Ohta H，Ishii T，et al. Isolation of eriocitrin（eriodictyol 7-Orutinoside）as an arachidonate lipoxygenase inhibitor ［J］. Journal of Agricultural and Food Chemistry，2003，51（25）：7346-7351

［4］ 陈华，辛广，张兰杰，等. 纤维素酶前处理没药挥发油成分的 GC/MS 分析 ［J］. 分析试验室，2008，27（2）：111-115

［5］ 高英，李卫民，冯毅凡，等. 分子蒸馏技术在富集香附油有效成分中的应用 ［J］. 中国民族医药杂志，2005，11（6）：41-42

［6］ 冯毅凡，郭晓玲，孟青，等. 香附超临界 CO_2 萃取物化学成分分析 ［J］. 中药材，2006，29（3）：232-235

［7］ 高英，李卫民，倪晨，等. 分子蒸馏技术在分离苍术油有效部位中的应用 ［J］. 广州中医药大学学报，2004，21（6）：476-478

［8］ 胡海燕，彭劲甫，黄世亮，等. 分子蒸馏技术用于广藿香油纯化工艺的研究 ［J］. 中国中药杂志，2004，29（4）：320-322

第十章

三萜类化合物

三萜类（triterpenoids）化合物是一类基本母核由 30 个碳原子组成的萜类化合物，根据"异戊二烯法则"，其结构被认为是由 6 个异戊二烯单位聚合而成。

三萜类化合物在自然界中广泛分布，有的以游离形式存在，有的则与糖结合成苷或成酯的形式存在。游离三萜主要存在于菊科、豆科、大戟科、楝科、卫矛科、茜草科、橄榄科、唇形科等植物中；三萜皂苷则更多分布于豆科、五加科、葫芦科、毛茛科、石竹科、伞形科、鼠李科、报春花科等植物中。一些常用中药如人参、黄芪、甘草、三七、桔梗、远志、柴胡、茯苓、川楝皮、甘遂和泽泻等都含有三萜类化合物。还有少数三萜类化合物存在于动物体中，如鲨鱼的肝脏中含有鲨烯，从海洋生物如海参、软珊瑚中也分离出各种类型的三萜类化合物。

三萜皂苷由三萜皂苷元和糖组成，常见的苷元为四环三萜和五环三萜。组成皂苷的糖常见的有葡萄糖、半乳糖、木糖、阿拉伯糖、鼠李糖、葡萄糖醛酸和半乳糖醛酸，另外还有呋糖、鸡纳糖、芹糖、乙酰基糖和乙酰氨基糖等。这些糖多以低聚糖形式与苷元成苷，多数为吡喃型糖苷，但也有呋喃型糖苷。根据皂苷分子中糖链的多少，可分为单糖链皂苷、双糖链皂苷和三糖链皂苷等。原生苷由于水解或酶解，部分糖被降解所生成的苷叫次生苷（prosapogenins）。

由于三萜苷类化合物多数可溶于水，且水溶液振摇后产生持久性肥皂样泡沫，故称其为三萜皂苷。该类皂苷多具有羧基，具有羧基的三萜皂苷又称为酸性皂苷。

近年来研究显示，三萜类化合物具有广泛的药理作用和重要的生物活性，尤其在抗癌、抗炎、抗过敏、抗病毒、降血糖、防治心脑血管疾病以及机体免疫调节等方面显现出令人关注的药理特性。

三萜皂苷是一类复杂的大分子化合物，过去研究进展比较缓慢，近年来，随着色谱等现代分离手段、波谱分析等结构测定技术的应用，使三萜类化合物的研究有了突破性进展，越来越多的新的三萜类化合物被分离和鉴定，同时随着生物测试体系的快速发展，使人们能够更好地研究和确定皂苷的多种生物活性和药理作用，因此三萜类化合物已成为天然药物研究中的一个热点，更多的具有生物活性的三萜类化合物将被发现和应用。

第一节 三萜类化合物的生物合成

目前大约有 200 种不同类型的三萜类化合物骨架，从生源途径来看，它们的生物合成是由鲨烯（squalene）、氧化鲨烯（oxidosqualene）或双氧化鲨烯（bisoxidosqualene）形成的，而鲨烯是由焦磷酸金合欢酯（farnesyl pyrophosphate，又称焦磷酸麝子油酯，FPP）尾尾缩合生成。

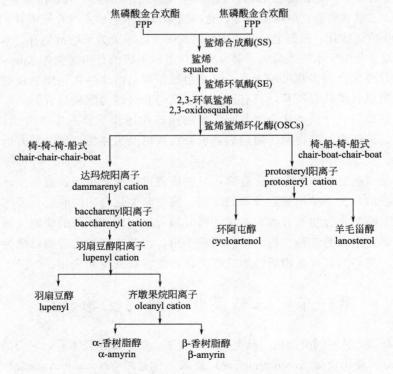

焦磷酸金合欢酯　　　　　　　　　　焦磷酸金合欢酯

鲨烯

　　甾醇及三萜类化合物的生物合成始于鲨烯的环合反应，其合成过程如图 10-1 所示，两分子焦磷酸金合欢酯在鲨烯合成酶（SS）的作用下合成鲨烯，经鲨烯环氧酶（SE）催化，在 C＝C 之间插入 1 个氧原子转变为 2,3-氧化鲨烯，其后在氧化鲨烯环化酶（OSCs）作用下，形成甾醇和三萜类骨架。甾醇生物合成的前体羊毛甾醇和环阿屯醇的形成始于环氧鲨烯椅-船-椅-船构象的排列，产生中间体 C-20 原甾醇阳离子，中间体经骨架重组形成羊毛甾醇或环阿屯醇骨架，这一步环化反应分别由羊毛甾醇合成酶（LS）和环阿屯醇合成酶（CS）催化完成。五环三萜的形成则是环氧鲨烯通过椅-椅-椅-船式构象变化，首先形成四环达玛烷正碳离子中间体，在环氧鲨烯达玛二烯醇合成酶的催化下，该正离子生成达玛烷型三萜，同时四环达玛烷正碳离子进一步转化形成羽扇豆烷阳离子或齐墩果烷阳离子，再经重排形成羽扇豆烷型、齐墩果烷或乌苏烷型等五环三萜类化合物。从三萜苷元生物合成皂苷是由糖基转移酶（GT）和 β-糖苷酶对某些位置的羟基进行糖基化而形成，如对于原人参二醇型骨架在

图 10-1　甾体和三萜类化合物的生物合成途径

C-3 和 C-20 的羟基位置进行糖基化，可形成原人参二醇型人参皂苷，对原人参三醇则在 C-6 和 C-20 位置进行糖基化，形成了原人参三醇人参皂苷。

第二节 三萜类化合物的结构与分类

已发现的三萜类化合物结构类型丰富，多数为四环三萜和五环三萜，也有少数为链状、单环、双环和三环三萜。近年来，又发现许多由于三萜类化合物氧化、甲基转位、重排及降解等而生成的结构复杂的高度氧化的新骨架类型三萜类化合物。此外，少数三萜化合物分子中的碳原子多于或少于 30 个，例如齿孔酸（eburicoic acid，$C_{31}H_{50}O_3$）多了一个碳，而四环三萜的楝烷型由 26 个碳原子组成，过去曾认为它们不属于三萜类化合物，后通过植物生源关系的深入研究，才明确将它们划入三萜类化合物。

一、链状、单环、双环和三环三萜

链状三萜多为鲨烯类化合物，如（角）鲨烯主要存在于鲨鱼肝油及其他鱼类肝油中的非皂化部分，也存在于某些植物油（如茶籽油、橄榄油等）的非皂化部分。2,3-环氧（角）鲨烯（squalene-2,3-epoxide）是（角）鲨烯转变为三环、四环和五环三萜的重要生源中间体。如动物和真菌中的羊毛甾醇（lanosterol）正是通过环氧鲨烯环化形成的。在动物体内，它是由（角）鲨烯在肝脏通过环氧酶的作用而生成的。

从苦木科植物分离得到的化合物 logilene peroxide，是含有 8 个手性碳和 3 个呋喃环的鲨烯类链状三萜化合物。

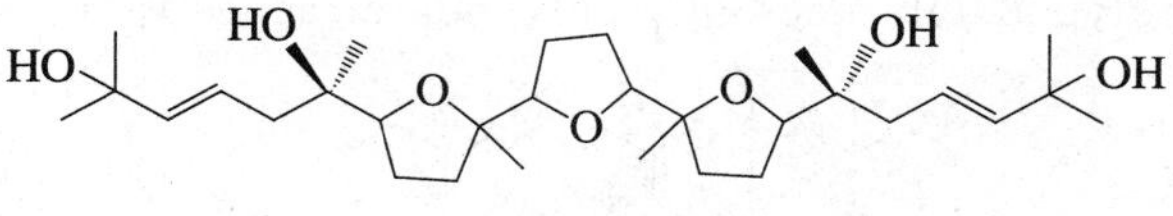

logilene peroxide

从蓍属植物 *Achillea odorta* 中分离得到的蓍醇 A（achilleol A）具有新单环骨架，这是 2,3-环氧鲨烯（squalene-2,3-epoxide）在生物合成时环化反应停留在第一步的首例。

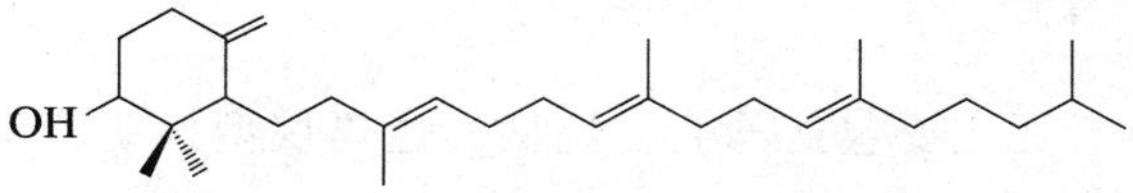

achilleol A

从一种生长于太平洋的海绵中得到的 2 个双环三萜醇（naurol A 和 B）是一对对映异构体，在结构中心具有一个线型共轭双烯。

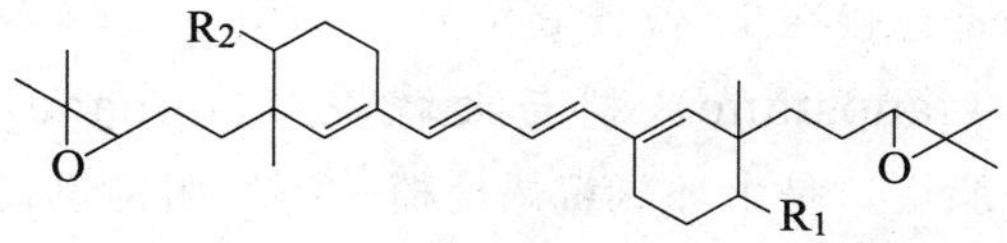

naurol A $R_1=R_2$=b-OH
naurol B $R_1=R_2$=a-OH

siphonellinol 则是从一种红色海绵 *Siphonochalina siphonella* 中分离得到的具有七元含

氧环的新双环骨架的三萜类化合物。

龙涎香醇（ambrein）为双环三萜衍生物，是龙涎香的成分，龙涎香是抹香鲸肠道排泄的灰色块状物，作为贵重香料应用。但龙涎香醇本身没有香味，在空气中发生变化后才产生佳美的香味。

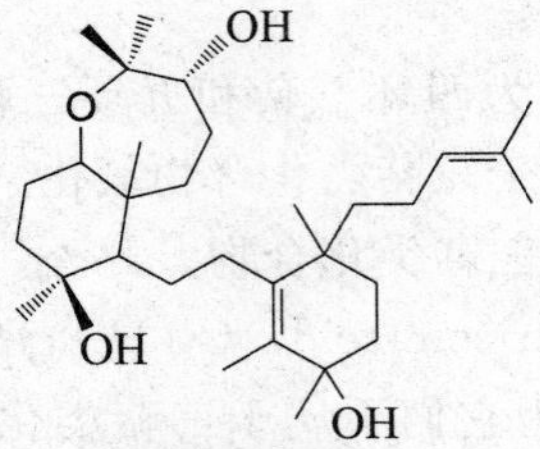

Siphonellinol 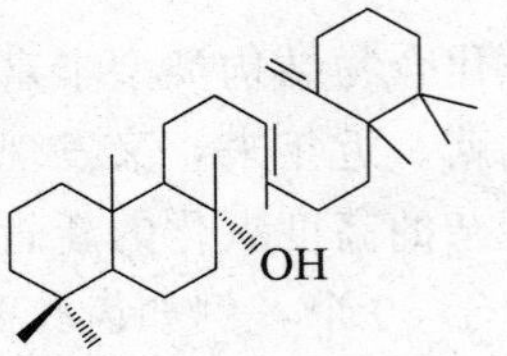   ambrein

从蕨类植物 *Polypodium fauriei* 和 *Polystichum ovatopaleaceum* 的新鲜叶子中分离得到的 α- 和 γ-polypodatetraenes，是两个具有新的双环碳骨架的油状三萜类碳氢化合物。

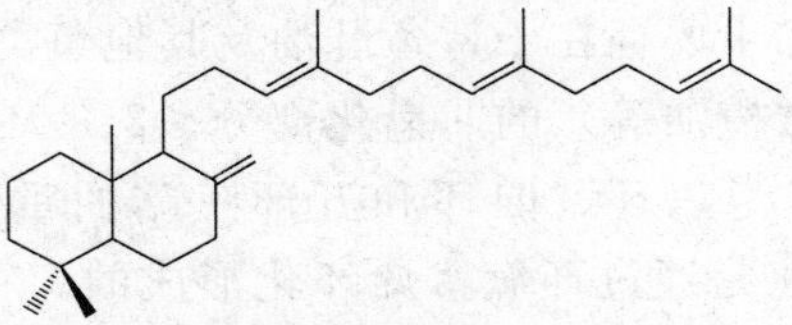

α-polypodatetraenes 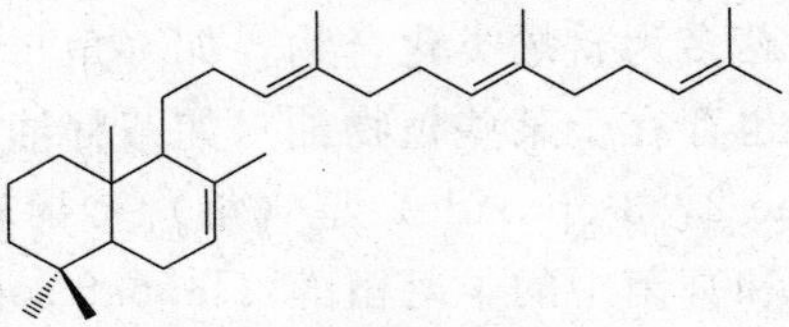   γ-polypodatetraenes

另外，从蕨类植物伏石蕨（*Lemmaphyllum microphyllum*）的新鲜全草中分离到两个油状三环三萜类碳氢化合物 13-β-H-malabaricatriene 和 13-α-H-malabaricatriene（1 和 2），从生源上可看作是由 α-polypodatetraenes 和 γ-polypodatetraenes 环合而成。

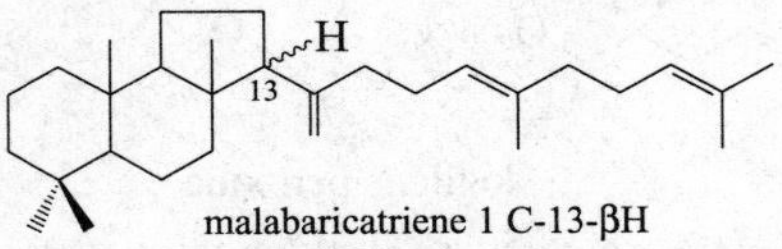

malabaricatriene 1 C-13-βH
malabaricatriene 2 C-13-αH

二、四环三萜

四环三萜皂苷及其苷元主要包括羊毛脂烷型、达玛烷型、葫芦素烷型、环菠萝蜜烷型、原萜烷型及楝烷型三萜类。

四环三萜（tetracyclic triterpenoids）大部分具有环戊烷骈多氢菲的基本母核；17 位上有由 8 个碳原子组成的侧链；母核上一般有 5 个甲基，即 4 位有偕二甲基，10 位和 14 位各有一个甲基，另一个甲基常连接在 13 位或 8 位上。

（一）羊毛脂甾烷（lanostane）型与大戟烷（euphane）型

羊毛脂甾烷也叫羊毛脂烷，是由环氧鲨烯经椅-船-椅-船构象式环合而成，其结构特点是 A/B、B/C、C/D 环均为反式稠合，C-20 为 R 构型，其 10、13 和 14 位分别连有 β、β、α-CH₃，17 位侧链为 β 构型。

大戟烷型四环三萜是羊毛脂甾烷的立体异构体，基本碳架相同，只是 13、14 和 17 位上的取代基构型不同，即是 13α、14β、17α-羊毛脂甾烷。

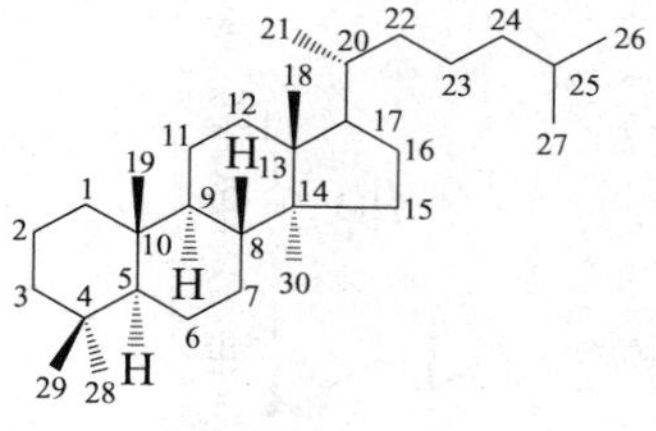

羊毛脂甾烷

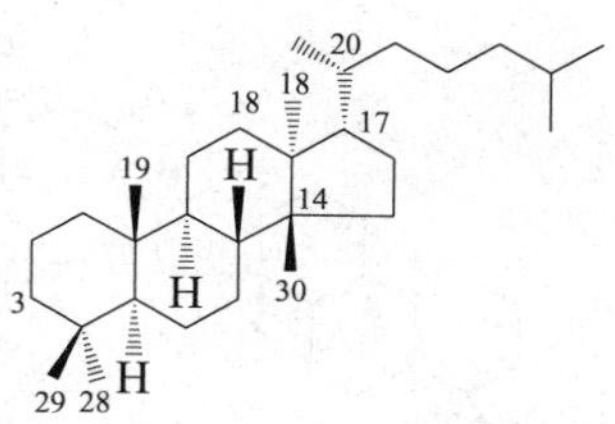

大戟烷

羊毛脂醇（lanosterol）是羊毛脂的主要成分，存在于大戟属植物 *Euphorbia balsamifera* 的乳液中。

茯苓中的三萜类成分具有抗肿瘤、抗炎、免疫调节、渗湿利尿、和胃健脾活性及安神作用等。迄今从茯苓中分离纯化并确定了化学结构的茯苓三萜成分已有 30 多种，其中茯苓酸（pachymic acid）和块苓酸（tumulosic acid）具有利尿、渗湿、健脾、安神功效。这类化合物的特征是多数在 C-24 位有一个额外的碳原子，即属于含 31 个碳原子的三萜酸。通过对茯苓三萜及其衍生物对小鼠肝癌 H-22 细胞的抑制率研究表明，茯苓三萜及其衍生物的抑制作用可能与 A、D 环上的 3 位和 16 位是否连有酮基和羟基有关，另外对羧基进行酯化也会影响抑制效果。

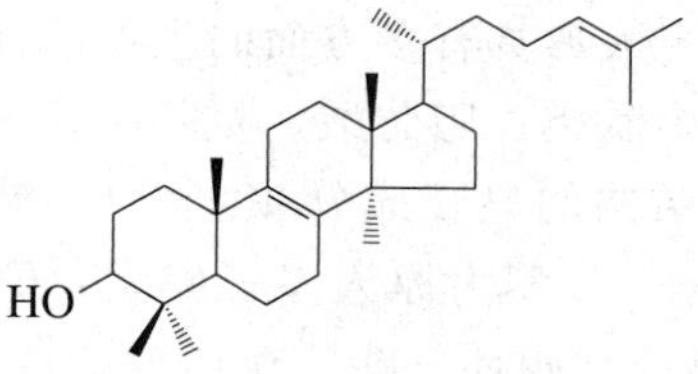

羊毛脂醇 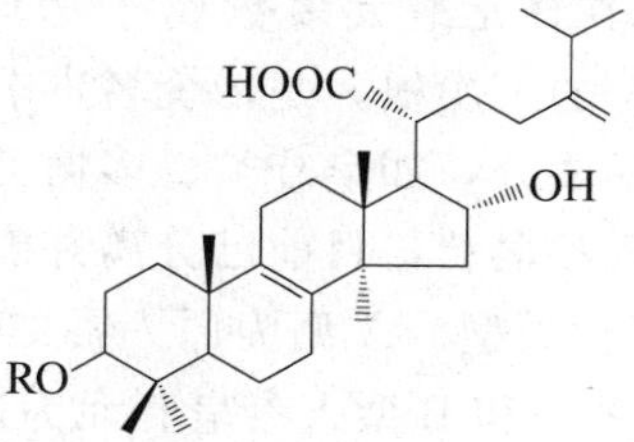   茯苓酸R=COCH₃ 块苓酸R=H

灵芝为补中益气、滋补强壮、扶正固本、延年益寿的名贵中药材，大量药理研究表明，灵芝具有调节免疫、保肝、抗肿瘤、抗衰老、提高机体耐缺氧能力等活性。从其中分离出的四环三萜化合物已达 100 余个，属于羊毛脂甾烷高度氧化的衍生物。根据这些三萜分子中所含碳原子的数目，可分为 C_{30}、C_{27} 和 C_{24} 三种基本骨架，lucidenic acid A 和 lucidone A 为 ganoderic acid C 的降解产物。

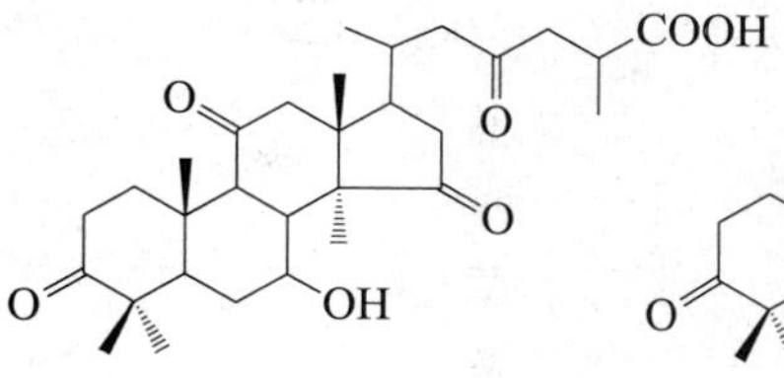

ganoderic acid C 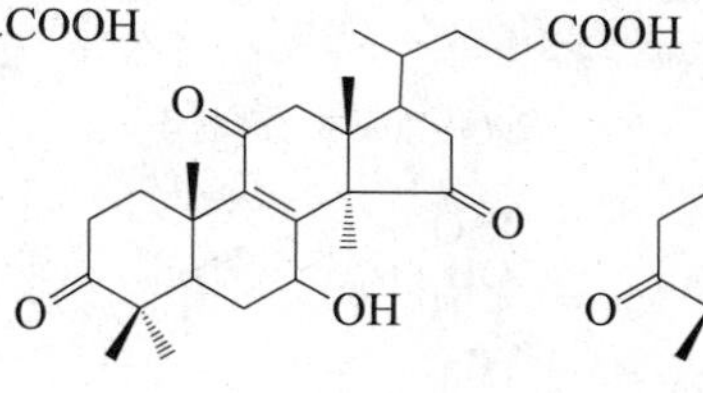   lucidenic acid A 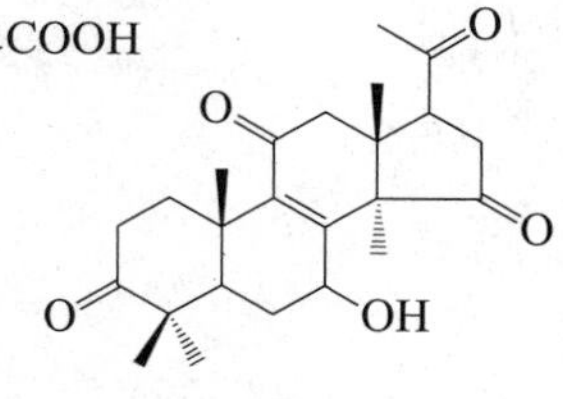   lucidone A

大戟醇（euphol）存在于许多大戟属植物乳液中，在甘遂、狼毒和千金子中均含量较高。

从无患子科无患子（*Sapindus mukorossi*）根中分离得到的 sapimukoside A 和 sapimukoside B 为两个新的大戟烷型三萜皂苷。

大戟醇

sapimukoside A   glc $\overset{2}{-}$ rha
$\qquad\qquad\qquad\qquad$ |3
$\qquad\qquad\qquad\qquad$ ara(p)

sapimukoside B   glc $\overset{6}{-}$ rha

（二）达玛烷（dammarane）型

达玛烷型四环三萜从环氧鲨烯由椅-椅-椅-船式构象形成，结构特点是 8 位和 10 位有 β-构型的角甲基，13 位连有 β-H，17 位侧链为 β-构型，C-20 构型为 R 或 S。

五加科植物人参、三七和西洋参等植物的根、茎、叶、花和果实中均含有多种人参皂苷（gensenosides），其苷元绝大多数属于达玛烷型四环三萜。其中人参为人参属植物人参（*Panax ginseng*）的干燥根，是传统名贵中药。人参具有多方面的生物活性和药理作用，含有多种类型的化学成分，如皂苷类、多糖类、多肽类、脂肪酸、氨基酸、聚乙炔醇类等，其主要活性成分为人参皂苷，目前已分离并确定结构的皂苷成分 40 余种，根据皂苷元的结构分为 A、B、C 三种类型。A 型为原人参二醇型，B 型为原人参三醇型，C 型为齐墩果酸型三萜皂苷，其中 A 型和 B 型人参皂苷元为达玛烷型四环三萜，在达玛烷骨架的 3 位和 12 位具有羟基取代，C-20 为 S 构型。A 型与 B 型的区别在于 6 位碳上是否有羟基取代，6 位无羟基取代者为 A 型，6 位有羟基取代者为 B 型。C 型皂苷的苷元为齐墩果烷型五环三萜。

达玛烷   20(S)-原人参二醇皂苷

	R
Ra₁	glc $\overset{6}{-}$ ara(p) $\overset{4}{-}$ xyl
Ra₂	glc $\overset{6}{-}$ ara(f) $\overset{4}{-}$ xyl
Ra₃	glc $\overset{6}{-}$ glc $\overset{3}{-}$ xyl
Rb₁	glc $\overset{6}{-}$ glc
Rb₂	glc $\overset{6}{-}$ ara(p)
Rb₃	glc $\overset{6}{-}$ xyl
Rc	glc $\overset{6}{-}$ ara(f)
Rd	glc
Rg₃	H(20R)

20(S)原人参三醇皂苷

	R₁	R₂
Re	glc $\overset{2}{-}$ rha	glc
Rf	glc $\overset{2}{-}$ glc	H
Rg₁	glc $\overset{6}{-}$ glc	glc
Rg₂	glc $\overset{2}{-}$ glc	glc
Rh₁	glc $\overset{6}{-}$ glc	H

A 型和 B 型人参皂苷当用酸加热水解时，从水解产物中得不到原皂苷元。其原因是这些皂苷元的性质不太稳定，当皂苷用酸水解时，苷元 C-20 易由 S 构型转变为 R 构型，继之发生侧链环合，C_{20}-OH 上 H 加到侧链双键含氢较多的碳上，而 C_{20}-OH 上的 O 加到侧链双键含氢较少的碳上，生成了异构化产物人参二醇和人参三醇。反应过程如下：

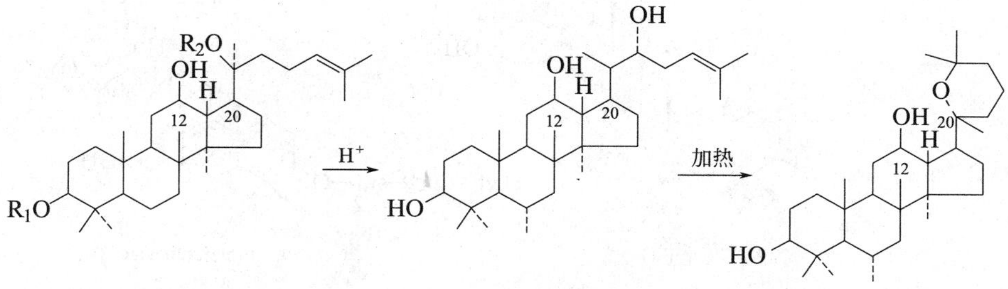

A型皂苷(20S) R_1、R_2=糖基   原人参二醇(20R)   人参二醇

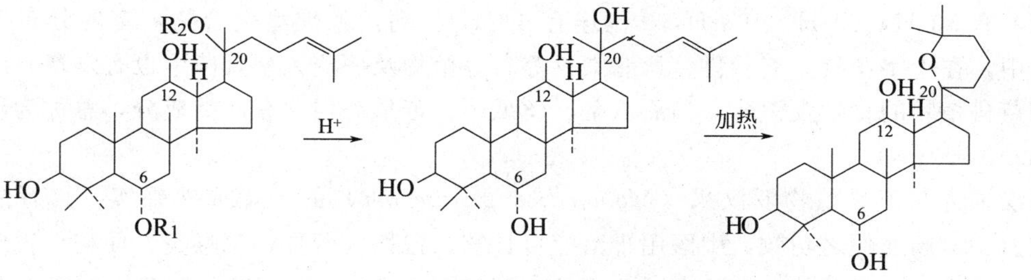

B型皂苷(20S) R_1、R_2=糖基   原人参三醇(20R)   人参三醇

因此欲得到原人参皂苷元，须采用缓和的方法进行水解，例如酶水解或 Smith 降解法等。

现代药理研究表明，三种不同类型的人参皂苷生物活性有显著差异。原人参二醇型皂苷类如 Rb_1 和 Rb_2 表现为中枢抑制作用和抗氧化作用，原人参三醇型皂苷类如 Rg_1 表现为中枢兴奋，易化学习记忆，促进蛋白质、DNA 和 RNA 合成。Rh_2 对肿瘤细胞增殖有抑制作用。齐墩果烷型皂苷类如 Ro 具有抗炎、解毒、抗血栓作用。

酸枣仁为鼠李科植物酸枣的干燥成熟种仁，是常用中药品种，具有养肝、宁心、安神之功效，主要用于治疗虚烦不眠、体虚多汗和津伤口渴等症。从酸枣仁中分离出多种皂苷，其中有酸枣仁皂苷 A 和 B(jujuboside A、B)，酸枣仁皂苷 A 经酶解后失去一分子葡萄糖后转变为酸枣仁皂苷 B。它们的苷元酸枣仁皂苷元（jujubogenin）属于达玛烷型四环三萜。

目前从酸枣仁中分离得到一个新的 16 位为酮羰基达玛烷型皂苷酸枣仁皂苷 G（jujuboside G）。从生源上看，该化合物可认为是酸枣仁皂苷 B 的前体化合物 protojujuboside B 的 C-23 位苷键水解后，C-23 位的游离羟基迁移至 C-25，同时 $\Delta^{24,25}$ 双键移位为 $\Delta^{23,24}$ 双键所致，由于 C-25 羟基在空间上远离 16 位酮，不能与之发生缩合反应。

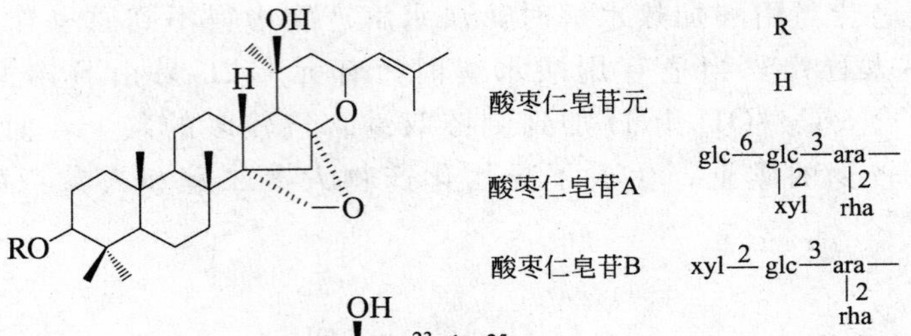

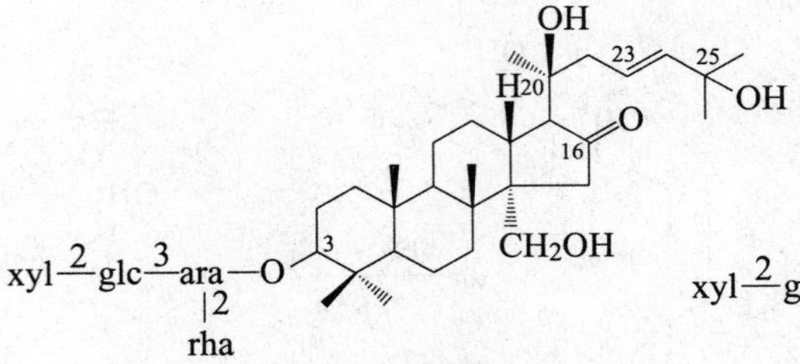

酸枣仁皂苷元

酸枣仁皂苷A

酸枣仁皂苷B

酸枣仁皂苷G

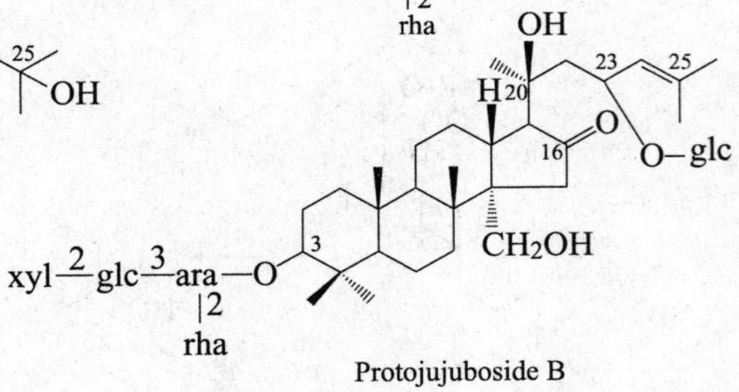

Protojujuboside B

（三）葫芦素烷（cucurbitane）型

葫芦素烷型三萜基本骨架同羊毛脂甾烷型，只有 A/B 环上的取代和羊毛脂烷类型化合物不同，有 5β-H，8β-H，10α-H，9 位连有 β-CH₃。葫芦素烷型化合物，主要分布于葫芦科植物中，在十字花科、玄参科、秋海棠科等高等植物及一些大型真菌中也有发现。许多来源于葫芦科植物的食物及中药，如甜瓜蒂、丝瓜子、苦瓜等均含有此类成分，总称为葫芦素类（cucurbitacins）。

罗汉果为葫芦科植物罗汉果（*Momordica grosvenori*）的干燥成熟果实，具有清热润肺、凉血、滑肠通便之功效，中医用于治疗百日咳、慢性气管炎、咽喉炎、便秘、胃肠疾病等。罗汉果中含有多种葫芦素烷型三萜皂苷，罗汉果苷ⅡE、Ⅲ、Ⅳ、Ⅴ及罗汉果新苷是罗汉果甜味成分，它们分别是罗汉果醇的双糖苷、三糖苷、四糖苷、五糖苷和六糖苷，其中罗汉果苷 Ⅴ 含量约占鲜果的 0.5%，具有清热镇咳之功效，其味甜而不苦，它的 0.02% 水溶液比蔗糖约甜 256 倍，可作为一种低热量甜味剂，成为糖尿病患者理想的甜味物质。

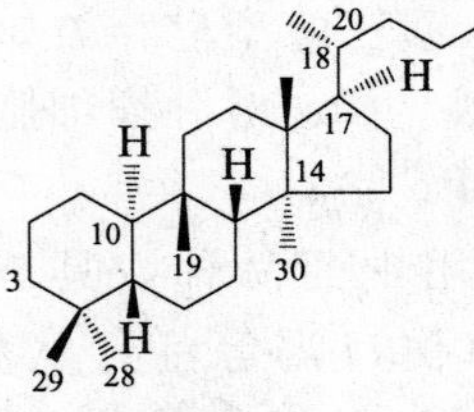

葫芦素烷

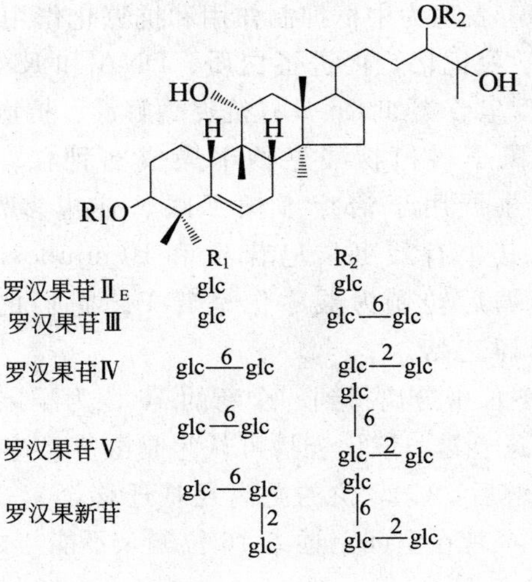

	R_1	R_2
罗汉果苷ⅡE	glc	glc
罗汉果苷Ⅲ	glc	glc —⁶ glc
罗汉果苷Ⅳ	glc —⁶ glc	glc —² glc / glc
罗汉果苷Ⅴ	glc —⁶ glc	glc —² glc
罗汉果新苷	glc —⁶ glc / glc	glc —² glc

从苦瓜果实中得到 8 个新的葫芦素烷型三萜皂苷，分别为 charantoside Ⅰ、Ⅱ、Ⅲ、Ⅳ、Ⅴ、Ⅵ、Ⅶ、Ⅷ，这 8 个皂苷对 12-O-十四烷酰佛波醇-13-乙酸酯（TPA）诱导 Raji 细胞中爱-巴病毒早期抗原（EBA-BA）激活均具有抑制作用。

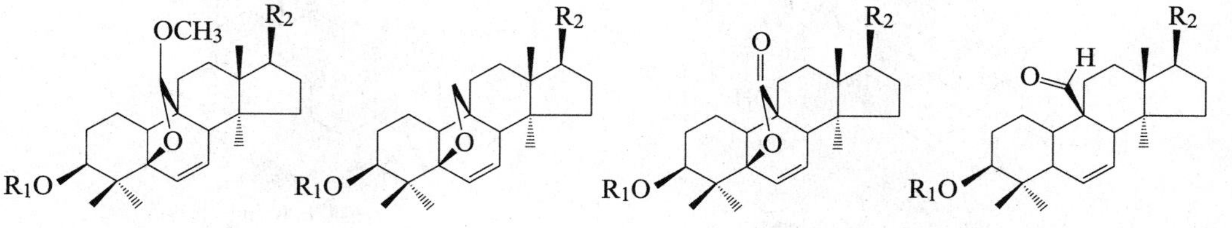

	R₁	R₂
Ⅰ	glc	a
Ⅱ	all	b

	R₁	R₂
Ⅲ	glc	a
Ⅳ	all	a
Ⅴ	glc	b
Ⅵ	all	c

	R₁	R₂
Ⅶ	glc	a

	R₁	R₂
Ⅷ	glc	d

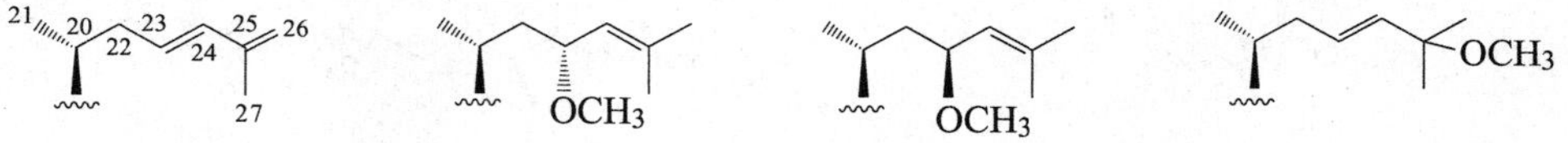

苦瓜中苦瓜皂苷的苷元多含有数个羟基，在皂苷进行酸水解时，易发生脱水、环化、双键转移、取代基转移、构型转化等变化，水解产物不是真正的苷元，故一般采用两相酸水解或 Smith 降解法获得原苷元。

（四）环菠萝蜜烷（cycloartane）型

环菠萝蜜烷型又称环阿屯烷型，其基本碳架与羊毛脂甾烷很相似，差别仅在于 10 位上的甲基与 9 位脱氢形成三元环。

黄芪具有补中益气、升阳举陷、益卫固表、利尿、托毒生肌之功效。从膜荚黄芪（*Astragalus membranaceus*）中分离的皂苷苷元绝大多数为环菠萝蜜烷型三萜环黄芪醇（cycloastragenol）。环黄芪醇在黄芪中以与糖结合成单糖链、双糖链或三糖链皂苷的形式而存在。

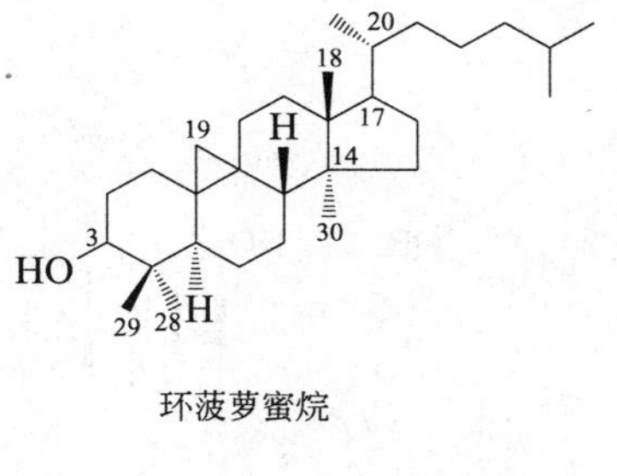

环菠萝蜜烷 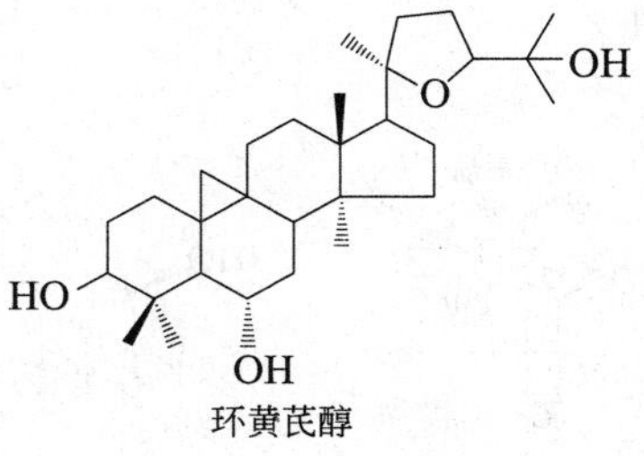   环黄芪醇

毛茛科升麻属植物中含有大量的环菠萝蜜烷型三萜及苷类。近年来从升麻中得到新化合物有升麻苷 E、西麻苷Ⅲ、乙酰升麻醇-3-O-α-L-阿拉伯糖苷、7,8-二脱氢-27-脱氧升麻亭等，

从兴安升麻中得到两个新化合物，分别为兴安升麻苷 C、兴安升麻苷 D，从大理产升麻中得到的新化合物为 12β-乙酰基升麻醇-木糖苷等。

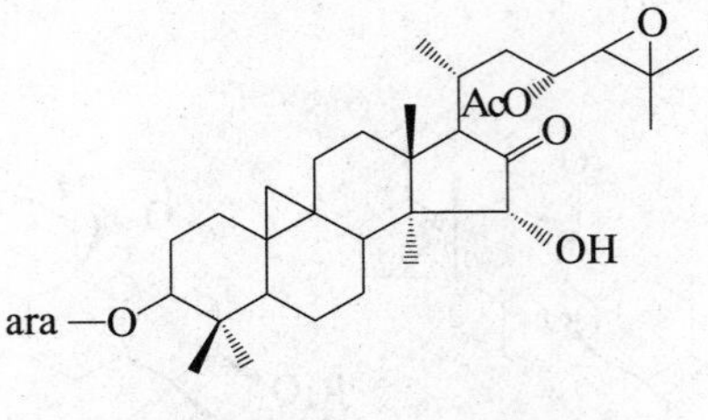

乙酰升麻醇-3-O-α-L-阿拉伯糖苷

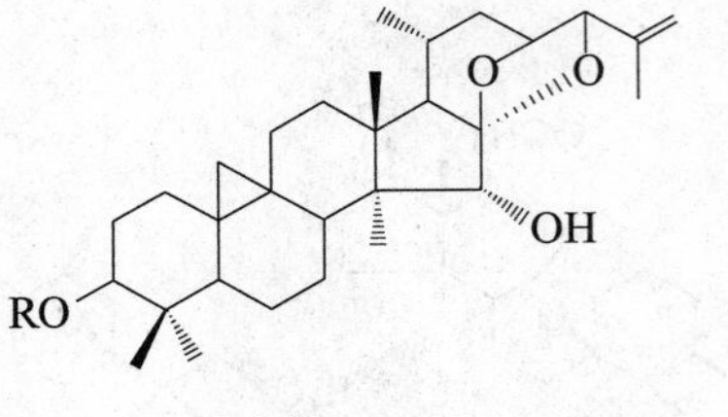

升麻苷 E R=xyl
西麻苷 Ⅲ R=gal

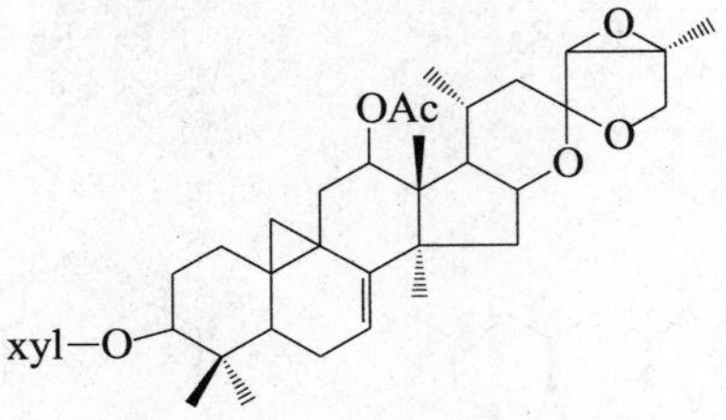

7,8-二脱氢-27-脱氧升麻亭

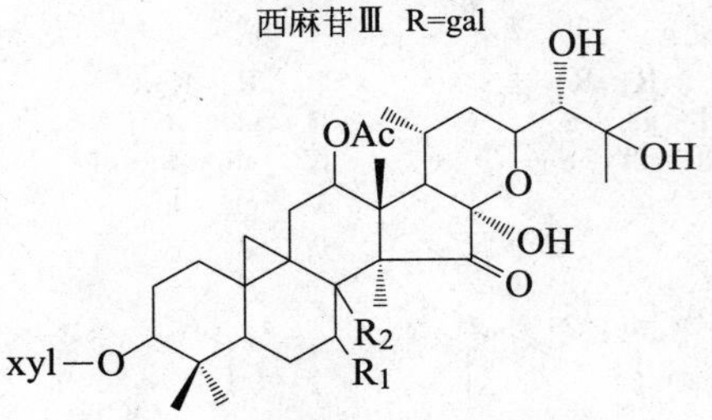

兴安升麻C R₁=H₂,R₂=H
兴安升麻D R₁=R₂=Δ⁷,⁸

兴安升麻C $R_1=H_2, R_2=H$
兴安升麻D $R_1=R_2=\Delta^{7,8}$

（五）原萜烷（protostane）型

原萜烷型三萜的结构特点是 10 位和 14 位上有 β-CH₃，8 位上有 α-CH₃，C-20 为 S 构型。

原萜烷型三萜的结构特点是 10 位和 14 位上有 β-CH_3，8 位上有 α-CH_3，C-20 为 S 构型。

利尿渗湿中药泽泻所含的泽泻醇类（alisols）具有利尿、降血脂、降血糖、抗脂肪肝及保肝作用。近年来从不同产地、不同加工方法的泽泻药材中分离得到了 30 多个三萜类化合物，其结构多为原萜烷型（protostane）四环三萜。从生物途径归纳，它们均由新鲜植物中含量很高的 23-乙酰泽泻醇 B 衍生而来。泽泻醇包括泽泻萜醇 A、24-乙酰泽泻萜醇 A、泽泻萜醇 B、23-乙酰泽泻萜醇 B、泽泻萜醇 C、23-乙酰泽泻萜醇 C、泽泻萜醇 F、24-乙酰泽泻萜醇 F、泽泻萜醇 O 及 24-去乙酰泽泻萜醇 O 等。其中 24-乙酰泽泻萜醇 A、23-乙酰泽泻萜醇 B、泽泻萜醇 F 及 24-乙酰泽泻萜醇 F 具有抗肝炎病毒（HBV）的活性。

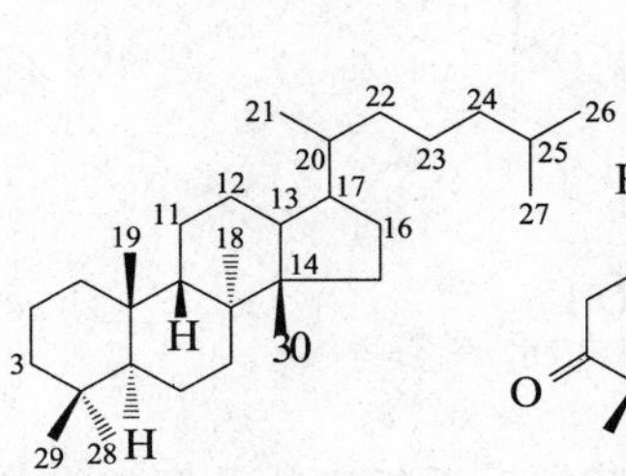

原萜烷

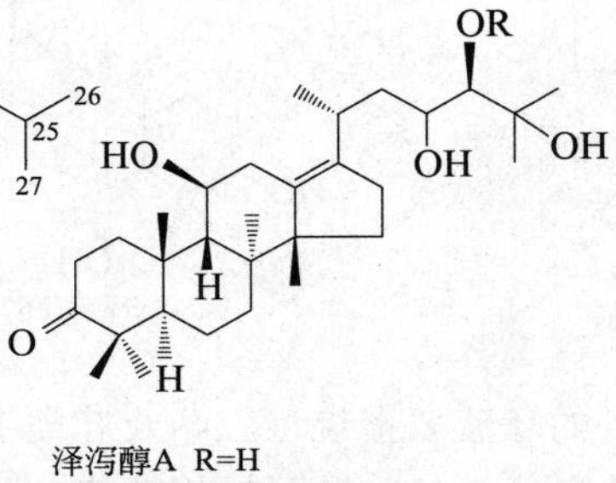

泽泻醇A R=H
24-乙酰泽泻醇A R=Ac

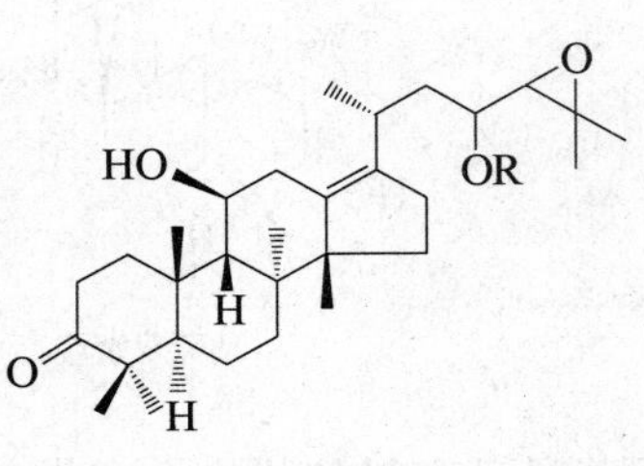

泽泻醇B R=H
23-乙酰泽泻醇B R=Ac

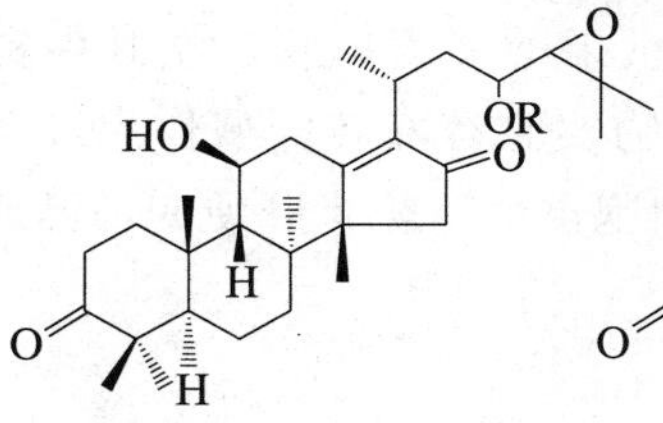

泽泻醇C R=H
23-乙酰泽泻醇C R=Ac

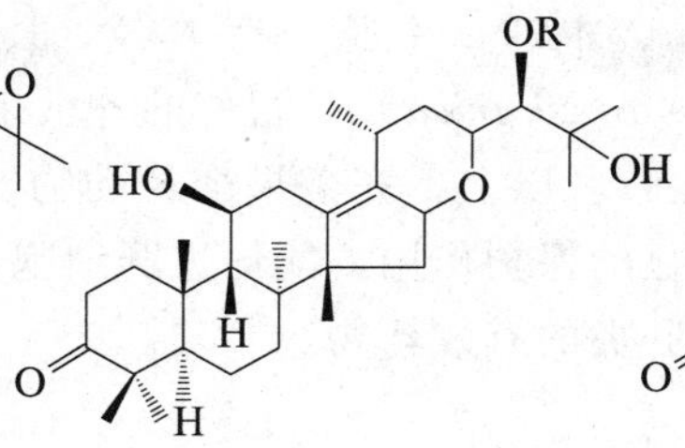

泽泻醇F R=H
24-乙酰泽泻醇F R=Ac

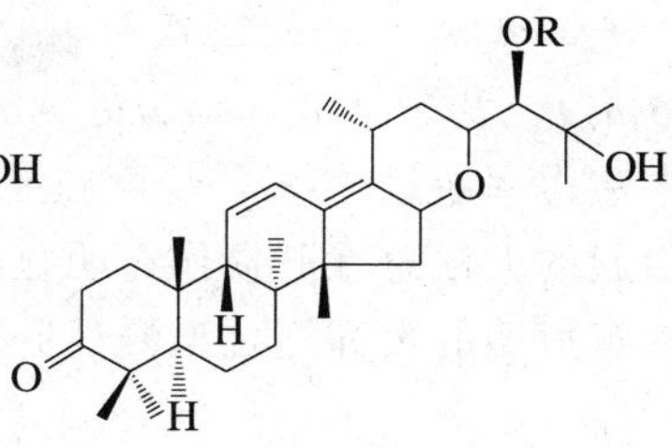

泽泻醇O R=Ac
24-乙酰泽泻醇O R=H

（六）楝烷（meliacane）型

楝烷型三萜化合物由 26 个碳构成，存在于楝科楝属植物果实及树皮中，具苦味，总称为楝苦素类成分。川楝素（chuanliansu）和异川楝素（isochuanliansu）是川楝皮所含成分。川楝皮为驱蛔药，川楝素和异川楝素均有驱蛔作用，但异川楝素的毒性远比川楝素大。

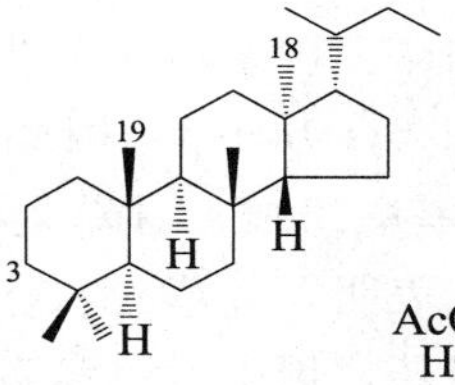

楝烷 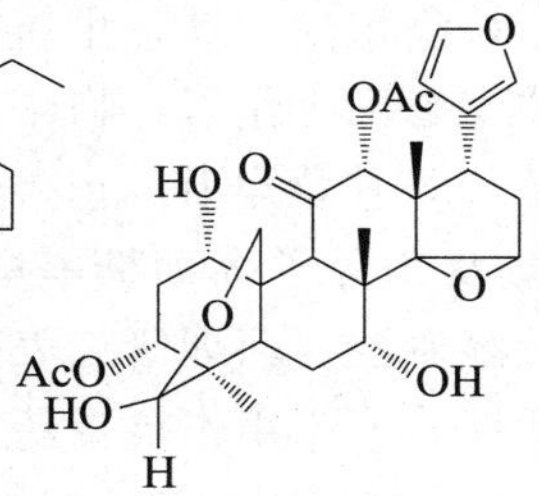   川楝素 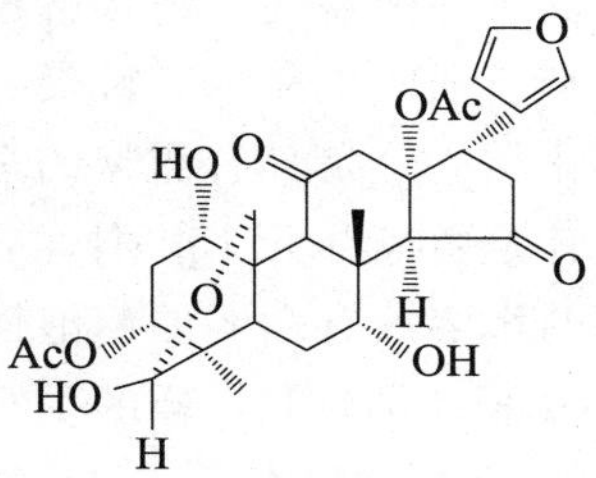   异川楝素

三、五环三萜

五环三萜（pentacyclic triterpenoids）类成分在天然药物中较为常见，主要的结构类型有齐墩果烷型、乌苏烷型、羽扇豆烷型及木栓烷型。

（一）齐墩果烷（oleanane）型

齐墩果烷型又称 β-香树脂烷（β-amyrane）型。在植物界分布极为广泛，主要分布在豆科、五加科、桔梗科、远志科、桑寄生科、木通科等一些植物中。有的呈游离状态，有的成酯或苷的结合状态存在。其基本碳架是多氢蒎的五环母核，环的构型为 A/B 环、B/C 环、C/D 环均为反式，而 D/E 环为顺式。母核上有 8 个甲基，其中 C-10、C-8、C-17 上的甲基均为 β 型，而 C-14 上的甲基为 α 型，C-4 位和 C-20 位各有二个甲基。分子中还可能有其他取代基存在，例如羟基、羧基、羰基和双键等。一般在 C-3 位有羟基，且多为 β 型，也有 α 型，例如 α-乳香酸（α-boswellic acid）。若有双键，则多在 C-11 位、C-12 位、C-18 位及 C-13（18）位，同环双烯则多在 C-9 位及 C-12 位，异环双烯多在 C-11、C-13（18）位，C-5、C-12 位及 C-12、C-15 位，若有羰基，则多在 C-11 位；若有羧基，则多在 C-24、C-28、C-30 位上。

齐墩果酸（oleanolic acid）最早是由木樨科植物油橄榄（*Olea europaea*）习称齐墩果的叶子中分得。该化合物是植物界广泛存在的一种三萜皂苷元，有的以游离形式存在，如在青叶胆、女贞子、白花蛇舌草、柿蒂、连翘等，但大多数以与糖结合成苷的形式存在，如人参、三七、紫菀、柴胡、八月札、木通、牛膝、楤木等。其中，刺五加（*Acanthopanax senticosus*）、龙牙楤木（*Aralia mandshurica*）是很好的齐墩果酸资源植物，从其中提取的齐墩果酸得率超过 10%，纯度在 95% 以上。齐墩果酸经动物实验有降转氨酶作用，对四氯化碳引起的大鼠急性肝损伤有明显的保护作用，能促进肝细胞再生，防止肝硬变，已成为治疗急性黄疸型肝炎和迁延型慢性肝炎的有效药物。

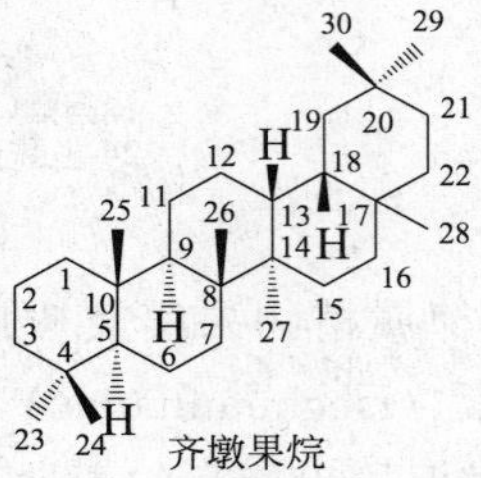

齐墩果烷 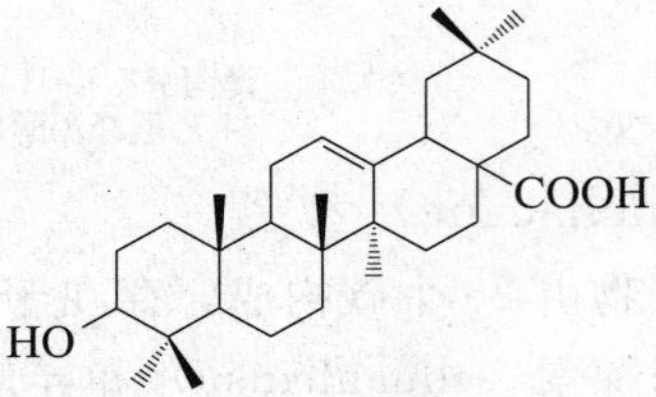　　　　　　齐墩果酸

中药甘草具有补脾益气、清热解毒、祛痰止咳、缓急止痛、调和诸药的功效。近年研究表明，甘草具有较强的抗溃疡、抗炎、抗变态反应作用，临床上用于治疗急慢性病毒性肝炎等。甘草主要化学成分是具有甜味的皂苷——甘草皂苷（glycyrrhizin），因此又称其为甘草甜素。甘草皂苷是由皂苷元 18β-甘草次酸及 2 分子葡萄糖醛酸组成，甘草皂苷又称为甘草酸。甘草皂苷的水溶液有微弱的起泡性及溶血性。药理研究表明，甘草酸和甘草次酸都具有促肾上腺皮质激素（ACTH）样的生物活性，临床用作抗炎药，用于胃溃疡病的治疗，但只有 18β-H 型的甘草酸才具有 ACTH 样作用，18α-H 型没有此种生物活性。

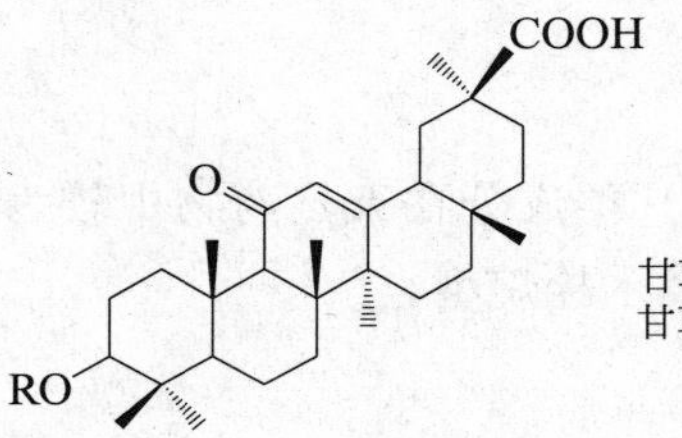

	R
甘草次酸	H
甘草皂苷	gluA 2α gluA

紫金牛科杜茎山属（Maesa）植物中含有大量的齐墩果烷型三萜皂苷。从该属植物得到的齐墩果烷型三萜皂苷根据苷元骨架结构特点分为两大类，即 13,28-环氧-28-羟基齐墩果烷型（type Ⅰ）和 12-烯齐墩果烷型（type Ⅱ）。在酸水解过程中，Ⅰ型皂苷易发生 13、28 位环氧键的断裂和脱水等降解反应，所以得不到真正的原始皂苷元，只能得到相对稳定的次生产物。酸水解 12-烯齐墩果烷型皂苷可得到相应的Ⅱ型皂苷元。

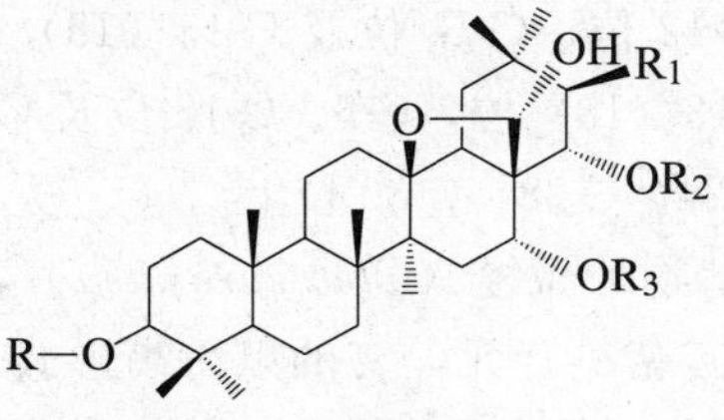

Ⅰ型皂苷 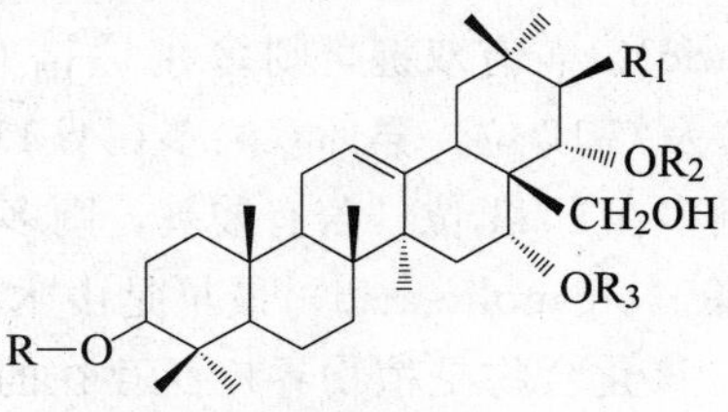　　　　　　Ⅱ型皂苷

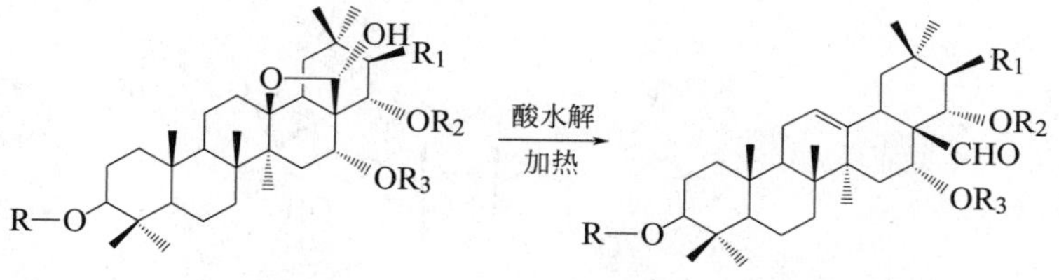

I 型皂苷 酸水解 加热 降解产物

茶树（*Camellia sinensis*）的花分别用甲醇和正丁醇提取，发现其提取物具有抑制小鼠血清甘油三酯升高的生物活性。其中在正丁醇提取物中，发现三个酰化的齐墩果烷型三萜皂苷 floratheasaponins A、B、C，其苷元 A、B、C 如下图：

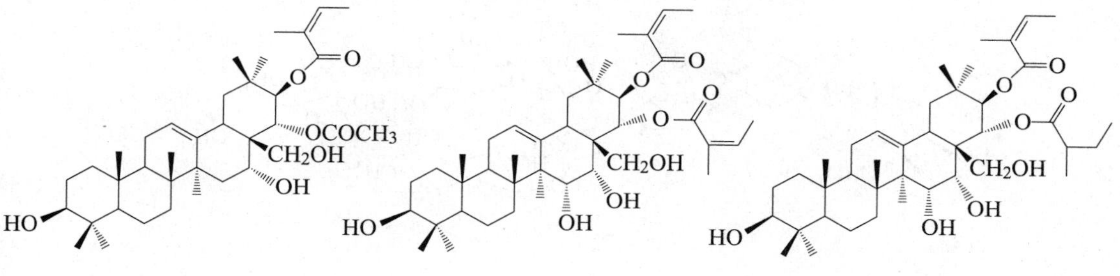

A   B   C

从石竹科长蕊丝石竹（*Gypsophila oldhamiana*）中得到 12 个齐墩果烷型三萜皂苷（1~12），其中 1~7 为新化合物。化合物 1、8、9 为 3 位成苷，化合物 2~4 及 12 为 28 位成苷的单糖链皂苷，化合物 5~7、10、11 为 3 及 28 位均成苷的双糖链皂苷。在对这 12 个化合物进行 α-糖苷酶抑制试验中发现，成苷的位置对活性影响较大，28 位成苷的化合物 2~4 及 12 的单糖链皂苷具有明显的抑制 α-糖苷酶活性，而 3 位成苷及 3、28 位成苷的化合物基本无活性。

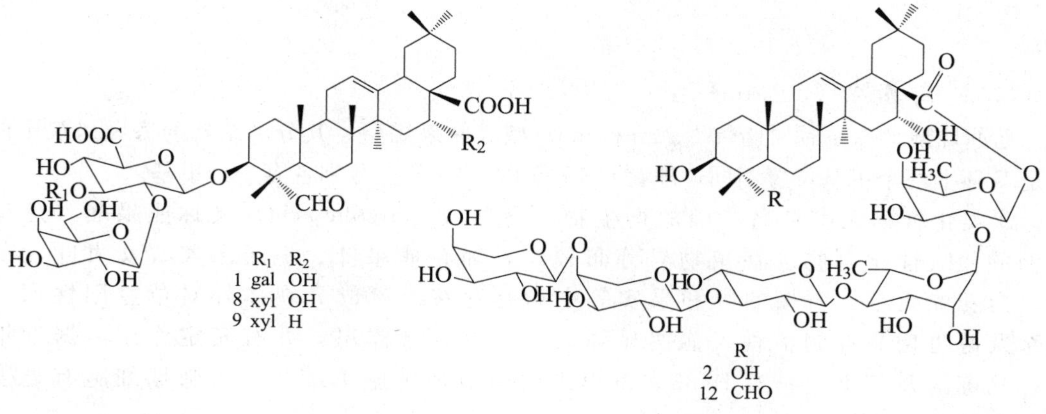

	R₁	R₂
1	gal	OH
8	xyl	OH
9	xyl	H

R
2 OH
12 CHO

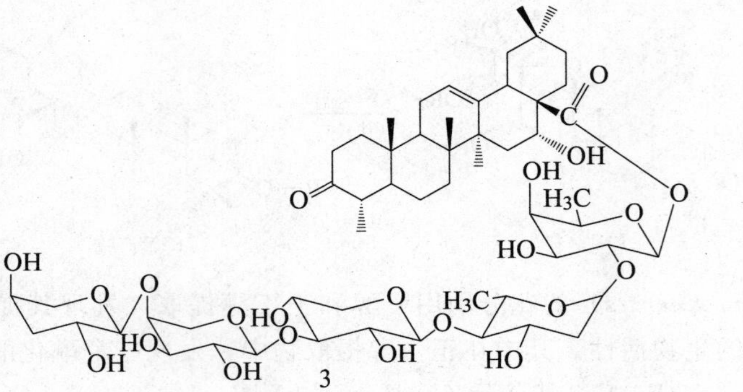

3

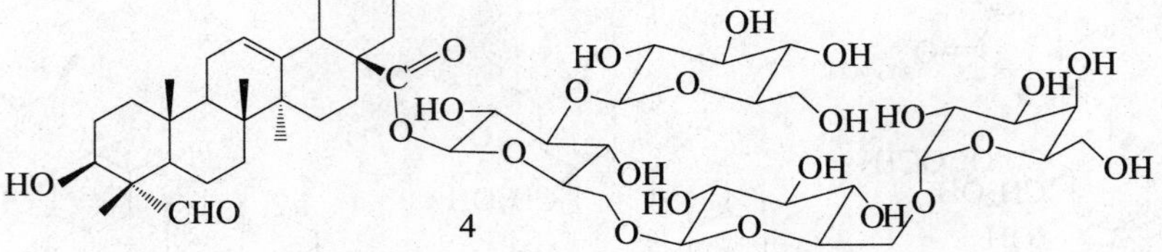

4

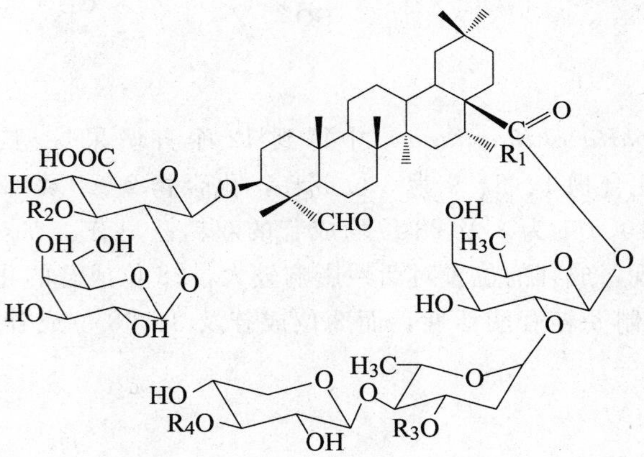

	R₁	R₂	R₃	R₄
5	H	H	H	H
6	H	xyl-	H	ara
7	H	xyl-	(6-OAc)-glc-	H
10	H	xyl-	glc-	H
11	OH	xyl-	H	ara—4 ara-

（二）乌苏烷（ursane）型

乌苏烷型又称 α-香树脂烷（α-amyrane）型或熊果烷型。其分子结构与齐墩果烷不同之处是 E 环上两个甲基位置不同，即在 C-19 位和 C-20 位上分别各有一个甲基。

此类化合物大多是乌苏酸的衍生物。乌苏酸（ursolic acid）又称熊果酸，是乌苏烷型的代表性化合物。在植物界分布较广，如在熊果叶、栀子果实、女贞叶、车前草、白花蛇舌草、石榴的叶和果实等中均有存在。该成分在体外对革兰阳性菌、阴性菌及酵母菌有抑制活性，能明显降低大鼠的正常体温，并有安定作用。据近年报道，乌苏酸及其衍生物对 P388、淋巴细胞白血病细胞 L1210、人肺癌细胞有显著的抗肿瘤活性。

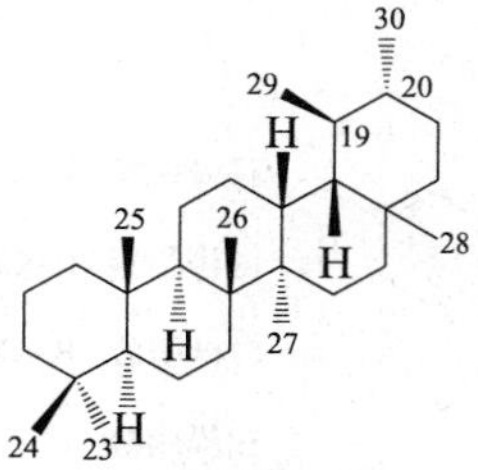

乌苏烷 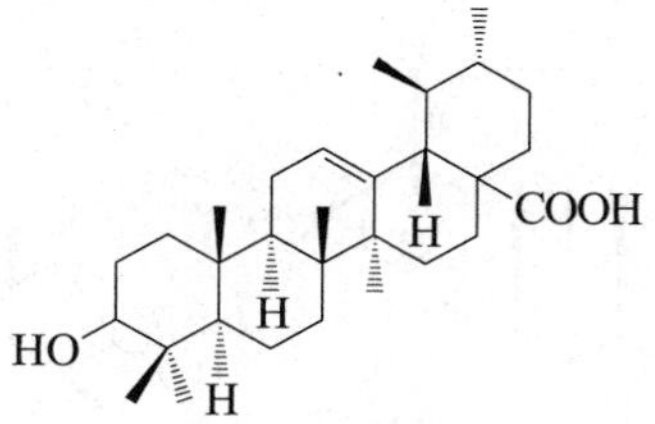　　　　　　　　　　乌苏酸

伞形科植物积雪草（*Centella asiatica*）中含多种 α-香树脂醇型的三萜成分，对小鼠、大鼠有镇静、安定作用。从积雪草皂苷提取的乌苏烷型皂苷积雪草酸（asiatic acid）及其衍生物具有治疗皮肤创伤、抗抑郁、抗阿尔茨海默病以及保肝、保护心脑血管和诱导肿瘤细胞凋亡等多种作用。

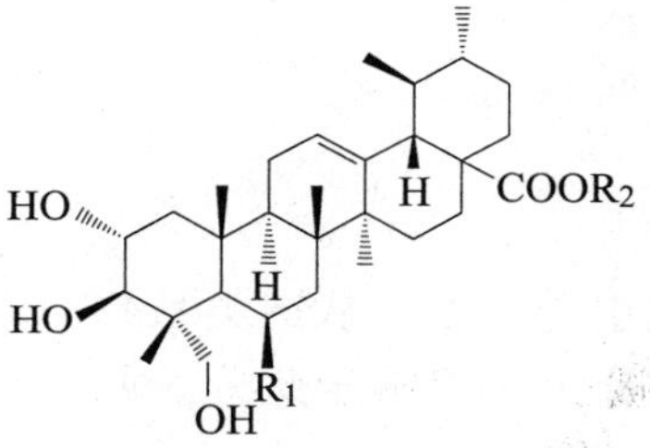

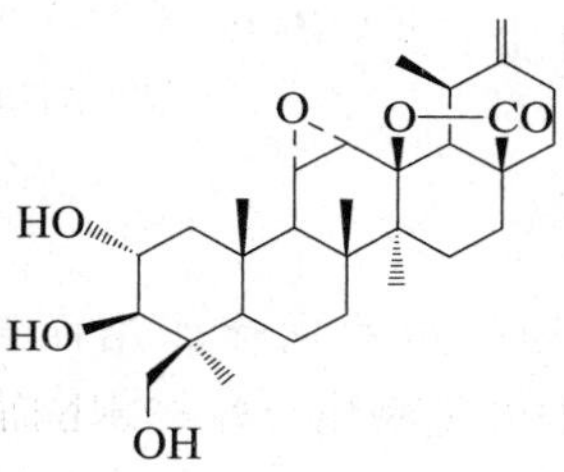

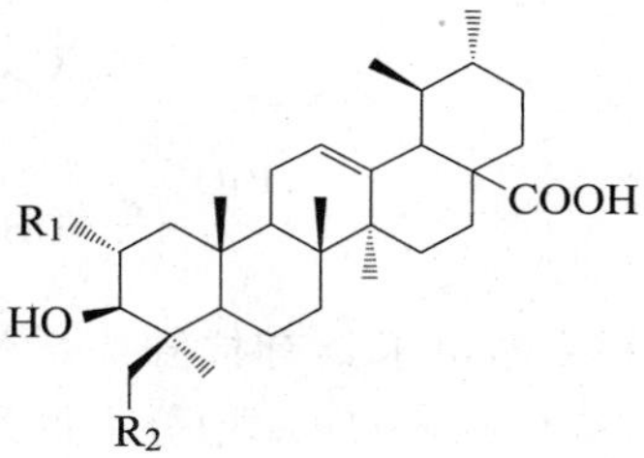

	R_1	R_2
积雪草酸	H	H
积雪草皂苷	H	glc —6— glc —4— rha
羟基积雪草酸	OH	H

isodonadenanthin I

	R_1	R_2
2α-羟基-乌苏酸	OH	H
2α,24-二羟基乌苏酸	OH	OH

从云南大理产腺花香茶菜（*Isodon adenanthus*）中得到四个乌苏烷型三萜化合物，分别为 isodonadenanthin I、乌苏酸、2α-羟基-乌苏酸及 2α,24-二羟基乌苏酸，其中 isodonadenanthin I 在体外对三种癌细胞 K562、A549 和 T24 有抑制活性，半数抑制浓度分别为 16.6μg/mL、38.1μg/mL 和 9.0μg/mL。

从黄木棉（*Metadina trichotoma*）树皮中分离得到了两个新的乌苏烷型三萜类化合物，分别为黄木棉素 A 和黄木棉素 B。

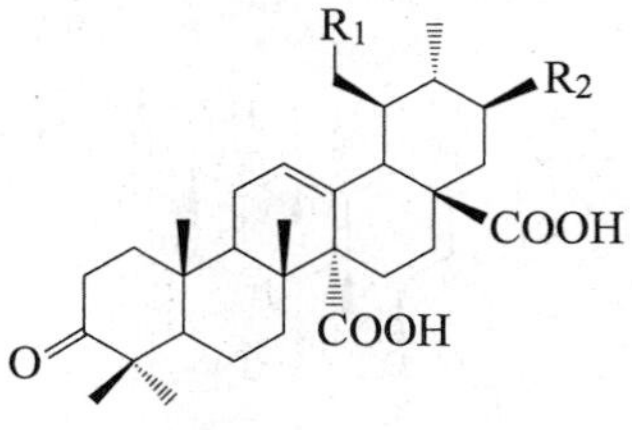

黄木棉素　A　R_1=OH　R_2=H
黄木棉素　B　R_1=H　R_2=OH

（三）羽扇豆烷型（lupane）

羽扇豆烷型与齐墩果烷型不同点是 E 环为五元碳环，且在 E 环 19 位有 α-构型的异丙基取代，同时 D/E 环的构型为反式，并有 $\Delta^{20(29)}$ 双键。此类成分主要有存在于羽扇豆种皮中的羽扇豆醇（lupeol），酸枣仁中的白桦脂醇（betulin）、白桦脂酸（betulinic acid）等，桦树皮、石榴树皮、天门冬等也含有白桦脂酸。

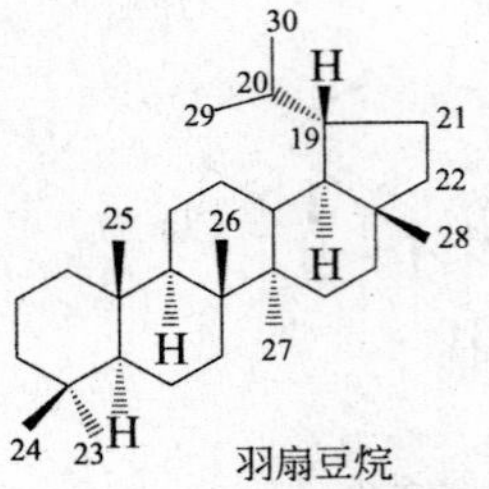

羽扇豆醇　R=CH$_3$
白桦脂醇　R=CH$_2$OH
白桦脂酸　R=COOH
白桦脂醛　R=CHO

羽扇豆烷

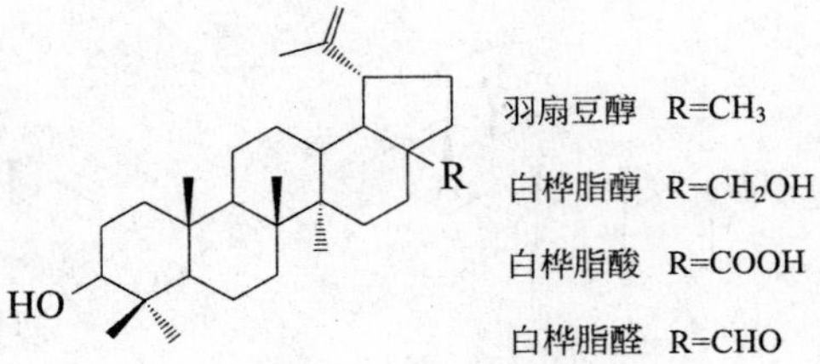

从忍冬科植物西南忍冬（*Lonicera bournei*）藤中得到两个新的羽扇豆烷型皂苷忍冬皂苷 A 和忍冬皂苷 B。

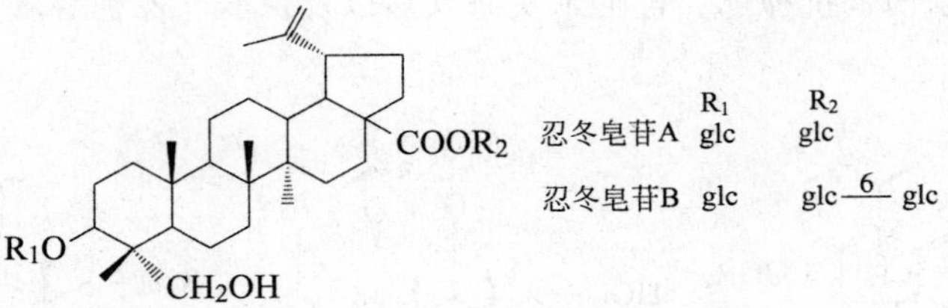

	R$_1$	R$_2$
忍冬皂苷A	glc	glc
忍冬皂苷B	glc	glc —6— glc

桦木酸由于具有抗肿瘤活性和一定的化疗作用而被引起重视。从藓类植物 *Adelanthus lindenbergianus* 中分离得到的开链羽扇豆烷桦木酸三萜 A 和 B 属于此类三萜。

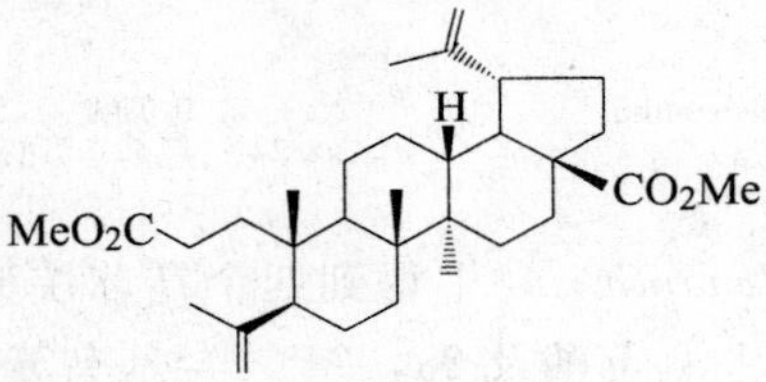

桦木酸三萜A 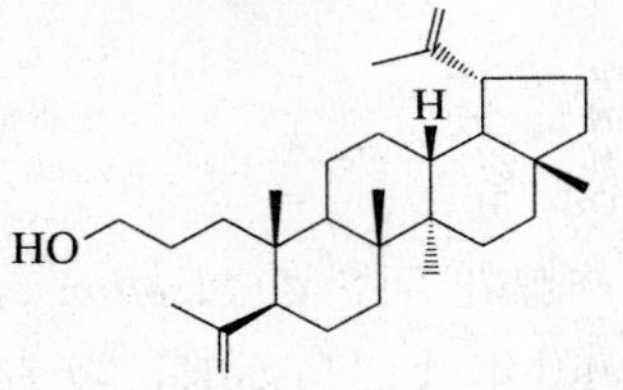　　　　桦木酸三萜B

（四）木栓烷（friedelane）型

木栓烷在生源上是由齐墩果烯甲基移位衍生而来。

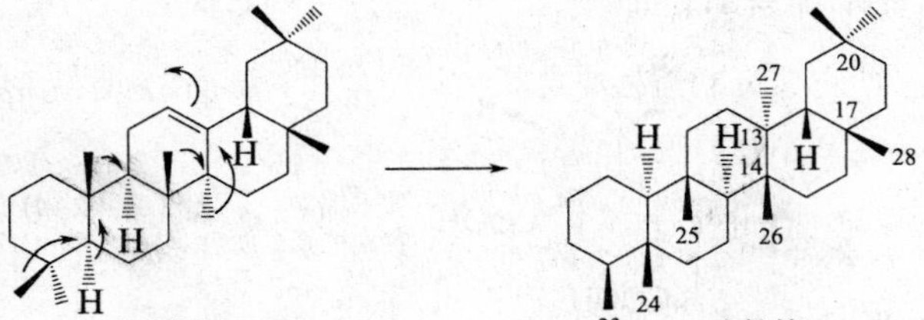

齐墩果烯　　　木栓烷

卫矛科植物雷公藤（*Tripterygium wilfordii*）民间用于治疗关节炎、跌打损伤、皮肤病等，也作为农药用以杀虫、灭螺、毒鼠等。近年来国内用于治疗类风湿性关节炎、系统性红斑狼疮等症，取得了良好疗效。从雷公藤中已分离得到多种三萜类化合物，其中一类为木栓烷型三萜，如雷公藤酮（triptergone）是由雷公藤去皮根中分离出的三萜化合物，是失去25位甲基的木栓烷型衍生物。

卫矛科植物巧茶（*Catha edulis*）具有清热解毒、止渴和兴奋等功效，从其茎叶中分离出四种木栓烷型三萜类化合物。木栓烷型三萜是卫矛科植物化学成分的一个重要组成部分，其对风湿、白血病和皮肤病都有疗效。

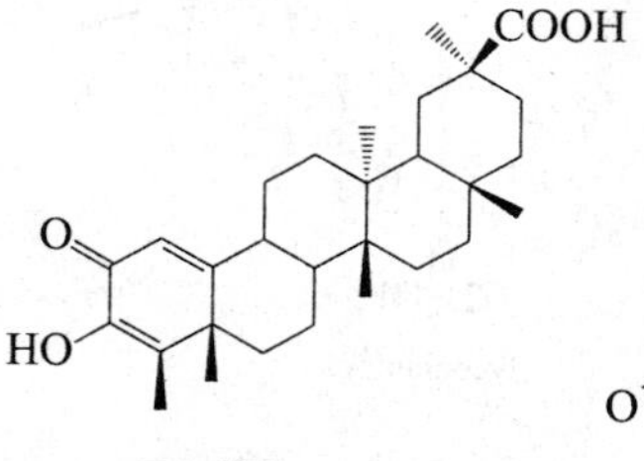

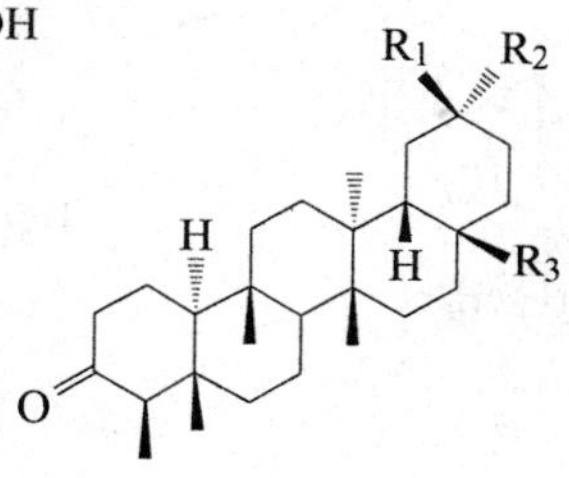

	R₁	R₂	R₃
木栓酮	CH_3	CH_3	CH_3
30-羟基木栓酮	CH_3	CH_2OH	CH_3
29-羟基木栓酮	CH_2OH	CH_3	CH_3
28-羟基木栓酮	CH_3	CH_3	CH_2OH

雷公藤酮

（五）其他类型

1. 羊齿烷（fernane）型和异羊齿烷（isofernane）型 羊齿烷和异羊齿烷这两种类型的三萜成分，可认为是羽扇豆烷型的异构体，E 环上的取代基在 C-22 位上，而 C-8 位上的角甲基转到 C-13 位上。

白茅根（*Imperata cylindria*）具有清热凉血、止血和利尿作用。从日本产的白茅根中分得多种羊齿烷型和异羊齿烷型三萜成分，包括白茅素（cylindrin）、芦竹素（arundoin）和羊齿烯醇（fernenol）等。前者为异羊齿烷型，C-13 甲基为 β-构型，C-14 甲基为 α 构型；后二者为羊齿烷型，C-13 甲基为 α-构型，C-14 甲基为 β-构型。

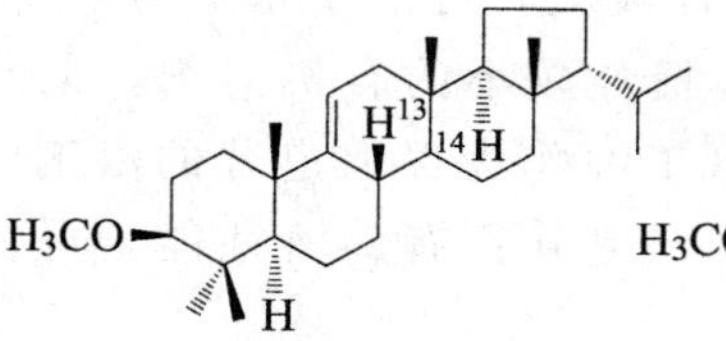

白茅素 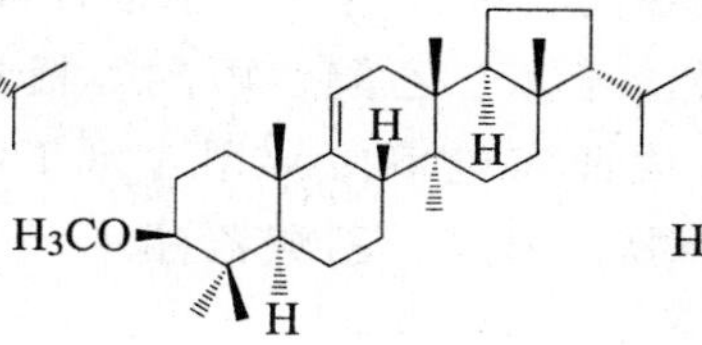　　　　　　　芦竹素 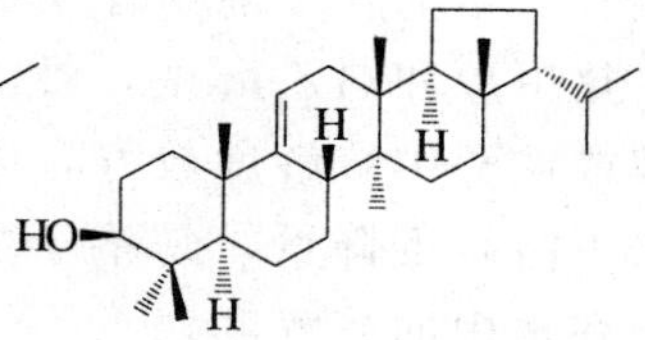　　　　　　　羊齿烯醇

2. 何帕烷（hopane）型和异何帕烷（isohopane）型 何帕烷型和异何帕烷型互为异构体，而它们又均为羊齿烷的异构体，C-14 和 C-18 位有角甲基是其结构特点。

东北贯众（*Dryopteris crassirhizoma*）和石韦（*Pyrrosia lingua*）全草中含有的的里白烯（diploptene），达玛树脂中的羟基何帕酮（hydroxyhopane）均属何帕烷型三萜化合物。

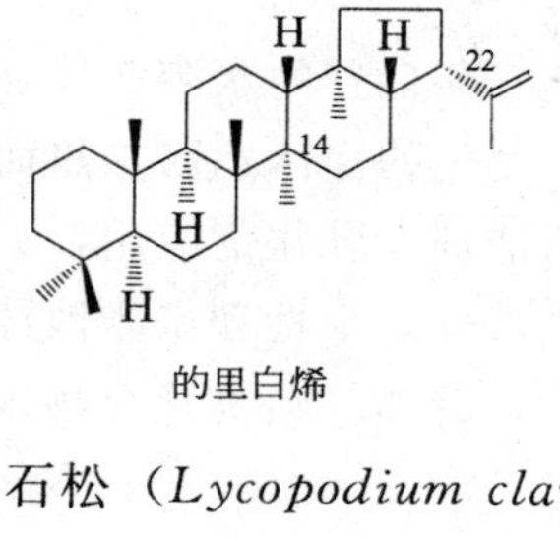

的里白烯 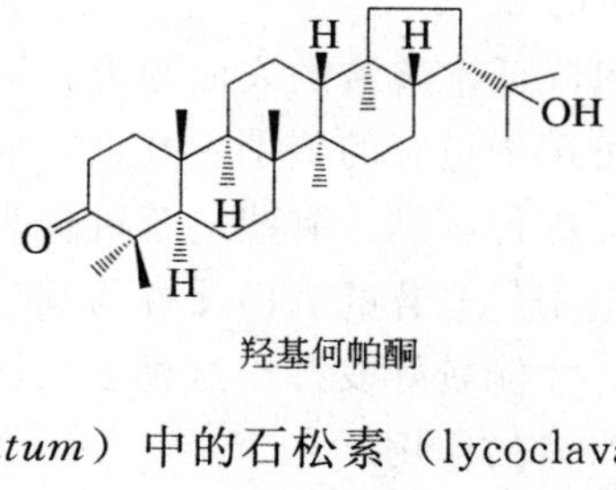　　　　　　　羟基何帕酮

3. 石松烷型 石松（*Lycopodium clavatum*）中的石松素（lycoclavanin）、石松醇（lycoclavanol) 及 lycoclaninol 是 C 环为七元环的石松烷型三萜类化合物。

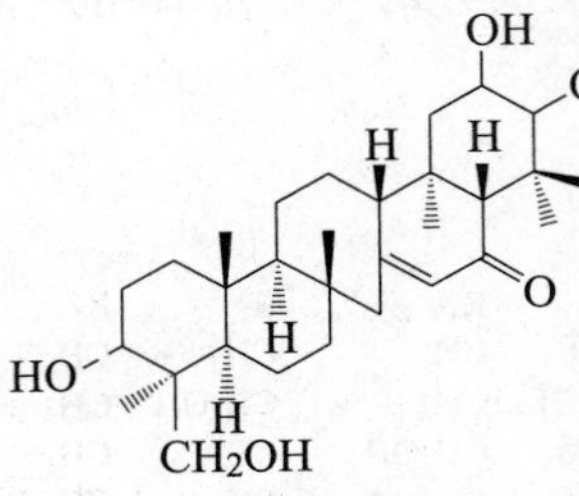

石松素 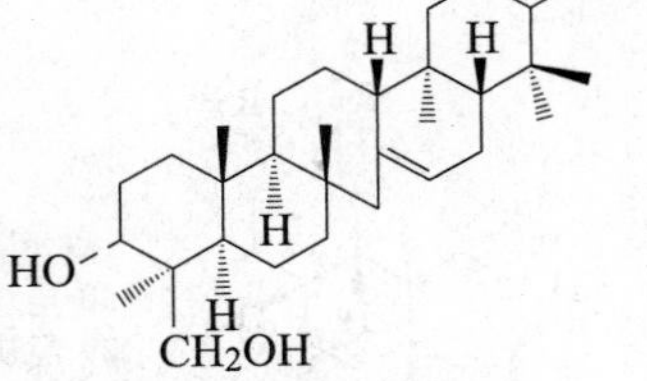　　　　　　　石松醇 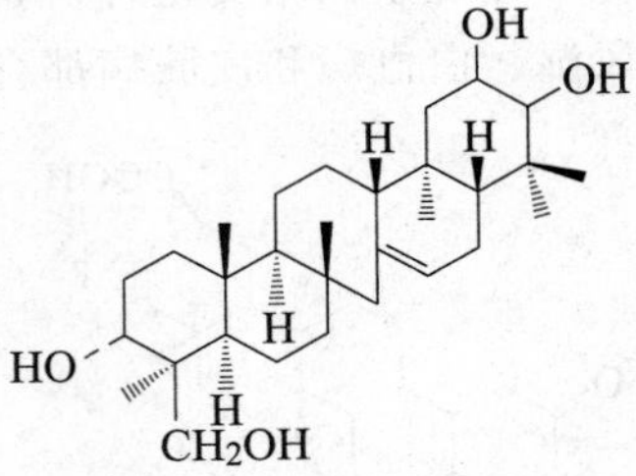　　　　　　　lycoclaninol

第四节　三萜类化合物的理化性质

一、物理性质

（一）性状与溶解度

游离三萜类化合物极性较小，多为白色或无色结晶，不溶于水而易溶于石油醚、苯、三氯甲烷、乙醚等极性小的溶剂中。而三萜皂苷由于与糖结合后分子量较大，极性增大，不易结晶，多为无色或白色无定形粉末，仅少数为晶体，如常春藤皂苷为针状结晶。三萜皂苷大多具有吸湿性。多数皂苷由于极性较大，可溶于水，易溶于热水、稀醇、热甲醇和热乙醇中，难溶于苯、乙醚、丙酮等极性较小的有机溶剂。皂苷在含水丁醇或戊醇中溶解度较好，因此实验室中常用含水丁醇作为提取皂苷的溶剂。次级苷在水中溶解度降低，易溶于醇、丙酮、乙酸乙酯中。皂苷具有助溶性能，可促进其他成分在水中的溶解度。

三萜皂苷多数具有苦而辛辣味，其粉末对人体黏膜有强烈刺激性，尤其鼻内黏膜最为灵敏，吸入鼻内能引起喷嚏。

（二）熔点与旋光性

多数游离三萜类化合物具有明显的熔点，且熔点较高。三萜皂苷的熔点也较高，但部分三萜皂苷在熔融前就已分解，无明显熔点，一般测得的大多是分解点。

三萜类化合物均有旋光性。

（三）表面活性

由于三萜皂苷可降低水溶液的表面张力，因此三萜皂苷的水溶液经强烈振摇能产生持久性的泡沫，此性质可用于皂苷的鉴别。并且，皂苷产生的泡沫不因加热而消失，这点也可与其他物质产生的泡沫进行区别。有些皂苷可作为清洁剂和乳化剂应用，如皂角的荚果水溶液富含皂苷，可代肥皂用。皂苷的表面活性与其分子内部亲水性和亲脂性结构的比例相关，只有当二者比例适当，才能较好发挥出这种表面活性。游离三萜类化合物仅具有亲脂性，故没有降低水溶液表面张力的作用。

二、化学性质

（一）显色反应

三萜类化合物在无水条件下，与强酸（硫酸、磷酸、高氯酸）、中等强酸（三氯乙酸）或 Lewis 酸（氯化锌、三氯化铝、三氯化锑）作用，产生颜色变化或荧光。其原理可能是分子中的羟基脱水、脱羧、氧化、缩合、双键移位等反应生成共轭双烯系统，在酸的继续作用下形成阳碳离子而显色。因此，全饱和的、C-3 位无羟基或羰基的化合物显阴性反应。原本有共轭双键的化合物显色快，只有孤立双键的显色较慢。

1. 乙酸酐‑浓硫酸（Liebermann-Burchard）反应 将样品溶于乙酸酐（或冰乙酸）中，加浓硫酸-乙酸酐（1：20）数滴，呈黄→红→蓝→紫等颜色变化，最后褪色。

2. 五氯化锑（Kahlenberg）反应 将样品三氯甲烷或醇溶液滴在滤纸上，喷 20％的五氯化锑的三氯甲烷溶液（或三氯化锑的三氯甲烷饱和溶液），干燥后 60℃～70℃加热，显蓝色、灰蓝色、灰紫色等多种颜色。

3. 三氯乙酸（Rosen-Heimer）反应 将样品溶液滴在滤纸上，喷 25％三氯乙酸溶液，加热至 100℃，显红色渐变为紫色。

4. 三氯甲烷‑浓硫酸（Salkowski）反应 将样品溶于三氯甲烷中，加入浓硫酸后，硫酸层显红色或蓝色，三氯甲烷层有绿色荧光。

5. 冰乙酸‑乙酰氯（Tschugaeff）反应 将样品溶于冰乙酸中，加乙酰氯数滴及氯化锌结晶数粒，稍加热，显淡红色或紫红色。

（二）沉淀反应

皂苷的水溶液可以和一些金属盐类如铅盐、钡盐、铜盐等产生沉淀。

（三）皂苷的水解

皂苷可采用酸水解、酶水解、乙酰解、Smith 降解等方法进行水解。选择合适的水解方法或通过控制水解的具体条件，可以使皂苷完全水解，也可使皂苷部分水解。

1. 酸水解 样品的水溶液或醇水液加入酸（2mol/L～4mol/L 盐酸或 0.5mol/L～1mol/L 硫酸），回流 4～6 小时，进行水解。也可在薄层板上进行酸蒸气水解，该方法样品用量少，速度快。有些三萜皂苷在酸水解时，易引起皂苷元发生变化而得不到原苷元，采用两相酸水解可防止苷元被破坏而获得原苷元。如江南紫金牛皂苷在等体积的苯和 7％ HCl 中水解，回收苯层，得到苷元，水溶液用碱中和后蒸干，用无水乙醇脱盐，采用纸色谱进行糖的鉴定。

2. 乙酰解 将化合物的全乙酰化物在 BF₃ 催化下用乙酸酐使苷键裂解，得到全乙酰化糖和全乙酰化苷元。

3. Smith 降解 Smith 降解条件很温和，许多在酸水解条件下不稳定的皂苷元都可以用 Smith 降解获得真正的苷元。如人参皂苷的水解。

4. 酶水解 酶水解条件温和，不同的酶可以水解不同组成的苷。通常由于构成三萜皂苷糖种类并非一种，所以可采用各种糖苷混合酶进行水解，效果较好。如利用粗橙皮酶及橘柑苷酶水解人参皂苷和竹叶参皂苷Ⅳ。

5. 碱水解　主要水解酯皂苷。一般用5mol/L氨水或3％～5％的氢氧化钾溶液。当样品溶于醇溶液中进行碱水解时，由于碱性较强，易引起苷元降解和糖异构化，水解时应注意。

6. 糖醛酸苷键的裂解　对难水解的糖醛酸苷除常规方法外，需采用一些特殊的方法，如光解法、四乙酸铅-乙酸酐法、微生物转化法等。

光分解法是用500W的高压汞灯为光源，照射皂苷数小时，皂苷分子中的糖醛酸与苷元间的苷键裂解而释放出皂苷元。采用四乙酸铅-乙酸酐法进行葡萄糖醛酸皂苷的水解时，先甲基化将所有皂苷的羟基保护起来，然后再在苯中与四乙酸铅作用，脱去羧基，再依次用甲醇钠-乙酸酐-吡啶处理，得到原皂苷元的乙酰化物。微生物转化法也称土壤细菌法，在土壤中存在的某些微生物，具有水解皂苷的能力，将细菌接种在含有皂苷的培养基上，使苷元分解出来。

三、溶血作用

皂苷的水溶液大多能破坏红细胞而具有溶血作用，若将其水溶液注射进入机体静脉中，毒性极大，低浓度水溶液就能产生溶血作用，因此皂苷通常又称为皂毒类（sapotoxins）。皂苷的水溶液肌肉注射易引起组织坏死，口服则无溶血作用，可能与其在肠胃不被吸收有关。各类皂苷的溶血作用强弱不同，可用溶血指数表示。溶血指数是指在一定条件（等渗、缓冲及恒温）下使同一动物来源的血液中红细胞完全溶血的最低浓度，例如甘草皂苷的溶血指数为1：4000，薯蓣皂苷的溶血指数为1：400000。

皂苷的溶血作用是因为多数皂苷能与胆甾醇（cholesterol）结合生成不溶性分子复合物所致。当皂苷水溶液与红细胞接触时，红细胞上的胆甾醇与皂苷结合，生成不溶于水的复合物沉淀，破坏了红细胞的正常渗透压，使细胞内渗透压增加发生崩解，从而导致溶血现象。皂苷的溶血作用与分子结构有密切关系，溶血性的有无与皂苷元有关，而溶血作用的强弱与糖基部分有关。因此并不是所有的皂苷都具有溶血作用，例如人参总皂苷没有溶血现象，但经分离后，以原人参三醇及齐墩果酸为苷元的人参皂苷具有显著的溶血作用，而以原人参二醇为苷元的人参皂苷则有抗溶血作用。

另外中药提取液中其他一些成分也有溶血作用，如某些植物的树脂、脂肪酸、挥发油等可产生溶血作用，鞣质则能凝集血细胞而抑制溶血。要判断是否是由皂苷引起的溶血，除进一步提纯后再试验外，还可以结合胆甾醇沉淀法，如沉淀后的滤液无溶血现象，而沉淀分解后有溶血活性，则表示确系由皂苷引起的溶血现象。

皂苷的溶血作用可用于皂苷的检识。取供试液1ml，于水浴上蒸干，用0.9％的生理盐水溶解，加入几滴2％的红细胞悬浮液，如有皂苷类成分存在，则发生溶血现象，溶液由混浊变为澄明。

此外，还可用于推算样品中所含皂苷的粗略含量。例如某药材浸出液测得的溶血指数为1：1M，所用对照标准皂苷的溶血指数为1：100M，则药材中皂苷的含量约为1％。

第五节　三萜类化合物的提取与分离

通常可根据三萜类化合物的溶解度不同而采用极性不同的溶剂进行提取。例如，三萜化合物可用亲脂性溶剂如三氯甲烷、乙醚等提取，而三萜皂苷则用亲水性溶剂如甲醇、乙醇等进行提取，三萜酸类可用碱溶酸沉法提取等。

三萜类化合物可采用沉淀法进行分离，如分段沉淀法、胆甾醇沉淀法等，但目前应用最多、且分离效果较好的仍是色谱法。

一、三萜化合物的提取与分离

（一）三萜化合物的提取

1. 醇类溶剂提取　用乙醇或甲醇提取，提取物直接进行分离。

2. 亲脂性溶剂提取　用氯仿或乙醚提取，提取物直接进行分离。也可用醇类溶剂提取后，将提取物分散在水中，依次用石油醚、三氯甲烷和乙酸乙酯等溶剂进行萃取，三萜化合物主要分布在三氯甲烷层。回收溶剂后，可将提取物作进一步分离

3. 酸水解有机溶剂提取　有些三萜化合物是以皂苷的形式存在于植物体内，可先进行水解，然后用三氯甲烷或乙醚等溶剂进行提取，再进行分离。

4. 碱水提取　含有羧基的三萜化合物可用碱溶酸析法提取。

（二）三萜化合物分离

三萜化合物分离的常用方法为硅胶吸附柱色谱法。可先进行常压柱色谱或低压柱色谱分离，提高样品纯度后，再进行薄层制备色谱、HPLC 或中压柱色谱分离。常用溶剂系统为石油醚-乙酸乙酯、石油醚-丙酮、三氯甲烷-乙酸乙酯、三氯甲烷-丙酮、三氯甲烷-甲醇等。

二、三萜皂苷的提取分离

（一）三萜皂苷的提取

三萜皂苷常用醇类溶剂提取。由于皂苷含有羟基、羧基等极性基团较多，亲水性强，用稀醇提取效果较好，本法为目前提取皂苷的常用方法，其提取流程见下。也可将醇提液减压回收溶剂后，通过大孔树脂，先用少量水洗去糖类、蛋白质等亲水性较强的成分，然后再用 30%～80% 的甲醇或乙醇梯度洗脱，洗脱液减压浓缩后，得到粗制总三萜皂苷。

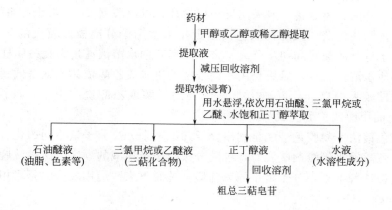

（二）三萜皂苷的分离

1. 分段沉淀法 利用皂苷难溶于乙醚、丙酮等溶剂的性质，将粗皂苷先溶于少量甲醇或乙醇中，然后逐滴加入乙醚、丙酮或乙醚-丙酮（1：1）的混合溶剂（加入乙醚量以能使皂苷从醇溶液中析出为限），边加边摇匀，皂苷即析出。开始析出的沉淀往往含杂质较多，继续加入乙醚可得到纯度较高的皂苷。也可采用分段沉淀法，逐渐降低溶液的极性，将极性不同的皂苷分批沉出，达到分离的目的。该法虽然简单，但难以分离完全，不易获得纯品。

2. 胆甾醇沉淀法 利用皂苷可与胆甾醇形成沉淀的特性进行初步纯化。但三萜皂苷与胆甾醇形成的复合物没有甾体皂苷与胆甾醇形成的复合物稳定。具体操作方法是将粗皂苷溶于少量乙醇中，加入胆甾醇的饱和乙醇溶液，至不再析出沉淀为止（混合后需稍加热），滤过，沉淀依次用水、醇、乙醚洗涤以除去糖类、色素、油脂和游离的胆甾醇。将沉淀干燥后置连续回流提取器中用乙醚回流，使分子复合物分解，不溶物为皂苷，乙醚液中含有胆甾醇。

3. 色谱分离法 由于三萜皂苷的极性较大，亲水性较好，不易与杂质分离，而且有些皂苷结构比较相似，因此多采用色谱分离法以获得三萜皂苷类化合物的单体。用色谱法分离三萜类化合物通常采用多种色谱法组合的方法，即一般先通过硅胶柱色谱进行分离后，再结合低压或中压柱色谱、薄层制备色谱、高效液相色谱或凝胶色谱等方法作进一步的分离。

（1）**吸附柱色谱法** 按吸附柱色谱所用的吸附剂性质不同，可分为正相色谱和反相色谱。正相柱色谱常用的吸附剂是硅胶，样品上柱后，可用不同比例的混合溶剂如三氯甲烷-甲醇、三氯甲烷-乙醇、三氯甲烷-甲醇-水、乙酸乙酯-甲醇、乙酸乙酯-甲醇-水或乙酸乙酯-无水乙醇-水等进行梯度洗脱。反相柱色谱通常以反相键合相硅胶 Rp-18 和 Rp-8 为填充剂，常用甲醇-水或乙腈-水等溶剂为洗脱剂。反相色谱柱需用相对应的反相薄层色谱进行检识，如使用预制的 Rp-18、Rp-8 等反相高效薄层板。制备薄层色谱用于皂苷的分离，也可取得较好效果。

（2）**分配柱色谱法** 由于皂苷极性较大，可采用分配柱色谱法进行分离，常用硅胶等为支持剂，以 3％的草酸水溶液为固定相，以三氯甲烷-甲醇-水、二氯甲烷-甲醇-水、乙酸乙酯-乙醇-水等溶剂系统进行梯度洗脱，也可用水饱和的正丁醇为洗脱剂。

（3）**高效液相色谱法** 高效液相色谱法是目前分离皂苷类化合物常用的方法，其分离效能较高。用于皂苷的分离制备一般采用反相色谱柱，以甲醇-水、乙腈-水等系统为洗脱剂。

（4）**大孔树脂柱色谱** 大孔树脂色谱是近年来常用于分离极性较大的化合物的一种方法，尤其适用于皂苷的纯化和初步分离。将含有皂苷的水溶液通过大孔树脂柱后，先用水洗涤除去糖和其他水溶性成分，然后再用不同浓度的甲醇或乙醇依其浓度由低到高的顺序进行梯度洗脱。极性较大的皂苷，可被 10％～30％的甲醇或乙醇洗脱下来，极性较小的皂苷，则被 50％以上的甲醇或乙醇洗脱下来。

（5）**凝胶色谱法** 凝胶色谱法是利用分子筛原理来分离分子量不同的化合物，在用不同浓度的甲醇、乙醇或水等溶剂洗脱时，各成分按分子量递减的顺序依次被洗脱下来，即分子量大的皂苷先被洗脱下来，分子量小的皂苷后被洗脱下来。应用较多的是可用有机相作为洗脱剂的 Sephadex LH-20。

　　此外，还可用干柱快速色谱、高速逆流色谱（简称 HSCCC）等方法进行分离。

　　干柱快速色谱是一种干柱色谱与快速色谱的结合，其填充物采用干法装填，样品由柱顶加入，然后利用空气或氮气的压力使洗脱剂流经填料。

　　高速逆流色谱是一种较新型的液-液分配色谱，利用单向流体动力学平衡现象实现样品的分离。其原理是基于样品在旋转螺旋管内的互不混溶的两相溶剂间分配系数的不同而获得分离，因而无须任何固体载体或支撑体，能达到在短时间内实现高效分离和制备，并且可以达到几千个理论塔板数。

　　分离皂苷常常需将多种方法结合使用才能得到满意的结果。

三、三萜皂苷的提取分离实例

（一）人参皂苷的提取分离

　　人参皂苷一般采用醇溶剂提取，硅胶柱色谱分离，流程如下：

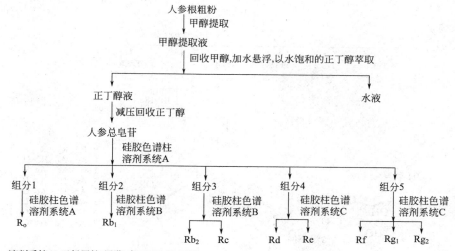

溶剂系统A: 三氯甲烷-甲醇-水(65:35:10,下层)
溶剂系统B: 正丁醇-乙酸乙酯-水(4:1:2,上层)
溶剂系统C: 三氯甲烷-甲醇-乙酸乙酯-水(2:2:4:1,下层)

（二）天胡荽皂苷的提取分离

天胡荽（*Hydrocotyle sibthorpioides*）为伞形科天胡荽属植物，又名落得打、满天星，具有清热利尿、化痰止咳等功效。用于治疗急性黄疸型肝炎、急性肾炎、百日咳、带状疱疹等。近年来研究表明，天胡荽的醇提取物体外具有抑制癌细胞生长的活性。天胡荽中含有齐墩果烷型三萜皂苷。天胡荽全草乙醇提取物用水悬浮后分别用正己烷、乙酸乙酯和正丁醇萃取，正丁醇部分经分离得到7个三萜皂苷，流程如下：

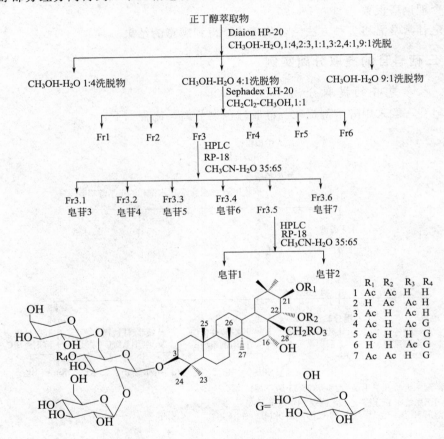

第六节　三萜类化合物的结构研究

三萜类化合物的结构较为复杂，采用常规的物理和化学方法难以确定其结构。目前，多采用化学和波谱等方法，并结合生存关系测定其结构。由于生源关系，同属植物常含有结构类似的化学成分，因此可查阅同属植物的化学成分研究报道，推测所研究植物中的三萜类成分的结构。采用化学方法，可用特征性颜色反应，如 Liebermann-Burchard 反应和 Molish 反应等，可初步判断该化合物是否属于三萜皂苷。还可采用氧化、还原、脱水、脱甲基、乙酰化、酯化或重排等化学反应，将未知苷元结构转变为已知化合物，然后将其 IR、mp、R_f 值或其他波谱数据与已知物数据进行对照，推测其结构。也可采用半合成或全合成方法制备相应的合成产物以确证天然产物的结构。对于母核新颖且复杂的三萜化合物的结构可采用各种波谱分析和单晶 X-射线衍射分析等方法进行确定。

一、紫外光谱

大多数三萜类化合物没有共轭体系，不产生紫外吸收，但齐墩果烷型三萜类化合物由于结构中多具有双键，可用紫外光谱判断其双键类型，如结构中只有一个孤立双键，仅在 205～250nm 处有微弱吸收；若有 α，β-不饱和羰基，最大吸收在 242～250nm；如有异环共轭双烯，最大吸收在 240～260nm；同环共轭双烯最大吸收则在 285nm。此外，11-oxo，Δ^{12}-齐墩果烷型化合物，可用紫外光谱判断 18-H 的构型，当 18-H 为 β 构型，最大吸收为 248～249nm，18-H 为 α 构型，最大吸收为 242～243nm。

二、质谱

EI-MS 等主要用于三萜化合物的分子离子峰及裂解碎片峰的研究，其可提供该类化合物的分子量、可能的结构骨架或取代基位置的信息。虽然三萜化合物的结构较为复杂，但其分子裂解有一定规律，如五环三萜裂解的规律：①当 C 环内有双键时，一般都有较特征的 RDA 裂解；②如 C 环内无双键，则常从 C 环断裂成两个碎片；③有时，RDA 裂解和 C 环断裂同时发生。可根据以上规律，初步推测分子的结构。

由于三萜皂苷的难挥发性，所以电子轰击质谱（EI-MS）和化学电离质谱（CI-MS）技术在三萜皂苷的应用中受到限制。目前广泛使用的质谱技术为快原子轰击质谱（FAB-MS）和电喷雾电离质谱（ESI-MS）。这两种质谱的应用可以得到皂苷的 [M＋H]⁺、[M＋Na]⁺ 和 [M＋K]⁺（正离子检测模式）或 [M-H]⁻（负离子检测模式）等准分子离子峰（quasi-molecular ion peaks）。分析准分子离子峰的碎片峰还可以得到一些分子中糖单元连接顺序的信息。如从植物白花刺参中分离得到的皂苷 Monepaloside L 的负离子 FAB-MS 呈现了 1090 [M]⁻ 准分子离子峰及 927 [M-H-162]⁻、765 [M-H-162-162]⁻、603 [M-H-162-162-162]⁻ 和 471 [M-H-162-162-162-132]⁻ 碎片峰，根据以上数据不仅可知其分子量，还能推测出皂苷元与糖、糖与糖之间的连接顺序。根据高分辨 FAB-MS 或 ESI-MS 等，可直接获得皂苷分子式的信息，有助于新皂苷的结构确定。

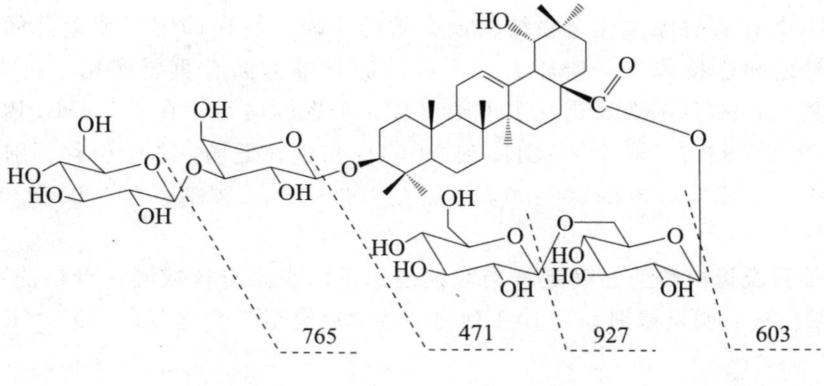

另外二级离子质谱（secondary ion-MS，SI-MS）、飞行时间质谱（TOF-MS）、大气压化学电离质谱（APCI-MS）和激光解析质谱（LD-MS）等也成功地应用于皂苷的结构研究。

三、核磁共振谱

（一）核磁共振氢谱

在氢谱中可获得三萜类化合物中的甲基质子、连氧碳质子、烯氢质子等重要信息。一般甲基质子信号在 $\delta 0.63 \sim 1.50$。在 ^{1}H-NMR 谱的高场中出现多个甲基峰是三萜类化合物的最大特征，从甲基峰的数目和化学位移值还可推测三萜类化合物的类型。对于齐墩果烷型和乌苏烷型的三萜，其最高场甲基的 δ 值与 C-28 的取代基有关，当 C-28 为—COOCH$_3$ 时，最高场甲基的 δ 值小于 0.78，反之，则大于 0.78。羽扇豆烷型的 30-CH$_3$ 与双键相连，且有烯丙偶合，δ 值在较低场 1.63 $\sim$ 1.80，呈宽单峰。26-CH$_3$ 受 C-27 和 C-28 位取代基影响，当 C-28 为—COOCH$_3$ 时，使 26-CH$_3$ 向高场位移约 0.12，C-27 为—COOCH$_3$ 时，则使其向低场位移 0.08。在多数五环三萜中 27-CH$_3$ 处于最低场，通常 δ 在 1.0 以下。

此外，在高场区 $\delta 0.63 \sim 1.50$ 区域内，常出现堆积成山形的亚甲基信号。

连氧碳质子的化学位移随着位置、环境和构型的不同有较明显的变化。比较有规律的有乙酰基质子、甲酯质子和 C-3 位质子（绝大多数三萜的 C-3 位连有氧原子）。乙酰基中甲基质子的信号在 $\delta 1.82 \sim 2.07$，甲酯中甲基质子信号在 3.6 左右。大多数三萜化合物 C-3 上有羟基或其他含氧基团，此时，3 位质子信号在 3.2 $\sim$ 4.0，多为 dd 峰。

环内双键质子的 δ 值一般大于 5，如齐墩果酸类和乌苏酸类 C-12 烯氢在 4.93 $\sim$ 5.50 处出现分辨不好的多重峰或宽单峰。环外烯氢的 δ 值一般小于 5，如羽扇豆烯和何帕烯型的 C-29 位两个同碳氢信号多出现在 4.30 $\sim$ 5.00。由于羽扇豆烯型三萜 E 环上的异丙烯基受 C-12 位质子空间位阻的影响不能自由旋转，双键末端的两个质子不等价，表现为双峰，而何帕烯型的两个末端烯氢接近等价，合并为一单峰，利用这一特点可区别这两种母核。

三萜皂苷糖部分的 ^{1}H-NMR 特征与糖和苷的章节中介绍的相同，最主要的是糖的端基质子信号，从端基质子信号的数目可推测糖的个数，偶合常数可用于确定苷键构型。

（二）核磁共振碳谱

^{13}C-NMR 是研究三萜类化合物结构最有效的手段，它在确定三萜皂苷元类型，糖与苷元、糖与糖之间连接位置，糖环大小和糖的数目等方面有重要作用。由于分辨率高，一个三萜或其皂苷的 ^{13}C-NMR 谱几乎可给出每一个碳的信号。在 ^{13}C-NMR 谱中，角甲基一般出现在 $\delta 8.9 \sim 33.7$，其中 23-CH$_3$ 和 29-CH$_3$ 出现在低场，化学位移分别为 $\delta 28$ 和 33 左右。苷元中与氧连接的碳在 60 $\sim$ 90，烯碳在 109 $\sim$ 160，羰基碳在 170 $\sim$ 220，其他碳一般在 60 以下。

1. 双键位置及母核类型的确定 当双键位于不同类型母核或同一母核的不同位置时，其碳原子化学位移有明显差别。表 10-1 列出一些常见类型三萜化合物 ^{13}C-NMR 的烯碳化学位移。

表 10-1 齐墩果烷、乌苏烷、羽扇豆烷类三萜主要烯碳的化学位移

三萜及双键的位置	烯碳 δ 值	其他特征碳
Δ^{12}-齐墩果烯	C_{12}:122～124,C_{13}:143～144	
11-oxo-Δ^{12}-齐墩果烯	C_{12}:128～129,C_{13}:155～167	11-C=O:199～200
Δ^{11}-13,28-epoxy-齐墩果烯	C_{11}:132～133,C_{12}:131～132	13-C:84～86
$\Delta^{11,13(18)}$-齐墩果烯	C_{11}:126～127,C_{12}:125～126	
(异环双烯)	C_{13}:136～137,C_{18}:133～135	
$\Delta^{9(11),12}$-齐墩果烯	C_9:154～155,C_{11}:116～117	
(同环双烯)	C_{12}:121～122,C_{13}:143～147	
Δ^{12}-乌苏烯	C_{12}:124～125,C_{13}:138～140	
$\Delta^{20(29)}$-羽扇豆烯	C_{29}:109,C_{20}:150	

2. 苷化位置的确定 糖与苷元的羟基及糖与糖之间连接后，会产生苷化位移，醇苷一般使苷元化学位移向低场移动，而酯苷则向高场移动。如三萜的 C-3 成苷后，一般 C-3 向低场位移 3～8，C-4 则向高场移动，糖的端基碳向低场位移 3～8。当糖与三萜的 C-28 成酯苷后，28 位的羰基碳则向高场位移约 2，而糖的端基碳化学位移值在 95～96。

3. 糖的数目的确定 多数糖的 C-1 化学位移在 91～105，C-6 在 60～65，可根据 91～105 范围内出现的信号数目确定糖的数目。

（三）其他核磁共振技术

DEPT 及一些二维核磁共振（2D-NMR）技术广泛用于三萜类化合物的结构确定。DEPT 可用于确定碳的类型，如伯、仲、叔、季碳的确定。常用的二维核磁共振谱包括 ^{1}H-^{1}H COSY、HMQC、HMBC、TOCSY 及 NOE 等。^{1}H-^{1}H COSY 通过分析相邻质子的偶合关系，用于苷元及糖上质子信号的归属。HMQC 谱是通过 ^{1}H 核检测的异核多量子相关谱，用于确定分子内碳原子与质子的连接关系。HMBC 谱是通过 ^{1}H 检测的异核多键相关谱，可把 ^{1}H 核与其远程偶合的 ^{13}C 相关联，常用于确定苷中糖的连接位置，在 HMBC 谱中糖的端基质子与连接位置的碳有远程相关，可看到明显的相关点。全相关谱 TOCSY 用于糖环的连续相互偶合氢的归属，当糖上氢的信号重叠时，可选择一个分辨良好，不与其他信号重叠的信号作为起点，得到该偶合体系中其他氢的信号。NOE 谱广泛用于提供空间的连接和立体化学的信息，照射某个氢，可观察到与之有空间相关关系质子的增益。

四、结构研究实例

（一）朝鲜白头翁丙苷的结构鉴定

朝鲜白头翁丙苷（化合物 C）为白色粉末，mp 234℃～236℃。$[\alpha]_D^{20}$+1.9°。香草醛-浓硫酸显色呈紫红色。FAB-MS 给出 m/z1097 [M＋Na]$^+$ 峰。元素分析显示：实验值

（%）C58.01，H 8.16；理论值（%）C58.23，H 8.11。根据分子量，结合 ^{1}H-NMR、^{13}C-NMR、DEPT 谱信息和元素分析结果，推断该化合物的分子式为 $C_{53}H_{86}O_{22}$。红外（IR）光谱提示化合物中含有羟基（3416cm^{-1}），酯羰基（1734cm^{-1}），双键（1636cm^{-1}）。^{1}H-NMR(400MHz，C_5D_5N) 谱中给出 δ0.86、0.87、0.94、1.07、1.11、1.18 六个角甲基单峰信号，提示可能为三萜类化合物。^{13}C-NMR 谱中有烯碳信号 δ123.0 和 144.2，羧基碳信号 δ176.6 及糖的信号，^{1}H-NMR 谱中也有烯氢信号 δ5.23(1H，brs)，因此推测化合物 C 为具有 olean-12-en 基本骨架的三萜皂苷，并有一个羧基。^{1}H-NMR 谱显示有 6 个角甲基单峰信号，说明一个角甲基被—CH_2OH 取代，另一个角甲基被—COOH 取代。将化合物 C 与长春藤皂苷元的碳谱数据对照，发现化合物 C 苷元部分除由于 3-OH、28-COOH 成苷产生苷化位移外，两者其余碳谱数据基本一致；化合物 C 完全水解后，其苷元与长春藤皂苷元共薄层，两者 R_f 值一致，由此可确定化合物 C 的苷元为长春藤皂苷元（3,23-二羟基齐墩果-12-烯-28-酸），化合物 C 为长春藤皂苷元的 C-3 和 C-28 位连接糖基的双糖链皂苷，结合糖部分的碳谱中有一个葡萄糖的端基碳信号 95.9，推定其 28 位是以酯苷键的形式与葡萄糖结合存在，该糖端基氢的偶合常数 J＝8.0Hz，所以苷键为 β 构型。

化合物 C 酸水解后，通过与标准品对照，薄层检出阿拉伯糖、葡萄糖和鼠李糖（展开剂为 $CHCl_3$-MeOH-H_2O，30：12：4，下层）。

将化合物 C 约 9mg 用 MeOH 10ml 溶解，加入 1mol/L NaOH 10ml 加热回流 4 小时，水解液用 1mol/L HCl 中和，中和液减压回收至 15ml，用水饱和的正丁醇萃取 3 次，每次 10ml，合并萃取液，用水 10ml 洗两次，回收正丁醇，得次生苷 Cb 及葡萄糖（与标准品对照）。FAB-MS 给出 m/z 935 [M＋Na]$^+$ 峰。比较化合物 C 与碱水解得到的次级苷 Cb 碳谱数据，可知次级苷 Cb 分子中含有阿拉伯糖、鼠李糖和葡萄糖组成的三糖基，并且连接在皂苷元的 3 位羟基上。将三糖基的碳谱数据与甲基-α-L-吡喃阿拉伯糖苷、甲基-α-L-吡喃鼠李糖苷和甲基-β-D-吡喃葡萄糖苷进行比较，发现三糖基中的 α-L-吡喃阿拉伯糖的 C-2 信号（76.4）和 C-4 信号（80.3）较甲基-α-L-吡喃阿拉伯糖苷 C-2 信号（71.8）和 C-4 信号（69.4）分别向低场位移了 4.6 和 10.9，说明阿拉伯糖 2 位和 4 位均发生了苷化位移，因此可以推断阿拉伯糖为内侧糖，而鼠李糖和葡萄糖分别连在阿拉伯糖的 2 位或 4 位。根据 HMBC 谱可进一步确定鼠李糖和葡萄糖连接的准确位置。在 HMBC 谱中显示鼠李糖的 H-1 与阿拉伯糖 C-2(76.4)、葡萄糖的 H-1 与阿拉伯糖的 C-4(80.3)、阿拉伯糖的 H-1 和苷元 C-3 有远程相关关系，说明鼠李糖连在阿拉伯糖的 2 位上，葡萄糖连在阿拉伯糖的 4 位上，而阿拉伯糖直接与苷元的 3-OH 相连。^{1}H-NMR 谱信号 δ5.01(1H，d，J＝6.8Hz)，5.09(1H，d，J＝7.6Hz)，6.23(1H，brs)，说明阿拉伯糖及葡萄糖为 β 型。

根据以上分析，化合物 C 的结构确定为 3-O-α-L-吡喃鼠李糖（1→2）[β-D-吡喃葡萄糖（1→4）]-α-L-吡喃阿拉伯糖长春藤皂苷元 28-O-β-D-吡喃葡萄糖酯苷，为一新化合物，命名为朝鲜白头翁丙苷（cernuoside C）。

朝鲜白头翁丙苷(cernuoside C)

表 10-2　　　　　朝鲜白头翁丙苷、次级苷 Cb 和长春藤皂苷元的^{13}C-NMR
的化学位移 （100MHz，C_5D_5N）

C	化合物 C（朝鲜白头翁丙苷）	次级苷 Cb	长春藤皂苷元	C	化合物 C（朝鲜白头翁丙苷）	次级苷 Cb
1	39.2	39.2	38.9	ara1	104.4	104.5
2	26.5	26.5	27.6	2	76.4	76.4
3	81.2	81.2	73.5	3	74.9	75.3
4	43.7	43.7	42.9	4	80.3	80.6
5	47.9	48.0	48.0	5	65.5	65.5
6	18.4	18.3	18.7	rha 1	101.8	101.8
7	33.0	33.0	33.1	2	72.4	72.4
8	40.1	39.9	39.8	3	72.6	72.6
9	48.4	48.4	48.2	4	74.3	74.3
10	37.1	37.1	37.3	5	69.9	69.8
11	24.1	24.1	23.8	6	18.8	18.9
12	123.0	122.7	122.7	glc 1	106.7	106.9
13	144.2	144.9	145.0	2	75.6	75.6
14	42.4	42.3	42.2	3	79.0	78.9
15	28.6	28.5	28.4	4	71.3	71.4
16	23.6.	23.9	23.8	5	78.9	78.7
17	47.2	46.3	46.7	6	62.7	62.6
18	42.0	42.1	42.0	glc 1′	95.9	
19	46.2	46.6	46.5	2′	74.2	
20	30.9	31.1	31.0	3′	79.5	
21	34.2	34.4	34.3	4′	71.4	
22	32.8	33.4	33.2	5′	78.6	
23	64.1	64.0	65.8	6′	62.4	
24	14.2	14.4	13.2			
25	16.4	16.4	16.0			
26	17.8	17.7	17.5			
27	26.3	26.4	26.2			
28	176.6	180.3	180.4			
29	33.3	33.5	33.3			
30	23.9	24.0	23.8			

(二) 夏枯草新苷 A 的结构鉴定

夏枯草新苷 A（化合物Ⅰ）为白色结晶，Molish 和 Liebermann-Burchard 反应均呈阳性。高分辨负离子二次离子质谱 SMS 给出准离子峰 m/z 617.368 4 [M-H]$^-$，得出分子式为 $C_{35}H_{54}O_9$。^{1}H-NMR（500MHz，Pyr-d_5）中显示 6 个角甲基单峰信号 δ1.47、1.23、0.88、0.87、0.85、0.78，提示可能为三萜类化合物；^{13}C-NMR 谱显示有 2 个羰基信号 213.6 和 176.8，2 个典型的齐墩果烷-12-烯信号 142.6 和 122.9 及一组糖信号，^{1}H-NMR 有 1 个烯氢信号 5.37(s，br)，1 个糖端基氢信号 4.92(d，$J=7.5$Hz)，推测化合物Ⅰ可能为具有 olean-12-en 的三萜皂苷。根据生源关系和 ^{13}C-NMR 确定 88.6 为苷元中 C-3 位成苷的碳信号，105.6 为糖端基碳信号，在 HMBC 谱中糖上端基氢 H-1′(δ4.92) 与 88.6 的碳有远程相关，H-3(δ3.53) 与 105.6 的碳有远程相关，说明糖连在 C-3 位上。将糖的碳谱数据与文献对照，以及羧基碳 176.8 与糖上的 H-5′(δ4.33) 远程相关，端基氢偶合常数为 $J=7.8$Hz，说明 C-3 位所连糖为 β-D-葡萄糖醛酸。

DEPT 谱显示化合物Ⅰ有 10 个 CH_2，11 个 CH，6 个 CH_3，8 个季碳（包括 1 个羰基 δ213.6 和一个羧基 δ176.8），其归属见表 10-3。根据 ^{13}C-NMR 中 C-3～C-5 化学位移值及低场的 63.0 信号，提示羟基取代为 24-CH_2OH，24 位上 1 个氢 δ4.31 与 C-23(23.2)、C-3(88.6) 远程相关，另一个氢 3.59 和 C-3(88.6)、C-4(44.1)、C-5(56.0) 远程相关。高分辨质谱和碳谱显示苷元为 29 个碳的三萜，将化合物Ⅰ的 ^{13}C NMR 谱与已知化合物Ⅱ比较，化合物Ⅰ多 1 个羰基 (213.6)，少 1 个 CH_2OH，有 4 个碳受羰基影响明显向低场位移，这 4 个碳分别是 C-14、C-15、C-17、C-18。

在 HMBC 谱中 27 位氢 δ1.23 与 C-8(39.6)、季碳 C-14(47.6)、C-13(142.6) 远程相关，羰基使 C-14 向低场位移。根据 HMQC 及 HMBC 数据 46.9 为 C-15 的信号，因受羰基影响比已知化合物向低场位移 21 位、15 位上氢 2.00 与 C-27(26.9)、C-14(47.6)、C-13(142.6) 及羰基 213.6 有远程相关，另一氢 2.57 与 C-8(39.6)、C-27(26.9)、C-14(47.6) 及羰基 213.6 有远程相关。18 位氢 (2.81) 与 C-12(122.9) 远程相关，19 位氢 (1.46) 与 C-18(44.8)、C-20(31.0)、C-28(33.4)、C-29(23.4) 远程相关，21 位氢 (1.60) 与 C-29(23.4)、C-28(33.4)、C-20(31.0) 远程相关。

在 H-H COSY 谱中，18 位上的氢与 19 位上的 2 个氢 1.22 和 1.46 相关，还与 17 位的氢 2.51 相关，17 位氢与 22 位上两个氢 2.15 和 1.37 相关。在 HMQC 中 17 位对应的是一个叔碳，说明 17 位连的是一个氢。HMBC 中 17 位氢 2.51 和 22 位两个氢 2.15、1.37 都与羰基有远程相关，由于 15 位氢也与羰基远程相关，说明羰基在第 16 位。17 位氢 2.51 还与 C-18(44.8)、C-15(46.9)、C-19(46.7) 远程相关。

在 2D NOESY 谱中 C-3 位上氢 (3.53) 与糖上端基氢 (4.92)、23 位甲基氢 (1.47) 及 5 位氢 (0.83) 有 NOE，24 位氢 (3.59，4.31) 与 25 甲基氢 (0.78) 有 NOE，26 位甲基氢 (0.87) 与 12 位氢 (5.37) 和 15 位氢 (2.57) 有 NOE，27 位甲基氢 (1.23) 与 15 位氢 (2.00) 有 NOE，17 位氢 (2.51) 与 18 位氢 (2.81)、15 位氢 (2.57) 有 NOE，18 位氢还与 29 位甲基氢 (0.88) 有 NOE。由此可判断 α、β 相对构型，结构中 3、5、9 位 H，23、27、28 位甲基为 α 构型；17、18 位 H，25、26、29 位甲基为 β 构型。从以上数据确认

化合物 I 为 16-氧-17-去甲基-3β,24-二羟基齐墩果-12-烯-3-O-β-D-葡糖醛酸苷，是一个具有
29 碳新三萜皂苷，命名为夏枯草新苷 A。

^{1}H-NMR（500MHz，C_5D_5N）δ：0.78，0.85，0.87，0.88，1.23，1.47（各 3H，s，
6 个角甲基），2.00（1H，d，$J = 14.6Hz$，15-Ha），2.57（1H，d，$J = 14.6Hz$，15-Hb），
3.59（1H，d，$J = 11.4Hz$，24-Ha），4.31（1H，d，$J = 11.4Hz$，24-Hb），4.92（1H，d，
$J = 7.8Hz$，glc 1-H），5.37（1H，brs，12-H）。

表 10-3 　　　compound I（夏枯草新苷 A）和 compound II 的 ^{13}C-NMR
的化学位移（125MHz，C_5D_5N）

C	DEPT	compound I	compound II	C	DEPT	compound I	compound II
1	CH$_2$	38.3	38.3	19	CH$_2$	46.7	46.6
2	CH$_2$	26.4	26.0	20	C	31.0	30.9
3	CH	88.6	75.7	21	CH$_2$	34.7	34.2
4	C	44.1	41.7	22	CH$_2$	21.2	30.9
5	CH	56.0	49.3	23	CH$_3$	23.2	70.3
6	CH$_2$	18.6	18.3	24	CH$_2$	63.0	11.6
7	CH$_2$	33.2	32.3	25	CH$_3$	15.2	16.0
8	C	39.6	39.7	26	CH$_3$	17.4	16.7
9	CH	46.7	47.4	27	CH$_3$	26.9	26.0
10	C	36.5	36.8	28	CH$_3$	33.4	69.1(CH$_2$)
11	CH$_2$	23.8	23.6	29	CH$_3$	23.4	33.2
12	CH	122.9	122.1	30	CH$_3$		23.6
13	C	144.2	144.2	glc 1	CH	105.6	
14	C	47.6	41.7	2	CH	75.0	
15	CH$_2$	46.9	25.6	3	CH	76.4	
16	C	213.6	21.9	4	CH	73.6	
17	CH	47.0	36.8	5	CH	77.9	
18	CH	44.8	42.5	6	COOH	176.8	

夏枯草新苷A　　　　　　　compound II　　　　　　夏枯草新苷A的HMBC关系图

主要参考文献

［1］ 沈芊，许先栋，顾慧儿. 茯苓三萜成分及其衍生物的构效关系研究 ［J］. 中国药物化学杂志，1999，9（4）：271-276

［2］ 王建忠，杨劲松. 酸枣仁中三萜皂苷的分离和结构研究 ［J］. 有机化学，2008，28（1）：69-72

［3］ Akihisa T，Higo N，Toknda H，et al. Cucubitane-Type Triterpenoids from the Truits of Momordica Charantia and Their Cancer Chemopreventive Effects ［J］. J Nat Prod，2007，70（8）：1233-1239

［4］ 刘勇，陈迪华，斯建勇，等. 兴安升麻地上部分化学成分的研究 ［J］. 药学学报，2003，38（10），763 -766

［5］ Zhou AC，Zhang CF，Zhang M. A New Protostane Triterpenoid from the Rhizome of Alisma orientale ［J］. Chinese Journal of Natural Medicines，2008，6：109-111

［6］ Yoshikawa M，Morikawa T，Yamamoto K，et al. Floratheasaponins A-C, Acylated Oleanane-Type Triterpene Oligoglycoside with Anti-hyperlipidemic Activities from Flowers of the Tea Plant （Camellia sinensis）［J］. J Nat Prod，2005，68（9）：1360-1365

［7］ Luo JG，Ma L，Kong LY. New triterpenoid saponins with strong a-glucosidase inhibitory activity from the roots of Gypsophila oldhamiana ［J］. Bioorganic & Medicinal Chemistry，2008，16：2912-2920

［8］ 姜北，韩全斌，项伟，等. 腺花香茶菜中的三萜化合物 ［J］. 云南植物研究，2002，24（5），663-666

［9］ 张玉梅，谭宁华. 黄棉木中两个新的三萜类化合物 ［J］. 云南植物研究，2006，28（6）：673-675

［10］ 相婷，吴立军，郑璐，等. 西南忍冬花蕾中的两个新三萜皂苷 ［J］. 中国药物化学杂志，2000，37（3）：215

［11］ 李万华，李琴，王小刚，等. 皂角刺中 5 个白桦脂酸型三萜抗 HIV 活性研究 ［J］. 西北大学学报（自然科学版），2007，37（3）：401-403

［12］ 杨光忠，李春玉，李援朝. 雷公藤新三萜成分的研究 ［J］. 有机化学，2006，26（11）：1529-1532

［13］ 张庆文，叶文才，车镇涛，等. 朝鲜白头翁的三萜皂苷成分研究 ［J］. 药学学报，2000，35（10）：756-759

［14］ 张兰珍，郭亚健，涂光忠，等. 夏枯草中的一个新三萜皂苷 ［J］. 药学学报，2008，43（2）：169-172

［15］ Barthomeuf C，Debiton E，Mshvildadze V，et al. In vitro activity of hederacolchisid A1 compared with other saponins from Hedera colchica against proliferation of human carcinoma and melanoma cells ［J］. Planta Med，2002，68（8）：672-675

[16] Hanausek M，Ganesh P，Walaszek Z，et al. Avicins，a family of triterpenoid saponins from Acacia victoriae (Bentham)，suppress H-ras mutations and aneuploidy in a murine skin carcinogenesis modle [J]. Proc Natl Acad Sci USA，2001，98 (20)：11551-11556

[17] Sakurai T，Nishimura T，Otake N，et al. Assamicin I and II，novel triterpenoid saponins with insulin-like activity from Aesculus assamica Griff [J]. Bioorg Med Chem Lett，2002，12 (5)：807-810

[18] 王英，叶文才，刘欣，等. 匙羹藤中三萜皂苷类成分及其药理活性 [J]. 国外医药（植物药分册），2003，18 (4)：147-151

第十一章 甾体类化合物

甾体化合物（steroids）是自然界中广泛存在的一类天然化合物，包括强心苷、甾体皂苷、C_{21}甾类、胆甾酸、植物甾醇、植物蜕皮素、甾体生物碱等许多种类。它们的分子结构中均具有环戊烷骈多氢菲的甾体母核。

自 20 世纪 70 年代后期，随着分离手段和分析测试技术的迅猛发展，给甾体化合物的研究带来了活力，以致新的甾体成分不断被发现。已发现紫金牛科、石松科、荨麻科、百合科、萝藦科、葫芦科、夹竹桃科、卫矛科、茄科等植物中都存在有甾体成分。这类化合物具有抗癌、抗凝血、镇痛消炎、抗癫痫等多种活性。

第一节 概　述

一、甾体化合物的结构与分类

各类甾体成分 C-17 位均有侧链，根据侧链结构的不同将其分为以下种类，如表 11-1 所示。

表 11-1　　　　　　　　　　　甾体化合物的种类及结构特点

名　称	A/B	B/C	C/D	C_{17}-取代基
强心苷	顺、反	反	顺	不饱和内酯环
甾体皂苷	顺、反	反	反	含氧螺杂环
C_{21}甾类	反	反	顺	C_2H_5
胆甾酸	顺	反	反	戊酸
植物甾醇	顺、反	反	反	8～10 个碳的脂肪烃
植物蜕皮素	顺	反	反	8～10 个碳的脂肪烃

天然甾体化合物的 C-10、C-13、C-17 侧链大都是 β 构型，C-3 上如有羟基，也多为 β 构型。甾体母核的其他位置上也可能有羟基、羰基、双键等官能团。

二、甾体化合物的生物合成途径

甾体化合物都是由甲戊二羟酸的生物合成途径转化而来，从乙酰辅酶 A→角鲨烯（squalene）→2,3-氧化角鲨烯（2,3-oxidosqualene）→羊毛甾醇，再衍生成强心苷元类、甾体皂苷元类、C_{21}甾类、甾醇类等。如图 11-1 所示。

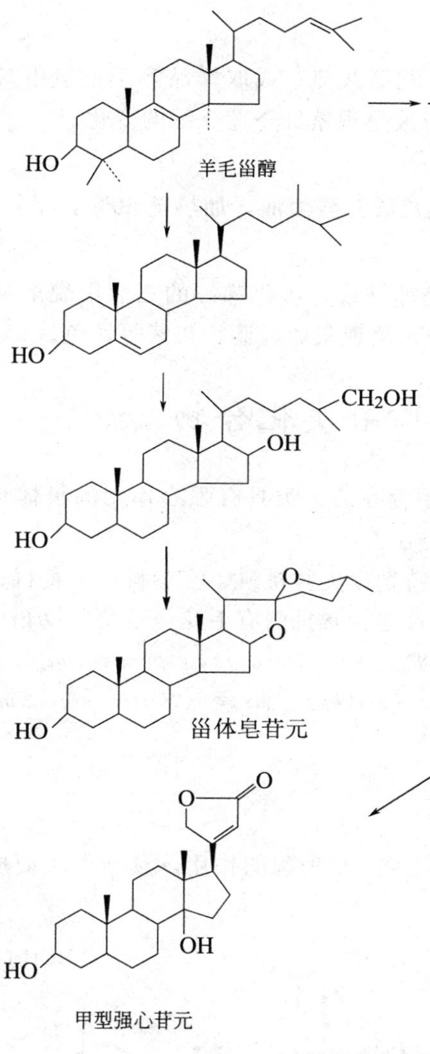

图 11-1　甾体化合物的生物合成途径

三、甾体化合物的显色反应

甾体化合物在无水条件下遇强酸，可呈现各种颜色反应。这类显色反应的机理较复杂，是甾类化合物与酸作用，经脱水、缩合、氧化等过程生成有色物。

（一）Liebermann-Burchard 反应

将样品溶于冰乙酸（三氯甲烷），加硫酸-乙酐（1∶20），产生红→紫→蓝→绿→污绿等颜色变化，最后褪色。也可将样品溶于三氯甲烷，加试剂产生同样的反应。

（二）Salkowski 反应

将样品溶于三氯甲烷，沿管壁滴加浓硫酸，硫酸层呈红色或蓝色，三氯甲烷层有绿色荧光。

（三）Tschugaev 反应

将样品溶于冰乙酸，加几粒氯化锌和乙酰氯共热；或取样品溶于三氯甲烷（或二氯甲烷），加冰乙酸、乙酰氯、氯化锌煮沸，反应液呈现紫红→蓝→绿的变化。

（四）Rosen-Heimer 反应

将样品溶液滴在滤纸上，喷 25％的三氯乙酸乙醇溶液，加热至 60℃，呈红色至紫色。

（五）Kahlenberg 反应

将样品溶液点于滤纸上，喷 20％五氯化锑（或三氯化锑）的三氯甲烷溶液（不含乙醇和水），干燥后于 60℃～70℃加热 3～5 分钟，呈现灰蓝、蓝、灰紫等颜色。

第二节　强心苷类化合物

强心苷（cardiac glycosides）是生物界中存在的一类具有强心作用的甾体苷类，是由强心苷元（cardiac aglycones）与糖缩合的一类苷。

强心苷类成分存在于许多有毒植物中，特别以夹竹桃科、玄参科、毛茛科、萝摩科、十字花科、百合科、卫矛科、桑科等植物中较普遍。常见的有毛花洋地黄（*Digitalis lanata*）、紫花洋地黄（*Digitalis purpurea*）、黄花夹竹桃（*Peruviana peruviana*）、毒毛旋花子（*Strophanthus kombe*）、铃兰（*Convallaria keiskei*）、海葱（*Scilla maritime*）、羊角拗（*Stropanthus divaricatus*）等。

一、强心苷的生物合成及生物活性

强心苷的生物合成是以甾醇为母体，经过约 20 种酶的作用，逐渐衍生而成。以洋地黄毒苷元的形成过程为例。如图 11-2 所示。

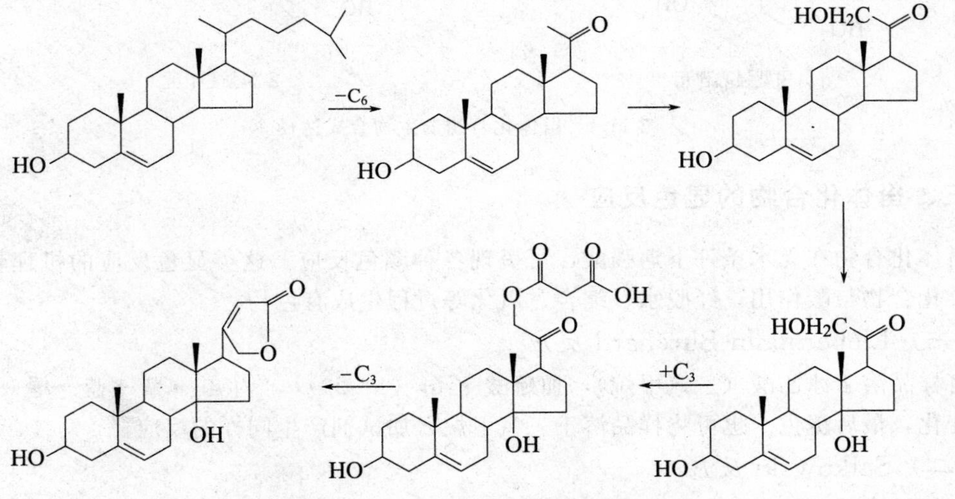

图 11-2　强心苷的生物合成途径

　　强心苷是治疗心力衰竭的重要药物，是一类选择性作用于心脏的化合物，能加强心肌收缩性，减慢窦性频率，影响心肌电生理特性。临床上主要用于治疗慢性心功能不全及节律障碍等心脏疾患。另据报道，某些强心苷有细胞毒活性，动物试验表明可抑制肿瘤。此外，强心苷类化合物有一定的毒性，它能兴奋延髓极后区催吐化学感受区而致恶心、呕吐等胃肠道反应，能影响中枢神经系统产生眩晕、头痛等症。

　　强心苷的强心作用取决于苷元部分，主要受甾体母核的立体结构、不饱和内酯环的种类及一些取代基的种类及其构型的影响。糖部分本身不具有强心作用，但可影响强心苷强心作用的强度和毒性。一般甲型强心苷及苷元的毒性规律为：三糖苷＜二糖苷＜单糖苷＜苷元。乙型强心苷及苷元中，苷元的作用大于苷，其毒性规律为：苷元＞单糖苷＞二糖苷。甲、乙两型强心苷元比较，乙型强心苷元的毒性大于甲型强心苷元。

二、强心苷的结构与分类

　　强心苷的结构由强心苷元与糖两部分构成，它们的结构特点如下。

（一）苷元部分的结构

　　强心苷元是 C-17 侧链为不饱和内酯环的甾体化合物。甾体母核 A、B、C、D 四个环的稠合方式为 B/C 环均为反式，C/D 环多为顺式，A/B 环有顺、反两种形式，但多为顺式，如毛花洋地黄毒苷元。

　　在强心苷元的甾体母核上 C-10、C-13、C-17 的取代基均为 β 型。C-10 为甲基或醛基、羟甲基、羧基等含氧基团，C-13 为甲基取代，C-17 为不饱和内酯环取代。C-3、C-14 位有羟基取代，C-3 羟基多数是 β 构型，少数是 α 构型。若为 α 构型，命名时则冠以表（epi）字，如毛花洋地黄毒苷元的 C-3-异构体称为 3-表毛花洋地黄毒苷元。C-14 羟基为 β 构型。母核其他位置也可能有羟基取代，一般位于 1β、2α、5β、11α、11β、12α、12β、15β、16β，其中 16β-OH 有时与小分子有机酸，如甲酸、乙酸等以酯的形式存在。在 C-11、C-12 和 C-19 位可能出现羰基。有的母核含有双键，双键常在 C-4、C-5 位或 C-5、C-6 位。

　　根据 C-17 不饱和内酯环的不同将强心苷元分为两类。一类为 C-17 侧链是五元不饱和内酯环（$\Delta^{\alpha\beta}$-γ-内酯），称强心甾烯类（cardenolides），即甲型强心苷元。另一类为 C-17 侧链是六元不饱和内酯环（$\Delta^{\alpha\beta,\gamma\delta}$-δ-内酯），称海葱甾二烯类（scillanolides）或蟾蜍甾二烯类（bufanolide），即乙型强心苷元。自然界中仅少数苷元属后一类，如中药蟾酥中的强心成分蟾毒配基类。

強心甾烯　　海葱甾二烯　　洋地黄毒苷　　绿海葱苷元

　　甲型强心苷元可以强心甾为母核命名，例如洋地黄毒苷元的化学名为 3β,14β-二羟基-5β-强心甾-20(22)-烯。乙型强心苷元以海葱甾或蟾酥甾为母核命名，例如绿海葱苷元的化学名为 3β,14β-二羟基-19-醛基海葱甾-4,20,22-三烯。

（二）糖部分的结构

强心苷中糖均与 C-3 羟基结合形成苷。构成强心苷的糖有 20 多种，根据它们 C-2 位上羟基的有无分成 2-羟基糖（α-羟基糖）和 2-去氧糖（α-去氧糖）两类。2-去氧糖常见于强心苷类，是区别于其他苷类成分的一个重要特征，另有少数强心苷的糖上可能有乙酰基存在。

1. 2-羟基糖 除 D-葡萄糖、L-鼠李糖外，还有 6-去氧糖如 D-鸡纳糖（D-quinovose）、D-弩箭子糖（D-antiarose）、D-6-去氧阿洛糖（D-6-deoxyallose）等；6-去氧糖甲醚如 L-黄花夹竹桃糖（L-thevetose）、D-洋地黄糖（D-digitalose）等。

2. 2-去氧糖 有 2,6-二去氧糖如 D-洋地黄毒糖（D-digitoxose）等；2,6-二去氧糖甲醚如 L-夹竹桃糖（L-oleandrose）和 D-加拿大麻糖（D-cymarose）等。

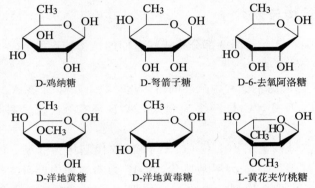

D-鸡纳糖　　　D-弩箭子糖　　　D-6-去氧阿洛糖

D-洋地黄糖　　　D-洋地黄毒糖　　　L-黄花夹竹桃糖

（三）苷元和糖的连接方式

强心苷大多是低聚糖苷，通常按糖的种类以及和苷元的连接方式，分为以下三种类型：

Ⅰ型：苷元-（2,6-去氧糖）$_x$-（D-葡萄糖）$_y$，如西地兰（deslanoside）。

Ⅱ型：苷元-（6-去氧糖）$_x$-（D-葡萄糖）$_y$，如黄夹苷甲（thevetin A）。

Ⅲ型：苷元-（D-葡萄糖）$_y$，如绿海葱苷（scilliglaucoside）。

植物界存在的强心苷，以Ⅰ、Ⅱ型较多，Ⅲ型较少。

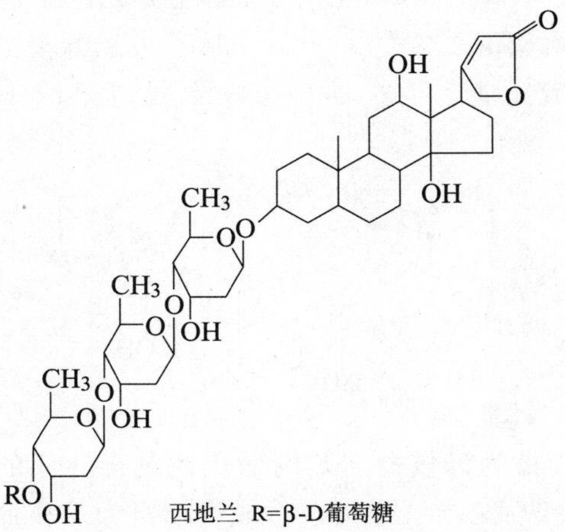

西地兰　R=β-D葡萄糖

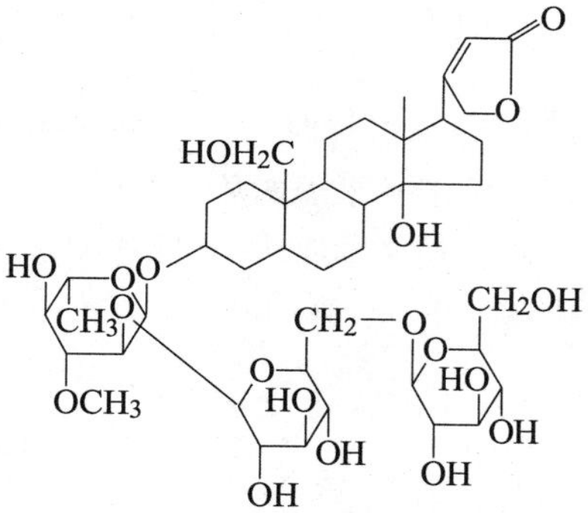

黄夹苷甲

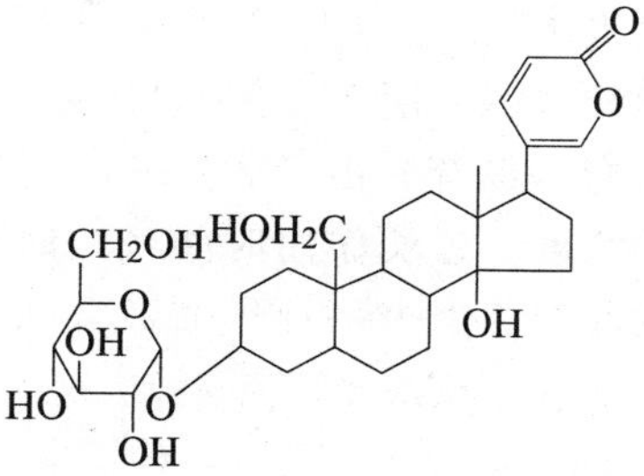

绿海葱苷

三、强心苷的理化性质

（一）性状

强心苷多为无定形粉末或无色结晶。C-17 位侧链为 β 构型者味苦，为 α 构型者味不苦。对黏膜具有刺激性。具有旋光性。

（二）溶解性

强心苷一般可溶于水、醇、丙酮等极性溶剂，微溶于乙酸乙酯、含醇三氯甲烷，几乎不溶于乙醚、苯、石油醚等非极性溶剂。

强心苷的溶解性因分子所含糖的数目和性质以及苷元上有无亲水基团等而有差异。分子中含糖基数目多的原生苷比其次生苷和苷元的亲水性强。糖的类型、糖和苷元上羟基的数目也会影响强心苷的溶解性。羟基数越多，亲水性越强，例如乌本苷（ouabain）虽是单糖苷，但整个分子有八个羟基，水溶性大（1:75），难溶于三氯甲烷；洋地黄毒苷虽为三糖苷，但整个分子只有五个羟基，故在水中溶解度小（1:100000），易溶于三氯甲烷（1:40）。此外，分子中羟基是否形成分子内氢键，也可影响强心苷溶解性。可形成分子内氢键者亲水性弱，反之，亲水性强。

（三）水解反应

强心苷和其他苷类成分相似，其苷键亦可被酸或酶催化水解，而分子中的内酯环和其他酯键能被碱水解。水解反应是研究强心苷结构的重要方法，可分为化学方法和生物方法。化学方法主要有酸水解、碱水解；生物方法有酶水解。强心苷中的苷键由于糖的结构不同，水解难易和水解产物也有所差异。

1. 酸催化水解

（1）温和酸水解　用 $0.02 \sim 0.05 \text{mol/L}$ 的稀盐酸或硫酸，在含水醇中经短时间加热回流，可水解 α-去氧糖苷键，即可使 Ⅰ 型强心苷水解为苷元和糖。而 2-去氧糖与 2-羟基糖、2-羟基糖与 2-羟基糖之间的苷键在此条件下不易断裂，常常得到二糖或三糖。此水解条件温和，不致引起苷元脱水反应。如：

$$紫花洋地黄苷 A \xrightarrow{\text{稀酸水解}} 洋地黄毒苷元 + 2 分子 D-洋地黄毒糖 + D-洋地黄双糖$$

（D-洋地黄毒糖-D-葡萄糖）

此法不宜用于 16 位有甲酰基的洋地黄强心苷类的水解，因 16 位甲酰基即使在这种温和的条件下也能被水解。

（2）强烈酸水解　用 3％～5％盐酸等无机酸进行酸水解时，Ⅱ型和Ⅲ型强心苷可发生水解。这类 2-羟基糖苷，由于 2-羟基的存在，阻碍了苷键原子的质子化，使水解较为困难，必须增高酸的浓度，延长作用时间或同时加压，才能使 2-羟基糖定量地水解下来，但常引起苷元结构的改变，失去一分子或数分子水形成脱水苷元。C-14、C-5、C-3 位上的 β 羟基最易发生脱水。脱水反应如下：

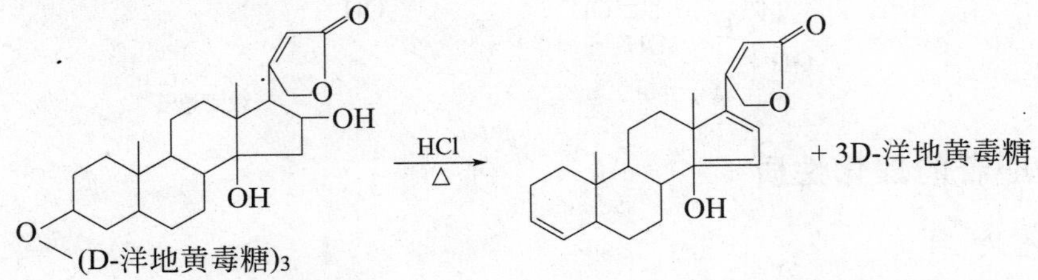

羟基洋地黄毒苷　　　　　　　　　　　脱水羟基洋地黄毒苷元

（3）氯化氢-丙酮法（Mannich 和 Siewert 法）　将强心苷置于含 0.4％～1％氯化氢的丙酮溶液中，20℃放置两周，因糖分子中 C-2 羟基和 C-3 羟基与丙酮反应，生成丙酮化物，进而水解，可得到原生苷元和糖衍生物。例如以此法水解铃兰毒苷（convallatoxin），其反应如下：

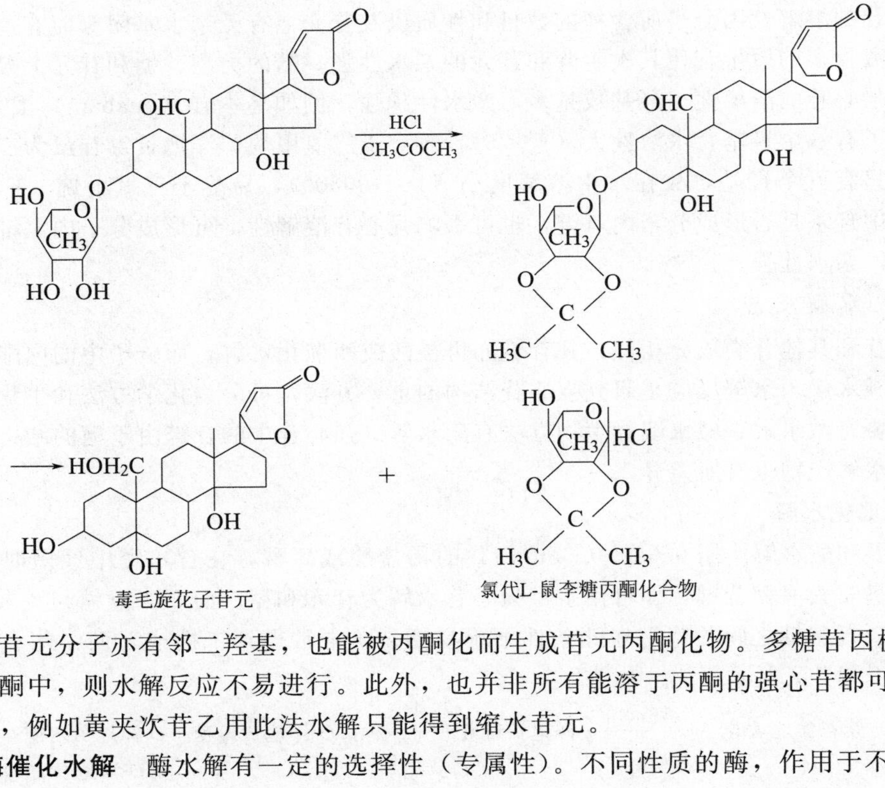

毒毛旋花子苷元　　　　　　　　　　氯代 L-鼠李糖丙酮化合物

如果苷元分子亦有邻二羟基，也能被丙酮化而生成苷元丙酮化物。多糖苷因极性太大，难溶于丙酮中，则水解反应不易进行。此外，也并非所有能溶于丙酮的强心苷都可用此法进行酸水解，例如黄夹次苷乙用此法水解只能得到缩水苷元。

2. 酶催化水解　酶水解有一定的选择性（专属性）。不同性质的酶，作用于不同性质的苷键。在含强心苷的植物中，只有水解葡萄糖的酶，无水解 2-去氧糖的酶，所以酶水解能去除分子中的葡萄糖，保留 2-去氧糖而生成次级苷。如紫花洋地黄叶中存在的酶，称紫花苷酶（digipurpidase），只能使紫花洋地黄苷 A 脱去一分子葡萄糖，生成洋地黄毒苷。

除了植物中与强心苷共存的酶外，其他生物中的水解酶亦能使某些强心苷水解。尤其是蜗牛消化酶（snail enzyme，蜗牛肠管消化液经处理而得），它是一种混合酶，几乎能水解所有苷键，能将强心苷分子中糖链逐步水解，直至获得苷元，常用来研究强心苷的结构。

苷元类型不同，被酶解难易程度也不同。毛花洋地黄苷和紫花洋地黄毒苷用紫花苷酶酶解，前者糖基上有乙酰基，对酶作用阻力大，故水解慢，后者水解快。一般来说，乙型强心苷较甲型强心苷易被酶水解。

3. 碱催化水解 强心苷的苷键不被碱水解。但强心苷分子中的酰基、内酯环会受碱的影响，发生水解或裂解、双键移位、苷元异构化等反应。

（1）酰基的水解 一般用碳酸氢钠、碳酸氢钾、氢氧化钙、氢氧化钡等碱水解脱去苷元或糖上的酰基。2-去氧糖上的酰基最易脱去，用碳酸氢钠、碳酸氢钾处理即可，而羟基糖或苷元上的酰基须用氢氧化钙、氢氧化钡处理才可。甲酰基较乙酰基易水解，用氢氧化钙处理，即可水解。

（2）内酯环的水解 强心苷用氢氧化钠、氢氧化钾水溶液处理，其内酯环会开裂，加酸后可再环合；用氢氧化钠、氢氧化钾醇溶液处理则内酯环开环后生成异构化苷，这种变化不可逆，遇酸亦不能复原。

甲型强心苷在氢氧化钾的醇溶液中，通过内酯环的质子转移、双键转位，然后 C-14 位羟基质子对 C-20 位的亲电加成，生成内酯型异构化苷，再经碱作用，内酯环开裂形成开链型异构化苷。

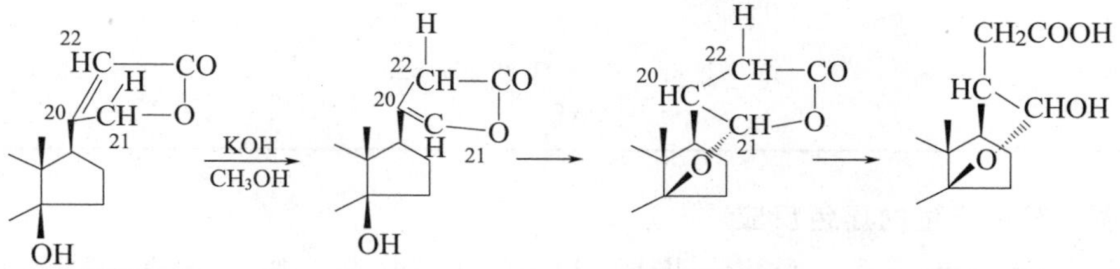

甲型强心苷　　　　　　　　　　　　　　　　内酯型异构化苷　　开链型异构化苷

甲型强心苷在氢氧化钾醇溶液中，内酯环上双键由 20(22) 转移到 20(21)，生成 C-22 活性亚甲基。C-22 活性亚甲基与很多试剂可以产生颜色反应。

乙型强心苷在氢氧化钾醇溶液中，内酯环开裂生成甲酯，再脱水生成异构化物。

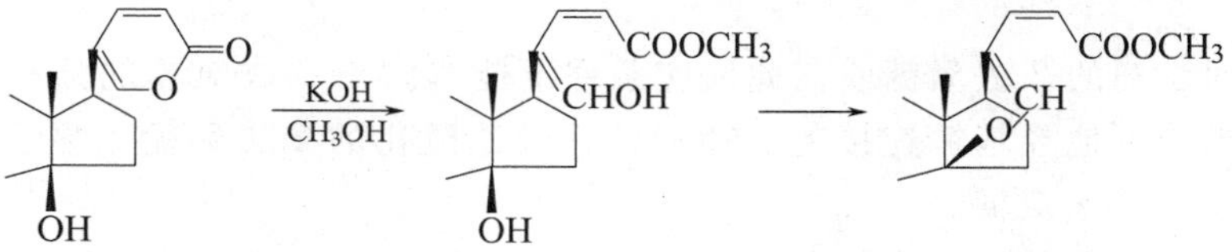

乙型强心苷　　　　　　　　　　　　　　　　异构化苷

（四）显色反应

强心苷的显色反应由甾体母核（甾体母核的显色反应见本章第一节）、C-17 位上不饱和内酯环和 2-去氧糖产生。

1. 不饱和内酯环可产生的显色反应 甲型强心苷类由于 C-17 位上有五元不饱和内酯环，在碱性醇溶液中，双键移位产生 C-22 活性亚甲基，能与某些试剂作用而显色（见表 11-2）。反应产生的有色化合物在可见光区常有最大吸收，故亦可用于定量分析。乙型强心苷类在碱性醇溶液中，不能产生活性亚甲基，故无此类反应。所以区别甲、乙型强心苷可用此类反应。

Legal 反应机制可能是由于活性亚甲基与活性亚硝基缩合生成异亚硝酰衍生物的盐而呈色。Raymond 反应机制是通过间二硝基苯与活性亚甲基缩合，再经过间二硝基苯的氧化生成醌式结构而呈色，部分间二硝基苯自身还原为间硝基苯胺。Kedde 反应和 Baljet 反应也具有相同的反应机制。这类反应可以在试管内进行，也可作为薄层色谱和纸色谱的显色剂。

表 11-2 活性亚甲基的颜色反应

反应名称	试 剂	颜 色
Legal 反应	亚硝酰铁氰化钠 $Na_2Fe(NO)CN_5 \cdot 2H_2O$	深红或蓝
Raymond 反应	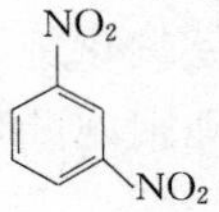 间二硝基苯	紫红或蓝
Kedde 反应	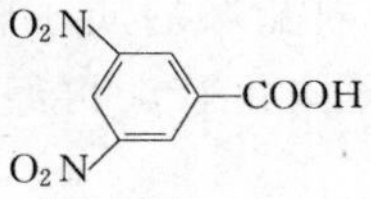 3,5-二硝基苯甲酸	紫红或红
Baljet 反应	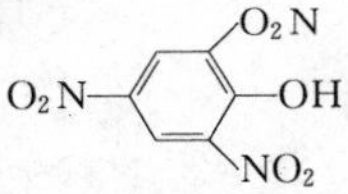 碱性苦味酸	橙红或红

2. 2-去氧糖可产生的显色反应

（1）Keller-Kiliani（K-K）反应 用冰乙酸溶解少许样品，加 20％的三氯化铁水溶液 1 滴，混匀后沿管壁缓慢加入浓硫酸，观察界面和乙酸层的颜色变化。如有 2-去氧糖，乙酸层显蓝色。界面的呈色，是由于浓硫酸对苷元所起的作用逐渐向下层扩散，其颜色随苷元羟基、双键的位置和数目不同而异，可显红色、绿色、黄色等，但久置后因炭化作用，均转为暗色。

此反应只对游离的 2-去氧糖或在此反应条件下能水解出 2-去氧糖的强心苷显色。对 2-去氧糖和葡萄糖或其他羟基糖连接的二糖、三糖及乙酰化的 2-去氧糖不显色。因它们在此条件下不能水解出 2-去氧糖。

（2）呫吨氢醇（Xanthydrol）反应 取样品少许，加呫吨氢醇试剂（呫吨氢醇 10mg 溶于冰乙酸 100ml 中，加入浓硫酸 1ml）1ml，置水浴上加热 3 分钟，只要分子中有 2-去氧糖即显红色。此反应极为灵敏，分子中的 2-去氧糖可定量地发生反应，故还可用于定量分析。

（3）对-二甲氨基苯甲醛反应　将样品的醇溶液点于滤纸上，喷对-二甲氨基苯甲醛试剂（1％对二甲氨基苯甲醛的乙醇溶液 4ml，加浓盐酸 1ml），于 90℃加热 30 秒，分子中若有 2-去氧糖可显灰红色斑点。

（4）过碘酸-对硝基苯胺反应　过碘酸能与 2-去氧糖氧化生成丙二醛，再与对硝基苯胺缩合而呈黄色。此反应可作为薄层色谱或纸色谱显色剂。样品经薄层展开后先喷过碘酸钠水溶液（过碘酸钠的饱和水溶液 5ml，加蒸馏水 10ml 稀释），于室温放置 10 分钟，再喷对硝基苯胺试液（1％对硝基苯胺的乙醇溶液 4ml，加浓盐酸 1ml 混匀），则迅速在灰黄色背底上出现深黄色斑点，置紫外灯下观察可见棕色背底上出现黄色荧光斑点。再喷以 5％氢氧化钠甲醇溶液，则斑点转为绿色。

强心苷的理化检识主要是利用强心苷分子结构中甾体母核、不饱和内酯环、2-去氧糖的颜色反应。此外，色谱法也是检识强心苷的一种重要手段，有纸色谱、薄层色谱等色谱方法。常用显色剂：①2％ 3,5-二硝基苯甲酸乙醇溶液与 2mol/L 氢氧化钾溶液等体积混合，喷后强心苷显红色，几分钟后褪色。②1％苦味酸水溶液与 10％氢氧化钠水溶液（95：5），喷后于 90℃～100℃烘 4～5 分钟，强心苷呈橙红色。③2％三氯化锑的三氯甲烷溶液，喷后于 100℃烘 5 分钟，各种强心苷及苷元显不同的颜色。

四、强心苷的提取分离

强心苷类多数为多糖苷，含量较低（1％以下），且常与皂苷、糖类、色素、鞣质等共存，这些成分的存在往往能影响或改变强心苷在许多溶剂中的溶解度。强心苷很易被植物中的酸、碱和酶水解生成次生苷或苷元，并与原生苷共存。这些因素均增加了成分的复杂性，也增加了提取分离工作的难度。因此，从植物中提取原生苷时一定要抑制酶的活性，防止酶解，原材料要新鲜，采集后要低温快速干燥。如果以提取次生苷为目的时，要注意利用酶的活性，进行酶解，以提高目标提取物的产量。此外还要注意酸碱对强心苷结构的影响。

（一）强心苷的提取

强心苷的原生苷和次生苷，均能溶于甲醇或乙醇中。一般常用甲醇或 70％～80％乙醇作溶剂，能使酶失去活性，同时提取效率也较高。

原料如为种子或含油脂类杂质较多时，需用压榨法或溶剂法（石油醚或汽油）脱脂，然后用醇提取；原料如为地上部分，含叶绿素较多时，可用稀碱液皂化法或将醇提液浓缩，保留适量浓度的醇，放置，使叶绿素等脂溶性杂质成胶状沉淀析出，滤过除去。除杂质后的强心苷水溶液，用三氯甲烷和不同比例的三氯甲烷-甲醇（乙醇）溶液依次萃取，将强心苷按极性大小分为几个部分，供进一步分离。

（二）强心苷的分离

以上方法提取出来的多为成分复杂的混合物，含量高的混合强心苷可以用重结晶法得到晶体，对含量低的成分常采用溶剂萃取法、逆流分溶法和色谱分离法。

两相溶剂萃取法和逆流分溶法均是利用强心苷在两相溶剂中分配系数的差异而达到分离

目的。前者的应用实例如毛花洋地黄苷甲、乙、丙的分离。后者的应用实例如黄夹苷甲、乙的分离。

分离亲水性较弱的单糖苷、次生苷和苷元，一般选用吸附色谱，常以硅胶、中性氧化铝为吸附剂，用乙酸乙酯-甲醇、苯-丙酮、三氯甲烷-甲醇、正己烷-乙酸乙酯等为溶剂，进行梯度洗脱。对亲水性较强的强心苷宜选用分配色谱，可用硅胶、硅藻土、纤维素为支持剂，以乙酸乙酯-甲醇-水、三氯甲烷-甲醇-水进行梯度洗脱。

（三）提取分离实例

1. 强心药西地兰的制备 毛花洋地黄（*Digitais lanata*）是玄参科植物，其叶富含强心苷类化合物，包括毛花洋地黄苷甲、乙、丙（lanatoside A、B、C）等30余种，以苷甲和苷丙的含量较高。毛花洋地黄是制备强心药西地兰（cedilanid-D）（又称去乙酰毛花洋地黄苷丙）的主要原料。

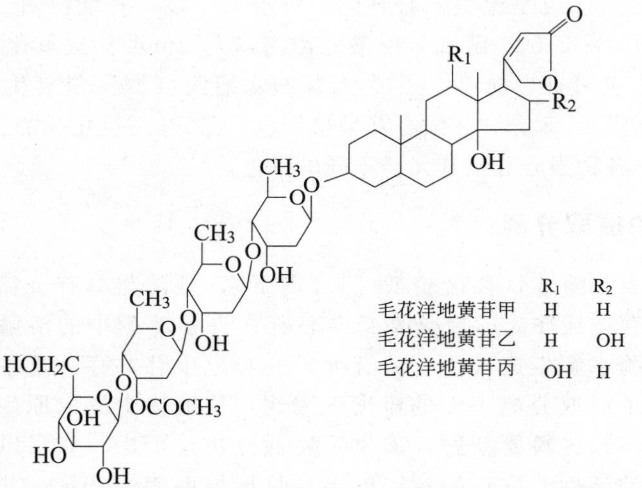

	R₁	R₂
毛花洋地黄苷甲	H	H
毛花洋地黄苷乙	H	OH
毛花洋地黄苷丙	OH	H

（1）提取总苷 毛花洋地黄叶粗粉用 5 倍量的 70％热乙醇（60℃）浸渍渗漉，醇液加碳酸钠调 pH 到中性，在 60℃以下减压回收乙醇至含醇量为 10％～20％，于 15℃以下静置析胶，过夜，次日吸取上清液（除去胶状物叶绿素、树脂等）减压回收乙醇至无醇味，冷却后，用 0.4 倍量三氯甲烷萃取 1 次，除去树脂、色素等。水液加乙醇至含醇量 22％，再用 0.3 倍三氯甲烷萃取 2 次，合并三氯甲烷，再用甲醇、乙醚-丙酮（2：1）等处理得总皂苷。

（2）分离毛花洋地黄苷丙 毛花洋地黄总苷中所含毛花洋地黄苷甲、乙、丙的极性大小顺序为苷丙＞苷乙＞苷甲，在水中化合物溶解度见表 11-3。

表 11-3   **毛花洋地黄苷甲、乙、丙的溶解度**

化合物	水	甲醇	乙醇	三氯甲烷
毛花洋地黄苷甲	不溶(1：16000)	1：20	1：40	1：125
毛花洋地黄苷乙	几乎不溶	1：20	1：40	1：550
毛花洋地黄苷丙	不溶(1：18500)	1：20	1：45	1：1750

毛花洋地黄苷的分离方法如下：

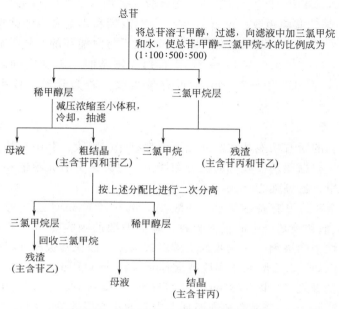

图 11-3　毛花洋地黄苷丙的分离流程图

（3）脱乙酰基　将毛花洋地黄苷丙溶于甲醇，加入 0.15% 氢氧化钙溶液（苷丙-甲醇-氢氧化钙-水以 1g：33ml：50mg～70mg：33ml 的配比）混合均匀，放置过夜，监测水解液 pH 值，一般应使其稍显碱性。水解完毕，以 1% 的盐酸调至中性。滤过，滤液减压浓缩至约 20% 的体积，放置过夜，滤集沉淀或结晶，以 150 倍甲醇重结晶即得西地兰纯品。

2. 强心灵的制备　黄花夹竹桃（*Thevetia peruviana*）是夹竹桃科植物，其果仁中强心成分含量高达 8%～10%，包括黄夹苷甲与黄夹苷乙（thevetinA、B）。用发酵酶解方法可以从次生苷中得到 5 个单糖苷。从黄花夹竹桃中得到的次生苷混合物（商品名为强心灵），其强心效价比原生苷高 5 倍左右。

黄花夹竹桃果仁脱脂粉末，加 5 倍水，2.5% 甲苯，置 37℃ 下发酵酶解 24 小时，酶解物用乙醇提取，60℃ 以下减压浓缩，冷却，可得强心灵粗品，再用乙醇溶解，活性炭脱色，重结晶，即得强心灵纯品。

若需分离黄夹苷甲、乙，可用逆流分溶法。以三氯甲烷-乙醇（2：1）混合液与水为两相溶剂，三氯甲烷为移动相，水层为固定相，经 9 次逆流分配（0～8 管），最后由水层 2～5 管中获得黄夹苷甲（用水重结晶）；由三氯甲烷层 6～7 管中获得黄夹苷乙（甲醇-乙醚混合溶剂重结晶）。

五、强心苷的结构鉴定

（一）紫外光谱

具有 $\Delta^{\alpha\beta}$-γ-内酯环的甲型强心苷，在 217～220nm（lgε4.20～4.24）处呈最大吸收；具

有 $\Delta^{\alpha\beta,\gamma\delta}$-$\delta$-内酯环的乙型强心苷在 295～300nm（lgε3.93）处有特征吸收。借此可区别两类强心苷。分子中如引入非共轭双键，在紫外区无吸收。若引入 $\Delta^{16(17)}$ 与 $\Delta^{\alpha\beta}$-γ-内酯环共轭，则在约 270nm 处产生强的共轭吸收；若有 $\Delta^{14(15),16(17)}$ 双烯和不饱和内酯共轭，在 330nm 附近产生强吸收；若引入两个非共轭双键 $\Delta^{8(9),14(15)}$，也不与内酯环的双键共轭，一般在 244nm 处有吸收（lgε 约 1.8）。苷元在 C-11 或 C-12 有孤立羰基时，因受空间障碍影响较大，不易为化学反应检出，但在 290～300nm 附近有低吸收，若为苷时，该吸收更弱，几乎看不到。

（二）红外光谱

强心苷类化合物的所有功能基在红外光谱中都有相应吸收，其中最特征的吸收来自不饱和内酯环上的羰基。根据羰基吸收峰的强度和峰位，可以区分五元不饱和内酯环和六元不饱和内酯环，即区分甲、乙型强心苷元。

具有 $\Delta^{\alpha\beta}$-γ-内酯环的甲型强心苷元，一般在 1800～1700cm^{-1} 处有两个羰基吸收峰，较低波数的是 α、β 不饱和羰基产生的正常吸收，较高波数的吸收峰为其不正常吸收，随溶剂性质而改变，在极性大的溶剂中，吸收强度减弱或消失，而正常吸收在极性溶剂中，吸收强度不变或略加强。例如，3-乙酰毛花洋地黄毒苷元（3-acetylgitoxigenin）在二硫化碳溶液中测定时，有 3 个羰基吸收峰，即 1783cm^{-1}、1756cm^{-1} 和 1738cm^{-1}。其中 1738cm^{-1} 为乙酰基上羰基的吸收；1756cm^{-1} 是不饱和内酯上羰基的正常吸收峰，因有 $\Delta^{\alpha\beta}$ 共轭而向低波数位移 20～30cm^{-1}（α、β 饱和内酯的羰基峰在 1786cm^{-1} 处）；1783cm^{-1} 处的吸收峰则是羰基的不正常吸收峰，可随溶剂极性增大，吸收强度显著减弱，但峰位不变。

具有 $\Delta^{\alpha\beta,\gamma\delta}$-$\delta$-内酯环的乙型强心苷在 1800～1700cm^{-1} 区域内也有两个羰基吸收峰，但因其环内共轭程度高，故两峰均较甲型强心苷元中相应的羰基峰向低波数位移约 40cm^{-1} 左右。例如嚏根草苷元（hellebrigenin），在三氯甲烷中测定时，出现 1740cm^{-1} 和 1718cm^{-1} 两个吸收峰。前者为正常峰，后者为非正常峰，亦因溶剂极性增大而吸收强度减弱。

（三）核磁共振谱

1. ^{1}H-NMR 谱 强心苷类的 ^{1}H-NMR 谱中一些质子信号具有明显的特征，可为其结构确定提供重要信息。

（1）强心苷元的 H-3 为多重峰，约在 δ3.90 处，成苷后，向低场位移。

（2）强心苷元的 10 位—CH$_3$ 和 13 位—CH$_3$ 在 δ1.00 左右有特征吸收峰，均以单峰形式出现，且一般 10 位—CH$_3$ 的信号位于 13 位—CH$_3$ 的低场。若 10 位 C 上连有醛基时，在 9.50～10.00 内出现一个醛基质子的单峰。若 C-10 上连有羟甲基时，则在高场区仅见一个归属于 13 位—CH$_3$ 的单峰信号，在低场区则出现归属于 10 位—CH$_2$OH 的信号，酰化后更向低场位移，一般在 4.00～4.50 区域内呈 AB 型四重峰，J 值约为 18Hz。

（3）C-16 无氧取代时，C-16 上两个质子应在 δ2.00～2.50 间呈多重峰。

（4）在甲型强心苷中，$\Delta^{\alpha\beta}$-γ-内酯环 C-21 上的两个质子以宽单峰或三重峰或 AB 型四重峰（J=18Hz）出现在 δ4.50～5.00 区域；C-22 上的烯质子因与 C-21 上的 2 个质子产生远程偶合，故以宽单峰出现在 5.60～6.00 区域内。在乙型强心苷中，其 $\Delta^{\alpha\beta,\gamma\delta}$-$\delta$-内酯环上的 H-21 以单峰形式出现在 7.20 左右。H-22 和 H-23 各以二重峰形式分别出现在约 7.80 和

6.30 左右。

（5）强心苷糖部分的质子信号特征与其他苷类化合物相同。但一些去氧糖，在^{1}H-NMR 谱中有特征信号。6-去氧糖 C-5 上的甲基呈双峰（$J=6.5\,Hz$）或多重峰处于高场 $\delta 1.0\sim1.5$ 之间。2-去氧糖的端基质子与 2-羟基糖不同，呈四重峰（dd 峰），C-2 上的两个质子处于高场区，通过去偶实验或 ^{1}H-^{1}H 相关谱可以相互确认归属。含有甲氧基的糖，其甲氧基以单峰出现在 3.50 左右。

2. ^{13}C-NMR 谱　强心苷分子中的甾体母核各类碳的化学位移值范围见表 11-4 所示。

表 11-4　　　　　　　强心苷甾体母核各类碳的化学位移值范围

碳的类型	化学位移	碳的类型	化学位移
伯碳	12～24	醇碳	65～91
仲碳	20～41	烯碳	119～172
叔碳	35～57	羰基碳	177～220
季碳	27～43		

在强心苷元的结构中引入羟基，可使羟基的 α-位碳和 β-位碳向低场位移。如果 C-5 位引入 β-羟基，C-4、C-5、C-6 信号均向低场移动。当羟基被酰化后，与酰氧基相连的碳的信号向低场位移，而其 β-位碳则向高场位移。

在 5α-甾体（如乌沙苷元）的 A/B 环中大多数碳的 δ 值比 5β-甾体（如洋地黄毒苷元）处于低场 2～8，而且前者 19-甲基碳的 δ 值约为 12.0，后者（5β-甾体）的 δ 值约为 24.0。两者相差约 11～12，易于辨认。因此，利用这一规律有助于判断 A/B 环的构象。

强心苷分子中常见的糖有 2,6-二-去氧糖、6-去氧糖及它们的甲氧基糖。这些糖的 ^{13}C-NMR 化学位移值见表 11-5。

表 11-5　　　　　　2,6-去氧糖和 6-去氧糖 ^{13}C-NMR 谱的 δ 值（Py-D$_6$）

化合物	1′	2′	3′	4′	5′	6′	OCH$_3$
L-夹竹桃糖	95.9	35.8	79.3	77.1	69.1	18.6	56.9
D-加拿大麻糖	97.6	36.4	78.7	74.0	71.1	18.9	58.1
D-迪吉糖	98.2	33.1	79.1	67.0	71.2	17.6	55.1
D-沙门糖	97.3	33.6	80.3	67.9	69.9	17.5	56.7
L-黄花夹竹桃糖	98.9	73.8	84.8	76.6	68.9	18.5	60.6
D-洋地黄糖	103.6	70.9	85.1	68.7	71.0	17.4	57.2

（四）质谱

强心苷元的开裂方式较多，也较复杂，除 RDA 裂解、羟基的脱水、脱甲基、脱 17 位侧链和醛基脱 CO 外，还有一些由复杂开裂产生的特征碎片。

甲型强心苷元可产生如下保留 γ-内酯环或内酯环加 D 环的碎片离子。

m/z 111　　　*m/z* 124　　　*m/z* 163　　　*m/z* 164

乙型强心苷元的裂解，可见以下保留 δ-内酯环的碎片离子峰，借此可与甲型强心苷元相区别。

m/z 109　　　m/z 123　　　m/z 135　　　m/z 136

FD-MS 和 FAB-MS 均适于强心苷分子量和糖连接顺序的测定，是目前在对强心苷进行 MS 测定时常用的技术。

（五）结构研究实例

从玄参科植物毛花洋地黄的叶中提取分离得强心成分地高辛，可用于治疗各种急、慢性心功能不全及室上性心动过速、心房颤动和扑动等。其波谱数据及结构如下：

UV λ_{max} nm(lgε)：230(2.41)，320(2.35)，390(32.48)，490(2.32)。

IR ν_{max} cm^{-1}：3560(OH)，1750(C=O)。

^{1}H-NMR(DMSO-d$_6$) δ：4.91(1H，m，3-H)，4.82，0.87(3H，s，18-H)，0.95 (3H，s，19-H)，5.03(2H，d，J=18Hz，21-H)，5.89 (1H，brs，22-H)，4.05，4.15，4.27(各 1H，brs，3′,3″,3‴-H)，3.24 (各 1H，brs，4′,4″,4‴-H)，3.81 (各 1H，brs，5，5′，5″，5‴-H)。

^{13}C-NMR (CDCl$_3$) δ：29.9 (C-1)，26.5 (C-2)，72.1 (C-3)，29.8 (C-4)，36.3 (C-5)，26.5 (C-6)，21.5 (C-7)，40.7 (C-8)，32.0 (C-9)，34.8 (C-10)，29.9 (C-11)，73.5 (C-12)，55.8 (C-13)，84.6 (C-14)，32.6 (C-15)，27.0 (C-16)，45.4 (C-17)，9.4 (C-18)，23.7 (C-19)，176.1 (C-20)，73.5 (C-21)，116.3 (C-22)，174.1 (C-23)，95.3 (C-1′)，38.1 (C-2′)，66.3 (C-3′)，81.9 (C-4′)，67.7 (C-5′)，18.1 (C-6′)，98.9 (C-1″)，38.0 (C-2″)，66.3 (C-3″)，82.2 (C-4″)，67.7 (C-5″)，18.1 (C-6″)，98.9 (C-1‴)，38.2 (C-2‴)，67.3 (C-3‴)，72.8 (C-4‴)，69.4 (C-5‴)，18.3 (C-6‴)。

FT-MS(m/z)：803(M+Na)$^+$，413(100)，301。

地高辛

第三节　甾体皂苷

甾体皂苷（steroidal saponins）是一类由螺甾烷（spirostane）类化合物与糖结合而成的甾体苷类，因其水溶液经振摇后大多能产生大量肥皂样泡沫，所以称为甾体皂苷。

甾体皂苷类在植物中分布广泛，主要分布在单子叶植物中，大多存在于百合科、薯蓣科、石蒜科、龙舌兰科、玄参科、菝葜科等。中药麦冬、薤白、重楼、百合、玉竹、知母等富含甾体皂苷。此外，从多种海洋生物和动物体内亦分离到一系列结构特殊的甾体皂苷。

由于甾体皂苷元是合成甾体避孕药和激素类药物的原料，国内外学者自 20 世纪 60 年代以来在寻找该类药物资源等方面做了大量研究。进入 80 年代后，随着分离技术、结构研究手段的飞速发展，促使极性较大、糖链较长的甾体皂苷研究有了突破性进展。进入 20 世纪 90 年代，许多新的生物活性物质逐渐被发现，特别是防治心脑血管疾病、抗肿瘤、降血糖和免疫调节等作用引起了国际上的广泛关注，一些新的皂苷类药物开始进入临床使用，并取得满意的结果。如从黄山药（*Dioscorea panthaica*）植物中提取的甾体皂苷制成的地奥心血康胶囊，内含有 8 种甾体皂苷，含量在 90% 以上，对治疗冠心病、心绞痛发作疗效显著，总有效率为 91%。欧铃兰次皂苷有显著的抗霉菌作用，对细菌也有抑制作用。蜘蛛抱蛋皂苷具有较强的杀螺活性。由作为云南白药原料的重楼（*Paris polyphylla*）中分离得到的甾体皂苷Ⅰ和甾体皂苷Ⅳ，对 P$_{388}$、L-1210、KB 细胞均有显著的抑制作用。从中药薤白（*Allium macrostemon*）中分离到的薤白皂苷经体外试验显示具有较强的抑制 ADP 诱导的家兔血小板聚集作用。大蒜中的甾体皂苷具有降血脂和抗血栓作用。

另外，糖链结构和甾体皂苷的生物活性有关。例如，地奥心血康中的甾体皂苷具有显著的扩张血管作用，而水解产生的薯蓣皂苷元没有扩张血管作用，却有明显的细胞毒作用。

一、甾体皂苷的结构与分类

（一）甾体皂苷的结构特征

1. 基本母核　甾体皂苷元由 27 个碳原子组成，其基本碳架是螺甾烷的衍生物，结构中含有六个环，除甾体母核 A、B、C 和 D 四个环外，E 环和 F 环以螺缩酮（spiroketal）形式相连接，构成螺旋甾烷的基本骨架。

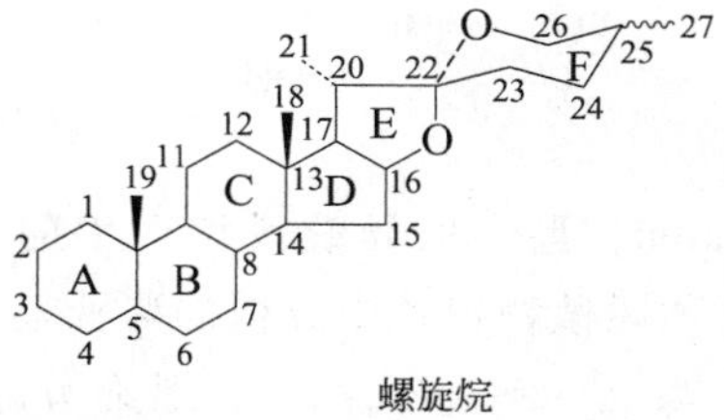

螺旋烷

2. 环的稠合方式　植物界存在的甾体皂苷元和甾醇类的甾核构型相似，A/B 环一般有顺、反两种稠合方式，B/C 和 C/D 环均为反式稠合。

3. C-20、C-22 和 C-25 的构型 E 环和 F 环中有 C-20、C-22 和 C-25 三个手性碳原子。其中，20 位上的甲基均处于 E 环的平面后，属于 β 型（$20_{\beta F}$），故 C-20 的绝对构型为 S 型。22 位上的含氧侧链处于 F 环的后面，属 α 型（$22_{\alpha F}$），所以 C-22 的绝对构型为 R 型。C-25 位甲基有两种差向异构体，当 25 位上的甲基位于 F 环平面上处于直立键时，为 β 取向（$25_{\beta F}$），其 C-25 的绝对构型为 S 型，又称 L 型或 neo 型，为螺旋甾烷；当 25 位上的甲基位于 F 环平面下处于平伏键时，为 α 取向（$25_{\alpha F}$），所以其 C-25 的绝对构型为 R 型，又称 D 型或 iso 型，为异螺旋甾烷。由于 25R 型比 25S 型稳定，因此，25S 型易转化成为 25R 型。

4. 取代基 甾体皂苷元分子中常含有羟基，大多在 C-3 位上连有羟基，且多为 β 构型。除 C-9 和季碳外，其他位置上也可能有羟基取代，有 β 构型，也有 α 构型。一些甾体皂苷分子中还含有羰基和双键，羰基大多在 C-12 位，这是合成肾上腺皮质激素所需的结构条件；双键多在 Δ^5 和 $\Delta^{9(11)}$ 位，少数在 $\Delta^{25(27)}$ 位。甾体皂苷分子结构中一般不含羧基，呈中性，所以又称中性皂苷。

5. 组成甾体皂苷的糖 以 D-葡萄糖、D-半乳糖、D-木糖、L-鼠李糖和 L-阿拉伯糖较为常见，此外，也可见到夫糖和加拿大麻糖。在海星皂苷中还可见到 6-去氧葡萄糖和6-去氧半乳糖。糖基多与甾体皂苷元的 C-3-OH 成苷，也有在其他位如 C-1、C-26 位置上成苷。

（二）甾体皂苷的结构类型

按螺甾烷结构中 C-25 的构型和 F 环的环合状态，将其分为四种结构类型。

1. 螺甾烷醇（spirostanol）型 由螺甾烷衍生的皂苷为螺甾烷醇型皂苷，其 C-25 为 S 构型。例如从中药知母中分得的知母皂苷 A-Ⅲ（timosaponin A-Ⅲ）。

螺甾烷醇　　　　　　　　　　　　知母皂苷A-Ⅲ

2. 异螺甾烷醇（isospirostanol）型 由异螺甾烷衍生的皂苷为异螺甾烷醇型皂苷，其 C-25 为 R 构型。如从薯蓣科薯蓣属植物根茎中分得的薯蓣皂苷（dioscin），其水解产物为薯蓣皂苷元（diosgenin），化学名为 Δ^5-$20_{\beta F}$,$22_{\alpha F}$,$25_{\alpha F}$ 螺旋甾烯-3β-醇，简称 Δ^5-异螺旋甾烯-3β-醇，是制药工业中合成甾体激素类药物和甾体避孕药的重要原料。

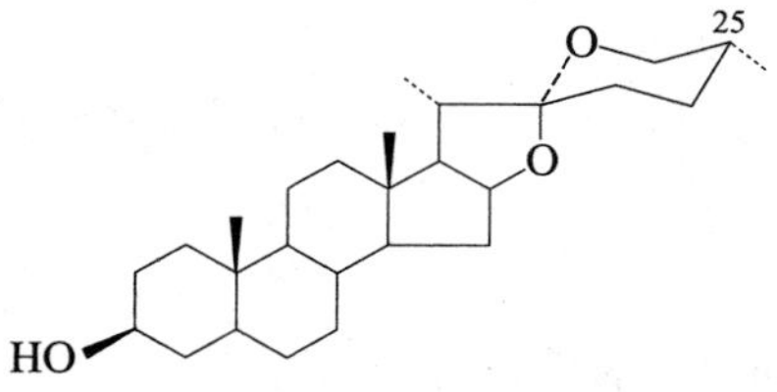

异螺甾烷醇

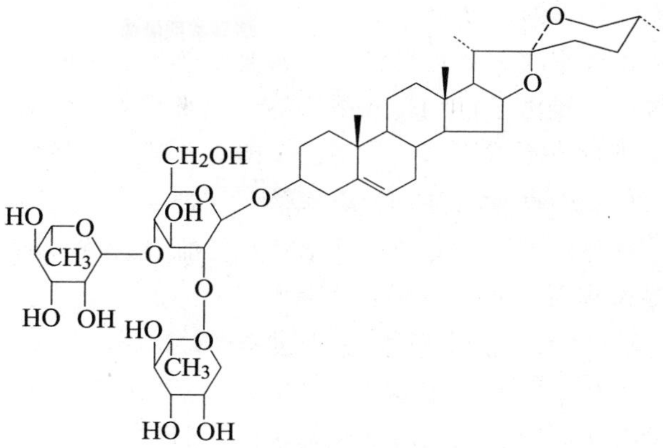

薯蓣皂醇

3. 呋甾烷醇（furostanol）型 由 F 环裂环而衍生的皂苷称为呋甾烷醇型皂苷。例如灰菝葜（*Smilax aristolochiaefolia*）根中的原菝葜皂苷（sarsaparilloside）。

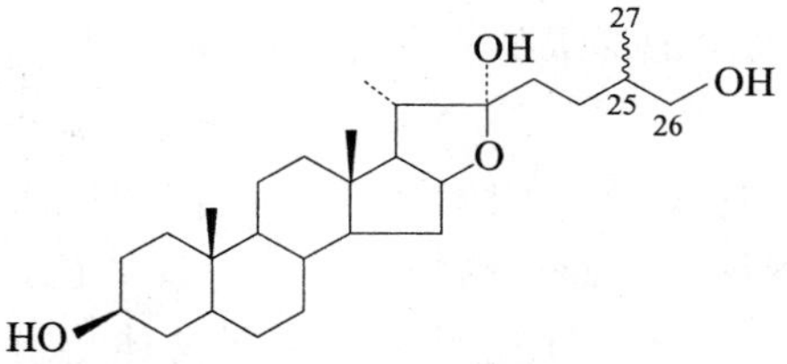

呋甾烷醇

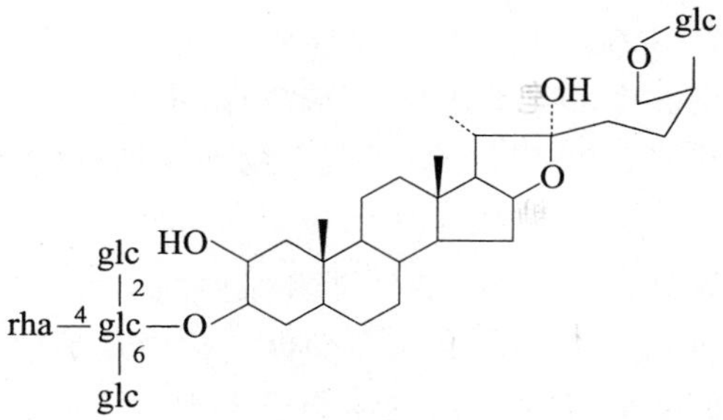

原菝葜皂苷

4. 变形螺甾烷醇（pseudo-spirostanol）型 由 F 环为五元四氢呋喃环的螺甾烷衍生的皂苷为变形螺甾烷醇型皂苷。此种类型天然产物中不多见，如从茄属植物丁茄（*Solanum aculeatissimum*）中分得的颠茄皂苷 A(aculeatiside A)。

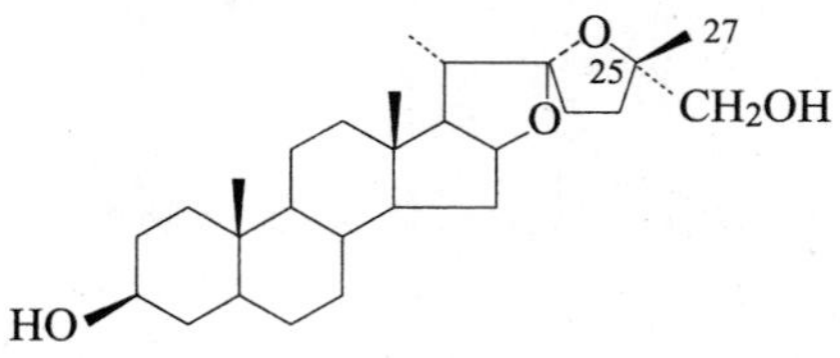

变形螺甾烷醇

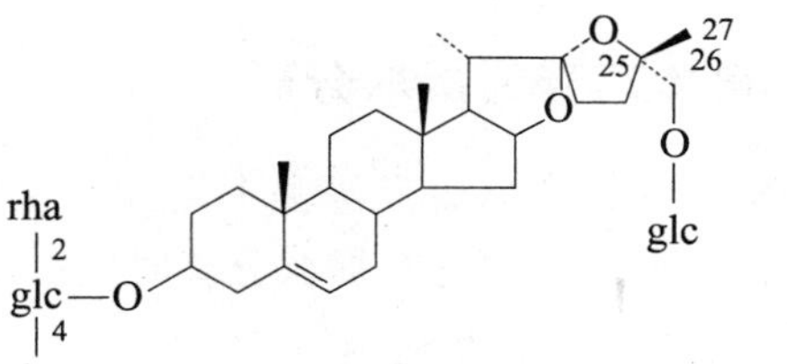

颠茄皂苷A

二、甾体皂苷的理化性质

（一）性状

甾体皂苷多为无色或白色无定形粉末，甾体皂苷元则大多有较好的结晶形状。它们的熔点都较高，苷元的熔点常随羟基数目增加而升高，单羟基物熔点一般小于 208℃，三羟基物熔点一般大于 242℃。甾体皂苷及其苷元均具有旋光性，且多为左旋。

（二）溶解性

甾体皂苷一般可溶于水，易溶于热水、稀醇、热甲醇和乙醇，在含水丁醇或戊醇中溶解度较好；难溶于丙酮，几乎不溶于或难溶于石油醚、苯、乙醚等亲脂性有机溶剂。甾体皂苷元则难溶或不溶于水，易溶于甲醇、乙醇、三氯甲烷、乙醚等有机溶剂。

（三）表面活性和溶血性

甾体皂苷所具有的表面活性和溶血作用和三萜皂苷相似，但 F 环开裂的甾体皂苷常不具溶血作用，而且表面活性降低。

（四）与甾醇形成分子复合物

甾体皂苷的乙醇溶液可与甾醇（常用胆甾醇 cholesterol）形成难溶性的分子复合物。生成的分子复合物用乙醚回流提取时，胆甾醇可溶于乙醚，而皂苷不溶。故可利用此性质进行皂苷的分离精制和定性检查。除胆甾醇外，皂苷还可与其他含有 C-3 位 β-OH 的甾醇（如 β-谷甾醇 β-sitosterol、豆甾醇 stigmasterol 等）结合生成难溶性分子复合物，而 C-3-OH 为 α型，或者当 C-3-OH 被酰化或者成苷键的甾醇则不能和皂苷生成难溶性的分子复合物。而且，皂苷与 A/B 环为反式相连或具有 Δ^5 结构的甾醇形成的分子复合物溶度积最小。因此，此沉淀反应也可用于判断、分离甾醇中的 C-3-OH 差向异构体和 A/B 环顺反异构体。另外，三萜皂苷与甾醇形成的分子复合物不及甾体皂苷与甾醇形成的复合物稳定。

（五）显色反应

甾体皂苷在无水条件下，和某些酸类可产生与三萜皂苷相似的显色反应。例如甾体皂苷与醋酐-浓硫酸反应，只是在颜色变化中最后出现绿色，而三萜皂苷最后出现红色。甾体皂苷和三氯醋酸反应时，三萜皂苷须加热到 100℃ 才能显红色至紫色，而甾体皂苷加热至60℃，就产生红色至紫色。由此可区别甾体皂苷和三萜皂苷。

在甾体皂苷中，F 环裂解的双糖链皂苷与盐酸二甲氨基苯甲醛试剂（Ehrlich 试剂，简称 E 试剂）反应显红色，对茴香醛（Anisaldehyde）试剂（简称 A 试剂）则显黄色，而 F 环闭环的单糖链皂苷只对 A 试剂显黄色，而对 E 试剂不显色。由此可区别这两类甾体皂苷。

三、甾体皂苷的提取分离

甾体皂苷的提取分离方法基本上和三萜皂苷相似，只是甾体皂苷一般不含羧基，呈中性，亲水性相对较弱，这在提取分离时应注意。

（一）甾体皂苷的提取

主要采用甲醇或稀乙醇作溶剂，提取液回收溶剂后，用丙酮、乙醚沉淀或加水后用水饱和正丁醇萃取或用大孔树脂纯化，得到粗皂苷。

（二）甾体皂苷元的提取

由于甾体皂苷元难溶或不溶于水，易溶于有机溶剂，所以用有机溶剂萃取时有两种方法。第一种方法是先用有机溶剂（如甲醇、乙醇等）从原料中提出皂苷，然后将粗皂苷加酸加热水解，再用苯、三氯甲烷等有机溶剂自水解液中提出皂苷元。实验室常采用这种方法。第二种方法是将植物原料直接在酸性溶液中加热水解，水解物水洗干燥后，再用亲脂性有机溶剂提取。这是工业生产中的常用方法。例如从穿龙薯蓣（*Dioscorea nipponica*）干燥根茎中提取薯蓣皂苷元。

穿龙薯蓣(干燥根茎)

↓ 加水浸透后，加入3.5倍量水，再加入浓硫酸使达3%浓度，通蒸气加压进行水解8小时

水解物

↓ 用水洗去酸液，干燥后粉碎，使含水量不超过6%

干燥粉

↓ 加活性炭，再加6倍量汽油(或甲苯)，连续回流提取20小时

汽油提取物

↓ 回收汽油，浓缩到约1:40，室温放置，使结晶完全析出，离心

粗制薯蓣皂苷元

↓ 乙醇或丙酮重结晶

薯蓣皂苷元(mp204℃～207℃)

（三）甾体皂苷的分离

分离混合甾体皂苷的方法与三萜皂苷相似，常采用溶剂沉淀法（乙醚、丙酮）、胆甾醇沉淀法、吉拉尔试剂法（含羰基的甾体皂苷元）、硅胶柱色谱法、大孔吸附树脂柱色谱、制备 TLC、HPLC、葡聚糖凝胶 Sephadex LH-20 柱色谱及液滴逆流色谱（DCCC）等方法进行分离。

（四）甾体皂苷的提取分离实例

薤白为百合科植物小根蒜 *Allium macrostemon* 或薤 *Allium chinensis* 的干燥鳞茎。味辛、苦，性温。具通阳散结、行气导滞之功效，临床用于胸痹疼痛、痰饮咳喘、泻痢后重等。现代药理研究表明，薤白具有改善微循环障碍、抗菌消炎、平喘等药理作用。薤白中含甾体皂苷、挥发油和含氮化合物等。其中已分离鉴定了 10 余种甾体皂苷，如薤白苷 A、D、F、J、K、L（macrostemonsideA、D、F、J、K、L）等，经体外实验显示有较强的抑制 ADP 诱导的人血小板聚集作用。

	R
薤白苷A	—gal $\xrightarrow{4}$ glc (2→glc, 3→glc)
薤白苷D	—gal $\xrightarrow{4}$ glc (2→glc, 3→glc), Ac

	R_1	R_2
薤白苷F	—gal $\xrightarrow{2}$ glc	H
薤白苷L	—gal $\xrightarrow{2}$ glc	OH

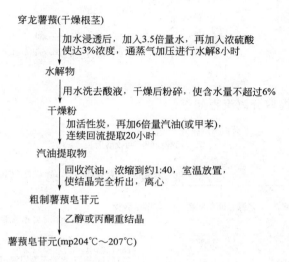

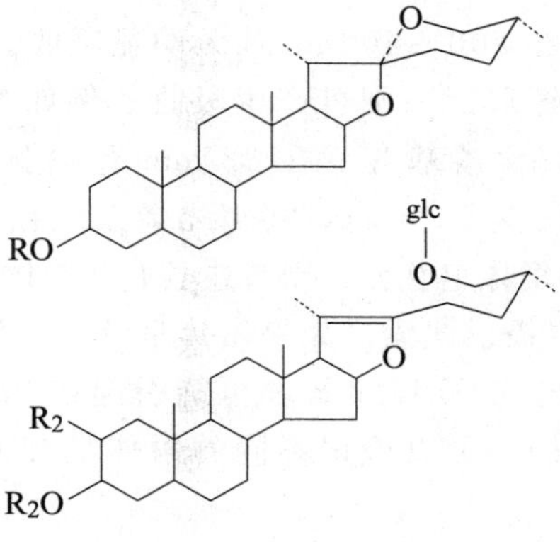

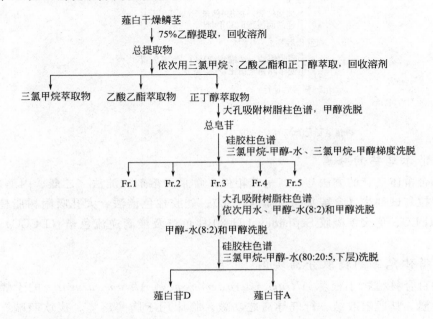

	R_1	R_2
薤白苷J	—gal $\xrightarrow{2}$ glc	H
薤白苷K	—gal $\xrightarrow{2}$ glc	CH_3

薤白苷 A 和 D 的提取分离流程如下：

```
                    薤白干燥鳞茎
                         │ 75%乙醇提取，回收溶剂
                       总提取物
                         │ 依次用三氯甲烷、乙酸乙酯和正丁醇萃取，回收溶剂
        ┌────────────────┼────────────────┐
    三氯甲烷萃取物    乙酸乙酯萃取物      正丁醇萃取物
                                            │ 大孔吸附树脂柱色谱，甲醇洗脱
                                          总皂苷
                                            │ 硅胶柱色谱
                                            │ 三氯甲烷-甲醇-水、三氯甲烷-甲醇梯度洗脱
        ┌────────┬────────┬────────┬────────┐
      Fr.1     Fr.2     Fr.3     Fr.4     Fr.5
                                 │ 大孔吸附树脂柱色谱
                                 │ 依次用水、甲醇-水(8:2)和甲醇洗脱
                  甲醇-水(8:2)和甲醇洗脱
                                 │ 硅胶柱色谱
                                 │ 三氯甲烷-甲醇-水(80:20:5,下层)洗脱
              ┌──────────────────┴──────────────────┐
           薤白苷D                              薤白苷A
```

四、甾体皂苷的结构鉴定

甾体皂苷中糖部分的结构研究，包括糖的种类、糖与糖之间的连接顺序、连接位置、苷键的构型等，详见第四章，本章重点介绍甾体皂苷元的结构鉴定。

（一）紫外光谱

甾体皂苷元多数无共轭系统，因此在 $200\sim400nm$ 处无明显吸收。如果结构中引入孤立双键，羰基，α,β-不饱和酮基或共轭双键，则可产生吸收。例如含孤立双键苷元一般在 $205\sim225nm$ 有吸收（$\varepsilon900$ 左右），含羰基苷元在 $285nm$ 有一弱吸收（$\varepsilon500$），具 α,β-不饱和酮基在 $240nm$ 有特征吸收（ε 为 11000），共轭二烯系统在 $235nm$ 有吸收。

如果先用化学方法将不含共轭体系的甾体皂苷元，制备成具有共轭体系的反应产物，然后测定产物的紫外光谱，可以为结构鉴定提供线索。如果甾体皂苷元与浓硫酸作用，可在 $220\sim600nm$ 处出现吸收峰，甾体皂苷元中的 E 环和 F 环可能引起在 $270\sim275nm$ 处的吸收。测定其吸收值并与对照品的光谱对照，可以检识不同的甾体皂苷元，也可用于定量测定。

（二）红外光谱

甾体皂苷元分子中含有螺缩酮结构，在红外光谱中能显示出 980cm^{-1}（A），920cm^{-1}（B），900cm^{-1}（C）和 860cm^{-1}（D）附近的 4 个特征吸收谱带，其中 A 带最强。而且 B 带与 C 带的相对强度与 C-25 位的构型有关，若 B 带＞C 带，则 C-25 为 S 构型（即螺旋甾烷型），若 B 带＜C 带，则 C-25 为 R 构型（即异螺旋甾烷型），利用此特征可以区别 C-25 位二种立体异构体。如果是两种立体异构体的混合物，则 B 带和 C 带强度相近。

如果甾体皂苷元是 $\Delta^{25(27)}$ 衍生物，在 920cm^{-1} 附近有强吸收，也有由于 $>$C＝CH$_2$ 引起的 1658cm^{-1} 和 878cm^{-1} 吸收峰。如果 C-25 上有羟甲基取代，红外光谱变化较大，无法用上述四条谱带来讨论 C-25 的立体化学，其特征是 25S 在 995cm^{-1} 处出现强吸收，25R 在 1010cm^{-1} 附近出现强吸收。如果 F 环开裂则没有这种螺缩酮结构的 4 个特征吸收谱带。

（三）核磁共振谱

甾体皂苷元的氢谱和碳谱谱带特征较明显，所以核磁共振谱是甾体皂苷元结构研究的重要方法。

1. 氢核磁共振谱　甾体皂苷元在高场区亦出现因环上亚甲基和次甲基质子信号相互重叠堆积而成的复杂峰图。但其中可明显地见有 4 个归属于 18、19、21 和 27 位甲基的特征峰，其中 18-CH$_3$ 和 19-CH$_3$ 均为单峰，前者处于较高场，后者处于较低场；21-CH$_3$ 和 27-CH$_3$ 因和邻位氢偶合，都是双峰，后者处于较高场；如果 C-25 位有羟基取代，则 27-CH$_3$ 为单峰，并向低场移动。而且根据 27-CH$_3$ 的化学位移值可鉴别甾体皂苷元的两种 C-25 异构体，即 C-25 上的甲基为 α-取向（25R 型）时，其 CH$_3$ 质子信号（δ 约 0.70）要比 β-取向（25S 型）的 CH$_3$ 质子信号（δ 约 1.10）处于较高场。这两种 C-25 异构体在氢谱中的区别还表现在 C-26 上 2 个氢质子的信号，在 25R 异构体中 C-26 上二个氢的化学位移值相近，在 25S 异构体中则差别较大。还有 C-16 和 C-26 位上的氢是与氧同碳的质子，处于较低场，容易辨认。而其他各碳原子上氢的化学位移相近，彼此重叠，难于识别。

2. 碳核磁共振谱　甾体皂苷元碳原子上如有羟基取代，化学位移一般向低场位移 40～45。如羟基与糖结合成苷，则与糖基以苷键相连的碳原子（α 碳）信号发生苷化位移，再向低场位移 6～10；双键碳的化学位移在 115～150 范围内；羰基碳信号在 200 左右。16 位和 20 位连氧碳，其化学位移分别在 80 和 109 左右，这两个碳信号极具特征性。18、19、21 和 27 位的 4 个甲基的化学位移一般均低于 20。

^{13}C-NMR 谱对于鉴别甾体皂苷元 A/B 环的稠合方式及 C-25 异构体可提供重要的信息。甾体皂苷元 C-5 构型是 5α（A/B 反式）时，C-5、C-9 和 C-19 信号的化学位移值分别为 44.9、54.4 和 12.3 左右；如为 5β（A/B 顺式）时，则 C-5、C-9 和 C-19 信号的化学位移值分别为 36.5、42.2 和 23.9 左右。在螺旋甾烷型甾体皂苷中，27-CH$_3$ 信号的化学位移与 C-25 的构型有关，且因取向不同，还将显著影响 F 环上其他各碳信号的化学位移。在 22α-O、25R-系列中，27-CH$_3$ 信号位于 17.1＋0.1 处；在 22α-O、25S-系列中，27-CH$_3$ 信号位于 16.2＋0.2 处。

（四）质谱

由于甾体皂苷元分子中有螺甾烷结构，在质谱中均出现很强的 m/z139 的基峰，中等强度的 m/z115 的碎片离子峰及一个弱的 m/z126 碎片离子峰。这些峰的裂解途径如下：

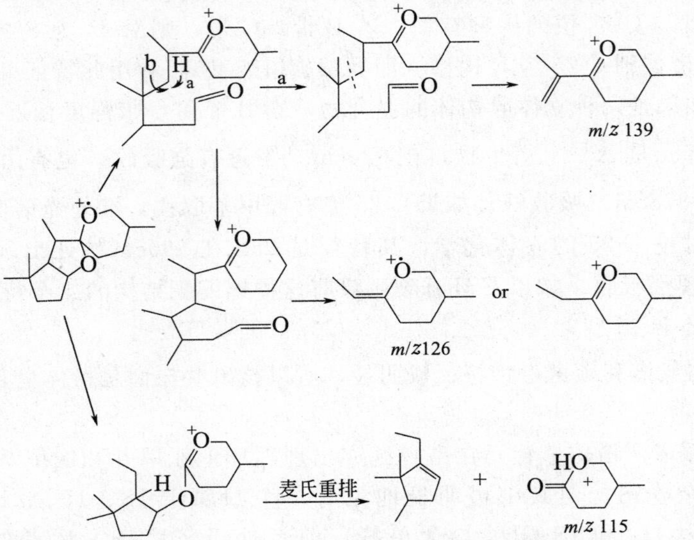

m/z 139

m/z126

m/z 115

麦氏重排

如果 F 环有不同取代，上述三个碎片峰则可发生相应质量位移或峰强度变化，因而对于鉴定皂苷元尤其是 F 环上的取代情况十分有用。

此外，还有来自甾核或甾核加 E 环的离子，主要有 m/z386，357，347，344，302，287，273 和 122 碎片离子，这些碎片离子可解释为下列各式：

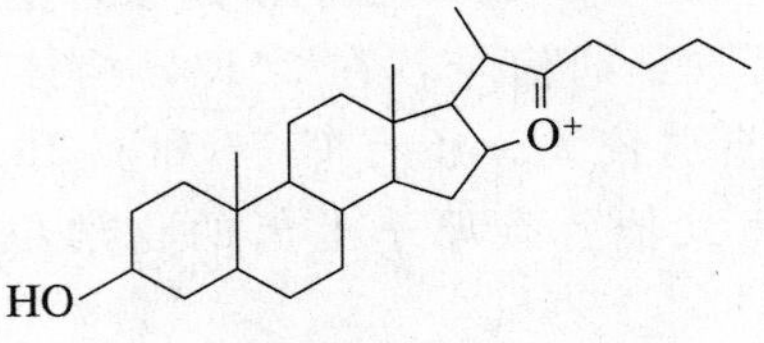

m/z 386 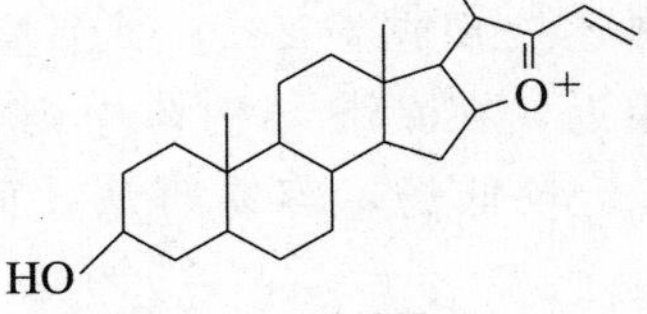 m/z 357 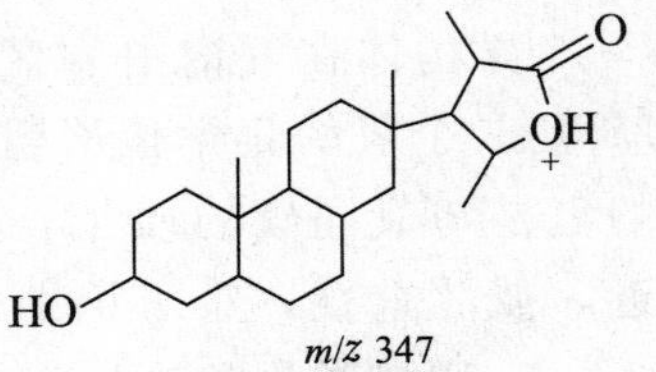 m/z 347

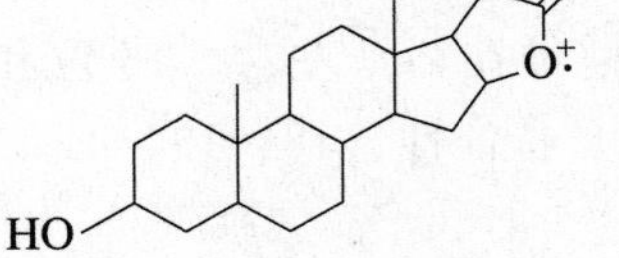

m/z 344 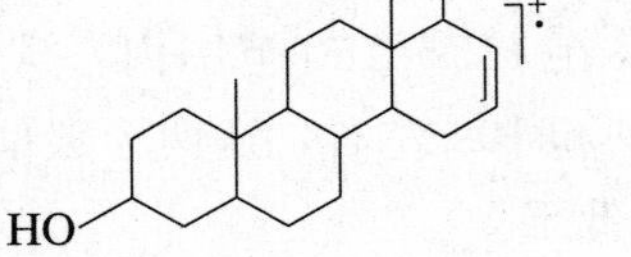 m/z 302 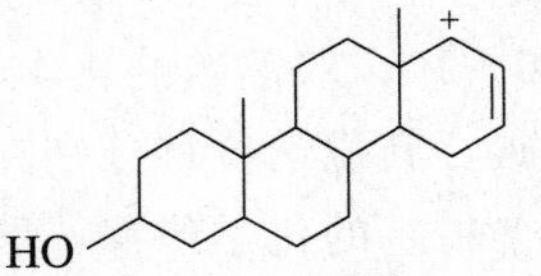 m/z 287

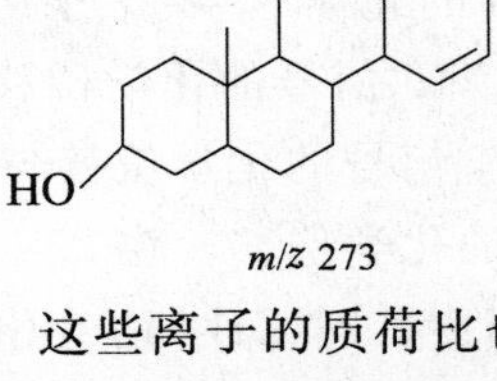

m/z 273 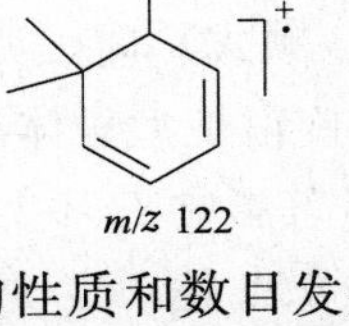 m/z 122 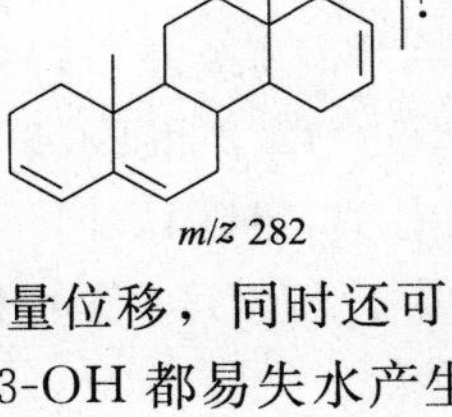 m/z 282

这些离子的质荷比也可因取代基的性质和数目发生相应的质量位移，同时还可能产生一些失水或失 CO 的离子，例如 C-5 和 C-6 间有双键的皂苷元，C-3-OH 都易失水产生 m/z282

的强峰，可能是因失水后形成共轭体系，较为稳定。

　　根据这些特征峰，可以鉴别是否为甾体皂苷元，并可推测母核上取代基性质、数目和取代位置等。

第四节　其他甾体化合物

一、C21甾类化合物

　　C21甾类化合物（C21-steroids）又称为孕甾烷类（pregnanes），是具有 21 个碳原子的甾体衍生物。是目前受到广泛关注的一类重要天然药物，具有镇痛抗炎、抗生育、抗抑郁等多方面的生物活性和药理作用；特别在抗肿瘤方面日益体现出其独特的优势，C21甾体具有诱导和促使肿瘤细胞微管蛋白聚合，抑制肿瘤细胞的分裂和增殖，从而达到抑瘤作用。该类化合物主要存在于萝藦科植物中，在玄参科、毛茛科、夹竹桃科等植物也有存在。其中，研究较多的含有 C21甾体苷的植物有白前属、牛奶菜属、肉珊瑚属、杠柳属等的一些植物。

　　（一）结构特点

　　C21甾类化合物的结构以孕甾烷（pregnane）或其异构体为基本骨架，甾体母核的稠合方式为 A/B 环顺式或反式，B/C 环反式，C/D 环顺式或反式。取代基有羟基、羰基、酯基、双键等，羟基一般在 C-3、C-8、C-12、C-14、C-17、C-20 位上为 β-羟基，C-11 位则可能为 α-羟基；羰基一般在 C-20 位；双键在 C-5、C-6 位；酯基则可能在 C-11、C-12、C-20 位。常见的母核结构类型有以下两种：

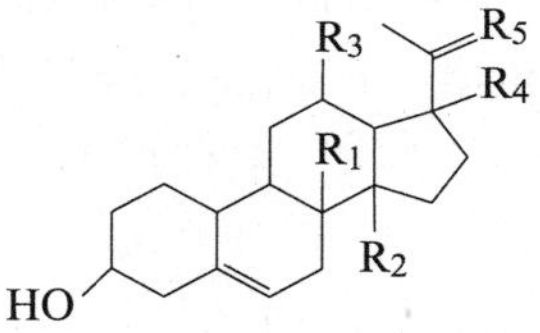

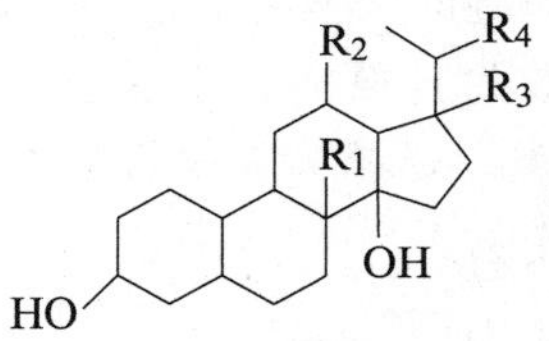

　　该类化合物可以游离存在，也可与糖结合成苷。糖链多数接在苷元 C-3-β-OH，也有少数化合物 C-20-OH 上连接有糖链。与苷元相连的糖除羟基糖外，多数为 2-去氧糖，糖链最多的含有 6 个糖。常见的有毛地黄糖、夹竹桃糖、洋地黄毒糖、黄夹竹桃糖及阿洛糖、葡萄糖等。

　　（二）提取分离

　　苷元的亲脂性较强，可溶于三氯甲烷、乙醚等亲脂性有机溶剂，可溶于乙酸乙酯，易溶于乙醇，难溶于水，在石油醚、己烷等强亲脂性有机溶剂也较难溶。

　　该类化合物的提取分离类似于强心苷类化合物，一般以乙醇或甲醇作为提取溶剂，提取液回收醇后，石油醚处理去亲脂性杂质，再以三氯甲烷-甲醇-水分配，含醇三氯甲烷层得总 C21甾体苷类。总苷以硅胶、Sephadex LH-20 等柱色谱方法分离，可得单体化合物。苷元的分离则可将总苷用酸水解后，乙醚提取得苷元。

　　（三）主要波谱特征

　　C21甾类化合物的[13]C-NMR 谱规律较强，如低场出现 δ210 左右的季碳信号，可推断为

C-20 位氧化的 C_{21} 甾类骨架；当存在 C-5、C-6 双键时，$\delta 140$ 和 120 左右会出现双键信号；若有羟基取代，则羟基取代的碳的信号明显比不取代时平均向低场位移 40；另外 C_{21} 甾体类化合物结构上的一大特征就是其 C-12 取代基变化非常多，以去乙酰萝藦苷元（deacety-metaplexigenin）为对照，有取代的化合物的 C-12 的化学位移与去乙酰萝藦苷元相比，向低场位移，而 C-11 与 C-13 的化学位移则向高场位移。除此以外，其他碳的化学位移区别不大。C_{21} 甾体苷的糖部分主要是一些去氧糖，成苷后，糖的 C-1 信号比相应的甲基苷向高场位移约 3，非端链糖的 α-C 信号向低场位移 6～9，β-C 信号向高场位移 2～5。

二、胆甾酸类

胆甾酸类（bile acids）是指动物的胆汁中含有羧基的一类甾体化合物，是胆烷酸的衍生物，在动物胆汁中通常与甘氨酸或牛磺酸以肽键结合成甘氨胆汁酸或牛磺胆汁酸并以钠盐形式存在。几乎所有家禽的胆汁中都含有这类化合物，如猪、牛、羊、鸡、鸭、鹅、兔、狗等，另外野生动物如熊、蛇、鸟类、蟾蜍等也含有这类化合物。

（一）结构特征

胆汁酸甾核由 24 个 C 组成 4 个环，A、B、C、D 环为甾体母核，C-17 连接戊酸基。四个环的稠合方式分别为 A/B 多为顺式稠合（母核称为胆甾烷酸），少为反式稠合（母核称为别胆甾烷酸）；B/C 为反式稠合；C/D 为反式稠合。

分子中常有羟基取代，其位置除 C-3 外，C-6、C-7、C-12 均可连有羟基，C_3-OH 以 α-构型居多，其他位置羟基可有 α 与 β 二种构型。C-10、C-13 连有甲基，C-17 连接戊酸基，甲基、戊酸基均为 β 构型。分子中有时有双键、羰基存在，有双键存在的胆甾酸称为胆甾烯酸。

在动物体内，以侧链的羧基与氨基酸以肽键方式结合，常以钠盐形式存在，形成结合胆甾烷酸。常见的氨基酸为甘氨酸、牛磺酸。在鱼类、两栖类、爬行类动物的胆汁中发现有 27～28 个碳的胆甾酸类，母核为粪甾烷酸。

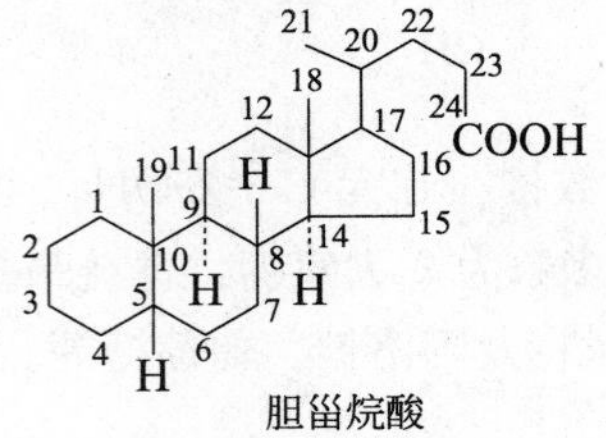

胆甾烷酸 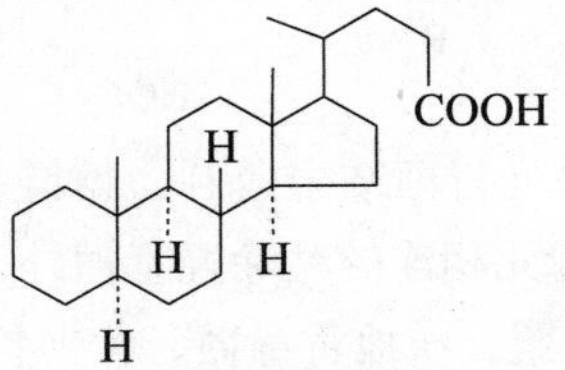　　　　　别胆甾烷酸 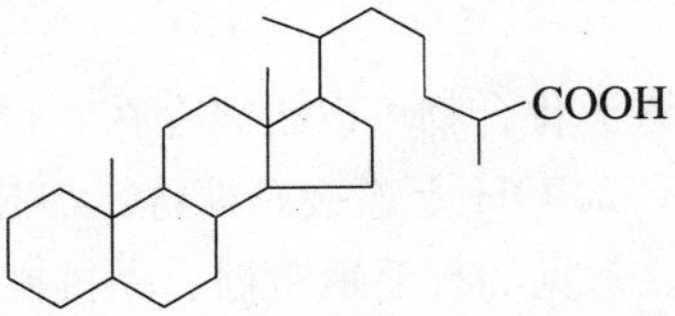　　　　　粪甾烷酸

H_2N-CH_2-COOH
甘氨酸

$H_2N-CH_2-CH_2-SO_3H$
牛磺酸

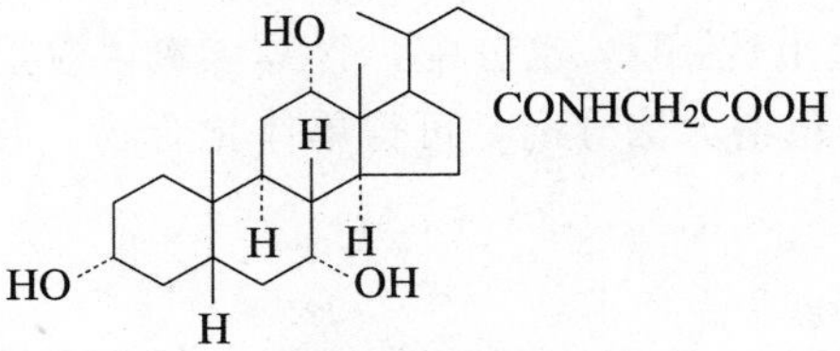

甘氨胆酸 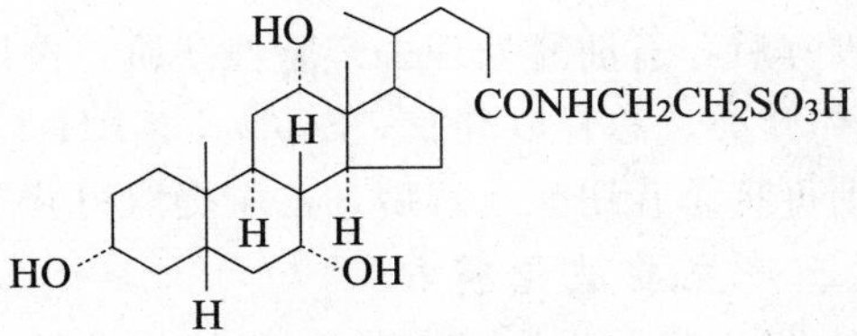　　　　　　　　　　　牛磺胆酸

表 11-6	主要胆甾酸及其在动物胆汁中的分布		
名　　称	取代基位置	熔点(℃)	分　布
石胆酸(lithocholic acid)	3-α-OH	186	牛、家兔、猪、胆结石
胆酸(cholic acid)	3-α,7α,12α-OH	198	牛、羊、狗、蛇、熊、鸟牛黄的主要成分
去氧胆酸(deoxycholic acid)	3-α,12α-OH	177	牛、兔、羊、猪牛黄的组成成分
α-猪胆酸(α-hyocholic acid)	3-α,6α,7α-OH	189	猪
α-猪去氧胆酸(α-hydroxycholic acid)	3-α,6α-OH	197	猪
β-猪去氧胆酸(β-hydroxycholic acid)	3-β,6α-OH	190	猪,特别在结石
	3-α,6β-OH	210	猪
鹅去氧胆酸(chenodeoxycholic acid)	3-α,7α-OH	140	鹅、牛、熊、鸡、猪
熊去氧胆酸(ursodeoxycholic acid)	3-α,7β-OH	203	熊

（二）化学性质

胆甾酸类化合物的化学性质体现在结构中所特有的一些功能基上，如羧基、羟基、羰基等。

1. 末端羧基的反应

（1）成盐反应（酸性）　游离胆甾酸难溶于水，即使是与氨基酸结合也较难溶于水，而游离胆甾酸或结合胆甾酸与碱成盐后，方可易溶于水，药用上以便做成各种剂型。也可利用胆甾酸加碱成盐溶于水，加酸游离沉淀析出的性质精制胆甾酸。动物体内的天然胆甾酸均以盐的形式存在，分泌于动物肠中作为乳化剂，以利于脂肪及脂溶性成分的吸收。如胆酸在水中的溶解度为 0.028%，而胆酸钠盐为 56%。

（2）酯化反应　胆甾酸的末端羧基酯化后，可降低其极性，从而与极性较大的杂质分开，有利于胆甾酸纯化。如胆甾酸与醇反应生成胆甾酸酯，结晶析出，胆甾酸酯加酸回流，即可得到游离的胆甾酸。

2. 甾环上羟基的反应

（1）乙酰化　甾环上的羟基乙酰化，使其极性降低，有利于胆甾酸的纯化和精制。如胆甾酸与酸酐反应，生成乙酰化的胆甾酸，结晶析出，在氯仿溶液中加碱回流，即可得到游离的胆甾酸。此外还可保护胆甾酸分子上的羟基，使其在提取分离过程中不至于氧化或还原。

胆酸 $\xrightarrow[\text{OH}^-/\text{MeOH}]{\text{Ac}_2\text{O}/\text{吡啶}}$ 乙酰胆酸

（2）氧化还原反应（制备去氧胆酸）　胆甾酸分子的甾环上多连接羟基，利用羟基的氧化还原反应，获取含量较低的一些去氧胆甾酸成分，还可作为合成其他胆甾酸的原料。

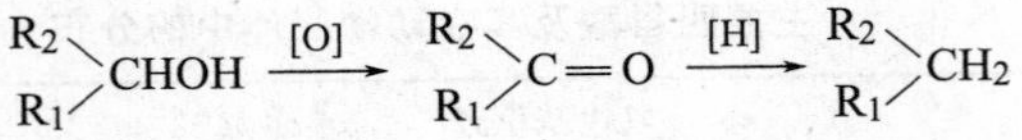

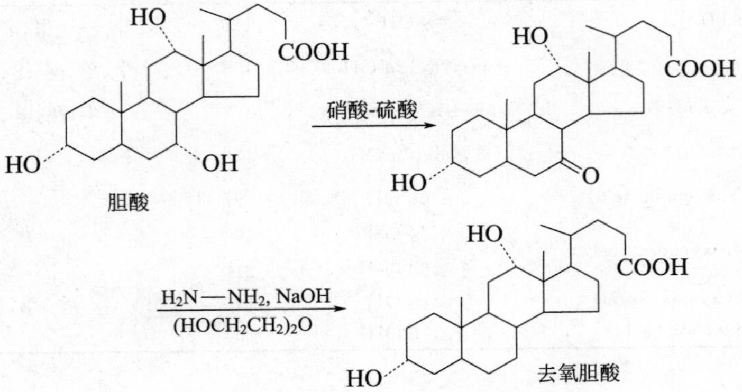

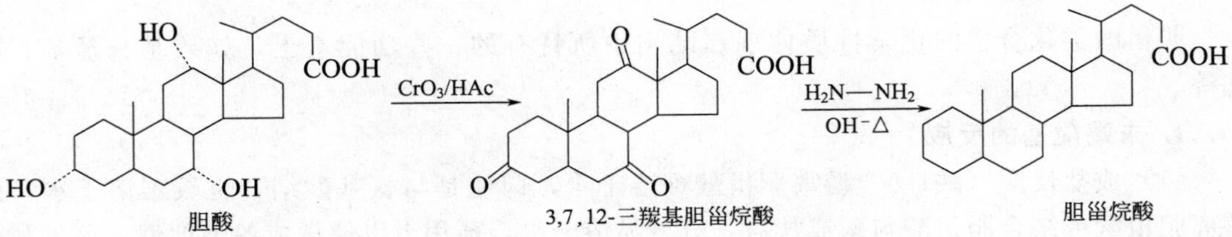

$$R_2R_1\text{CHOH} \xrightarrow{[O]} R_2R_1\text{C}{=}\text{O} \xrightarrow{[H]} R_2R_1\text{CH}_2$$

胆酸 $\xrightarrow{\text{硝酸-硫酸}}$

$\xrightarrow[\text{(HOCH}_2\text{CH}_2)_2\text{O}]{\text{H}_2\text{N—NH}_2,\ \text{NaOH}}$ 去氧胆酸

胆酸 $\xrightarrow{\text{CrO}_3/\text{HAc}}$ 3,7,12-三羰基胆甾烷酸 $\xrightarrow[\text{OH}^-\text{-}\Delta]{\text{H}_2\text{N—NH}_2}$ 胆甾烷酸

3. 显色反应

（1）Pettenkofer 反应　取胆汁 1 滴，加蒸馏水 4 滴及 10％蔗糖糖溶液 1 滴，摇匀，倾斜试管，沿壁加入浓硫酸 5 滴，置冷水中冷却，则在两液分界处出现紫色环。

其原理是蔗糖经浓硫酸作用生成羟甲基糠醛，后者可与胆汁酸结合成紫色物质。

（2）Gregory Pascoe 反应

$$\text{胆汁＋硫酸＋糠醛} \xrightarrow{\text{加热 65℃ 30 分钟}} \text{蓝色}$$

此法是以糠醛代替蔗糖，为 Pettenkofer 反应的改良法。取胆汁 1ml，加 45％硫酸 6ml 及 0.3％糠醛 1ml，塞紧振摇后，在 65℃水浴中放置 30 分钟，胆酸存在的溶液显蓝色。本反应可用于胆酸的定量分析，卫生部进口药品标准中牛黄即以此法检查，以检测其品种的真伪。

（3）Hammarsten 反应

$$\text{样品＋20\% CrO}_3/\text{HAC} \xrightarrow{\text{加热}} \text{胆酸显紫色}$$

取少量样品，用 20％铬酸溶液（20g CrO$_3$ 在少量水中，用乙酸加至 100ml）溶解，温热，胆酸为紫色，而鹅去氧胆酸不显色。

（三）提取分离

从动物胆汁中提取分离胆甾酸类化合物的主要依据是胆甾酸在动物体内的存在形式，胆甾酸在动物体内的含量多少，如牛胆中，胆酸及去氧胆酸较多，只有痕迹量的鹅去氧胆酸和石胆酸，而猪胆中几乎都是猪去氧胆酸及猪胆酸，以及胆甾酸在各类溶剂中的溶解性。

提取分离主要步骤是，首先取动物胆汁加碱皂化，使结合型胆甾酸皂化为游离型，皂化滤液酸化，使胆甾酸盐成为游离胆甾酸，再以有机溶剂提取，回收溶剂得粗晶，最后重结晶精制得胆甾酸纯品。

1. 胆酸（cholic acid）的提取分离 胆酸（3-α,7α,12α-三羟基胆甾酸）可作为配制人工牛黄及制备去氧胆酸的原料，以满足临床医疗需求。

胆酸在胆汁中主要以牛磺胆酸、甘氨胆酸的钠盐形式存在，牛、羊胆汁中的含量可高达6%。胆酸在水中的溶解度为 0.28g/L，乙醇中 30.56g/L，丙酮中 28.24g/L，乙醚中 1.22g/L，三氯甲烷中 5.08g/L，苯中 0.36g/L，冰醋酸中 152.12g/L，还可溶于碱液中。

胆酸的提取分离方法如下：

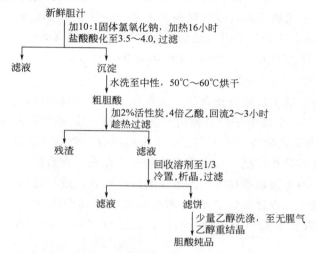

2. 去氧胆酸（deoxycholic acid）的提取分离 去氧胆酸（3α,12α-二羟基胆甾酸）具有松弛平滑肌的作用，是牛黄镇痉的主要有效成分。

去氧胆酸在胆汁中主要以牛磺胆酸、甘氨胆酸的钠盐形式存在，兔胆汁中含量较高。去氧胆酸在水中的溶解度为 0.24g/L，乙醇中 220.70g/L，丙酮中 10.46g/L，乙醚中 1.16g/L，三氯甲烷中 2.94g/L，苯中 0.12g/L，冰醋酸中 9.06g/L，还可溶于碱液中。

去氧胆酸的提取分离方法如下：

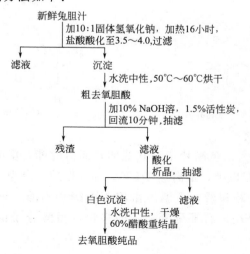

三、植物甾醇类

植物甾醇（phytosterols）是一种重要天然甾醇资源，也是一种存在于植物中的天然药用活性物质。在自然界中分布极广，虽含量不高，但它具有很高应用价值。近年来，随着科学研究特别是生命科学、油脂科学和工程技术迅猛发展，植物甾醇在甾体药物合成、医学、食品、化工等领域引起高度重视与关注。

被誉为"The key to life"的植物甾醇对高脂血症有辅助治疗效果，可延缓乳腺肿瘤的生长和扩散，摄入较多植物甾醇可降低胃癌发生率。β-谷甾醇可促进人类前列腺基质细胞生长因子 1（TGF-1）的表达和增强蛋白激酶 C-α 的活性，美国 Young Again Nutrition 公司将β-谷甾醇用于防治前列腺肥大药物 Better Prostate 的生产。

（一）结构特征

植物甾醇在结构上属于甾体类化合物，具有环戊烷骈多氢菲的母核，与其他甾体的不同点是 C-17 位连接 8～10 个碳原子链状侧链。甾体母核 A/B 环有顺式和反式两种稠合方式，B/C 环和 C/D 环均为反式稠合，绝大多数植物甾醇都有一个 $\Delta^{5,6}$ 双键。

植物甾醇在植物界分布广泛，几乎所有植物中均存在。在自然界主要以游离态或结合态存在，以结合态存在的多为以 3-OH 与糖形成的甾醇糖苷，或与酸形成的甾醇酯、甾醇脂肪酸酯、甾醇咖啡酸酯等。现已确认了 40 多种植物甾醇，其中以 β-谷甾醇（β-sitosterol）及其葡萄糖苷〔又称胡萝卜苷（daucosterol）〕、豆甾醇（stigmasterol）、α-菠甾醇（bessisterol）等为主。

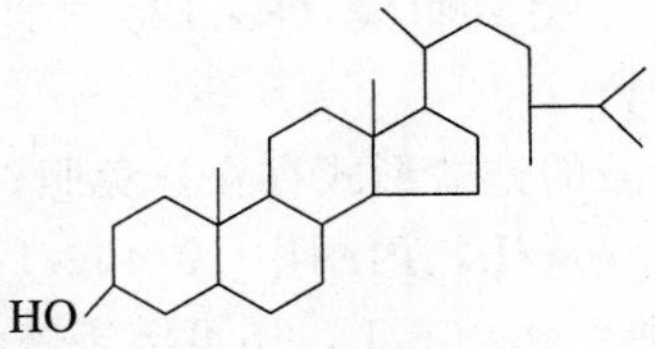

植物甾醇母核

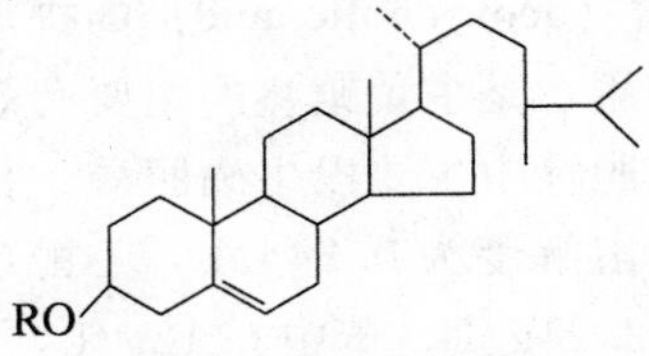

β-谷甾醇 R=H
胡萝卜苷 R=glc

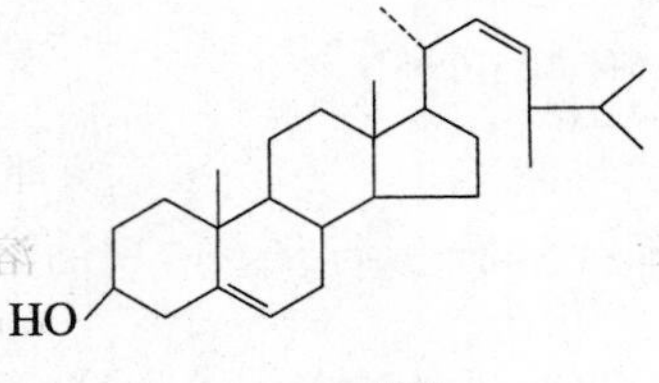

豆甾醇

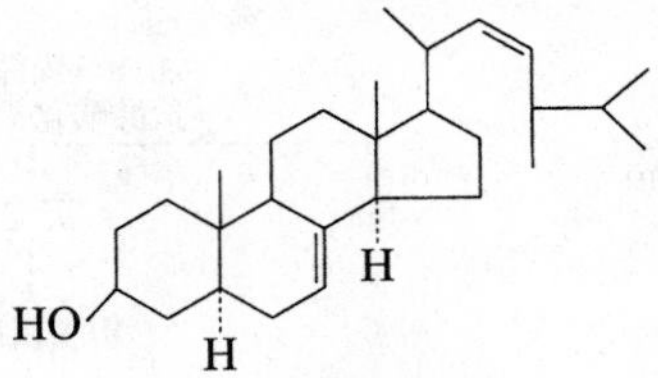

α-菠甾醇

（二）主要理化性质

游离的植物甾醇通常为白色鳞片或针状晶体，而甾醇酯、甾醇糖苷则多为白色固体粉末。熔点较高，都在 100℃ 以上，最高达 215℃。如豆甾醇熔点为 167℃～170℃。

植物甾醇不溶于水、碱和酸，常温下微溶于丙酮和乙醇，可溶于多种亲脂性有机溶剂，如乙醚、苯、三氯甲烷、石油醚等。一般来说，甾醇分子的侧链基团越大，其亲脂性越强。

甾醇的化学性质主要表现在活性的羟基和双键上，C-17位上的烃链基及构型也使各种甾醇的性质在某些方面出现差异，如甾醇能被氧化生成酮，在高温条件下发生分解和升华。

许多植物甾醇具有抗氧化能力，特别是 Δ^5 燕麦甾醇、Δ^7 燕麦甾醇、α-谷甾醇具有阻止不饱和脂肪酸在高温加热条件下发生氧化降解的功能。具有抗氧化功能的植物甾醇的共同特征是它们分子侧链上都有一个亚乙基。

（三）提取分离

1. 提取　植物甾醇常与油脂共存，在提取分离时可用皂化法使油脂皂化为可溶于水的钠皂或钾皂，而与不溶于水的不皂化物分离，不皂化物中即含有甾醇。

常规化学提取法不仅溶剂耗量大，生产废料多，能量消耗大，而且甾醇得率低。超临界流体的萃取，用无污染的超临界气体如 CO_2 作分离流体，不产生新的污染源，不发生化学反应，保持了产物的天然特性。利用超临界技术，通过温度、压力的控制，可以萃取出几乎全部的植物甾醇。超临界流体中通过加入夹带剂如甲醇、乙醇、甲基叔丁基醚等，可以选择性提取谷甾醇，菜籽甾醇，菜油甾醇，豆甾醇等。不同助溶剂，甾醇提取的压力、温度也不同。

利用超临界 CO_2 萃取技术，在不同温度、压力条件下，从不同天然原料中萃取甾醇的研究如表 11-7 所示。

表 11-7　　　　　　　　　　　　超临界 CO_2 萃取甾醇的研究

原　料	压力（MPa）	温度（℃）	萃取率（%）	含量（%）
菜籽油	25.0～35.0	40.0～60.0	1.8～2.0	85.0～92.2
小麦胚芽油	12.0～20.0	20.0～55.0	—	—
米糠油	20.5～32.0	45.0～80.0	—	1.63～2.15
大豆油脱臭馏出物	15.0～30.0	40.0～60.0	41.0～85.0	50.0～95.0

注："—"为未测定

2. 分离与精制　植物甾醇一般具有极其相似的基本结构，其差别仅表现在 1～2 个双键或 1～2 个碳上，所以植物甾醇之间的物理性质差异较小，给分离带来一定的困难。目前工业上的分离精制有用溶剂结晶法、络合法或两种方法结合，还有采用湿润剂乳化分离法。实验室精制较多采用吸附法、酶法、分子蒸馏分离法等多种方法。

（1）溶剂结晶法　溶剂结晶法是植物甾醇分离提纯的主要方法。其原理是利用各个甾醇在溶剂（单一或混合系统）中溶解度的差异，进行多级分步结晶。所用的溶剂主要有甲醇、乙醇、异丙醇、丙酮和乙酸乙酯等。但使用单一溶剂分离混合甾醇时，产品的纯度通常不高，需进一步精制。

根据混合植物甾醇中的主要成分豆甾醇和 β-谷甾醇在有机溶剂中溶解度的差异，以及溶解度随温度变化的差异，以环己酮为溶剂，混合植物甾醇经过 3 次分级结晶后，β-谷甾醇含量达到 87%，以环己酮或正戊醇为溶剂通过 5 次重结晶后豆甾醇含量达到 92%。但溶剂结晶法在大规模的工业化生产中存在反应步骤多、成本高、操作困难、环境污染大、溶剂回收率低等缺点。

（2）蒸馏法　蒸馏法是利用高真空条件下物质的蒸气压及分子自由程的差异的原理提取

甾醇物质。根据预处理方法的不同可以分为真空蒸馏或分子蒸馏。该工艺目前是工业化生产的主要方法之一，同时也用于实验室精制甾醇。

（3）络合法　络合法是利用甾醇和其他物质的可络合性，及其生成络合物的溶解度存在差异的原理来分离甾醇。该方法的主要流程如下所示。

原料→皂化→酸分解→萃取→络合反应→分离络合物→络合物分解→甾醇粗制品

络合法所用络合形成剂主要包括有机酸、卤酸、尿素和卤素碱土金属盐。有机酸有草酸、琥珀酸、苹果酸等；卤酸有盐酸、氢溴酸；卤盐有氯化锌、氯化钙、溴化钙、氯化镁、溴化镁、氯化亚铁等。络合反应溶剂可用石油醚、异辛烷。实验证明，络合法产品纯度高，收率也较高。实验室采用卤盐络合法可从粗甾醇中制取白色结晶状植物甾醇，总甾醇含量在95％以上。

（4）色谱分离法　目前用色谱法对植物甾醇进行分离的方法有薄层色谱法、柱色谱法、高效液相色谱法、高速逆流色谱法等。

利用薄层色谱分离植物甾醇的研究工作进行的比较早。在硅胶板上可以分离游离甾醇、甾醇酯、游离脂肪酸、脂肪酸甘油酯等不同组分。为了使各组分达到完全分离，采用反相薄层色谱法，用 Whatman C_{18} 板，以乙腈-三氯甲烷（40∶35）做展开剂对甾醇单体进行分离，得到了较好的分离效果。薄层色谱法简便快捷、成本低，但分离产物的回收较麻烦，需刮下含有相应甾醇的硅胶，然后用溶剂萃取回收。

吸附柱色谱是常用的分离纯化甾醇的色谱方法。吸附剂采用硅胶、氧化铝，洗脱剂可选用庚烷-乙酸乙酯、己烷-甲醇、乙醚-甲醇、石油醚-丙酮等混合溶剂梯度洗脱。柱色谱是一种分离甾醇的有效方法，但是存在洗脱时间过长，溶剂耗费量大的缺点。

对植物甾醇的分析和制备多用高效液相色谱法。常采用 Supeclo C_8 或 C_{18} 反相柱色谱，流动相为乙腈-水（86∶14）或甲醇-水（99∶1），紫外检测波长 208nm，豆甾醇和 β-谷甾醇、岩藻甾醇、菜籽甾醇等均可得到较好的分离。如用 Polaris C_8-A 色谱柱，乙腈-异丙醇-水（2∶1∶1）为流动相，从样品中制备出六种植物甾醇单体。制备型高效液相色谱可以获得足够量的植物甾醇单体纯品以满足生物化学和分子生物学研究的需要。

高速逆流色谱属于液-液分配色谱，逆流色谱不用固态载体或支撑体，因而避免了由吸附作用引起的样品损失和样品组分的化学变性。同时，高速逆流色谱分辨率高，分离速度快，可直接纯化粗制样品。如选用庚烷-乙腈-乙酸乙酯（5∶5∶1）溶剂系统，用高速逆流色谱分离了混合植物甾醇中的 β-谷甾醇和菜油甾醇。收率分别为 56％和 50％，纯度可达97％和 91％。

四、植物蜕皮素（phytoecdysones）

蜕皮素是昆虫的内源激素，在昆虫生理过程中控制其生长发育，促进蜕皮。最初从蚕蛹中分离到了 α-蜕皮素（α-ecdysone）、β-蜕皮素（β-ecdysone），至今从昆虫界得到了七个蜕皮激素类化合物。上个世纪 60 年代中期，从台湾罗汉松中发现了具有与昆虫蜕皮素类似结构的化合物，并发现具有类似的促进昆虫蜕皮的活性。之后植物蜕皮素（phytoecdysones）

大量发现，也发现分布较广的 β-蜕皮素和 α-蜕皮素，至今已从植物界发现了 110 余种这类化合物。因此，植物蜕皮素是指具有与昆虫蜕皮激素结构类似的 7-烯-6-酮官能团的一类多羟基甾醇化合物。

植物蜕皮素作为典型的次生代谢产物，其较少具生理活性，但有不少生态化学家认为，植物蜕皮素在昆虫界协同进化过程，起着独特的生态化学物质作用，具体作用至今尚不明了。

植物蜕皮素在植物界分布非常广泛，迄今为止，超过了 80 个科植物中发现了这类化合物，而 β-蜕皮素在植物界分布最广，几乎在所有含有植物蜕皮素的植物中都有发现，在蕨类、裸子植物、被子植物都发现这类物质存在。较为集中存在的有蕨类植物和种子植物，如罗汉松科、紫杉科、苋科、菊科、石竹科、鸭跖草科、唇形科、百合科、桑科、毛茛科、旌节花科、马鞭草科、防己科等。

（一）结构特征

植物蜕皮素具有甾体母核，A/B 环多为顺式稠合，个别为反式，A/B 环为反式者蜕皮活性降低或消失；B/C 环为反式；C/D 环大多为反式。甾体母核上具有 C-6-羰基、C-7-双键。环上多连接有羟基。植物蜕皮素具有结构多样性的特点，而这正是植物遗传多样性的具体表现。

从目前已分离得到的植物蜕皮素的结构进行分析：

1. 基本碳架 植物蜕皮激素不但有 C-27 型的，而且还有 C-28、C-29 型的化合物。昆虫界发现的 7 个蜕皮激素类为 C-27 型，而 C-28、C-29 型的植物蜕皮素仍然有不同程度的昆虫蜕皮活性。

2. 氧化程度 含 5～6 个羟基取代的化合物居多，但也有仅有 1 个羟基取代的，如 deoxyviperidone；而氧化程度高的可含 8 个羟基取代，如 ajugasterone D。也有侧链上氧化成羟酸后脱水形成内酯环。除了 14、20 这些常见的叔羟基外，甾核上的 5，9 位也有被氧化成叔羟基的。

3. 双键位置 烯键在 $\Delta^{9(11)}$ 和 $\Delta^{14(15)}$，与 $\Delta^{7(8)}$ 形成共轭双键的较多，也有双键 $\Delta^{(5)}$ 与 6-酮形成共轭的，如 14-α-hydroxypinnasterol。而有的则是双键移动到 $\Delta^{8(9)}$ 与 $\Delta^{14(15)}$ 形成共轭双键的，如 podecdysone。

4. 酯化与丙酮缩合物 除了侧链氧化后形成内酯外，外源有机酸、无机酸也会形成这类物质的酯，较常见的除乙酸酯外，还常有肉桂酸酯、苯甲酸酯和对羟基肉桂酸酯等。另外，ecdysone-22-sulfate，是 α-ecdysone 在 22 位上的磺酸钠盐，在植物界众多羟基化合物中，天然磺酸化的化合物是微乎其微，而且 α-ecdysone 出现在 C-22 位上是极少的。

2、3 位羟基和 20、22 位羟基之间都有丙酮缩合物存在，如 20-hydroxyecdysone-2,3-acetonide，20-hydroxyecdysone-20,22-acetonide。多数具有邻羟基的常见位置都有丙酮缩合物。

5. 糖苷化 已发现 11 个连接糖基的植物蜕皮素，糖基接在 C-3 位、C-22 位上的较多。糖的种类有葡萄糖、半乳糖、鼠李糖等。C-22 位羟基容易接上糖基、酯基是这类化合物的一个特点。

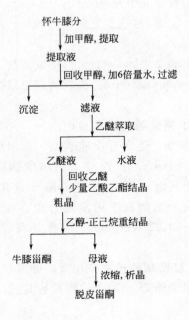

植物蜕皮素母核   α-蜕皮素   β-蜕皮素

ecdysone-22-sulfate   20-hydroxyecdysone-2,3-acetonide

（二）提取分离

植物蜕皮素类化合物分子中含多个羟基，极性较大，易溶于水、甲醇、乙醇、丙酮，难溶于正己烷、石油醚等。具有甾体母核的颜色反应。

从植物中提取植物蜕皮素类化合物多用醇类溶剂提取，提取物用乙醚除去脂溶性成分后以乙酸乙酯或正丁醇萃取，再结合沉淀法、结晶法及色谱法等分离。如怀牛膝（*Achyanthes bidentata* Bl.）中脱皮甾酮（α-蜕皮素，α-ecdysone）及牛膝甾酮（cyasterone）的提取分离：

```
              怀牛膝分
                │ 加甲醇,提取
              提取液
                │ 回收甲醇,加6倍量水,过滤
        ┌───────┴───────┐
       沉淀            滤液
                        │ 乙醚萃取
                ┌───────┴───────┐
             乙醚液            水液
                │ 回收乙醚
                │ 少量乙酸乙酯结晶
              粗晶
                │ 乙醇-正己烷重结晶
        ┌───────┴───────┐
     牛膝甾酮          母液
                        │ 浓缩,析晶
                     脱皮甾酮
```

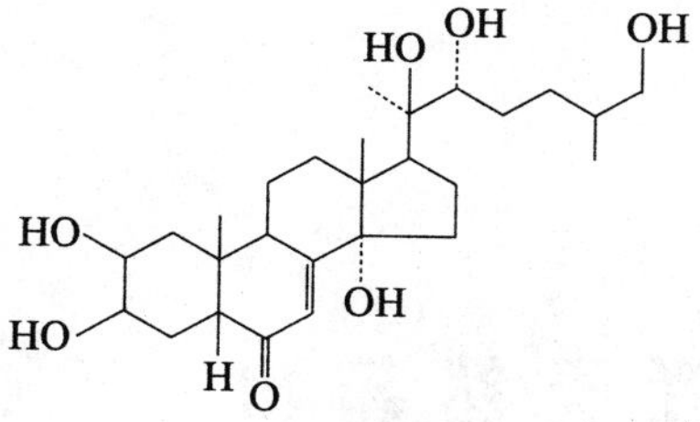

牛膝甾酮 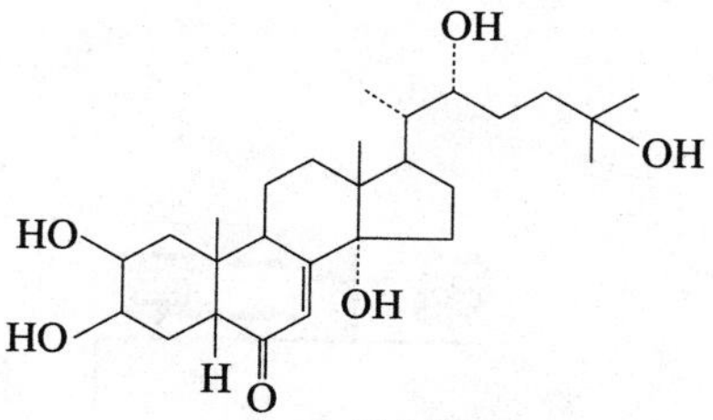　　　　　　　脱皮甾酮

主要参考文献

[1] 沈平，王三龙，刘锡葵，等．一种新强心苷类化合物的结构鉴定及其活性研究［J］. 中国药物化学杂志，2002，12（5）：26

[2] 和晶，金丹．地高辛血药浓度监测回顾分析及临床意义［J］．中国医院药学杂志，2002，22（10）：716

[3] 周全诚，吴谋成．超临界 CO_2 萃取技术在油脂工业中的应用［J］．中国油脂，2003，28（3）：17-20

第十二章
海洋天然药物

　　海洋天然药物是指以海洋生物及海洋矿产资源为药源，运用现代方法和技术制得的有效药物，包括海洋植物药、海洋动物药和海洋矿物药。海洋生物体内一些结构奇特、新颖的化学物质具有药理特异性、高活性和多样性，已成为天然药物的重要来源。

　　占地球表面积 70.8% 的海洋是一个巨大的天然产物宝库。海洋生物物种占地球生物的 87%，地球上动物界的 32 个门类中，有 22 个门类生活在海洋中。据估计约有 50 余万种动物和 13000 余种植物栖息于海洋环境之中，海洋生物物种的丰度远高于陆地生物。海洋不仅是巨大的物质宝库，还是潜力巨大的天然药源。海洋药用资源蕴藏十分丰富，涉及海洋生物 5 个生物界、44 个生物门、20278 种。世界各国对海洋天然药物的研究与开发方兴未艾，我国也越来越重视对海洋天然药物的研究与开发。我国海岸线长 1.8 万多公里，海域面积约 500 万平方公里，海洋生物资源丰富，为海洋药物的研究与开发提供了基础。

　　海洋天然药物的研究，从 1964 年日本学者研究河豚毒素（tetrodotoxin，TTX）为开端，到 1968 年美国 NIC 对海洋生物资源的抗癌活性筛选使海洋药物的研究成为一个独立的领域。70 年代以后扩大到抗病毒、免疫抑制、强心、抗炎等物质的研究，80 年代以抗菌、抗霉菌为多。随着新的生物技术如基因工程、细胞工程和酶工程的研究与应用，进一步促进了海洋药物的研究与开发，至 90 年代，海洋生物学已成为一门成熟的研究学科，为海洋天然药物研究奠定了良好的基础。目前，主要以抗心脑血管病、抗艾滋病等研究为主。美、日、英、法、俄等国分别推出包括开发海洋天然药物在内的"海洋生物技术计划"、"海洋蓝宝石计划"、"海洋生物开发计划"等，投入巨资发展海洋药物及其他海洋生物技术。美国 NIC 每年研究、检测的上万个天然产物中，1/4 来自海洋生物。海洋天然药物这一新生领域已成为世界关注的热点。

　　我国是世界上最早应用海洋天然药物的国家。公元一世纪的《神农本草经》中收载海洋药物约为 10 种，到 1596 年李时珍的《本草纲目》中海洋药物达 90 余种。至 1765 年，《本草纲目拾遗》中海洋药物总数发展到 100 余种。目前，可作药用的海洋生物达 1000 余种。《中国药典》（2010 年版一部）收载了海藻、瓦楞子、石决明、牡蛎、昆布、海马、海龙、海螵蛸等 10 余个品种。其他主要还有玳瑁、海狗肾、海浮石、鱼脑石、紫贝齿及蛤壳等。

表 12-1　　　　　已发现的活性海洋天然产物主要结构类型和生物来源

生物活性	主要结构类型	主要生物来源
抗肿瘤	核苷类、酰胺类、聚醚类、萜类、多糖、大环内酯类、肽类	海绵、海鞘、软珊瑚、柳珊瑚、海兔、苔藓虫
抗心血管疾病	萜类、多糖类、高不饱和脂肪酸类、生物碱类、肽类、核苷类	藻类、鱼类、海绵、珊瑚
抗病毒	萜类、核苷类、生物碱类、多糖类、杂环类、脂肪酸类、糖酯类、丙烯酸类、苯酚类	海绵、珊瑚、海鞘、海藻
抗菌、抗炎	吲哚类、酮类、多糖类、多肽类、N-糖苷类、β-胡萝卜素类	珊瑚、海绵、细菌、真菌、海藻
镇痛、神经毒(海洋毒素)	氨基酸类、脂肪酸类、生物碱类、皂苷类、萜类、大环内酯类、聚醚类、肽类及蛋白质类	微藻、鱼类、贝类、海绵及棘皮动物

　　我国已有多种海洋药物获准上市,如河豚毒素、多烯康等。在海洋多糖及寡糖类药物研究方面形成了特色,如源于海藻多糖的藻酸双酯钠、甘糖酯等药物,在临床上已成功用于心脑血管疾病的防治。已应用于临床的海洋药物见表 12-2。

表 12-2　　　　　国内已应用于临床的海洋天然药物

药物名称	来源	主要成分结构类型	临床功效
藻酸双酯钠	海洋褐藻	多糖硫酸酯	抗凝血、降低血黏度、降血脂
甘糖酯	海洋褐藻	低分子多糖	抗凝血、抗血栓、降血脂
海力特	昆布、麒麟菜	多糖硫酸酯	免疫调节、保肝、治肝炎
降糖宁	海藻	复方多糖	降血糖
螺旋藻	螺旋藻	脂肪酸、多糖、β-胡萝卜素等	治疗高脂血症,延缓动脉粥样硬化,增强免疫力
甲壳胺	虾、蟹	甲壳聚糖(甲壳胺)	促进创伤愈合
鱼油烯康	深海鱼类	不饱和脂肪酸	降低血黏度、降血脂、降血压、抑制血栓形成
海昆肾喜	海洋褐藻	多糖硫酸酯	用于各种肾病
河豚毒素	河豚	生物碱类	镇痛、局麻、解痉

第一节　海洋天然药物的结构类型

　　海洋生物资源极其丰富,但人们对海洋生物的认识却相当有限,利用率仅为 1% 左右。已有的研究表明,海洋天然产物的结构千差万别,新的骨架结构不断被发现。目前,已从各种海洋生物中分离获得 20000 余种海洋天然产物,新发现的化合物以平均每 4 年增加 50% 的速度递增。海洋天然产物结构涵盖大多数的主要结构类型,包括糖、多糖和糖苷、氨基酸、环肽、多肽及蛋白质、无机盐、皂苷类、甾醇类、生物碱类、萜类、大环内酯类、核苷、聚醚类、不饱和脂肪酸、类胡萝卜素及前列腺素类似物。其中结构特殊、生物活性明显的化合物类型有大环内酯、聚醚、肽类、C_{15} 乙酸原化合物、前列腺素类似物等。

一、大环内酯类化合物

　　大环内酯(macrolides)或称巨环内酯是指分子结构中由 10～60 余个单元组成的一类环内酯类化合物,是海洋生物中最常见的一类化合物。大环内酯属于天然产物中的多烯酮类。内酯环上的羟基可与去氧氨基糖或 6-去氧糖缩合成碱性苷。结构中的内酯环对酸、碱不稳定,在体内也易被酶分解,可丧失或降低活性。大环内酯类化合物大多具有抗肿瘤、抗菌活性，主要分布于蓝藻、甲藻、海绵、苔藓虫、被囊动物和软体动物及某些海洋菌类中。

根据其结构不同，主要又分为以下几种类型。

（一）简单大环内酯类

简单大环内酯类化合物结构中仅有一个内酯环，环上仅有羟基或烷基取代，为长链多不饱和脂肪酸形成的内酯。

如来源于软体动物和海洋微生物的 aplyolide A、B、C，为海洋动物自身的化学防御物质，有强的毒鱼活性。

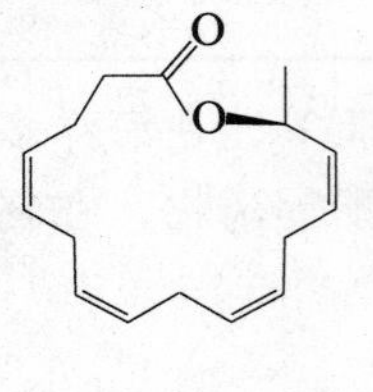

aplyolide A 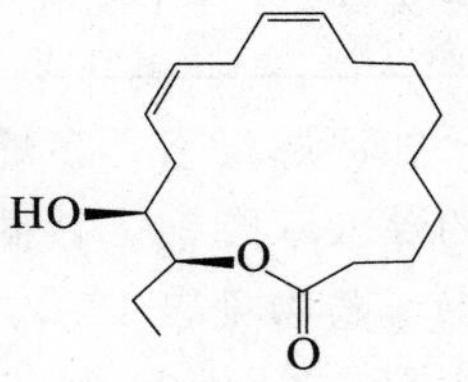   aplyolide B 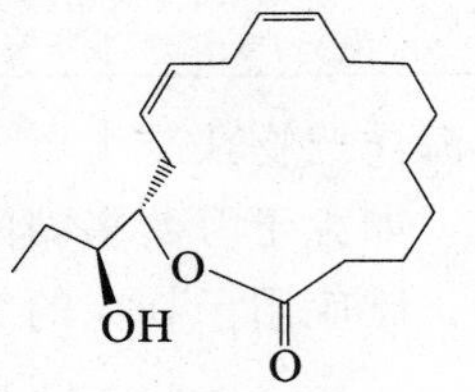   aplyolide C

（二）含有氧环的大环内酯类

含有氧环的大环内酯类化合物环上含有氧环，氧环可为三元、五元、六元不等。氧环的生物合成可能为大环内酯环上双键、羟基在次生代谢过程中氧化、脱水所形成。

草苔虫内酯（bryostatin）具有很强的细胞毒活性，1982 年美国 Pettit 教授所领导的小组首先从一种海洋苔藓类动物——总合草苔虫（*Bugula neritana*）中分离得到。随后，美国、日本和中国的科学家先后从总合草苔虫中发现了 19 种草苔虫内酯。但不同采集地点得到的总合草苔虫中草苔虫内酯的组成会有很大差异，其主要草苔虫内酯成分的含量也会明显不同。中国海域总合草苔虫中以 bryostatin 4 含量最高，其次为 bryostatin 5。

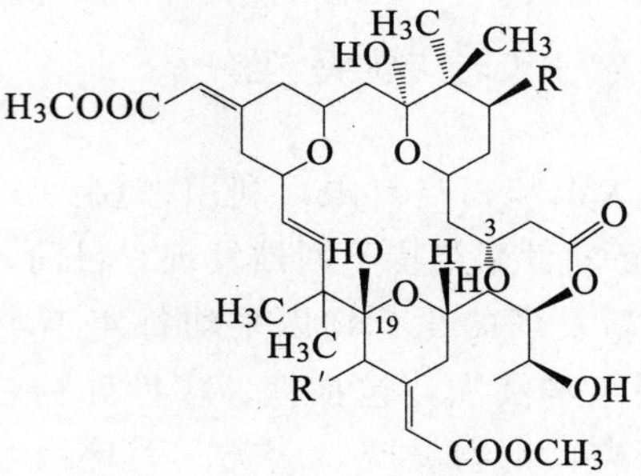

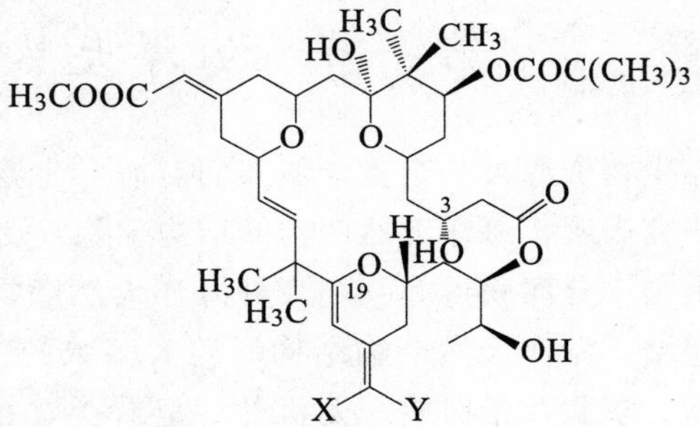

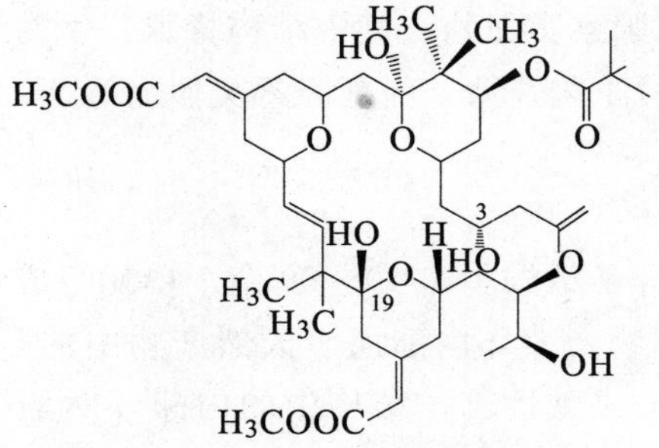

bryostatin 4:R=OCOC(CH$_3$)$_3$, R$'$=OCO$_n$=Pr18
bryostatin 5:R=OCOC(CH$_3$)$_3$, R$'$=OAc
bryostatin 6:R=OCO$_n$-Pr, R$'$=OAc
bryostatin 7:R=OAc, R$'$=OAc
bryostatin 8:R=OCO$_n$-Pr, R$'$=OCO$_n$-Pr
bryostatin 9:R=OAc, R$'$=OCO$_n$-Pr
bryostatin 10:R=OCOC(CH$_3$)$_3$, R$'$=H
bryostatin 16:X=H, Y=CO$_2$CH$_3$
bryostatin 17:X=CO$_2$CH$_3$, Y=H

bryostatin

（三）多聚大环内酯类化合物

多聚大环内酯类化合物的结构中环上具有一个以上的酯键。

如来源于红藻和海洋微生物的 celletodiol 异构体，具有一定的抗真菌活性。

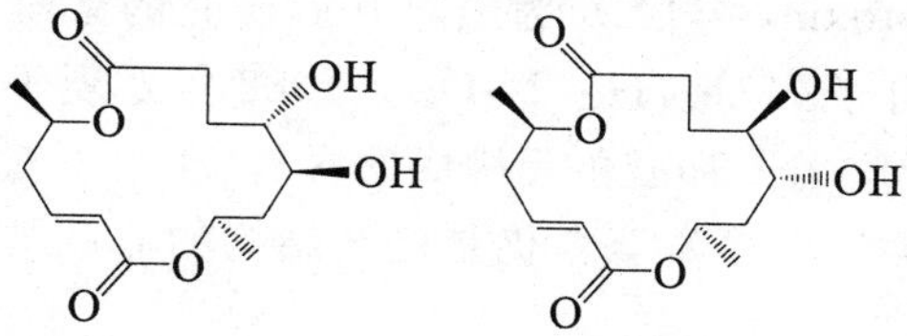

celletodiol　　　　isocelletodiol

除上述类型外，海洋天然药物中还可见含有氢化吡喃螺环、含有氮原子、含有硼原子的大环内酯类化合物。这些化合物多具有抗肿瘤活性，且不易产生耐药性。

二、聚醚类化合物

聚醚类化合物是一类化学结构独特、毒性强烈并具有广泛药理作用的天然毒素，目前已发现的聚醚类化合物按其理化特征可归纳为三类。

（一）脂溶性聚醚

脂溶性聚醚类化合物的结构中含有多个以六元环为主的醚环，醚环间以反式稠合，稠合后聚醚的同侧为顺式结构，氧原子相间排列成一个梯子样结构，故有"聚醚梯"之称。聚醚梯上有无规则取代的甲基，极性低，为脂溶性毒素。

如从 *Gambierdiscus toxicus* 中分离得到的 maitotoxin，是目前分离得到的结构最大的聚醚类化合物，被认为是毒性最大的非蛋白质类化合物，有显著的抗肿瘤作用。

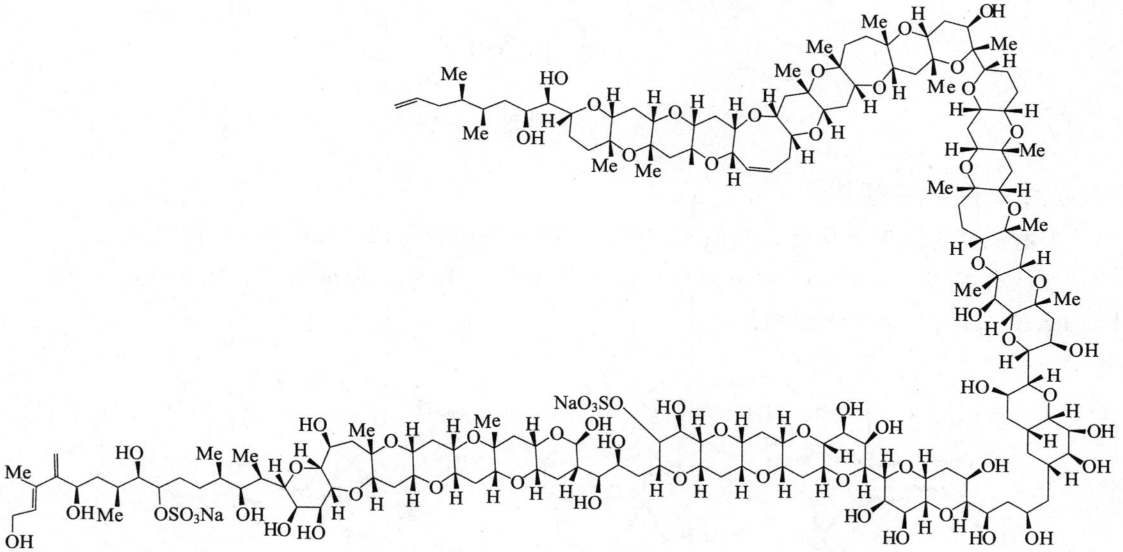

maitotoxin

（二）水溶性聚醚

水溶解性聚醚有高度氧化的碳链，结构中仅有部分羟基形成醚环，多数羟基游离。因分子中多羟基，故极性较大，水溶性较大。

如岩沙海葵毒素（palytoxin，PTX）为最早开展研究的聚醚毒素，最初发现于剧毒岩海葵，分子量为 2678.6，分子式 $C_{129}H_{223}N_3O_{54}$。1982 年发现了其全部立体结构，证明此类毒素是一些不饱和脂肪链和若干环醚单元构成的含有 64 个不对称手性中心的复杂有机分子，故其属于脂链聚醚毒素类。PTX 至今仍是已知结构的非肽类天然生物毒素中毒性最强和结构最复杂的化学物质。

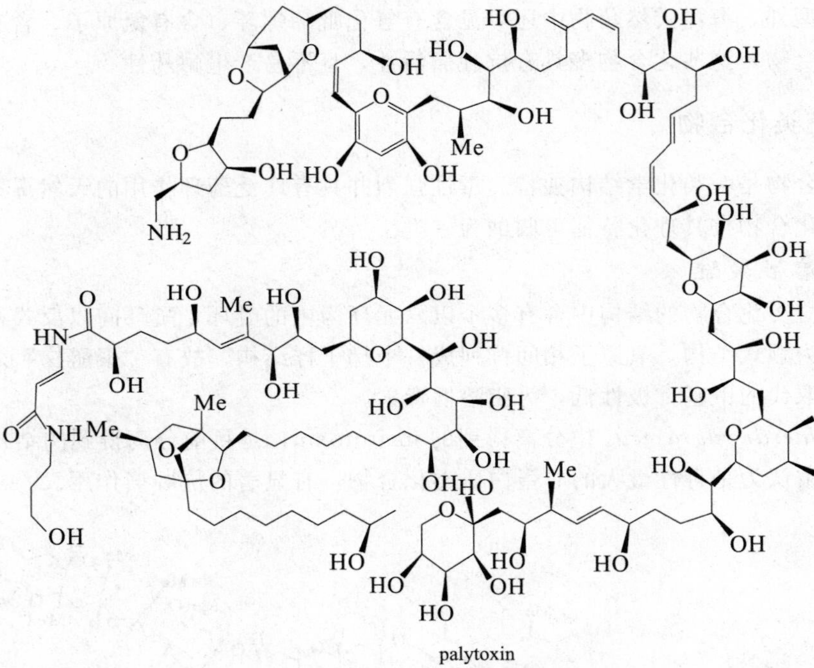

palytoxin

（三）聚醚三萜

聚醚三萜为高度氧化物，类似于三萜，生源过程由角鲨烯（squalene）衍生而来。

如从海绵 *Siphonochalina siphonella* 中分离得到的 sipholenone B、sipholenol、sipholenone A，具有较强的抗结核活性。

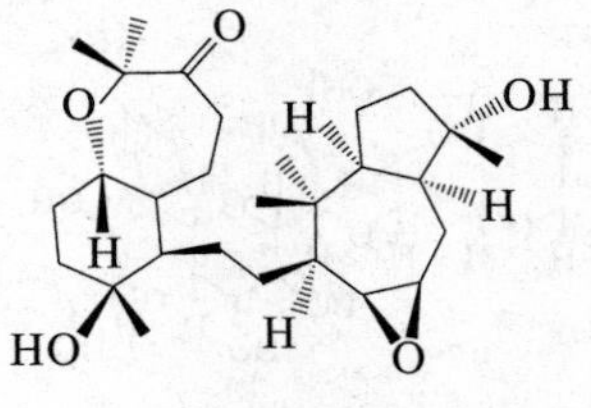

sipholenone B 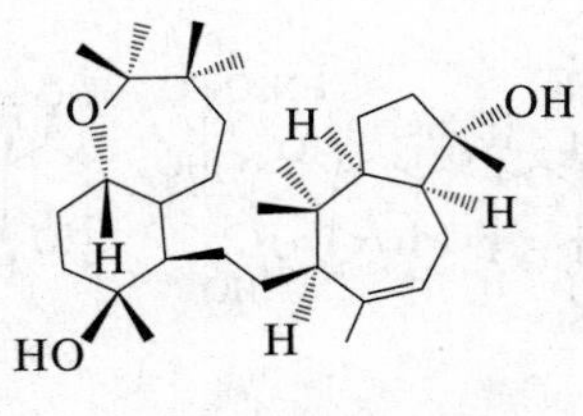   sipholenol 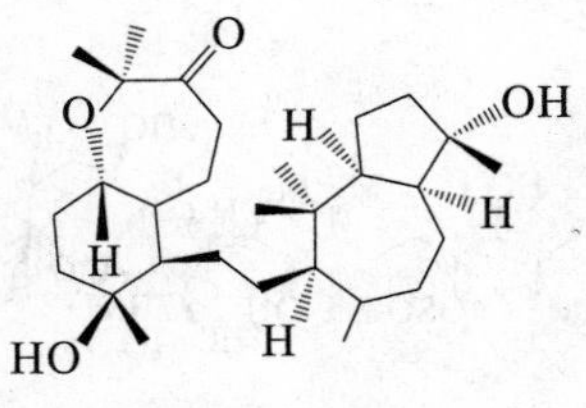   sipholenone A

角鲨烯具有增强免疫功能、调节血脂、抗癌等多方面的功能。鲨鱼肝油中角鲨烯的含量较高。

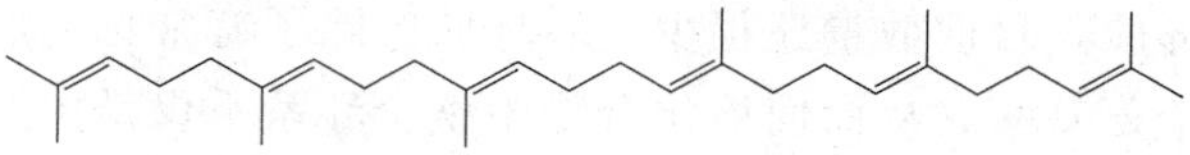

squalene

三、肽类化合物

肽是由氨基酸的氨基（－NH$_2$）和羧基（－COOH）脱水缩合形成肽键后，形成的链状（线形肽）或环状（环肽）分子。分子量段在 5000～180 之间的才能称为"肽"。分子量段在 5000～3000 之间的肽称为"大肽"，分子量段在 3000～1000 之间的肽称为"多肽"，分子量段在 1000～180 之间的称为"小肽"、"寡肽"和"低聚肽"，也称为小分子活性多肽，一般由 2～6 个氨基酸组成。

肽类化合物是海洋生物中另一大类生物活性物质。由于海洋的特殊环境，组成海洋多肽化合物的氨基酸除常见的氨基酸外，还有大量特殊氨基酸，如软骨藻酸（domoic acid）、海人酸（α-kainic acid）、β-氨基异丁酸（β-amino isobutyric acid）等多种海洋天然产物特有的氨基酸类型，具有多种生理活性。

海洋肽类毒素主要来自海洋动物，除海蛇外，其余主要来自于进化程度较低的动物，如海绵、水母、海兔、海葵及芋螺等。海洋肽类毒素种类繁多，其中刺胞动物海葵（*Sea anemones*）产生的海葵毒素（anemonestoxin）、软体动物芋螺（*Conus*）产生的芋螺毒素（conotoxin），分子小，结构特殊，具有丰富的药理活性。

常见的海洋肽类化合物有线形肽、环肽等。

（一）线形肽

线形肽一般按照其分子量（MW）或所含氨基酸个数的不同加以分类。早期海葵中的多肽就按照分子量及药理活性的不同分为 4 类，MW＜3000、4000＜MW＜6200，均为作用于 Na$^+$ 通道的毒素，分别与钠离子通道的不同特异受体结合；6000＜MW＜7000，与哺乳动物体内获得的具有同源性的毒素；MW＜10000，包括大部分细胞毒素。如 Pettit 等首次从海兔（*Dolabella auricu* Laria）体内分离得到由 4 个氨基酸组成的线性小肽 dolastatin 10，该化合物通过抑制微管聚合，对人乳腺癌、非小细胞性肺癌有显著疗效，具有良好的前景。目前，美国国家癌症研究所（NCI）与基诺药厂（Knoll）合作，该药正进入临床 I 期研究阶段。

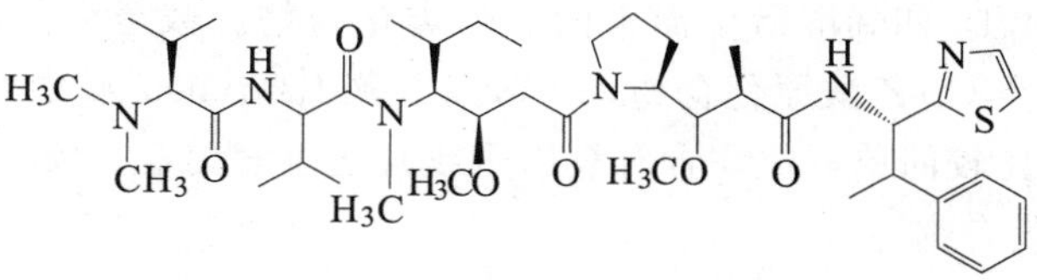

dolastatinn 10

（二）环肽

环肽按照其环的个数与类型可分为单环环肽、双环环肽、假环肽。单环环肽内通常只有氨基酸之间的肽键，其中的氨基酸一般不与其他杂原子成键，故只有 1 个环。双环环肽内含有 1 个或几个成桥的氨基酸，正是由于这种桥氨基酸的存在，使得双环结构成为可能，但为人所知的这种结构的环肽，目前数量还很少。假环肽中除了有常见的肽键以外，往往还有一个通过酯键连接的 2 个氨基酸，从而使该化合物中整个环系不仅是由肽键连接而成，而且还有了 1 个内酯键。现在分离得到的假环肽大都是假环三肽到假环六肽，以及少数假环七肽的化合物。

环肽还可按照是否为酰胺键连接分为两类，一类为均环肽，氨基酸之间均以酰胺键相连，另一类为杂环肽，结构中除酰胺键外还有酯键、醚键、硫酯键和二硫键等。

papuamides A、B 是从海绵（*Theonella mirabilis*，*Theonella swinhoei*）中分离得到的抗病毒海洋活性多肽。能够抑制体内由 HIV-I_{RF} 引起的 T_2 淋巴细胞感染，体外的有效浓度 EC_{50} 为 3.6ng/ml。

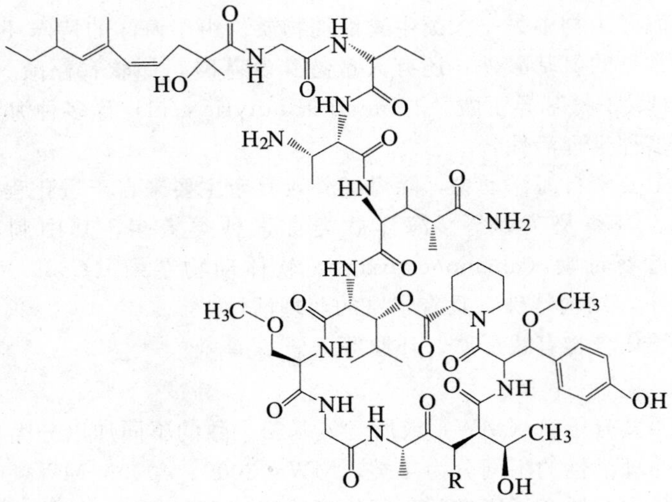

papuamides A R=CH₃

papuamides B R=H

四、C₁₅乙酸原化合物

乙酸原化合物（Acetogenin）系指从乙酸乙酯或乙酰辅酶 A 生物合成的一类化合物，主要是十六碳-4,7,10,13-四烯酸衍生而来的非萜类化合物。截至目前海洋生物中发现的该类化合物主要为非萜类 C₁₅乙酸原化合物，一般从红藻 Laurencia 属中发现。

该类化合物结构比较简单，往往含有氧原子或其他卤素元素。按结构是否成环分为直链型和环状 C₁₅乙酸原化合物。

（一）直链型 C₁₅乙酸原化合物

如从红藻 *Laurencia okamurai* 中分离得到的 laurencenyne、neolaurencenyne 及 laurencenyne 的氧化产物 trans-6,7-dihydroxy-laurencenyne 与 6,7-dihydroxy-laurencenyne。

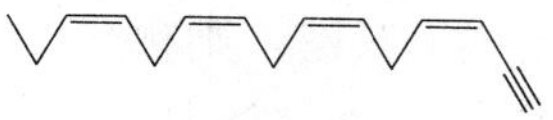

laurencenyne

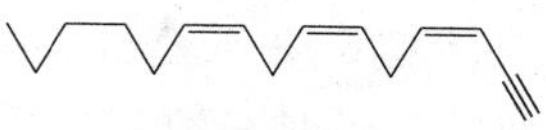

neolaurencenyne

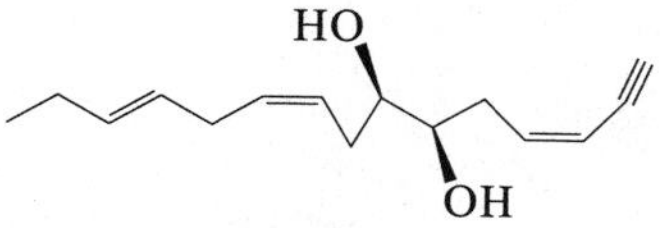

6,7dihydroxy-laurencenyne

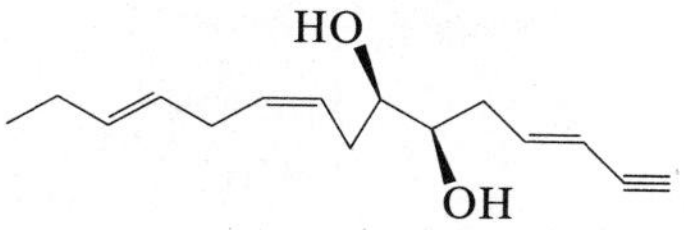

trans-6,7dihydroxy-laurencenyne

（二）环状 C_{15} 乙酸原化合物

直链型 C_{15} 乙酸原化合物的双键被氧化后还可以形成不同大小的氧环，形成从三元氧环到十二元氧环不等的环状 C_{15} 乙酸原化合物。环上多有溴原子取代。

如化合物 C_{15} 乙酸原化合物 bisezakyneA、B 分别含有五元氧环和六元氧环。

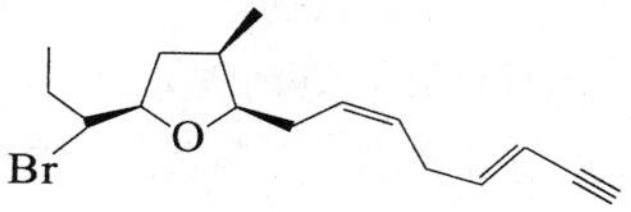

bisezakyne A

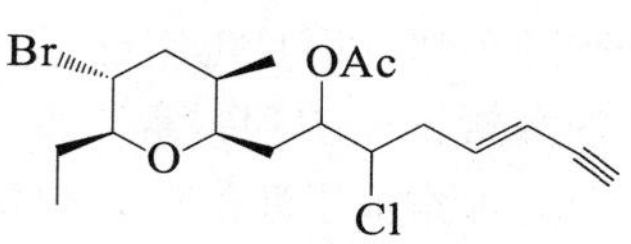

bisezakyne B

从红藻 Laurencia 属中分离得到的 E-isoprelaurefucin、laurencienyne B 和 （+）-obtuse-nyne 则分别具有七元、八元和九元氧环。

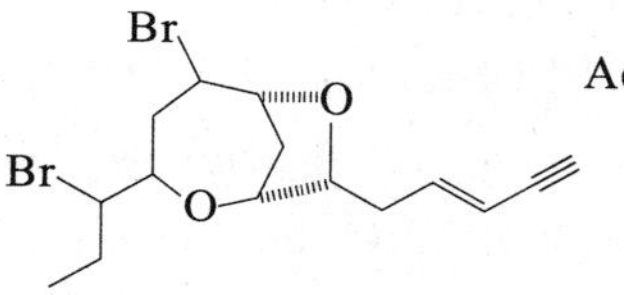

E-isoprelaurefucin

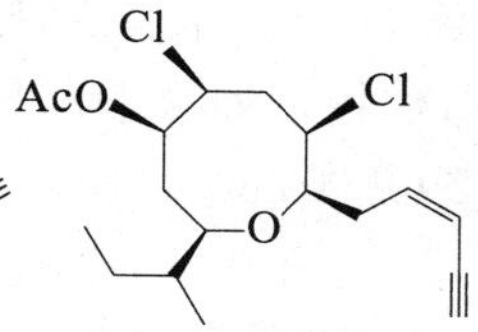

laurencienyne B

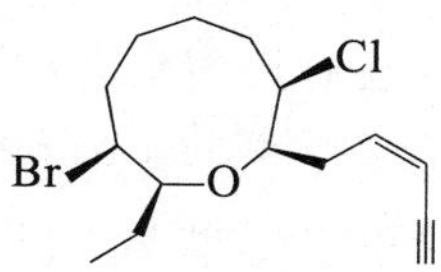

(+) -obtusenyne

环状 C_{15} 乙酸原化合物还包含了含有氧环同时含有碳环的化合物，如马来西亚红藻中分离得到的 lembyne A 和 B，lembyne A 结构中含有一个六碳环，lembyne B 结构中则有一个五碳环。

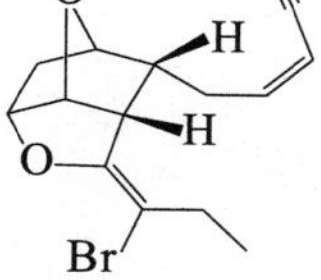

lembyne A

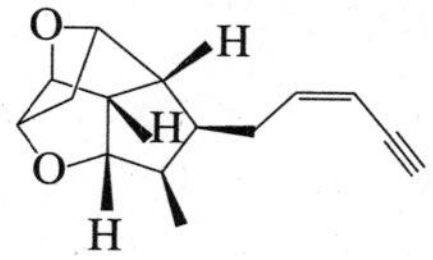

lembyne B

五、前列腺素类似物

前列腺素（prostaglandin），简称 PG，是存在于动物和人体中的一类不饱和脂肪酸组成的具有多种生理作用的活性物质。前列腺素在体内由花生四烯酸所合成，是一类具有五元脂肪环、带有两个侧链（上侧链 7 个碳原子、下侧链 8 个碳原子）的 20 个碳的不饱和脂肪酸。根据分子中五元脂肪环上取代基（主要是羟基和氢）的不同将 PG 分为 A、B、C、D、E、F 等类型，分别用 PGA、PGB、PGC、PGD、PGE、PGF 等表示；分子中侧链的双键数则标在 E 或 F 等的右下角，如上侧链和下侧链分别有一个双键，则称作 PGE$_2$ 或 PGF$_2$；再根据脂肪环上 9 位的立体构型，命名时在数字之后加上 α 或 β，如 PGF$_{2α}$。

PGE$_1$　［11a,15(S)-二羟基-9-酮-13-反前列烯酸］

前列腺素类化合物原是作为一种微量成分存在于陆栖哺乳动物体内，因是一类生理活性很强的化合物，因而受到广泛重视。前列腺素及其衍生物具有多种多样的生物学活性，其中有些甚至对同一器官产生相反的效应。从它作用的范围来说，人体每一个系统的功能无不受其影响。因此各类前列腺素在体内的相对比例是调节控制许多生理效应的重要因素。

1969 年首次从海洋腔肠动物中分离得到大量前列腺素类似物，之后，进一步研究表明，PG类化合物不仅存在于腔肠动物，而且也广泛存在于鱼类、贝类等海洋动物中。如海底的珊瑚含有高等哺乳动物所具有的激素——前列腺素。由于前列腺素能使子宫收缩，所以用来引产能达到终止妊娠的目的，于是前列腺素成了新的避孕药物。前列腺素的药源十分狭窄，过去只能从高等哺乳动物体内得到，数量少，而且成本高，多停留在研究室使用的水平。而从"珊瑚树"上采集20.3～25.4cm 的一段，所提取的前列腺素其含量要比人和陆地上动物含量高几百、几千倍，而且从珊瑚中提炼前列腺素，成本只及化学合成的 1/20。而"珊瑚树"又能很快生长出"树尖"，源源不断地产出大量的前列腺素来。医学界已把它看成是现代医药的希望。

海产的 PG 还有许多具有抗肿瘤作用，如从羽珊瑚 *Clavularia viridis* 中分离出六个类前列腺素新化合物，4-deacetoxyl-12-O-deacetylclavulone Ⅰ、4-deacetoxyl-12-O-deacetylclavulone Ⅱ、bromovulone Ⅲ、iodovulone Ⅱ、4-deacetoxyl-12-O-deacetylclavulone Ⅲ 与 bromovulone Ⅲ，以及七个已知的类前列腺素化合物 clavulone Ⅰ、clavulone Ⅱ、clavulone Ⅲ、chlorovulone Ⅱ、chlorovulone Ⅲ、4-deacetoxylclavulone Ⅱ 及 7-acetoxy-7,8-dihydro-iodovulone Ⅰ。羽珊瑚中所含的类前列腺素成分，对人体前列腺癌细胞（PC-3）与结肠癌细胞（HT-29）有较好的抑制活性。

clavulone Ⅰ　　　　　clavulone Ⅱ　　　　　clavulone Ⅲ

第二节　海洋天然药物提取分离方法

海洋天然药物的结构种类繁多，分子量、极性差异都较大。提取方法千差万别，但所用技术具有一定的普遍性。经常用到的技术有粉碎或匀浆，溶剂浸提，沉淀离心或微孔过滤回收，脱色，液液萃取，真空减压浓缩，柱色谱分离技术和喷雾干燥等。提取体系主要有水相提取体系，有机相提取体系和超临界 CO_2 提取体系等。

一、海洋天然药物的提取

（一）水提取法

海洋天然药物中亲水性的物质如多糖类、蛋白质、氨基酸、苷类、有机酸盐、生物碱盐及无机盐等都可用此法。一般是将海洋生物原料以浸渍、渗漉或煎煮法提取，过滤或离心后，提取液减压浓缩，浓缩液喷雾干燥，得粗品。或将浓缩液以有机溶剂萃取后，水层浓缩，喷雾干燥得粗品。

由于大多数具有生物活性的多肽是在生物机体的特定发育阶段表达的，因此，在多肽蛋白类样品的采集过程中，需要考虑目标蛋白的富集问题，取特定发育阶段的样品可以提高目标产物的提取率。

（二）有机溶剂提取法

海洋天然药物中的大环内酯类、萜类、甾类、生物碱类以及聚醚类等亲脂性化合物可用此法提取。方法可采用浸渍、渗漉或回流提取法。一般可采取极性由低到高的有机溶剂，分步提取，提取液分别减压浓缩后，得到不同极性的亲脂性化合物。注意对于碱性化合物，常常在海洋生物原料中加入适当碱液，使其游离后，有机溶剂提取；而酸性化合物的提取，常常是在海洋生物原料中加入适当酸液，使其游离后，有机溶剂提取。

（三）超临界 CO_2 提取法

超临界流体提取技术是利用超临界流体在气液共存状态时的性质来溶解某种固体、液体或它们其中的某些成分，并利用这种能力从原料中提取活性成分或去除有害成分，从而达到分离、提纯的目的。超临界流体萃取的溶剂一般采用 CO_2。超临界 CO_2 提取法的优点是用不残留的 CO_2 代替有机溶剂或水作为萃取介质，并在接近室温的条件下萃取。超临界流体萃取最初应用在食品工业，现已广泛应用在各种天然活性成分的提取上，如深海鱼油的提取分离就成功地利用了超临界 CO_2 提取法。

二、海洋天然药物的分离

以上述方法得到的海洋生物提取物，通常是混合物，需要进一步分离纯化，方可得到单一化合物。海洋天然药物中的小分子化合物，如大环内酯类、萜类、甾类、生物碱类以及聚醚类等成分，可通过植物化学手段，依据这些成分的极性不同，利用不同的溶剂系统加以分离。且一般需要结合各种色谱技术，如吸附柱色谱、分配柱色谱、离子交换柱色谱、凝胶柱色谱、高效液相色谱等，将混合物进一步分离纯化。

海洋生物体内存在的一些大分子化合物，如肽类和蛋白质的分离纯化，一般是根据目标蛋白的分子量和极性等性质，采用凝胶过滤色谱、离子交换色谱以及制备电泳等方法加以分离纯化。由于这些活性多肽在生物机体内是以微量形式存在的，需根据目标产物的冷热、酸碱稳定性以及分子量大小，通过调节提取液的 pH，以及超滤等过程去除大多数杂蛋白以提高分离纯化的效率。"匀浆-冷或热提-超滤-凝胶过滤层析-离子交换层析"这一技术路线对于肽类和蛋白质类海洋天然药物的提取分离可以认为是一较成熟的经典方法。

三、海洋天然药物的研究实例

（一）灰星鲨中角鲨烯的提取分离与结构鉴定

角鲨烯（squalene）在增强免疫功能、调节血脂、抗肿瘤等方面的功能已多有报道。鲨鱼肝油中角鲨烯的含量很高，采用高效液相色谱法将灰星鲨 *Mustelus griseus*（Pietschmann）肝油的烃类与甘油酯分离后，以硝酸银-硅胶薄层色谱法分离得到纯度大于 99.9％ 的角鲨烯，其提取分离方法如下。

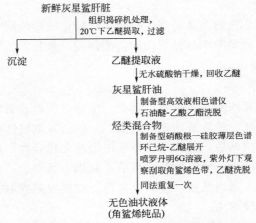

分离纯化得到的角鲨烯呈无色油状液体。经气相色谱测得角鲨烯的含量大于 99.9％。

质谱鉴定分子离子峰为 410（3％），碎片峰有 395（M-CH$_3$，2％），341（3％），231（4％），177（5％），149（12％），137（19％），123（17％），121（19％），81（47％），69（100％）。^{1}H-NMR 谱图中氢分为 4 组，6 个不饱和双键上的氢峰（δ5.13～5.20，6H），10 个亚甲基峰（δ2.14～2.15，20H），2 个端甲基（δ1.72，6H）和 6 个取代甲基（δ1.64，18H）。以上数据满足角鲨烯的结构特点，同质谱给出的信号吻合。^{13}C-NMR 谱图给出了 15 个碳信号，说明了角鲨烯的结构是对称的，与 ^{1}H-NMR 谱图相似。^{13}C-NMR 谱图给出的信号，结合 DEPT-90 和 DEPT-135，角鲨烯的碳可分为 3 组：双键的碳信号出现在 δ124～135（6×2=12），亚甲基的碳信号 δ26～39（5×2=10），甲基的碳信号出现在 δ16～25（4×2=8）。经 MS、^{1}H-NMR 和 ^{13}C-NMR 谱图综合分析确定，从灰星鲨肝油分离得到的样品为 2,6,10,15,19,23-六甲基-2,6,10,14,18,22-二十四碳六烯（角鲨烯）。

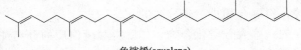

角鲨烯(squalene)

（二）海草内生真菌中白僵菌素的提取分离与结构鉴定

对海草互花米草（*Spartina alterniflora*）中分离到的真菌 *Fusarium sp.* 进行了化学成

分的研究，从中分离得到的白僵菌素为酯肽类化合物，具有杀虫、胆甾醇酰基转移酶抑制、肿瘤细胞毒和引发细胞程序性凋亡等多种生物活性作用。白僵菌素在真菌 *Fusarium* sp. 菌丝体中含量高达 5mg/g。

从腐烂的互花米草茎内部分离获得内生真菌 *Fusarium* sp.，菌体（干重 20g）用甲醇提取后，所得浸膏以水-乙酸乙酯分配，乙酸乙酯部分经反复柱色谱，从中得到化合物 I（100mg）。

化合物 I，$C_{45}H_{57}N_3O_9$，为白色针状晶体，TLC 板上用 dragendorff 试剂测试显棕色。mp91℃～93℃，$[\alpha]+66°(C=1.00$，$CHCl_3)$。EI-MS $m/z[M^+]783$。^{1}H-NMR$(CDCl_3)\delta$:5.46（3H，dd，$J=12.0$，5.0Hz，H-2,2′,2″），3.35（3H,dd,$J=14.5$，5.0Hz，H-3a，3a′，3a″），2.97（3H，dd，$J=14.5$，12.0Hz，H-3b，3b′，3b″），7.27～7.16（15H，m，H-5，6，7，8，9，5′，6′，7′，8′，9′，5″，6″，7″，8″，9″），2.99（9H，s，3H-10，10′，10″），4.91（3H，d，$J=8.6$Hz，H-12，12′，12″），2.02（3H，m，H-13，13′，13″），0.43（9H，d，$J=6.5$Hz，3H-14，14′，14″），0.79（9H，d，$J=6.5$Hz，15，15′，15″）。^{13}C-NMR$(CDCl_3)\delta$：169.9（C-1，1′，1″），57.1（C-2，2′，2″），34.8（C-3，3′，3″），136.6（C-4，4′，4″），128.6（C-5，5′，5″，9，9′，9″），128.8（C-6，6′，6″，8，8′，8″），126.8（C-7，7′，7″），29.8（C-10，10′，10″），169.8（C-11，11′，11″），75.7（C-12，12′，12″），32.2（C-13，13′，13″），18.4（C-14，14′，14″），17.4（C-15，15′，15″）。

Dragendorff 反应推测可能是 1 个含氮化合物。^{1}H-NMR 中显示有 1 个单取代苯环（δ7.27～7.16，m），1 个异丙基（δ0.43，d，$J=6.5$Hz；0.79，d，$J=6.5$Hz；2.02，m），2 个同碳偶合的质子（δ3.35，dd，$J=14.5$，5Hz；2.97，dd，$J=14.5$，12Hz），1 个氮甲基（δ2.99，s）。^{1}H-^{1}HCOSY 显示分子中有（CH_3)$_2$CHCH-O 的连接。分子中有 2 个酯羰基或酰胺羰基（δ169.9，169.8）。推测分子由 1 个 2-羟基异戊酸和 N-甲基苯丙氨酸组成。^{13}C-NMR 显示有 13 个碳信号（2 个加倍），相对分子质量高达 783，可能分子中存在 1 个 C-3 对称轴。据此得到分子式 $C_{45}H_{57}N_3O_9$，与文献报道化合物白僵菌素的分子式、^{1}H-NMR、^{13}C-NMR、mp 以及 $[\alpha]$ 相同，因此确定化合物 I 为白僵菌素（beauvericin）。

白僵菌素

主要参考文献

[1] 孙鹏，李玲，易杨华，张诗龙，周大铮，张淑瑜，等. 高效液相色谱-质谱法鉴定总合草苔虫中的草苔虫内酯成分 [J]. 色谱，2004，22 (2)：144.

[2] 管华诗，韩玉谦，冯晓梅. 海洋活性多肽的研究进展 [J]. 中国海洋大学学报，2004，34 (5)：761.

[3] 卞俊. 国内外海洋药物研究进展和展望 [J]. 海军医学杂志，2007，28 (1)：84.

[4] 李和，阮栋梁，李玉帼. 灰星鲨肝油中角鲨烯的分离与鉴定 [J]. 中国海洋药物，2004，(3)：34.

[5] 肖义平，陈晶晶，张云海，邵志宇，徐德强，等. 海草内生真菌 *Fusarium* sp. F_{21} 化学成分研究 [J]. 中国海洋药物，2004，23 (5)：10.

第十三章
天然药物的研究与开发

　　天然药物是指从植物、动物、微生物以及矿物等天然资源中开发出来的药物，是药物的一个重要组成部分。在中国，天然药物主要是指中草药。中草药（包括民间药、民族药）在我国已有数千年的使用历史，是我国具有传统文化特色和独特优势的伟大宝库。我国有丰富的动、植物等天然资源，结合长年积累的临床用药经验，从中研制新药具有成功率高、投资少、周期短的特点，同时对中草药的研究能发现一些全新的药物类型，拓展医药研究的新思路。因此从中草药着手，将是我国创新药物研究的主要途径之一。

　　目前中草药以三种方式入药。①中药饮片。医生可以根据病情发展及个体差异辨证施治，故针对性强，灵活机动，效果较好，可是这种方式存在不易保存，质量难以保证，流通不便等缺点。②提取物或有效部位。吸取传统加工经验，或在已明确有效部位的基础上，将中草药（单味或复方均可）经过一定程度的加工提取，去粗取精，制备成某种粗提物或浸膏制剂，作为中成药使用。药品质量有一定保证，且加工生产工艺不太复杂，成本也低，比较适合我国国情。③有效化合物单体。在明确有效成分的基础上，采用现代科学方法从天然药物或中草药中直接提取、分离出有效化合物单体，再做成适当剂型入药。其生产过程及质量监控均有严格管理措施，故可确保用药质量。该类药品已经构成了现代医药工业产品的一个重要组成部分。

　　从上面的分析中看出，对中草药化学成分的研究至关重要，近几十年来，我国在此方面的研究取得了长足的进展，已对500余种常用中药进行过系统的化学成分研究，发现了近万余种化合物，其中活性成分600余个，大多数为生物碱、黄酮、萜类等低极性的化学成分。从其中已成功开发出一批新药。例如从黄花蒿中研制成功的治疗疟疾的青蒿素和衍生的蒿甲醚、青蒿琥酯；从五味子得到对治疗肝炎有活性的五味子素衍生物，抗肝炎新药——联苯双酯和双环醇；从千层塔中分到治疗早老性痴呆病的石杉碱甲；改善微循环、治疗有机磷农药中毒的山莨菪碱；镇痛作用的延胡索乙素；人参中分得的抗肿瘤活性成分人参皂苷 Rg_3；研制成功由麝香酮、芳活素、海可素Ⅰ、海可素Ⅱ等配制成的人工麝香；治疗青光眼药——包公藤甲素；抗肿瘤药——斑蝥素；β-榄香烯和冬凌草甲素；治疗心血管病药物——葛根素等。

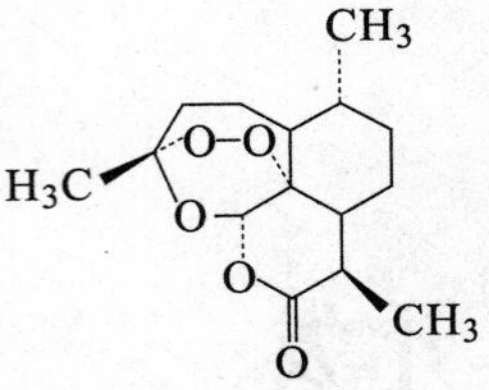

| 1
Artmisinin
青蒿素 | 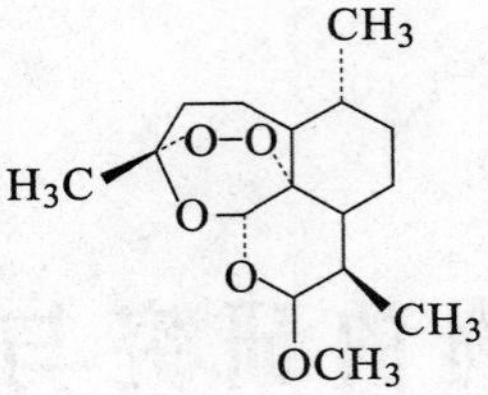 2
Artemether(ATM)
蒿甲醚 | 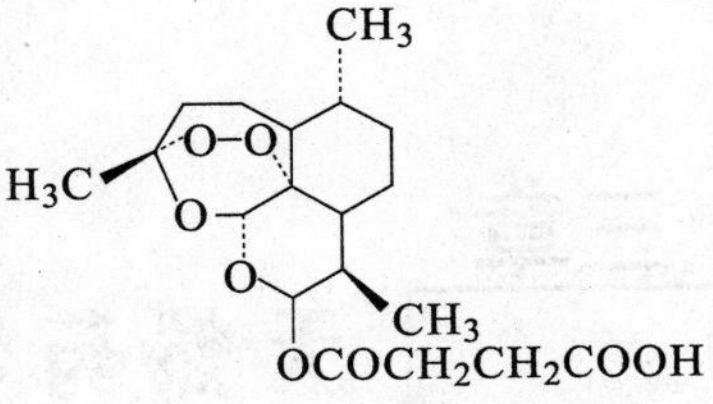 3
Artesunate (ATS)
青蒿琥酯 | 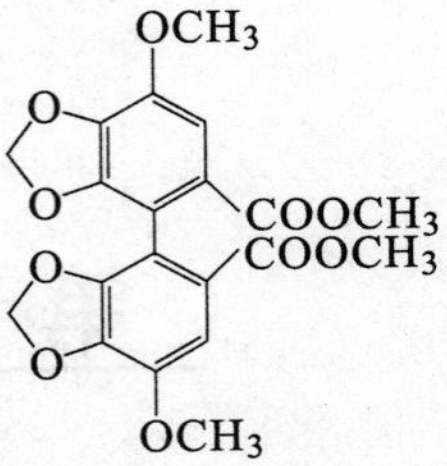 4
Bifendate
联苯双酯 |

| 5
Bicyclol
双环醇 | 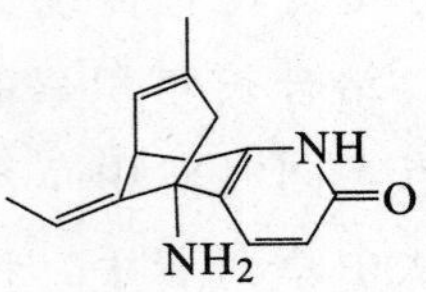 6
Huperzine A
石杉碱甲 | 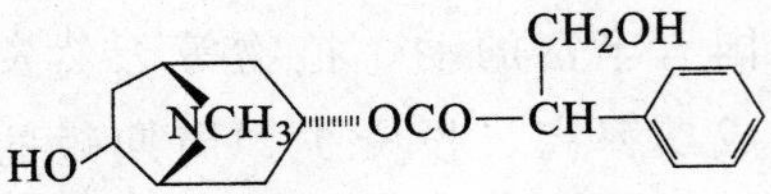 7
Ansiodamine
山莨菪碱 |

| 8
Tetrahydropalmatine
延胡索乙素 | 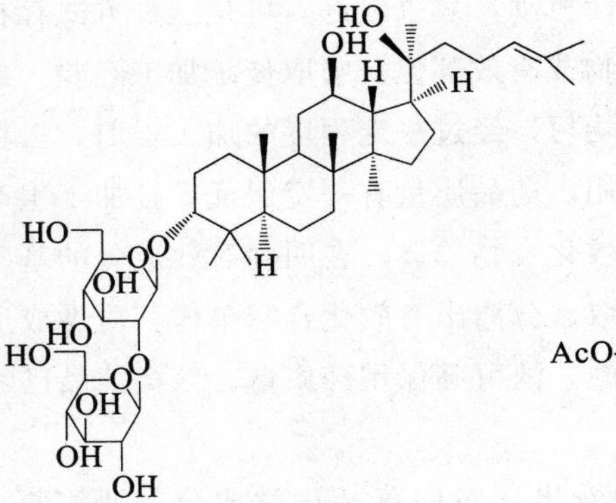 9
Gensenoside Rg3
人参皂苷Rg3 | 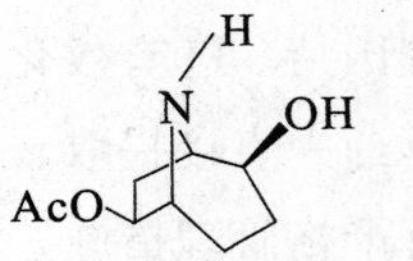 10
Erycibe alkaoid Ⅱ
包公藤甲素 |

| 11
Cantharidine
斑蝥素 | 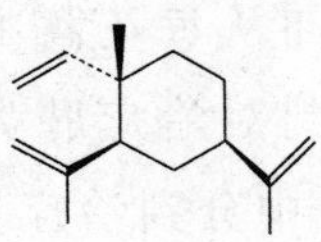 12
β-Elema
榄香烯 | 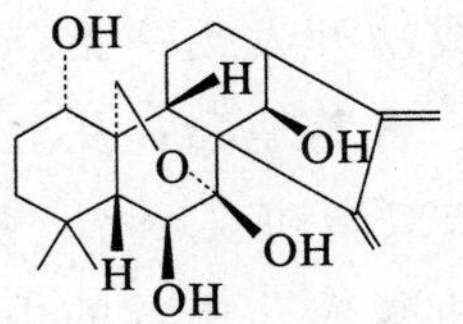 13
Oridonin A
冬凌草甲素 | 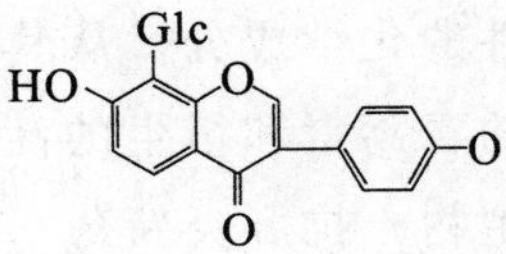 14
Puerarin
葛根素 |

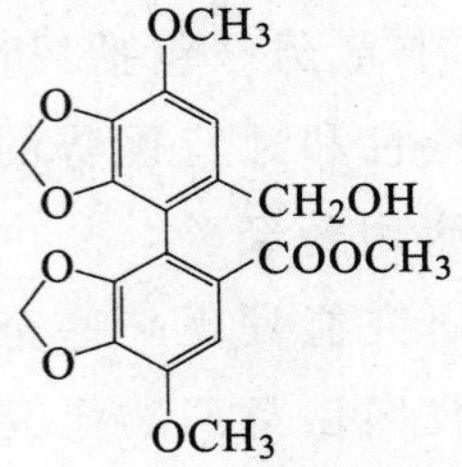

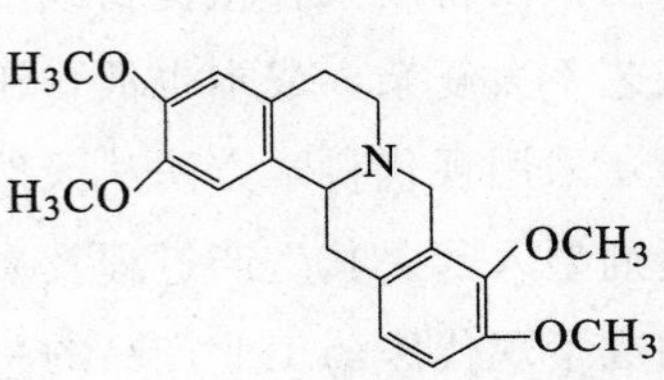

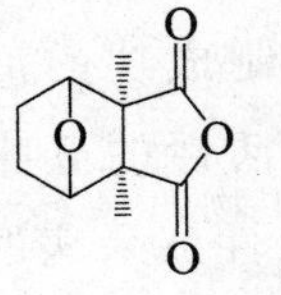

图 13-1 中草药中发现的活性化合物结构

一、天然药物研究与开发的一般程序

（一）新药研究的两个阶段

国内外从中草药或天然药物活性成分开发新药分为两个阶段。临床前研究阶段和临床研究阶段。临床前研究阶段主要包括：①基于中医方证理论等医学典籍，民间用药经验，临床实践经验等来选定研究对象。②收集原料，建立适当的体内外药效学模型进行活性筛选，分离追踪活性成分，确认结构，对活性成分进行作用机制研究。③进行系统药效试验，毒性试验（包括急性毒性试验、长期毒性试验、特殊毒性试验，即致畸、致癌、致突变、依赖性等试验）和药代动力学试验。④进行原料保障供应研究（即资源调查、栽培研究、组织培养和人工合成等）。⑤制剂工业化研究（即处方及工艺研究、临床及生产用药品质量研究、原料及制剂稳定性研究等）。

完成上述程序后可向药品管理部门申报临床研究。获得临床研究批文后开始临床研究。主要包括：Ⅰ期临床试验，即初步的临床药理学及人体安全性评价试验阶段。观察人体对于新药的耐受程度和药代动力学，为制定给药方案提供依据。Ⅱ期临床试验，即治疗作用初步评价阶段。其目的是初步评价药物对目标适应证患者的治疗作用和安全性，同时为Ⅲ期临床试验研究设计和给药剂量方案的确定提供依据。Ⅲ期临床试验，即治疗作用确证阶段。其目的是进一步验证药物对目标适应证患者的治疗作用和安全性，评价利益与风险关系，最终为药物注册申请的审查提供充分的依据。申请新药证书及生产批文号后，新药开始上市销售。Ⅳ期临床试验，即上市后应用研究阶段。其目的是考察在广泛使用条件下的药物的疗效和不良反应，评价在普通或者特殊人群中使用的利益与风险关系以及改进给药剂量等。最后才能进行正式生产。

（二）研究对象和研究方法的确定

在上述的研发过程中，选定新药的研究对象和研究模式非常重要。在确定研究对象时，首先应进行临床调查、传统古方的调查和药材资源调查，保证研发对象的有效性和可行性，进而选择研发的模式。

目前从天然药物或中草药中研究新药的模式主要有六种：①通过对中草药或其他天然药物的生物活性成分的研究（包含其代谢产物等），从中发现有药用价值的活性单体或经结构修饰的活性单体，然后按上述的新药研发途径将其开发成新药。②在基本上明确了中草药中的有效成分和有效部位的基础上，将有效部位开发成新药。③在不明确中草药有效成分的基础上，将临床疗效明确的经典方、经验方或经药效学研究具有开发价值的复方中药开发成新药。④已知某种中草药成分或某类成分具有药用价值或已成为新药，根据动植物的亲缘关系，寻找含有这种或这类成分的动植物替代品，将其开发成新药。⑤经过文献资料或民间用药的调研或通过现代药理学的筛选研究，发现某种植物、动物、微生物或矿物质具有潜在的药用价值，将其开发成新药。⑥为了提高药物的生物利用度、稳定性，或降低毒性等原因，将现有药物改变剂型，开发为新药。

其中模式1是目前国内外的新药研发过程中普遍采用的方法。模式2~6是根据中医药几千年的临床研究经验，我国目前较多采用的新药研发的方法，在日本、韩国、印度等民族药有悠久使用历史的国家也较常采用。我国药品管理部门对新药的研究有严格的规定，制定

了《药品注册管理办法》等法律法规来规范新药的研究。

开发新药是一个非常复杂的高技术密集性系统工程，涉及化学、药理、制剂、临床医学、毒理等多个学科领域。国外从随机合成化合物方法出发，研发新药，是一个非常巨大的工程，根据经验，大约平均合成与筛选 1 万个化合物才可能有希望研制成功一个一类创新药物上市，周期至少 10～12 年，多则 15 年，投资约为 2 亿～2.5 亿美元，而且成功率极低、风险极大，对此必须有清醒的认识。

二、天然药物研发方法

天然药物的研究方法既遵循一般新药的研究方法，又有其自身的一些特点，目前国内外常见的研究方法有以下几种。

（一）以寻找活性成分为目标的追踪方法

传统的天然药物化学研究往往以发现新化合物为目的，以发现新化合物的多少来判断科研水平的高低，而不管其是否具有药理活性，加上未能按生物活性导向进行分离，因而发现天然产物中的活性成分几率低，致使绝大多数中药和复方的药效物质基础尚未阐明。现代药理模型指导下的活性追踪思路和方法是在合适的体内外药理模型的指导下，对天然药物进行系统的提取、分离和结构研究，以探寻其中的有效成分，对有效成分的研究不仅包含以往经常涉及的小分子成分，同时也包含近年来研究较多的大分子和大极性成分，如皂苷、鞣质、多糖等，所采用的药理模型也包含了体外和体内试验两个方面。

体外测试方法（in vitro）主要指基于分子生物学的研究进展，观察待测样品分子与蛋白或核酸等生物大分子的相互作用，从而解释待测分子的生物学活性的方法。对于分子生物作用机制明确，体外测试方法的结果能够反映整体动物疗效的，可以采用体外模型作为活性筛选的依据，但多数情况下，由于中药中成分复杂，往往存在着成分之间的相互协同作用，或某些中药的成分需经过体内代谢成代谢产物后方具有活性，因而药理筛选的模型常采用细胞或整体动物进行测试，分析药物分子在体内吸收、分布、代谢等过程中的变化，以及这些变化对其药理活性的影响。也称为体内测试方法（in vivo）。

在明确筛选模型后，活性追踪下的提取分离一般方法是根据天然药物中化学成分的性质将其粗分成几个部分，对每个部分均进行活性测试，确定有效部位。最常用的粗分方法是根据天然药物中含有的化学成分的极性大小不同分成几个部分。如将原药材依次用石油醚、二氯甲烷、丙酮、水等提取，获得不同的粗分部位。或先采用水或一定浓度的乙醇提取，然后将水浓缩液或乙醇浓缩液依次用石油醚、三氯甲烷/二氯甲烷、乙醚/乙酸乙酯、正丁醇萃取后分成不同的粗分部分供活性筛选。如果每部分均有活性，但活性均不强，则需要重新设计粗分方法，如利用不同类型化学成分的酸碱性不同，将化学成分进行粗分等。

明确化合物的活性部位后，可进一步利用各种色谱方法进行分离。注意首先选用不易引起不可逆吸附，造成样品损失的色谱分离材料，如各种交换树脂和凝胶等。将分离得到的各部分再次进行活性测试。活性部分进一步分离和活性测试，直到获得有效单体。有时中草药成分间存在协同作用，往往不能得到一个作用最强的有效单体，但可以得到一组化合物组成的有效部位。当有效单体或有效部位作为研究对象确定以后，可以按照上述的 6 个途径之一，按照新药研发的途径将其开发成新药。

（二）从体内代谢产物中发现天然药物新药

体内代谢方法是天然药物新药发现的又一个途径，天然药物化学成分虽然多种多样，但是当作为口服药物应用时，只有那些能被吸收的成分才是活性成分研究的目标。具体的研究方法是将药材的水或醇提取物给大鼠灌胃，随后在间隔一定时间后分别收集血清、尿及胆汁样品，测定它们的 HPLC 指纹谱，比较给药前后的差别。随后分离纯化给药之后在血清、尿及胆汁样品中出现的新成分，鉴定它们的结构，探讨它们的活性，从而确定有效单体或有效部位，开发成新药。

（三）天然产物的结构优化

当通过上述方法获得的有效单体存在活性不够强、作用特异性低、药代动力学性质不理想或毒副作用大等缺点时，不能直接药用，但可作为先导化合物通过化学法、生物转化法、组合化学等方法进行结构改造或修饰，成为原料药。

1. 化学法　通过对先导化合物中活泼反应位点的修饰得到一系列的衍生化合物，经过活性测试及构效关系研究，确定结构中的药效团，然后对药效团以外的部位进行优化使活性和生物利用度提高、毒副作用降低。对活性天然产物结构改造或优化研究中一般只在其取代基或侧链进行衍生化，如烷基化、酰化、氧化、还原等，但也有只保留活性基团，对骨架结构进行较大的改动的成功事例，临床上应用的许多药物都是通过对活性天然产物进行结构改造而获得的。

2. 生物转化法　利用生物体系或其产生的酶制剂对外源性化合物进行结构修饰的生物化学过程。生物转化法具有一些化学法无可比拟的优点，如反应条件比较温和；无需保护和脱保护，区域选择性和立体选择性高；能够发生一些化学方法难以进行的反应；不污染环境等。目前生物转化修饰结构已涉及羟基化、环氧化、甲基化、异构化、酯化、水解、重排、醇和酮之间的氧化还原、脱氢反应等多种反应类型，其中羟基化反应最常见。

3. 前药原理法　将已知有生物活性而又存在某些缺点，如生物利用度差、性质不稳定、作用时间短、有异味等的药物经结构修饰制成新药即前药。前药体外无活性，在体内分解释放出原药产生药效。与原药相比，前药保持或增强原药的药效，又克服原药的缺点。按照结构修饰类型可分为将含羧基药物设计为酯类或酰类前药；含羟基药物设计为氨基酸酯或磷酸酯类前药；含羰基药物设计为希夫碱、肟、四氢噻唑、四氢恶唑或烯醇酯等前药；氨基、酰胺类药物设计为偶氮化合物、曼尼西氨甲基化、希夫碱等前药等。

4. 组合化学的方法　从共同的结构模板出发，选择具有相同功能基的多种组建模块，通过同种键反应实现分子多样性。以活性天然产物为模板用组合化学的方法建立天然产物类似物库，运用高通量筛选的方法对其进行构效关系的研究，实现先导化合物的优化。

三、天然药物研究与开发实例

（一）抗疟新药蒿甲醚与青蒿素

青蒿（即黄花蒿）治疟自东晋《肘后备急方》起的诸多中医药典籍中均有记载。青蒿素是我国科学工作者从传统抗疟中药黄花蒿（*Artemisia annua* L.）中分到的含过氧桥键的新型的倍半萜内酯。它的发现打破了抗疟药必须为含氮的化合物的框框。青蒿素对抗氯喹原虫有明显效果，作用快，毒性低，抢救严重的恶性疟有独特的效果，对世界治疗疟疾起了巨大的作用。

```
                         原料(青蒿叶)
                           │ 70%乙醇浸出
                          浸提液
                           │ 活性炭脱色，减压浓缩至1/5，静置
            ┌──────────────┴──────────────┐
          浸膏                          上清液
      70%乙醇溶解、浓缩
       静置析晶、滤过
      ┌──────┴──────┐
    粗晶Ⅰ          母液
      │ 重结晶       │ 加石灰乳净化，过滤
    青蒿素      ┌─────┴─────┐
              沉淀         滤液
                           │ 加乙醇调pH6～7,减压浓缩、
                           │ 静置析晶、滤过
                    ┌──────┴──────┐
                  粗晶          母液
              (与粗晶Ⅰ合并)    (弃去)
```

青蒿素在临床应用发现一些不足的地方，包括口服吸收差，水和油均不溶，难以制成合适的制剂，临床复发率高达48％。为了克服这些不足，需研究其体内代谢过程，构效关系和结构修饰，期望提高其疗效。

青蒿素人体口服后，大部分以原型药从大便排出，证明其口服吸收不好，部分吸收进入血液，经体内代谢后的代谢物均失去抗疟活性。这些代谢物从结构上看均无过氧基团，提示青蒿素代谢是失活化过程，过氧基团是抗疟活性基团。人体口服青蒿素后的代谢转化及其机理如图13-2和图13-3所示。

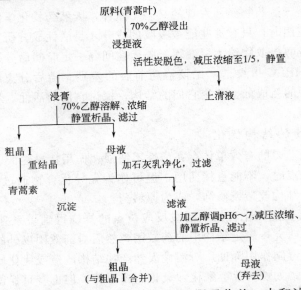

图 13-2　青蒿素人体内代谢转化方式

青蒿素经接触催化氢化后得到失去过氧基的氢化青蒿素（如图11-4），无抗疟活性，进一步证明过氧基团是抗疟活性基团。

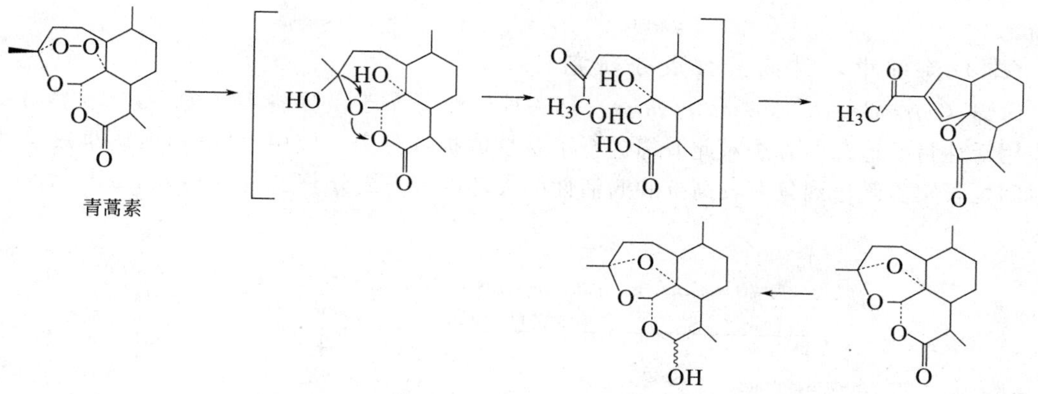

图 13-3　青蒿素体内代谢转化机理

青蒿素在甲醇中用硼氢化钠还原得二氢青蒿素（dihydroartemisine），抗疟效价比青蒿素高一倍。在盐酸催化下得蒿甲醚（如图 11-5）。蒿甲醚比青蒿素的抗疟作用更为显著，如抗疟效果高 6 倍。口服青蒿素临床近期复发率为 50％，而蒿甲醚复发率降为 7％。

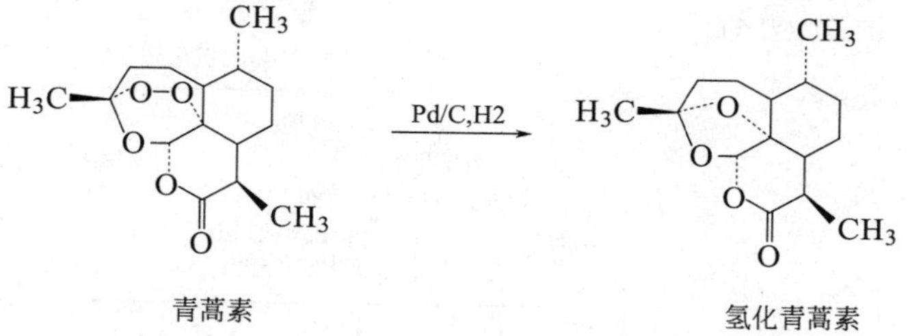

图 13-4　青蒿素催化氢化

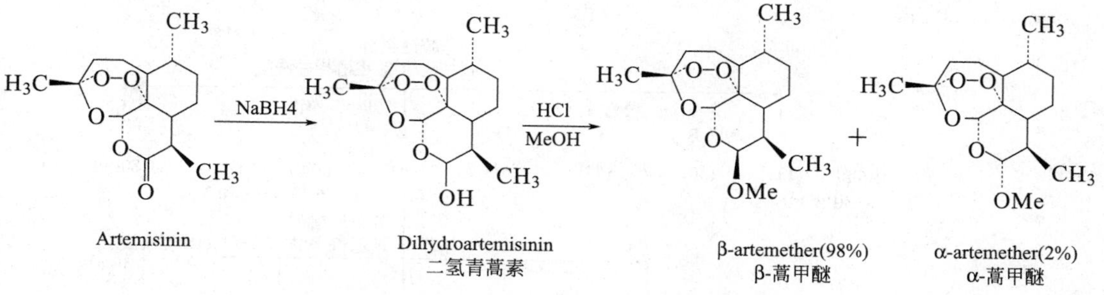

图 13-5　由青蒿素制备蒿甲醚反应路线

蒿甲醚注射剂 1987 年被批准为一类新药，同年 9 月卫生部在北京首次向全世界宣布蒿甲醚是治疗各种危重疟疾的高效、速效、低毒的新型抗疟药。1990 年，世界卫生组织（WHO）出版文件向世界各国推广抗疟新药——蒿甲醚。目前该药已在二十多个国家注册，成为国际公认的我国创制的新药。1995 年，被载入国际药典，这是我国药物研究中的一项创新成果。由于我国未对青蒿素和蒿甲醚进行专利保护，瑞士诺华公司与国内合作开发了复方蒿甲醚，从而使诺华在世界抗疟疾药物市场上雄居第二，因而成为中国中药界永远的切肤之痛。

（二）海绵中抗肿瘤活性成分研究

海绵（*Lissodendoryx isodictyalis*）是一种广泛分布于世界各大洋的海洋生物，Pettit
等应用活性目标追踪的方法对此海绵进行了系统的提取分离。应用 P388 白血病小鼠模型存
活时间延长实验筛选到具有较高抗肿瘤活性的大环内酯类成分苔虫内酯 bryostatins 4、5、6
和 8。

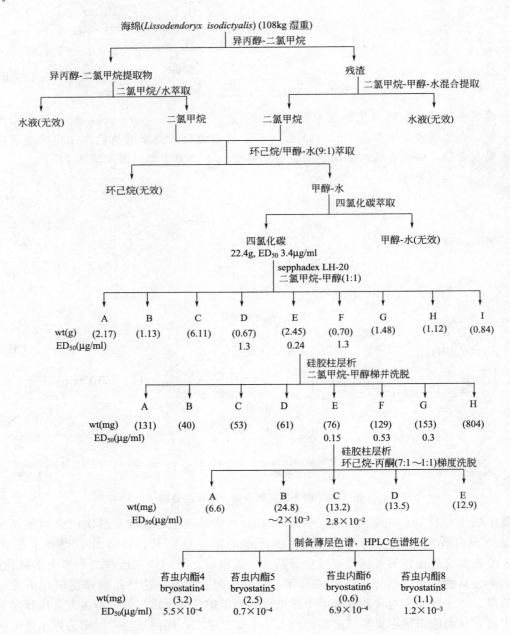

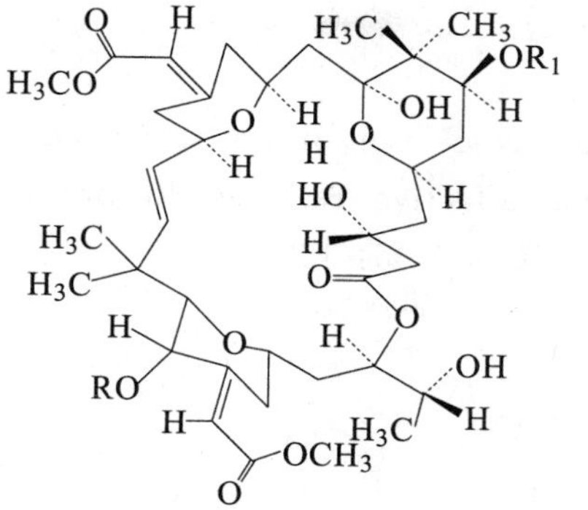

Bryostatin 4　R=COCH$_2$CH$_2$CH$_3$　　R$_1$=COCH$_2$CH(CH$_3$)$_2$
Bryostatin 5　R=COCH$_3$　　　　　　R$_1$=COCH$_2$CH(CH$_3$)$_2$
Bryostatin 6　R=COCH$_3$　　　　　　R$_1$=COCH$_2$CHCH$_3$
Bryostatin 8　R=COCH$_2$CH$_2$CH$_3$　　R$_1$=COCH$_2$CHCH$_3$

（三）　中药复方黄黛片治疗急性早幼粒性白血病的研究

　　复方黄黛片是依据中医中药理论，在辨证与辨病相结合的基础上，以祛邪扶正为治疗原则设计而成。该复方由雄黄、青黛、丹参、太子参组成，用于治疗急性早幼粒性白血病，其中雄黄为君药。虽然复方黄黛片在临床上作用较好，但此药在分子水平的作用机理一直未被揭示。经研究发现，雄黄、青黛、丹参的主要有效成分分别为四硫化四砷、靛玉红与丹参酮ⅡA。

　　经研究发现，在正常情况下，造血细胞由幼稚到成熟的分化过程中，促进细胞分化的基因、属"正"的因素必须逐渐增高，而抑制细胞分化的基因、属"邪"的因素必须相应减少；在细胞周期的调控方面，促进细胞周期的因子"阳"与抑制细胞周期的因子"阴"必须维持平衡。患白血病，"正"往往受到压制而"邪"盛，"阳亢"而"阴虚"，故必须用"扶正祛邪"的原则进行治疗。

　　对于急性早幼粒细胞性白血病的小鼠模型，单独应用四硫化四砷可延长小鼠的生存期，而四硫化四砷、靛玉红与丹参酮ⅡA联合使用可取得明显强于单独或两药联合产生的治疗效果。在分子水平上，三药联合可显著增强由硫化砷引起的对急性早幼粒细胞性白血病的致病性 PML-RARα 癌蛋白的降解破坏，因此具有"去邪"的作用，硫化砷是"君药"。在药物作用下，促进细胞分化的基因表达明显增高，抑制细胞分化的基因显著降低，丹参酮在其中起重要作用；促进细胞周期的因子明显得到压制，而抑制细胞周期的因子显著增多，其中靛玉红发挥重要作用，研究证实丹参酮是"臣药"，靛玉红是"佐药"。研究还发现，丹参酮与靛玉红通过增加负责运输硫化砷的水甘油通道蛋白9的含量，促使进入白血病细胞的硫化砷明显增多，因此二者都起到"使药"的作用。复方黄黛片通过联合应用，产生协同效应。本研究从现代医学、分子生物学的角度解释了复方黄黛片具有"祛邪扶正"治疗白血病的原理。

主要参考文献

[1]　姚新生，叶文才，栗原博. 阐明中药科学内涵、推进中药现代化与创新药物研究进程 [J]. 化学进展，2009，21（1）：2

［2］ 姚新生. 中药天然药物活性成分的研究方法 ［J］. 药学服务与研究，2003，3 (4)：205

［3］ Lan Wang，Guang-Biao Zhou，Ping Liu，et al. Dissection of mechanisms of Chinese medicinal formula Realgar-Indigo naturalis as an effective treatment for promyelocytic leukemia ［J］. Proc. Natl. Acad. Sci. USA，2008，105：4826

附　录

主要药用天然化合物

一、生物碱类

中文名	英文名	熔(沸)点(℃)	主要来源	作用与用途
阿托品	atropine	195～196	茄科植物莨菪(*Hyoscyamus niger*)或白曼陀罗(*Datura metel*)	抗胆碱药。可解除平滑肌痉挛，用于急性微循环障碍、有机磷中毒，眼科用于散瞳
山莨菪碱	anisodamine	62～64	茄科植物山莨菪(*Scopolia tangutica*)	抗胆碱药。用于胃肠道绞痛，急性微循环障碍，有机磷中毒
白坚木辛碱	apparicine	208	夹竹桃科植物络石(*Trachelospermum jasminoides*)	祛风湿
猕猴桃碱	actinidine	100～103(1.20kPa)	猕猴桃科植物猕猴桃(*Actinidia chinensis*)	降血糖，抗肿瘤，促进唾液分泌
乌头碱	aconitine	204	毛茛科植物乌头(*Aconitum carmichaeli*)	局部麻醉，镇痛
槟榔碱	arecoline	Bp:210～215	棕榈科植物槟榔(*Areca catechu*)	驱绦虫
小檗碱	berberine	145	毛茛科植物黄连(*Coptis chinensis*)或小檗科植物十大功劳(*Mahonia japonica*)	抑菌。用于肠道感染、菌痢、眼结膜炎、化脓性中耳炎
肉苁蓉碱	boschniakine	Bp:10.6～12(12.4kp)	列当科植物肉苁蓉(*Cistanche salsa*)	强壮
咖啡因	caffeine	234～237.5	茜草科植物咖啡(*Coffea Arabica*)或山茶科植物茶(*Camellia sinensis*)	中枢兴奋药。用于中枢性呼吸及循环功能不全
金鸡宁	cinchonine	265	茜草科植物金鸡纳树(*Cinchona ledgeriana*)	抗疟、解热
喜树碱	camptothecine	264～267	珙桐科植物喜树(*camptotheca acuminata*)	抗肿瘤
可待因	codeine	235	罂粟科植物罂粟(*Papaver somniferum*)	止咳药

续表

中文名	英文名	熔(沸)点（℃）	主要来源	作用与用途
可卡因	cocaine	98	古柯科植物古柯（*Erythroxylum coca*）	局麻药，用于表面麻醉
秋水仙碱	colchicine	(−)155～157 (＋)139～141	百合科植物秋水仙（*Colohicum autumnale*）	抗肿瘤、抗痛风
虫草素	cordycepin	230～231	麦角菌科真菌冬虫夏草（*Cordycrps sinensis*）	抗病毒，抗菌，抗肿瘤
紫堇定	corydine	149	罂粟科植物块茎紫堇（*Corydalis tuberose*）	抗肿瘤
川芎嗪	chuanxiongzine	80～82	伞形科植物川芎（*Ligusticum chuanxiong*）或姜科植物郁金（*Curcuma aromatica*）	解除血管平滑肌痉挛，扩张血管，改善血液循环，活血化瘀，健全睫状肌的调节功能
一叶萩碱	curinine	137～139	大戟科植物一叶萩（*Securinega suffruticosa*）	用于小儿麻痹后遗症，面神经麻痹
石斛碱	dendrobine	134	兰科植物石斛（*Herba Dendrobii*）	清热解毒
麻黄碱	ephedrine	37～39	麻黄科植物草麻黄（*Ephedra sinica*）	拟肾上腺素药，有松弛支气管平滑肌，收缩血管，兴奋中枢作用
麦角新碱	ergometrine	162	麦角菌科麦角菌（*Claviceps purpurea*）寄生在黑麦子房中形成的菌核（*Secale cereale*）	收缩子宫。用于产后止血，加速子宫复原
加兰他敏	galanthamine	126～127	石蒜科植物忽地笑（*Lycoris aurea*）	抗胆碱酯酶药。用于重症肌无力，小儿麻痹后遗症
关附甲素	guanfubase A	198	毛茛科植物黄花乌头（*Aconitum coreanum*）	抗心律不齐
秦艽碱（甲素）	gentianine	82～83	龙胆科龙胆属植物秦艽（*Gentiana macrophylla*）	有升高血糖、降低血压和利尿的作用
去甲基乌药碱	higenamine	260	毛茛科植物乌头（*Aconitum carmichaeli*）	强心，利尿，兴奋，镇痛
高三尖杉酯碱	homoharringtonine	144～146	粗榧科植物三尖杉（*Cephalotaxus fortunei*）	抗肿瘤
石杉碱甲	huperzine A	230	石松科植物千层塔（*Huperzia serrata*）	用于老年痴呆症
依波加明	ibogamine	162～164	夹竹桃科植物海南狗牙花（*Ervatamia hainanensis*）	可用于制备防治阿片类物质依赖性药物或食品或镇痛药物

续表

中文名	英文名	熔(沸)点 (℃)	主要来源	作用与用途
药根碱	jatrorrhizine	208~210	毛莨科植物黄连 (*Coptis chinensis*) 或芸香科植物黄柏 (*Cortex Phellodendri*)	对鳞斑霉属真菌具有弱至中等程度的抗真菌活性。对白血病 P338 细胞系具细胞毒活性
石蒜碱	lycorine	275~280	石蒜科植物石蒜 (*Lycoris radiate*)	抗阿米巴原虫,可用于肠内外阿米巴
石松碱	lycopodine	116	石松科植物高山扁枝石松 (*Diphasiastrum alpinum*) 和石松 (*Lycopodium japonicum*)	对小肠及子宫有兴奋作用
益母草碱	leonurine	238 (分解)	唇形科植物益母草 (*Leonurus artemisia*)	收缩子宫,降压
吗啡	morphine	254	罂粟科植物罂粟 (*Papaver somniferum*)	镇痛药
苦参碱	matrine	α:76 β:87	豆科植物苦参 (*Sophora flavescens*) 或山豆根 (*Sophoro tonkinensis*)	清热燥湿,杀虫,抗癌
厚朴碱	magnocuraine	180~181	木兰科植物厚朴 (*Magnolia officinalis*)	肌肉松弛与降压作用
贝母碱	peimine	223~224	百合科植物浙贝母 (*Fritillaria thunbergii*)	扩张支气管平滑肌,兴奋子宫
毒扁豆碱	physostigmine (eserine)	186~187	豆科植物毒扁豆 (*physostigma venenosum*)	有抗胆碱酯酶作用,用于治疗青光眼、调节肌麻痹等
罂粟碱	papaverine	147	罂粟科植物罂粟 (*Papaver somniferum*)	血管扩张药。用于解除动脉痉挛
石榴碱	pelletierine	195	石榴科植物石榴 (*Punica granatum*)	杀绦虫
奎尼丁	quinidine	174~175	茜草科植物红金鸡纳树 (*Cinchona succirubra*) 或金鸡纳树 (*Cinchona ledgeriana*)	抗心律失常药
奎宁	quinidine	57	茜草科植物红金鸡纳树 (*Cinchona succirubra*) 或金鸡纳树 (*Cinchona ledgeriana*)	抗疟药
利血平	reserpine	262~265	夹竹桃科植物萝芙木 (*Rauwolfia verticillate*)	降血压药
千金藤碱	stephanine	131~133	防己科植物千金藤 (*Stephania japonica*)	清热解毒,利尿消肿,祛风止痛

续表

中文名	英文名	熔(沸)点(℃)	主要来源	作用与用途
血根碱	sanguinarine	278～280(水)	罂粟科植物白屈菜(*Chelidonium majus*)	抗菌,抗锥虫,抗肿瘤,对中枢神经有麻醉作用
水苏碱	stachydrine	235	唇形科植物益母草(*Leonurus artemisia*)	祛痰,镇咳
士的宁	strychnine	270～280	马钱科植物马钱(*Strychnos nuxvomica*)或长籽马钱(*Strychnos wallichiana*)	中枢兴奋药。用于偏瘫、瘫痪及因注射链霉素引起的骨骼肌松弛、弱视症
东莨菪碱	scopolamine	59	茄科植物东莨菪(*scopolia japonica*)或莨菪(*hyoscyamus niger*)	抗胆碱药。用于镇静、晕动,可作麻醉药辅助药
茄碱	solanine	285(分解)	茄科植物龙葵(*Solanum nigrum*)	抗肿瘤,抗真菌
红豆杉醇	taxol	213～216(分解)	红豆杉科植物红豆杉(*Taxus chinensis*)	抗肿瘤
可可碱	theobromine	290～295升华	梧桐科植物可可(*Theobroma cacao*)或山茶科植物茶(*Camellia sinensis*)	扩张冠状动脉,兴奋心肌及松弛支气管平滑肌,利尿
延胡索乙素	tetrahydro palmatine	147	罂粟科植物延胡索(*Corydalis yanhusuo*)	镇痛药
1-四氢巴马亭	1-tetrahydro palmatine	147	防己科植物圆叶千金藤(*Stephania rotunda*)	镇痛药
粉防己碱	tetrandrine	217～218	防己科植物粉防己(*Stephania tetrandra*)	具有镇痛、消炎、降压、肌肉松弛以及抗菌、抗肿瘤
茶碱	theophylline	268	山茶科植物茶(*Camellia sinensis*)	利尿,扩冠
长春胺	vincamine	232～233	夹竹桃科植物小蔓长春花(*Vinca minor*)	扩张脑血管,改善血液循环
长春碱	vinblastine	211～216	夹竹桃科植物长春花(*Catharanthus roseus*)	抗肿瘤药
长春新碱	vincristine	278～281	夹竹桃科植物长春花(*Catharanthus roseus*)	抗肿瘤药

二、萜类

中文名	英文名	熔(沸)点(℃)	主要来源	作用与用途
桃叶珊瑚苷	aucubin	181	车前草科植物车前草（*Plantago asiatica*）	清热,利尿
驱蛔素	ascaridole	3.3	藜科植物土荆芥（*Chenopodium ambrosioides*）	驱蛔虫
斑蝥素	antharidin	216～218	芫青科动物南方大斑蝥（*Mylabris phalerata*）或黄黑小斑蝥（*Mylabris cichorii*）	可作为皮肤发赤、发泡或生毛剂。可作合成抗癌药 N-羟基斑蝥胺的原料
芒草毒素	anisatin	227～228	木兰科植物莽草（*Illicium lanceolatum*）	兴奋中枢神经,致惊厥
青蒿素	artemisinin	156～157	菊科植物黄花蒿（*Artemisia annua*）	抗疟药
穿心莲内酯	andrographolide	229～232	爵床科植物穿心莲（*Andrographis paniculata*）	抗菌、消炎。用于上呼吸道感染、菌痢
鸦胆子苷	brucealin		苦木科植物鸦胆子（*Brucea javanica*）	抗阿米巴原虫
龙脑	borneol	204～208	龙脑香科植物白龙脑香树（*Dryobalanops aromatica*）或菊科植物艾纳香（*Blumea balsmifera*）	发汗,兴奋,解痉挛和防虫蛀等
梓醇	catalpol	207～209（分解）	玄参科植物地黄（*Rehmannia glutinosa*）	降血糖,利尿
马桑毒素	coriamyrtin	229～230	马桑科植物马桑（*Coriaria sinica*）	抗精神分裂症
雪胆甲素,乙素	cucurbitacin Ⅰa, Ⅱb	a:157～171 b:184～186	葫芦科植物雪胆（*Hemsleya amabilis*）	用于急性痢疾,肺结核,慢性气管炎
莪术醇	curcumol	143～144	姜科植物蓬莪术（*Curcuma phaeocaulis*）	治疗早期子宫癌
桉油精	cineole(eucalyptol)	bp:176～178	桃金娘科植物巨桉（*eucalyptus grands*）或唇形科植物薰衣草（*Lavandula officinalis*）	解热消炎,抗菌防腐
白茅素	cylindrin	269～270	禾本科植物白茅（*Imperata cylindrica*）	利尿,止血,抗菌
樟脑	camphor	179.8	樟科植物樟树（*Cinnamonus camphora*）或菊科植物菊蒿（*Tanacetum vulgare*）	用于神经痛,炎症,跌打损伤,也可用作强心剂
瑞香毒素	daphnetoxin	194～196	瑞香科植物瑞香狼毒（*Stellera chamaejasma*）	抗肿瘤

续表

中文名	英文名	熔(沸)点 (℃)	主要来源	作用与用途
商陆皂苷	esculentoside		商陆科植物商陆 (*Phytolacca esculenta*)	促进白血球的吞噬功能,诱生 γ-干扰素
泽兰苦内酯	euparotin	199～200	菊科植物圆叶泽兰 (*Eupatorium rotundifolium*)	抗肿瘤
多叶唐松草皂苷 C	foetoside C	212～214	毛茛科植物多叶唐松草 (*Thalictrum foliolosum*)	抗肿瘤
栀子苷	gardenoside	118～120	茜草科植物栀子 (*Gardenia jasminoides*)	抗菌
甘草酸	glycyrrhizic acid	220(分解)	豆科植物甘草 (*Glycyrrhiza uralensis*)	具肾上腺皮质激素样作用。抗炎、抗免疫、抗肿瘤。镇咳、祛痰、利尿
银杏内酯	ginkgolides		银杏科植物银杏 (*Ginkgo biloba*)	拮抗血小板活化因子,治疗心脑血管疾病
人参皂苷 Rb₁	ginsenoside Rb₁	197～198	五加科植物人参 (*Panax ginseng*) 或三七 (*Panax notoginseng*)	中枢神经抑制及安定。增强核糖核酸聚合酶的活性
愈创木醇	guaiol	91	桃金娘科植物柠檬桉 (*Eucalyptus citriodora*)	镇咳、祛痰。用于治疗支气管炎
京尼平苷	geniposide	163～164	茜草科植物栀子 (*Gardenia jasminoides*)	清热解毒,利胆
人参皂苷 Rg₁	ginsenoside Rg₁	194～196.5	五加科植物人参 (*Panax ginseng*) 或三七 (*Panax notoginseng*)	轻度中枢神经兴奋及抗疲劳
龙胆苦苷	gentiopicroside	191	龙胆科植物龙胆 (*Gentiana scabra*) 或条叶龙胆 (*Gentiana manshurica*)	具有利胆、抗炎、健胃、降压等作用
天人菊内酯	gaillardin	199～200	菊科植物天人菊 (*Gaillardia pulchella*)	抗肿瘤
甘草次酸	glycyrrhetinic acid	292～295	豆科植物甘草 (*Glycyrrhiza uralensis*)	抑制疱疹性口炎病毒
长春藤皂苷元	hederagenin	334	木通科植物木通 (*Caulis Akebiae*)	抗菌、抗病毒
常春藤皂苷	hederacoside		木通科植物三叶木通 (*Akebia trifoliata*)	抗真菌
合欢皂苷 J₁,J₉	julibroside J₁,J₉	J₁:170～172	豆科植物合欢 (*Albizzia julibrissin*)	抑制人癌 KB 细胞活性

续表

中文名	英文名	熔(沸)点 (℃)	主要来源	作用与用途
酸枣仁皂苷 A，B	jujuboside A，B	A:211～216 B:222～225	鼠李科植物酸枣 (Ziziphus psinosa)	脑缺血急性期具有脑保护作用
紫罗兰酮	lonone	α:146～147 β:150～151 (3.02kPa)	凤仙花科植物凤仙花 (Lmpatiens balsamina)	配制高级香料和作为人工合成维生素 A 的原料
薄荷脑	menthol	42～43	唇形科植物薄荷 (Mentha haplocalyx)	清凉和弱的麻醉作用,用于镇痛和止痒,亦有防腐和杀菌等作用
齐墩果酸	oleanolic acid	310	木犀科植物木犀榄 (Olea europaea) 或女贞 (ligustrum lucidum)	降转氨酶。用于治疗急性黄疸型肝炎
美商陆皂苷 E	phytolaccoside E	257～258	商陆科植物美商陆 (Phytolacca americana)	弱的镇静作用,并有舒筋、解热、镇痛和对副交感神经的抑制作用
美商陆皂苷 B	phytolaccoside B	266～269	商陆科植物美商陆 (Phytolacca americana)	抗炎和抗风湿
芍药苷	paeoniflorin		毛茛科植物芍药 (Paeonia albiflora)	镇静、镇痛、抗炎、防治老年性痴呆
桔梗皂苷 D₂	platycodin D₂	227～235	桔梗科植物桔梗 (Platycodon grandiflorum)	抗炎镇痛,祛痰镇咳
松醇	pinitol	186～188	松科植物糖松 (Pinus lambertiana) 或豆科植物葛 (Pueraria lobata)	镇咳、祛痰。用于治疗多年慢性气管炎
土荆酸	pseudolaric acid		松科植物金钱松 (Pseudolarix kaempferi)	抗真菌,抗生育
鸡矢藤苷	paederoside	122～123	茜草科植物鸡矢藤 (Paederia scandens)	镇痛及抗惊厥,降压,抗微生物
白头翁皂苷 A₃，B₄	pulchinenoside A₃，B₄		毛茛科植物白头翁 (Pulsatilla chinensis)	抑制阿米巴原虫的生长
闹羊花毒素 Ⅲ	rhodojuponin Ⅲ		杜鹃科植物羊踯躅 (Rhododendron molle)	减慢心率,降压
柴胡皂苷 a 和 d	saikosaponin a，d	a:225～232 d:212～218	伞形科植物北柴胡 (Bupleurum chinenes) 或南柴胡 (Bupleurum scorzonerifolium)	抗炎、降低血清胆固醇和甘油三酯
α-山道年	α-santonin	170～173	菊科植物蛔蒿 (Artemisia cina)	驱蛔虫

续表

中文名	英文名	熔(沸)点 (℃)	主要来源	作用与用途
崖柏素	thujaplicin	164.2	柏科植物红雪松 (*Thuja plicata*) 或北美崖柏 (*Thuja occidentalis*)	具有抗菌活性,多有毒性
紫杉醇	taxol	213~216	紫杉科植物紫杉 (*Taxus cuspidata*) 或红豆杉 (*Taxus brevifolia*)	抗癌药
姜黄酮	turmerone	125~126	姜科植物姜黄 (*Curcuma longa*)	利胆
川楝素	toosendanin	244~245	楝科植物川楝 (*Melia toosendan*)	驱蛔虫药
雷公藤酮	triptergone		卫矛科植物雷公藤 (*Tripterygium wilfordii*)	抑制附睾精核蛋白的生物合成
雷公藤甲素	triptolide	226~227	卫矛科植物雷公藤 (*Tripterygium wilfordii*) 或昆明山海棠 (*Tripterygium hypoglaucum*)	抗白血病和抑制肿瘤
乌苏酸(熊果酸)	ursolic acid	285~288	唇形科植物夏枯草 (*Prunella vulgaris*)	抗肿瘤,对淋巴细胞型白血病 P_{338} 和 L_{1210} 及人肺癌细胞 A-549 有抑制作用
维生素 A	vitamin A	62~64	皱唇鲨科白边真鲨 (*Carcharhinus albimarginatus*) 或丝鲨 (*Carcharhinus falciformis*)	防治夜盲症
鹰爪甲素	yingzhaosu A	95~96	番荔枝科植物鹰爪 (*Artabotrys hexapetalus*)	抗疟药
芫花酯甲	yuanhuacin A	204~206	瑞香科植物芫花 (*Daphne genkwa*) 或瑞香 (*Daphne odora*)	中期妊娠引产药、有抗癌作用

三、苯丙素、黄酮类

中文名	英文名	熔(沸)点 (℃)	主要来源	作用与用途
亮菌甲素	armillarisin A	250~255	白蘑科真菌假蜜环菌 (*Armillariella tabescens*)	促进胆汁分泌。用于急性胆道感染
芹菜素	apigenin	345~350	伞形科植物芹菜 (*Apium graveolens*)	抑制致癌物质的致癌活性,抗病毒,镇静,安神,降压

续表

中文名	英文名	熔（沸）点（℃）	主要来源	作用与用途
牛蒡子苷	arctiin	110～112	菊科植物牛蒡子（*Arctium lappa*）	增加肌细胞蛋白质合成，促进骨骼肌细胞生长
（＋）-细辛脂素	（＋）-asarinin		马兜铃科植物细辛（*Asarum sieboldii*）	祛风散寒
当归内酯	angelicon	18	伞形科植物当归（*Angelica sinensis*）	补血活血，调经止痛，润肠通便
黄芩苷	baicalin	223～225	唇形科植物黄芩（*Scutellaria baicalensis*）	清热、解毒、消炎。用于急、慢性肝炎，上呼吸道感染
灯盏花素	breviscarpin		菊科植物短亭飞蓬（*Erigeron breviscapus*）	增加脑血流量
岩白菜素（虎耳草素）	bergeninum	232～240	虎耳草科植物岩白菜（*Bergenia purpurascens*）	镇痛、镇静、催眠及安定
绿原酸	chlorogenic acid	208	忍冬科植物金银花（*Lonicera japonica*）	抗菌利胆
茵陈色原酮	capillarisin	226～228	菊科植物茵陈（*Artemisia capillaries*）	促进胆汁分泌
（＋）-儿茶素	（＋）-catechin	175～177	豆科植物儿茶（*Acacia catechu*）	抗肝脏毒，肝损伤
茵陈色原酮	capillarisin	226～228	菊科植物茵陈蒿（*Artemisia capillaries*）	利胆，抗炎
大豆素	daidzein	323	豆科植物红车轴草（*Trifolium pretense*）	具有雌激素样作用。解痉，抗缺氧
双香豆素	dicoumarin	288～289	豆科植物紫花苜蓿（*Medicago Sativa*）的腐草或红车轴草（*Trifolium pretense*）	抗凝血药
七叶内酯	esculetin	268～270	七叶树科植物七叶树（*Aesculus hippocastanumlinn*）或木樨科植物小叶白蜡树（*Frdxinus bangeana*）	抗炎，有一定的抑菌活性，治痢疾
丁香酚	eugenol	Bp:253	唇形科植物丁香（*Ocimum gratissimum*）	局部止痛，防腐
杜鹃素	farrerol	229～232	杜鹃花科植物兴安杜鹃（*Rhododendran dauricum*）	祛痰止咳
高良姜素	galangin	214～215	姜科植物高良姜（*Alpinia officinarum*）	抗致畸、抗突变、抗病毒、抗菌、抗癌及止痉

续表

中文名	英文名	熔(沸)点(℃)	主要来源	作用与用途
银杏素	ginkgetin	347～349	银杏科植物银杏(*Ginkgo biloba*)	解痉,降压和扩张冠状血管
和厚朴酚	honokiol	87.5	木兰科植物日本厚朴(*Magnolia obovata*)	抗菌、镇静中枢神经、肌肉松弛、抗溃疡、防龋
橙皮苷	hesperidin	251	芸香科植物酸橙(*Citrus aurantium*)	治疗高血压的辅助药和止血药
异芒果素	isomengiferin	240	漆树科植物芒果(*Mangifera indica*)	止咳祛痰
山奈酚	keampferol	276～278	姜科植物山奈(*Kaempferia galanga*)	抗肿瘤、抑制生育,抗癫痫,抗炎,抗氧化,解痉,抗溃疡,利胆利尿,止咳
海风藤酮	kadsurenone	62～65	胡椒科植物海风藤(*Piper Kadsura*)	抑制血小板活化因子
乙酰透骨草脂素	leptostachyo lacetate		透骨草科植物透骨草(*Phryma leptostachya*)	解毒杀虫
木犀草素	luteolin	330	豆科植物花生(*Archis hypogaea*)或忍冬科植物忍冬(*Lonicera japonica*)	具抗菌,抗炎,解痉,祛痰和抗癌作用
甘草苷	liquiritin	212～213	豆科植物甘草(*Glycyrrhiza uralensis*)	抑制消化性溃疡
厚朴酚	magnolol	103	木兰科植物厚朴(*Magnolia officinalis*)	抗菌,镇静中枢神经,肌肉松弛,抗溃疡,防龋
营实苷 A(多花苷 A)	multiflorin A		蔷薇科植物营实(*Bosa multiflora*)	致泻
杨梅素	myricetin	360	杨梅科植物杨梅(*Myrica rubra*)	治疗腹泻,痢疾;降低胆固醇
前胡苷	nodakenin	218～219	伞形科植物紫花前胡(*Peucedanum decursivum*)	抗细菌和真菌;治疗病毒性心肌炎
鬼臼毒素	podophyllotoxin	114～118	鬼臼科植物盾叶鬼臼(*Podophyllum peltatum*)	抗肿瘤,抑菌,抗病毒
补骨脂素	psoralen	161～162	豆科植物补骨脂(*Psoralea corylifolia*)	增加皮肤黑色素,活血通络
叶下珠脂素	phyllanthin	96	大戟科植物珠子草(*Phyllanthus urinaria*)	抗病毒,抗肿瘤

续表

中文名	英文名	熔(沸)点(℃)	主要来源	作用与用途
连翘脂素	Phillygenin	(＋)133～134	木樨科植物连翘 (*Forsythia suspense*)	抗病毒,消炎
葛根素	puerarin	187～189	豆科植物葛 (*Pueraria lobata*)	扩张冠脉,改善冠脉循环、脑循环及周围血管微循环
槲皮素	quercetin	300	豆科植物苦参 (*Sophora flavescens*)	扩张冠脉,抗病毒
芦丁	rutin	195	豆科植物槐 (*Sophora japonica*)	心血管疾病的辅助治疗药物
滨蒿内酯	scoparon	145～146	菊科植物茵陈蒿 (*Artemisia capillaries*)	松弛平滑肌,解痉利胆
(＋)-芝麻脂素	(＋)-sesamin	122～123	胡麻科植物芝麻 (*Sesamum indicum*)	抗病毒,杀菌,抗氧化,杀虫。治疗气管炎
五味子酯甲	schisantherin A	122～124	木兰科植物华中五味子 (*Schizandra sphenanthera*)	保肝和降低血清谷丙转氨酶(SGPT),治疗慢性肝炎
水飞蓟素	silymarin	167	菊科植物水飞蓟 (*Silybum marianum*)	抗肝炎
丹参素	tanshinol		唇形科植物丹参 (*Salvia miltiorrhiza*)	耐缺氧,抗冠状动脉硬化,增加冠脉流量,抑制凝血,促纤溶
花椒毒素	xanthotoxin	144～148	芸香科植物芸香 (*Ruta graveolens*)	解痉,抗菌。用于治疗心绞痛、白癜风、牛皮癣和银屑病

四、甾体类

中文名	英文名	熔(沸)点(℃)	主要来源	作用与用途
青阳参苷Ⅰ	cynanotophylloside Ⅰ		萝藦科植物青阳参 (*Cynanchum otophyllum*)	抗惊厥
铃兰毒苷	convallatoxin	235～242	百合科植物铃兰 (*Convallaria keiskei*)	强效强心药
薯蓣皂苷	dioscornin		薯蓣科植物穿龙薯蓣 (*Dioscorea nipponica*)	用于冠心病、心绞痛的辅助治疗
地高辛	digoxin	260～265(分解)	玄参科植物毛花洋地黄 (*Digitalis lanata*)	强心药

续表

中文名	英文名	熔(沸)点(℃)	主要来源	作用与用途
去乙酰毛花毛地黄苷C(西地兰)	deslanoside C(cedilanid)	265～268	玄参科植物毛花洋地黄(*Digitalis lanata*)	速效强心药
洋地黄毒苷	digitoxin	256～257	玄参科植物毛花洋地黄(*Digitalis lanata*)	强心药
龙舌兰皂苷	hecogenin		龙舌兰科植物龙舌兰(*Agave Americana*)	抗稻瘟霉菌和癌细胞
薤白皂苷	macorstemonoside		百合科植物小根蒜(*Allium macrostermon*)或薤(*Allium chinense*)	抑制血小板聚集,抗癌
夹竹桃苷	oleandrin	250	夹竹桃科植物黄花夹竹桃(*Thevetia peruviana*)	强心,抗肿瘤
重楼皂苷Ⅰ,Ⅱ	polyphyllin Ⅰ,Ⅱ		百合科植物云南重楼(*Paris yunnanensis*)	抗肿瘤
杠柳苷	periplocin	209	萝藦科植物杠柳(*periploca sepium*)	用于Ⅱ度心力衰竭,抗放射,延长微波照射小鼠的生命
万年青苷	rhodexin		百合科植物万年青(*Rohdea japonica*)	增强心肌的收缩力,减慢心率
G-毒毛旋花子苷	G-strophanthoside	195	夹竹桃科植物绿毒毛旋花(*Strophanthus kombe*)	强心药。用于急性心肌衰竭
红海葱苷	scilliroside	168～170	百合科植物红海葱(*Urginea maritima*)	急性杀鼠剂
知母皂苷	timosaponin		百合科知母(*Anemarrhena asphodeloides*)	清热解毒

五、其他类

中文名	英文名	熔(沸)点(℃)	主要来源	作用与用途
海藻酸	alginic	300	海带科植物海带(*Laminaria japonica*)或翅藻科植物昆布(*Ecklonia kurome*)	抗肿瘤,缺血性脑血管病
鹤草酚	agrimophol	138.5～139.5	蔷薇科植物仙鹤草(*Agrimonia pilosa*)	抗菌,驱绦虫
大蒜素	allicin		百合科植物大蒜(*Allium sativum*)	抗肿瘤、预防心脑血管疾病、抗衰老、抗微生物、抗溃疡、提高机体免疫力

续表

中文名	英文名	熔(沸)点 (℃)	主要来源	作用与用途
芦荟苷	barbaloin	138～140 (10R)	百合科植物芦荟 (*Aloe vera*)	致泻
咖啡酸	caffeic acid	194～198	菊科植物一枝黄花 (*Solidago virgaurea*)	抗菌,抗病毒和蛇毒
辣椒红素	capsorubin	201	茄科植物辣椒 (*Capsicum frutescens*)	类胡萝卜素的一种, 同时为抗氧化剂
南瓜子氨酸	cucurbitine	260	葫芦科植物南瓜 (*Cucuribita moschata*) 或西葫芦 (*cucuribita pep*)	驱虫药
柯桠素	chrysarobin	203.4～204	蓼科植物羊蹄 (*Rumex japonicus*) 或虎杖 (*Reynoutria japonica*)	治疗疥癣
大黄素	emodin	253～257	蓼科植物虎杖 (*Polygonum cuspidatum*) 或掌叶大黄 (*Rheum palmatum*)	抗菌和抑制肝癌
地胆草内酯	elephantopin	262～264	菊科植物地胆草 (*Elephantopus scabe*)	抑制肿瘤
叶酸	folic acid	250	伞形科植物东当归 (*Angelica acutiloba*)	用于叶酸缺乏而引起 的巨幼细胞性贫血
吉马酮	germacrone	53～54	杜鹃花科植物兴安杜鹃 (*Rhododendron dauricum*) 或马兜铃科植物双叶细辛 (*Asarum caulescens*)	止咳平喘,有一定的 细胞毒作用
棉酚	gossypol	184	锦葵科植物棉 (*Gossypium herbaceeum*) 或陆地棉 (*Gossypium hirsutum*)的种子	杀精子
没食子酸	gallic acid	235～240	山茶科植物茶 (*Camellia sinensis*) 鞣质水解而来	抑菌,制药工业原料
天麻素	gastrodin	154～155	兰科植物天麻 (*Gastrodia elata*)	镇静,抗惊厥
鱼腥草素	houttuyninum	164～167	三白草科植物鱼腥草 (*Houttuynia cordata*)	抗菌消炎药
海柯吉宁	hecogenin	245	龙舌兰科植物龙舌兰 (*Agave americana*)	抗炎、抗过敏、抑制免 疫、增强应激反应
金丝桃素	hypericin	320	唇形科植物金丝桃 (*Hypericum chinense*)	抑制中枢神经、抗病毒
海参皂苷 A	holothurin A	228～230	刺参科动物刺参 (*Stichepus japonicus*)	有较强的有溶血活性
靛玉红	indirubin	356～358	爵床科植物马蓝 (*Baphicacanthus cusia*) 或十字花科植物菘蓝 (*Isatis tinctora*)	抗白血病

续表

中文名	英文名	熔（沸）点（℃）	主要来源	作用与用途
胡桃醌	juglone	154～155	胡桃科植物胡桃（*Juglans regia*）	抗菌，抗癌，及中枢神经镇静
凯林	khellin	154～155	伞形科植物凯刺（*Ammi visnaga*）	扩张冠状动脉
叶黄素	lutein	183	禾本科植物玉米（*Zea mays*）	构成人眼视网膜黄斑，对光氧化、光破坏具有保护作用
番茄红素	lycopene	172～173	茄科植物番茄（*Solanum lycopersicum*）	抗氧化，辅助抑制肿瘤，延缓衰老，调节血脂
甘露醇	mannitol	166～170	玄参科植物水蔓青（*Veronica spuria*）	镇咳、祛痰、平喘。治疗慢性支气管炎，提高血浆渗透压，降低颅内压、眼内压，可用于青光眼
蓝雪醌	plumbagin	77	茅膏菜科植物茅蒿菜（*Drosera pelata*）	抗结核杆菌
15-酮基前列腺素	15-pga-punag-landin		软珊瑚（*Sarcophyton crassocaule*）	前列腺素样活性，抗肿瘤活性
土大黄苷	rhaponticin	236～237	蓼科植物药用大黄（*Rheum officinale*）	治疗高脂血症
白藜芦醇	resveratrol	E:265～267	蓼科植物虎杖（*Polygonum uspidatum*）	降低血液黏稠度，抑制血小板凝结和血管舒张，预防癌症
大黄酸	rhein	321～322	蓼科植物掌叶大黄（*Rheum palmatum*）或何首乌（*Polygonum multiflorum*）	抗菌和抑制肝癌
水杨酸	salicylic acid	157～159	毛茛科植物升麻（*Cimicifuga foetida*）或百合科植物郁金香（*Tulipa gesneriana*）	外用作防腐剂和抗真菌剂。治疗皮肤病
（＋）-山梨醇	（＋）-sorbitol	93	蔷薇科植物山楂（*Grataegus pinnatifida*）	渗透性利尿药
五加前胡素	steganacin		伞形科植物（*Steganotaenia araliacea*）	抗白血病 P-388
红根草邻醌	saprorthoquinone	97～98	唇形科植物红根草（*Salvia prionitis*）	抗菌，对 P-388 白血病细胞有细胞毒性
番泻苷	sennoside		豆科植物狭叶番泻（*Cassia angustifolia*）或尖叶番泻（*Cassia acutifolia*）	泻下，止血，抗菌

续表

中文名	英文名	熔(沸)点 (℃)	主要来源	作用与用途
莽草酸	shikimic acid	185～191	木兰科植物莽草 (*Illicium lanceolatum*)	抑制血小板聚集,抗炎,镇痛。可作为抗病毒和抗癌药物中间体
丹参醌ⅡA	tanshinoneⅡA	209～210	唇形科植物丹参 (*Salvia miltiorrhiza*)	治疗冠心病、心肌梗死

主要参考书目

[1] 匡海学. 中药化学 [M]. 北京：中国中医药出版社，2003

[2] 吴立军. 天然药物化学（第四版）[M]. 北京：人民卫生出版社，2005

[3] 冯年平，郁威. 中药提取分离技术原理与应用 [M]. 北京：中国医药科技出版社，2005

[4] 朱自强. 超临界流体技术原理与应用 [M]. 北京：化学工业出版社，2000

[5] 张天佑. 逆流色谱技术 [M]. 北京：科学技术出版社，1991

[6] 郑虎占. 中药现代研究与应用（2）. 北京：学苑出版社，1998

[7] 吴寿金，赵泰，秦永琪. 现代中草药成分化学 [M]. 北京：中国医药科技出版社，2002

[8] 徐任生. 天然产物化学 [M]. 北京：科学出版社，1997

[9] 韩公羽，沈启华. 植物药活性成分的研究与开发 [M]. 杭州：杭州大学出版社，1991

[10] 孙蔓霁. 中国药物研究与开发 [M]. 北京：科学出版社，1997

[11] 姚新生. 天然药物化学 [M]. 北京：人民卫生出版社，1995

[12] 丛浦珠，李笋玉. 天然有机质谱学 [M]. 北京：中国医药科技出版社，2003

[13] H. Wagner. Economic & Medicinal Plant Research [M]. Academic Press Ltd. 1991：130

教材与教学配套用书

新世纪全国高等中医药院校规划教材·

注：凡标〇号者为"普通高等教育'十五'国家级规划教材"；凡标★号者为"普通高等教育'十一五'国家级规划教材"

（一）中医学类专业

1 中国医学史（常存库主编）〇★
2 医古文（段逸山主编）〇★
3 中医各家学说（严世芸主编）〇★
4 中医基础理论（孙广仁主编）〇★
5 中医诊断学（朱文锋主编）〇★
6 内经选读（王庆其主编）〇★
7 伤寒学（熊曼琪主编）〇★
8 金匮要略（范永升主编）★
9 温病学（林培政主编）〇★
10 中药学（高学敏主编）〇★
11 方剂学（邓中甲主编）〇★
12 中医内科学（周仲瑛主编）〇★
13 中医外科学（李曰庆主编）★
14 中医妇科学（张玉珍主编）〇★
15 中医儿科学（汪受传主编）〇★
16 中医骨伤科学（王和鸣主编）〇★
17 中医耳鼻咽喉科学（王士贞主编）〇★
18 中医眼科学（曾庆华主编）〇★
19 中医急诊学（姜良铎主编）〇★
20 针灸学（石学敏主编）〇★
21 推拿学（严隽陶主编）〇★
22 正常人体解剖学（严振国 杨茂有主编）★
23 组织学与胚胎学（蔡玉文主编）〇★
24 生理学（施雪筠主编）〇★
　　生理学实验指导（施雪筠主编）
25 病理学（黄玉芳主编）〇★
　　病理学实验指导（黄玉芳主编）
26 药理学（吕圭源主编）
27 生物化学（王继峰主编）〇★
28 免疫学基础与病原生物学（杨黎青主编）〇★
　　免疫学基础与病原生物学实验指导（杨黎青主编）
29 诊断学基础（戴万亨主编）★
　　诊断学基础实习指导（戴万亨主编）
30 西医外科学（李乃卿主编）★
31 内科学（徐蓉娟主编）〇

（二）针灸推拿学专业（与中医学专业相同的课程未列）

1 经络腧穴学（沈雪勇主编）〇★
2 刺法灸法学（陆寿康主编）★
3 针灸治疗学（王启才主编）
4 实验针灸学（李忠仁主编）〇★
5 推拿手法学（王国才主编）〇★
6 针灸医籍选读（吴富东主编）★
7 推拿治疗学（王国才）

（三）中药学类专业

1 药用植物学（姚振生主编）〇★
　　药用植物学实验指导（姚振生主编）
2 中医学基础（张登本主编）
3 中药药理学（侯家玉 方泰惠主编）〇★
4 中药化学（匡海学主编）〇★
5 中药炮制学（龚千锋主编）〇★
　　中药炮制学实验（龚千锋主编）
6 中药鉴定学（康廷国主编）★
　　中药鉴定学实验指导（吴德康主编）
7 中药药剂学（张兆旺主编）〇★
　　中药药剂学实验
8 中药制剂分析（梁生旺主编）〇

（七）护理专业

1 护理学导论（韩丽沙　吴　瑛主编）★
2 护理学基础（吕淑琴　尚少梅主编）★
3 中医护理学基础（刘　虹主编）★
4 健康评估（吕探云　王　琦主编）★
5 护理科研（肖顺贞　申杰主编）
6 护理心理学（胡永年　刘晓虹主编）
7 护理管理学（关永杰　宫玉花主编）
8 护理教育（孙宏玉　简福爱主编）
9 护理美学（林俊华　刘　宇主编）★
10 内科护理学（徐桂华主编）上册★
11 内科护理学（姚景鹏主编）下册★

12 外科护理学（张燕生　路　潜主编）
13 妇产科护理学（郑修霞　李京枝主编）
14 儿科护理学（汪受传　洪黛玲主编）★
15 骨伤科护理学（陆静波主编）
16 五官科护理学（丁淑华　席淑新主编）★
17 急救护理学（牛德群主编）
18 养生康复学（马烈光　李英华主编）★
19 社区护理学（冯正仪　王　珏主编）
20 营养与食疗学（吴翠珍主编）★
21 护理专业英语（黄嘉陵主编）
22 护理伦理学（马家忠　张晨主编）★

（八）七年制

1 中医儿科学（汪受传主编）★
2 临床中药学（张廷模主编）○★
3 中医诊断学（王忆勤主编）★
4 内经学（王洪图主编）○★
5 中医妇科学（马宝璋主编）○★
6 温病学（杨　进主编）★
7 金匮要略（张家礼主编）○★
8 中医基础理论（曹洪欣主编）○★
9 伤寒论（姜建国主编）★

10 中医养生康复学（王旭东主编）★
11 中医哲学基础（张其成主编）★
12 中医古汉语基础（邵冠勇主编）★
13 针灸学（梁繁荣主编）○★
14 中医骨伤科学（施　杞主编）○★
15 中医医家学说及学术思想史（严世芸主编）○★
16 中医外科学（陈红风主编）○★
17 中医内科学（田德禄主编）○★
18 方剂学（李　冀主编）○★

（九）中医临床技能实训教材（丛书总主编　张伯礼）

1 诊断学基础（蒋梅先主编）★
2 中医诊断学（含病例书写）（陆小左主编）★
3 中医推拿学（金宏柱主编）★
4 中医骨伤科学（褚立希主编）★
5 针灸学（面向中医学专业）（周桂桐主编）★

6 经络腧穴学（面向针灸学专业）（路玫主编）★
7 刺法灸法学（面向针灸学专业）（冯淑兰主编）★
8 临床中药学（于虹主编）★

（十）计算机教材

1 SAS 统计软件（周仁郁主编）
2 医院信息系统教程（施诚主编）
3 多媒体技术与应用（蔡逸仪主编）
4 计算机基础教程（陈素主编）
5 网页制作（李书珍主编）
6 SPSS 统计软件（刘仁权主编）

7 计算机技术在医疗仪器中的应用（潘礼庆主编）
8 计算机网络基础与应用（鲍剑洋主编）
9 计算机医学信息检索（李永强主编）
10 计算机应用教程（李玲娟主编）
11 医学数据仓库与数据挖掘（张承江主编）
12 医学图形图像处理（章新友主编）

（十一）中医、中西医结合执业医师、专业资格考试相关教材

1 医学心理学（邱鸿钟主编）
2 传染病学（陈盛铎主编）

3 卫生法规（田侃主编）
4 医学伦理学（樊民胜　张金钟主编）

新世纪全国高等中医药院校创新（教改）教材

1　病原生物学（伍参荣主编）
2　病原生物学实验指导（伍参荣主编）
3　杵针学（钟枢才主编）
4　茶学概论（周巨根主编）
5　大学生职业生涯规划与就业指导（王宇主编）
6　方剂学（顿宝生主编）
7　分子生药学（黄璐琦　肖培根主编）
8　妇产科实验动物学（尤昭玲主编）
9　国际传统药和天然药物（贾梅如主编）
10　公共营养学（蔡美琴主编）
11　各家针灸学说（魏稼　高希言主编）
12　解剖生理学（严振国　施雪筠主编）
13　局部解剖学（严振国主编）
14　经络美容学（傅杰英主编）
15　金匮辩证法与临床（张家礼主编）
16　临床技能学（蔡建辉　王柳行主编）
17　临床中药炮制学（张振凌主编）
18　临床免疫学（罗晶　袁嘉丽主编）
19　临床医学概论（潘涛、张永涛主编）
20　美容应用技术（丁慧主编）
21　美容皮肤科学（王海棠主编）
22　人体形态学（李伊为主编）
23　人体形态学实验指导（曾鼎昌主编）
24　人体机能学（张克纯主编）
25　人体机能学实验指导（李斌主编）
26　神经解剖学（白丽敏主编）
27　神经系统疾病定位诊断学（五年制、七年制用）（高玲主编）
28　生命科学基础（王蔓莹主编）
29　生命科学基础实验指导（洪振丰主编）
30　伤寒论思维与辨析（张国俊主编）
31　伤寒论学用指要（翟慕东主编）
32　实用美容技术（王海棠主编）
33　实用免疫接种培训教程（王鸣主编）
34　实验中医学（郑小伟、刘涛主编）
35　实验针灸学（郭义主编）
36　推拿学（吕明主编）
37　卫生法学概论（郭进玉主编）
38　卫生管理学（景琳主编）★
39　瘟疫学新编（张之文主编）
40　外感病误治分析（张国骏主编）
41　细胞生物学（赵宗江主编）★
42　组织细胞分子学实验原理与方法（赵宗江主编）
43　西医诊疗学基础（凌锡森主编）
44　线性代数（周仁郁主编）
45　现代中医心理学（王米渠编）
46　现代临床医学概论（张明雪主编）
47　性医学（毕焕洲主编）
48　医学免疫学与微生物学（顾立刚主编）
49　医用日语阅读与翻译（刘群主编）
50　药事管理学（江海燕主编）
51　药理实验教程（洪缨　张恩户主编）
52　应用药理学（田育望主编）
53　医学分子生物学（唐炳华　王继峰主编）★
54　药用植物生态学（王德群主编）
55　药用植物学野外实习纲要（万德光主编）
56　药用植物组织培养（钱子刚主编）
57　医学遗传学（王望九主编）
58　医学英语（魏凯峰主编）
59　药用植物栽培学（徐良）
60　医学免疫学（刘文泰主编）
61　医学美学教程（李红阳主编）
62　药用辅料学（傅超美）
63　中药炮制学（蔡宝昌主编）★
64　中医基础学科实验教程（谭德福主编）
65　中医医院管理学（赵丽娟主编）（北京市精品教材）
66　中医药膳学（谭兴贵主编）
67　中医文献学（严季澜　顾植山主编）★
68　中医内科急症学（周仲瑛　金妙文主编）★
69　中医统计诊断（张启明　李可建主编）★
70　中医临床护理学（谢华民　杨少雄主编）
71　中医食疗学（倪世美　金国梁主编）
72　中药药效质量学（张秋菊主编）
73　中西医结合康复医学（高根德主编）
74　中药调剂与养护学（杨梓懿主编）
75　中药材鉴定学（李成义）
76　中药材加工学（龙全江主编）★
77　中药成分分析（郭玫主编）
78　中药养护学（张西玲主编）
79　中药拉丁语（刘春生主编）
80　中医临床概论（金国梁主编）
81　中医美容学（王海棠主编）

82	中药化妆品学（刘华钢主编）	103	针刀医学（吴绪平主编）
83	中医美容学（刘宁主编）	104	中医临床基础学（熊曼琪主编）
84	中医药数学模型（周仁郁主编）	105	中医运气学（苏颖主编）★
85	中医药统计学与软件应用（刘明芝　周仁郁主编）	106	中医行为医学（江泳主编）
		107	中医方剂化学（裴妙荣主编）
86	中医四诊技能训练规范（张新渝主编）	108	中医外科特色制剂（艾儒棣主编）
87	中药材 CAP 与栽培学（李敏　卫莹芳主编）	109	中药性状鉴定实训教材（王满恩　裴慧荣主编）
88	中医误诊学（李灿东主编）	
89	诊断学基础实习指导（戴万亨主编）	110	中医康复学（刘昭纯　郭海英主编）
90	中医药基础理论实验教程（金沈锐主编）	111	中医哲学概论（苏培庆　战文翔主编）（供高职高专用）
91	针刀医学（上、下）（朱汉章主编）	
92	针灸处方学（李志道主编）	112	中药材概论（阎玉凝　刘春生主编）
93	中医诊断学（袁肇凯）主编（研究生用）	113	中医诊断临床模拟训练（李灿东主编）
94	针刀刀法手法学（朱汉章主编）	114	中医各家学说（秦玉龙主编）
95	针刀医学诊断学（石现主编）	115	中国民族医药学概论（李峰　马淑然主编）
96	针刀医学护理学（吴绪平主编）	116	人体解剖学（英文）（严振国主编）（七年制）★
97	针刀医学基础理论（朱汉章主编）	
98	正常人体解剖学（严振国主编）	117	中医内科学（英文教材）（高天舒主编）
99	针刀治疗学（吴绪平主编）	118	中药学（英文教材）（赵爱秋主编）
100	中医药论文写作（丛林主编）	119	中医诊断学（英文教材）（张庆红主编）
101	中医气功学（吕明主编）	120	方剂学（英文教材）（都广礼主编）
102	中医护理学（孙秋华　李建美主编）	121	中医基础理论（英文教材）（张庆荣主编）

新世纪全国高等中医药院校规划教材配套教学用书

（一）习题集

1	医古文习题集（许敬生主编）	19	中医急诊学习题集（姜良铎主编）
2	中医基础理论习题集（孙广仁主编）	20	正常人体解剖学习题集（严振国主编）
3	中医诊断学习题集（朱文锋主编）	21	组织学与胚胎学习题集（蔡玉文主编）
4	中药学习题集（高学敏主编）	22	生理学习题集（施雪筠主编）
5	中医外科学习题集（李曰庆主编）	23	病理学习题集（黄玉芳主编）
6	中医妇科学习题集（张玉珍主编）	24	药理学习题集（吕圭源主编）
7	中医儿科学习题集（汪受传主编）	25	生物化学习题集（王继峰主编）
8	中医骨伤科学习题集（王和鸣主编）	26	免疫学基础与病原生物学习题集（杨黎青主编）
9	针灸学习题集（石学敏主编）	
10	方剂学习题集（邓中甲主编）	27	诊断学基础习题集（戴万亨主编）
11	中医内科学习题集（周仲瑛主编）	28	内科学习题集（徐蓉娟主编）
12	中国医学史习题集（常存库主编）	29	西医外科学习题集（李乃卿主编）
13	内经选读习题集（王庆其主编）	30	中医各家学说习题集（严世芸主编）
14	伤寒学习题集（熊曼琪主编）	31	中药药理学习题集（黄国钧主编）
15	金匮要略选读习题集（范永升主编）	32	药用植物学习题集（姚振生主编）
16	温病学习题集（林培政主编）	33	中药炮制学习题集（龚千锋主编）
17	中医耳鼻咽喉科学习题集（王士贞主编）	34	中药药剂学习题集（张兆旺主编）
18	中医眼科学习题集（曾庆华主编）	35	中药制剂分析习题集（梁生旺主编）
		36	中药化学习题集（匡海学主编）

（二）易学助考口袋丛书

中医执业医师资格考试用书